Roman Böhmer · Thomas Schneider · Benno Wolcke

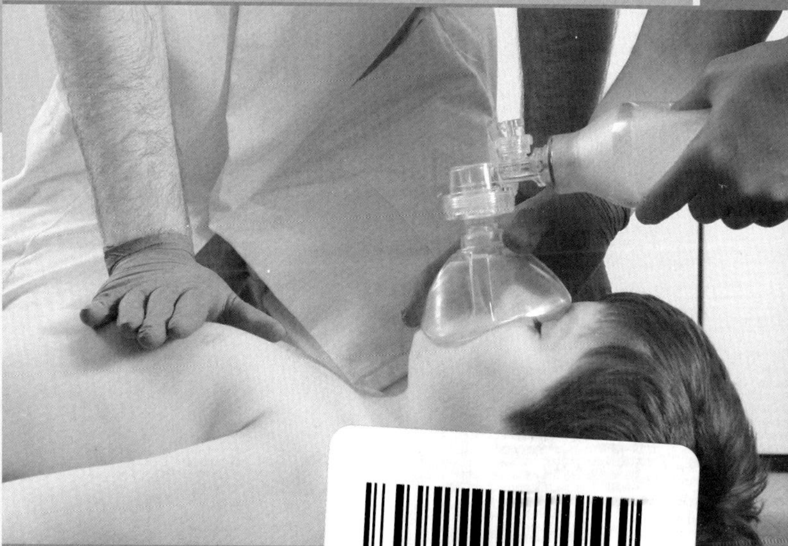

Reanimation kompakt

4., völlig neu überarbeitete Auflage

Nach den aktuellen internationalen Leitlinien des ERC, basierend auf dem CoSTR (ILCOR) und unter Berücksichtigung ausgewählter Besonderheiten in den AHA-Leitlinien

Unter Mitarbeit von
S. Böhmer, F. Gößler, Th. Hess und P. Schramm

NASEWEIS VERLAG

Herausgeber

Roman Böhmer
Klinik für Anaesthesiologie, operative Intensivmedizin und Schmerztherapie
Klinikum Herford, Schwarzenmoorstr. 70, 32049 Herford

Dr. med. Thomas H. Schneider, MS (PH)
Facharzt für Anästhesiologie – Notfallmedizin, Intensivmedizin, Ärztliches Qualitätsmanagement
Stabsstelle Qualitätsmanagement
St. Josefs-Hospital Wiesbaden GmbH, Beethovenstr. 20, 65189 Wiesbaden

Dr. med. Benno Wolcke
Facharzt für Anästhesiologie – Notfallmedizin
Klinik für Anästhesiologie
Universitätsmedizin der Johannes Gutenberg-Universität, Langenbeckstr. 1, 55131 Mainz

Lektorat, Recherche, Textbeiträge

Sandra Böhmer, Mainz

Gestaltung, Satz, Fotografien (sofern nicht anders angegeben)

Thomas Häfner, Mainz, www.fotodesign-mainz.de

Belichtung und Druck

odd GmbH & Co. KG Print + Medien, Bad Kreuznach (www.odd.de)

Bibliografische Information der Deutschen Bibliothek

Die Deutsche Bibliothek verzeichnet diese Publikation in der Deutschen Nationalbibliografie; detaillierte bibliografische Daten sind im Internet über http://dnb.d-nb.de abrufbar.

ISBN 978-3-939763-04-8 — 4. Auflage, 2011 – Naseweis-Verlag, Ingelheim
ISBN 978-3-939763-03-1 — 3. Auflage, 2007 – Naseweis-Verlag, Ingelheim

Wichtige rechtliche Hinweise siehe Seite XII.
Der Naseweis-Verlag wurde 2003 gegründet von Roman Böhmer, Jan-Michael Mundloch und Roland Schiffer.

Konrad Adenauer Str. 30, 55218 Ingelheim, **www.naseweis-verlag.de**

Inhaltsübersicht

NASEWEIS
VERLAG

Roman Böhmer
Klinik für Anaesthesiologie, operative Intensivmedizin und Schmerztherapie
Klinikum Herford, Schwarzenmoorstr. 70, 32049 Herford

Dr. med. Felix Gößler
Abteilung für Anästhesie, Intensivmedizin und Schmerztherapie
Berufsgenossenschaftliche Unfallklinik, Friedberger Landstraße 430, 60389 Frankfurt am Main

Dr. med. Thorsten Hess
Abteilung für Anästhesie, Intensiv- und Rettungsmedizin (AIR)
Berufsgenossenschaftliches Unfallkrankenhaus Hamburg, Bergedorfer Straße 10, 21033 Hamburg

Dr. med. Thomas H. Schneider, MS (PH)
Facharzt für Anästhesiologie – Notfallmedizin, Intensivmedizin, Ärztliches Qualitätsmanagement
Stabsstelle Qualitätsmanagement
St. Josefs-Hospital Wiesbaden GmbH, Beethovenstr. 20, 65189 Wiesbaden

Dr. med. Patrick Schramm
Facharzt für Anästhesiologie – Notfallmedizin, Palliativmedizin, anästhesiologische Intensivmedizin
Klinik für Anästhesiologie
Universitätsmedizin der Johannes Gutenberg-Universität, Langenbeckstr. 1, 55131 Mainz

Dr. med. Benno Wolcke
Facharzt für Anästhesiologie – Notfallmedizin
Klinik für Anästhesiologie
Universitätsmedizin der Johannes Gutenberg-Universität, Langenbeckstr. 1, 55131 Mainz

Unterstützung/Interessenkonflikt

Die Veröffentlichung von Reanimation kompakt in dieser besonderen Form konnte mit Unterstützung der Firma Medtronic GmbH Physio-Control, Meerbusch, ermöglicht werden. Die Autoren haben ihre Manuskripte durchweg persönlich verfasst und versichern, dass der Inhalt dieses Werkes keiner Einflussnahme der Firma Medtronic oder anderer Firmen unterliegt.

Am 18. Oktober 2010 veröffentlichten der ERC und die AHA ihre neuen internationalen Leitlinien zur kardiopulmonalen Reanimation (CPR), deren Fundament die evidenzbasierte internationale wissenschaftliche Übereinkunft des ILCOR ist (CoSTR, 2010, siehe Kap. 1.2). Diese Leitlinien sollen bis zum Jahr 2015 Gültigkeit behalten. Über die eigentliche Wiederbelebung hinaus betreffen diese Leitlinien viele weitere wichtige Bereiche der inner- und präklinischen Notfallversorgung.

Ziel der Reanimationsmedizin ist es, vorzeitige Todesfälle, vor allem durch akute kardiovaskuläre und respiratorische Ursachen, zu verhindern [CoSTR, 2010]. Hierbei gibt es reichlich ungenutztes Potenzial, sowohl hinsichtlich der Prävention als auch der Therapie des plötzlichen Herz-Kreislauf-Stillstandes (siehe Kap. 2.1). Wenn alle Maßnahmen greifen, können viele Patienten mit guter Prognose gerettet werden.

Dieses Buch soll – wie schon sein Vorgänger – den Zugang zu den CPR-Leitlinien erleichtern und letztlich deren Umsetzung und Anwendung in der Praxis unterstützen. Selbstverständlich kann es deren Lektüre keinesfalls ersetzen. Wir möchten vielmehr ausdrücklich dazu ermuntern, die Leitlinien im Original zu studieren, die kostenlos – auch in einer deutschen Übersetzung – im Internet zur Verfügung stehen (siehe Kapitel 1.3 und 1.4).

Den roten Faden von „Reanimation kompakt" bilden ausgewählte Handlungsempfehlungen der ERC-Leitlinien, 2010 – aus Gründen besserer Lesbarkeit haben wir aber darauf verzichtet, dies jedesmal einzeln zu kennzeichnen. Auch wenn wir bestrebt sind, klare Handlungsempfehlungen aus den ERC-Leitlinien weder zu verfälschen noch zu interpretieren, ist dieses Büchlein keine komprimierte Übersetzung oder Kurzzusammenfassung der ERC-Leitlinien. Vielmehr möchten wir dem Leser durch gezielten Blick auf Hintergründe, offene Fragen und abweichende Empfehlungen anderer Publikationen die praktische Umsetzung der Leitlinien und den Blick auf das Wesentliche erleichtern. Insbes. gehen wir auch auf einige Unterschiede/Diskrepanzen zwischen ERC- und AHA-Leitlinien ein und haben an vielen Stellen den ERC-Empfehlungen auch die AHA-Klassifikation zur Empfehlungsstärke an die Seite gestellt. Dies ermöglicht dem Leser, sich selbst einen Eindruck von der Verbindlichkeit verschiedener Empfehlungen zu verschaffen (siehe Kap. 1.8). Ferner haben wir ausgewählte Schwerpunkte bei wichtigen neuen und umstrittenen Themen gesetzt, zu denen wir Ihnen weiterführende Informationen geben, insbes. zum tieferen Verständnis und zu Besonderheiten bei der Leitlinienanwendung in Deutschland (z. B. Rechtslage). Gelegentlich erlauben wir uns dabei auch subjektive Kommentare vor dem Hintergrund eigener Praxiserfahrung.

Anders als die Leitlinien bedienen wir uns bei der Darstellung der Handlungsabläufe in Algorithmen einer konsequenten und nachvollziehbaren Logik nach Normen für technische Prozessabläufe. Dies wird auf den Seiten X und XI erläutert.
„Reanimation kompakt" beginnt mit wichtigen Grundlagen zum Verständnis der Reanimationsleitlinien (Kapitel 1) und fokussiert im Anschluss auf die praxisrelevanten Empfehlungen für Erwachsene (Kapitel 2) und Kinder (Kapitel 3).

Ziel der Reanimationsmedizin ist es, **vorzeitige** Todesfälle zu verhindern. Das unscheinbare Wort „vorzeitig“ lenkt unsere Aufmerksamkeit auf eine wichtige, nicht leicht zu bestimmende Grenze: In welchen Fällen sind Reanimationsversuche nicht (mehr) sinnvoll?

Wir haben uns entschlossen, in Kapitel 4 relativ ausführlich auf diese und einige weitere wichtige ethische und juristische Aspekte rund um die Reanimation einzugehen. Diese stehen in Ausbildung und Praxis häufig leider hinter anderen Fragen zurück, obwohl sie nicht minder wichtig, oft sogar letztlich die entscheidenden Fragen sind. Damit folgen wir dem Beispiel der Leitlinien, die der Thematik ebenfalls ein eigenes Kapitel gewidmet haben. Ohne jeden Anspruch auf Vollständigkeit reflektieren wir dabei auch die konkreten Verhältnisse in Deutschland und hoffen, Ihnen damit viele nützliche Denkanstöße geben zu können.

Bei der Abfassung des Manuskripts zu dieser Neuauflage wurden wir in exzellenter Weise von den Kollegen Dr. Felix Gößler (Periarrest-Arrhythmien), Dr. Thorsten Hess (Postreanimationssyndrom und -therapie) und Dr. Patrick Schramm (Ethik, Prognose, Recht) unterstützt. Ohne ihre spontane, unkomplizierte und äußerst engagierte Mitwirkung hätte „Reanimation kompakt“ nicht in der vorliegenden Qualität und zeitlichen Nähe zu den aktuellen Reanimationsleitlinien erscheinen können. Dafür danken wir ihnen sehr!
Ein weiterer essenzieller Faktor für die sprachliche und inhaltliche Qualität von „Reanimation kompakt“ war das Lektorat von Sandra Böhmer, die zudem durch umfangreiche Recherche- und Formulierungsarbeiten am raschen Gelingen dieses Büchleins wesentlichen Anteil hatte. Dafür gilt auch ihr unser herzlicher Dank!
Wir danken ferner dem Team der Anker-Apotheke (Apothekerin Stefanie Sieben), Mainz, sowie Herrn cand. pharm. Philipp Böhmer, Stuttgart, für die hervorragende und kompetente Unterstützung bei der Recherche pharmakologischer Informationen.

Der außerordentlichen Unterstützung, die wir bei der Erstellung neuer Fotografien für diese Neuauflage erfuhren, haben wir ein eigenes Dankeswort im Anschluss an das Vorwort gewidmet.

Nicht zuletzt danken wir Herrn Thomas Häfner, der dieses Büchlein trotz hoher Belastungen erneut meisterhaft gestaltet hat, sowie unserem Verleger, Herrn Jens Müller, der das Werden dieser Neuauflage wo immer möglich gefördert hat, obwohl ihm der immer wieder zugunsten des Inhalts ausgedehnte Zeitplan sicherlich ein Höchstmaß an Geduld abverlangt hat.

Wir wünschen Ihnen, liebe Leserin, lieber Leser, viel Freude bei der Lektüre dieses Büchleins und hoffen, dass „Reanimation kompakt“ Ihnen hilft, sich auf solider Basis für den Notfall vorzubereiten.

Mainz, im Juni 2011
Roman Böhmer, Thomas Schneider, Benno Wolcke

Die 4. Auflage von „Reanimation kompakt“ wird durch zahlreiche neue Fotografien bereichert. Für die Erlaubnis und das Entgegenkommen, Fotografien in einem realistischen Kontext von Klinik und Rettungsdienst anfertigen zu dürfen, bedanken wir uns sehr bei der Betriebsleitung im Klinikum Herford AöR, vertreten durch den Ärztlichen Direktor, Herrn Prof. Dr. med. K. Weichert-Jacobsen, sowie beim Kreis Herford (Sicherheit und Ordnung – Gefahrenabwehr), vertreten durch Herrn J. Kixmöller (Leiter Rettungswache Vlotho).

Ebenfalls bedanken wir uns bei den Leiterinnen und Leitern der verschiedenen Kliniken, Bereiche und Abteilungen, die unser Anliegen wohlwollend unterstützt haben: Sr. D. Girke (Leitung Anästhesie-Pflege), CA Dr. med. Th. Heuser (Frauenklinik), OA Dr. med. Th. Jakob (Ärztlicher Leiter Rettungsdienst), CA Prof. Dr. med. J. Kähler (Medizinische Klinik III), Sr. R. Kröger (Leitung OP-Pflege), Fr. Chr. Laggies (Leitende Hebamme), Sr. S. Ognjenovic (Stationsleitung Kinderklinik), CA Prof. Dr. med. P. Reinhold (Klinik für Anaesthesiologie), OÄ I. Rodenberg (Operative Intensivstation), Hr. F. Tönsing (Notaufnahme).

Unser besonderer Dank gilt natürlich den aktiv Mitwirkenden vor und hinter der Kamera sowie den Eltern der beteiligten Kinder. In ihrer Freizeit haben die Darstellerinnen und Darsteller auf den Fotografien ihr bislang unentdecktes Talent virtuos und engagiert entfaltet und ihre fachliche Kompetenz eingebracht. Nur so konnten hochwertige, aussagekräftige und realitätsnahe Abbildungen entstehen, die mehr sagen als viele Worte. Auch ohne die Helferinnen und Helfer im Hintergrund (z. B. Verpflegung, Raumorganisation, Unterstützung bei der Ablaufplanung) wäre eine solche hervorragende Sammlung von Abbildungen nicht zustande gekommen. Wir bedanken uns daher für den vorbehaltlosen persönlichen Einsatz und das dabei spürbare Vertrauen ganz herzlich bei:
Jana Balzer, Dr. Johannes Baltzer, Jenny Begemann, Sascha Bentrup, Stefanie Bentrup, Theo Berger, Gülgün Cakmak, Zerda Cakmak, Antonia Chlasta, Thorsten Finck, Sabrina Fischer, Daniela Girke, Martina Haehre, Tom-Hagen Harodt, Fabian Hartogs, Sylvia Hofmann, Carolin Jahnke, Dr. Thomas Jakob, Meike Knefel, Bernd Köster, Christine Lörzer, Stephanie Meierkort, Markus Milutzki, Jens Müller, Karsten Pfefferkorn, Stefanie Schinzel, Linus-Cederic Schneider, Luca-Maurice Schneider, Marco Schneider, Normann Scholte, Anja Schröter, Petra Strunk, Werner Strunk, Desirée Vaquet.

Ferner wurden in der vorliegenden 4. Auflage von Reanimation kompakt auch einige aussagekräftige und nach wie vor inhaltlich aktuelle Fotografien aus Reanimation exakt (2010) sowie aus der 3. Auflage von Reanimation kompakt (2007) und der 9. Auflage des Taschenatlas Rettungsdienst (2011) erneut präsentiert. Die Darsteller auf den erneut gezeigten Fotografien sind: Hildegard Anstatt, Joab Anstatt, Kerstin Anstatt, Kevin Anstatt, Nadine Anstatt, Sandra Böhmer, Christopher Boom, Katharina Griem, Markus Häfner, Uli Heuel, Katrin Kirch, Adolf Müller, Jens Müller, Benjamin Raff, Dr. med. Steffen Raff, Marc Reinbott, Andreas Rompel. Den Darstellern, den Mitwirkenden im Hintergrund und allen Unterstützern bei der Erstellung dieser Fotografien sei auch an dieser Stelle nochmals herzlich gedankt!

Es war uns sehr wichtig, zur Veranschaulichung von Textinhalten möglichst realitätsnahe Abbildungen zu zeigen. Wir bitten aber um Verständnis, wenn die Abbildungen manchmal die Realität nicht hundertprozentig wiedergeben können, da wir die meisten Aufnahmen zum Schutz von Patienten nachgestellt haben und insbes. bei den Aufnahmen von Kindern und Schwangeren jegliche unangenehme oder beeinträchtigende Einwirkungen vermeiden wollten.

Wir halten es zudem für unabdingbar, auch gängige sowie besondere im Handel verfügbare Medizinprodukte und Arzneimittel abzubilden, die im Rahmen der kardiopulmonalen Reanimation Anwendung finden können. Dabei kann natürlich kein Anspruch auf Vollständigkeit oder durchgehende Systematik erhoben werden. Schwerpunkte lagen auf in den Leitlinien empfohlenen Verfahren und den hierzu notwendigen Produkten sowie auf innovativen Neuentwicklungen. Hierbei steht ein abgebildetes Produkt i. d. R. stellvertretend für eine ganze Produktkategorie (z. B. Beatmungsbeutel, Defibrillator, Venenverweilkanüle). Wir danken allen Hersteller- und Vertriebsfirmen, die dem Verlag auf Anfrage Hilfsmittel, Geräte oder pharmazeutische Produkte zum Fotografieren oder fertige Produktfotografien zum Abdruck zur Verfügung gestellt haben und/oder die Erlaubnis zum Abdruck entsprechender Fotografien erteilt haben, insbes. Ambu GmbH, BeneChill Inc., Medtronic GmbH/Physio-Control, Medizintechnik Medug GmbH, Neocor GmbH, O-Two Medical Technologies Inc., Elke Stenzhorn Notfallausrüstung, Zoll Medical Deutschland GmbH. Bei der Anfertigung, der Auswahl und Bearbeitung der Fotografien haben sicherlich auch subjektive und zufällige Faktoren eine Rolle gespielt (z. B. Motiv, Perspektive, Fokus, Ausschnitt). Die Hersteller- und Vertriebsfirmen konnten keinerlei Einfluss auf die endgültige Auswahl der Abbildungen und die Formulierung von Begleittexten nehmen. Auch wenn im Begleittext teilweise auf interessante gerätespezifische Besonderheiten eingegangen wird, kann aus einem solchen Hinweis oder auch aus der Abbildung eines bestimmten Produkts keinesfalls auf grundsätzliche Vor- oder Nachteile dieses Produkts gegenüber anderen nicht gezeigten oder nicht erwähnten Produkte (auch hinsichtlich Typ, Modell, Präparat usw.) geschlossen werden. Konkrete Empfehlungen oder Nichtempfehlungen zur Verwendung bestimmter Produkte sind aus den gezeigten Abbildungen nicht ableitbar.

Abschließend danken wir Herrn Thomas Häfner, der die meisten Fotografien mit viel Geduld, Einfühlungsvermögen und Kunstfertigkeit aufgenommen und/oder bearbeitet hat, sowie unserem Verleger, Herrn Jens Müller, dem die hochwertige Bildausstattung dieses Büchleins ein besonderes Anliegen ist.

Roman Böhmer, Thomas Schneider, Benno Wolcke

Ziel der Fließschemata (Algorithmen) in „Reanimation kompakt“ ist eine einprägsame, logische und didaktisch einheitliche Darstellung der ERC-Lehraussagen, ohne diese zu verfälschen oder zu interpretieren. Algorithmen sind sehr nützliche Hilfsmittel, die im Regelfall – gerade unter Notfallbedingungen – schneller, einfacher und sicherer zum Ziel führen als ein individuell entwickeltes Therapiekonzept. Sie erleichtern auch die Zusammenarbeit des Personals, da viele wichtigen Entscheidungen nicht einzeln abgestimmt oder kommuniziert werden müssen, weil das grundsätzliche Vorgehen für alle Beteiligten klar ist. Algorithmen können aber nicht das Mitdenken der Anwender/innen ersetzen, die erkennen müssen, wenn der Algorithmus nicht zur vorliegenden Situation passt oder im konkreten Fall nicht umsetzbar oder nicht zielführend ist.

Symbolik

Um die Darstellung der Algorithmen zu vereinheitlichen und eine möglichst bekannte Symbolik mit hohem Wiedererkennungswert einzusetzen, wurden die verwendeten Zeichen den Normen für technische Prozessabläufe (DIN 66001, ISO 5807, CCITT/ITU) angelehnt und zur schnelleren Unterscheidbarkeit farblich kodiert. Da die Definitionen der Normen technischer und nicht medizinischer Natur sind, musste den Zeichen gelegentlich eine abweichende, aber meist ähnliche Bedeutung zugewiesen werden.

In Abweichung von den genannten Normen wurde das Zeichen ◇ durch ⬡ ersetzt, um mehr Textinhalt aufnehmen zu können, ebenso ⬭ durch ▢. Die verwendeten Hauptsymbole sind:

Eingangskriterium	Bedingung(en) für den Einstieg in den Algorithmus
Frage	Verzweigung/Auswahl
Entscheidung	Antwort/Ausgabe/Ergebnis der Verzweigung
Diagnose/Information	Wichtiger Hinweis im Algorithmus/Folgerung
Maßnahme	Prozess/Vorgang/Handlungsanweisung
Ende	Schluss einer Abfolge
Abschließende Maßnahme	Maßnahme, die den Algorithmus beendet

Logik der Algorithmen

Zum Verständnis der Algorithmen ist auch die Verknüpfung und Reihenfolge der einzelnen Schritte von Bedeutung. Die einzelnen Handlungsschritte sind mit durchgehenden Linien verbunden, die in der Regel von oben nach unten oder von links nach rechts zu lesen sind. Nur wenn diese Regel ausnahmsweise nicht gilt oder um den Linienverlauf zu verdeutlichen, haben wir Richtungspfeile eingesetzt: ─▶

Besondere Richtungsangaben

▶ Sprung mit Rückkehr bzw. ┤▶ Sprung ohne Rückkehr zum vorangegangenen Feld

Jeder therapeutische Schritt beruht auf der Voraussetzung, dass der vorhergehende Schritt zwar korrekt durchlaufen wurde, aber nicht zum Erfolg geführt hat. Bei Erfolg – z. B. Wiederkehr eines Spontankreislaufes während einer Reanimation oder Beseitigung eines Fremdkörpers bei Ersticken – wird der Algorithmus verlassen. Natürlich können im Einzelfall auch besondere Umstände vorliegen, die eine Anpassung oder Änderung des Vorgehens begründen oder erforderlich machen können.

Wenn auf eine Abfrage (Frage) keine Entscheidung (Entscheidung) folgt, bedeutet dies, dass der schlimmste Fall angenommen wird, z. B.:

- Abfrage „Ansprechbarkeit prüfen" → „Nicht ansprechbar"
- Abfrage „Atmung prüfen" → „Keine normale Atmung"

Dosierungen in den Algorithmen sind – wenn nicht körpergewichtsabhängig dargestellt – für einen Erwachsenen mit durchschnittlichem Körpergewicht angegeben.

Ergänzende Symbole in Algorithmen

Die folgenden Symbole sind ebenfalls den genannten technischen Normen entlehnt. Sie vermeiden eine Überlastung des Ablaufschemas durch zuviel Text im eigentlichen Denk- bzw. Handlungsablauf:

Weiteres Vorgehen	Verweis für Fortsetzung an anderer Stelle
Vordefinierte Maßnahme (ggf. Verweis)	Komplexe Maßnahme, die in einem eigenen Ablaufschema dargestellt werden kann (z. B. Narkose)
Checkliste - Beispiel 1 - Beispiel 2 - Beispiel 3	Übersichten/Bedingungen/Kriterien/Details zu einem anderen Feld; die Verbindung zu diesem Feld wird mit einem gestrichelten Richtungspfeil hergestellt

Gestrichelte Kastenumrandung

In manchen Fällen haben wir die Algorithmen inhaltlich gegenüber den Original-ERC-Algorithmen ergänzt, beispielsweise, um das Verständnis zu verbessern oder um wichtige Informationen direkt im Ablaufschema zur Verfügung zu stellen. Die Original-ERC-Algorithmen fokussieren z. B. zugunsten der Übersichtlichkeit und Merkbarkeit oft auf den Handlungspfad bei der gravierendsten Störung, die i. d. R. als Zustand beschrieben wird. Wir sehen u. a. Schwerpunkte in den kritischen Abfragen und den möglichen Entscheidungen (Vollständigkeit und Konsistenz des Denk- und Handlungsprozesses). Unsere Ergänzungen stimmen natürlich inhaltlich immer mit den Empfehlungen des ERC überein (Leitlinientext). Um Abweichungen gegenüber der Original-ERC-Darstellung für unsere Leser/innen transparent zu machen, haben wir diese i. d. R. durch eine unterbrochene Kastenumrandung gekennzeichnet, z. B.:

Frage oder Maßnahme

Aus Gründen der Vereinfachung wurden verschiedene Bezeichnungen (Berufe, Patienten usw.) nur in ihrer männlichen oder weiblichen Form wiedergegeben. Dies soll keine Wertung beinhalten.
Die Wiedergabe von Handelsnamen, Warenbezeichnungen und dergleichen in diesem Werk ohne besondere Kennzeichnung (z. B. ® oder ™) bedeuten keinesfalls, dass diese im Sinne des Gesetzgebers als frei anzusehen wären und entsprechend benutzt werden dürften. Vielmehr kann es sich auch dann um gesetzlich geschützte Kennzeichen oder Bezeichnungen handeln, wenn sie nicht eigens als solche markiert sind. Ebenso wenig ist die Abbildung oder Erwähnung eines Produktes als Bestätigung dafür zu verstehen, dass dieses aktuell im Handel verfügbar ist, zurzeit alle rechtlichen Anforderungen für die Inverkehrbringung und Anwendung in Deutschland erfüllt oder dass dieses in den aktuellen Leitlinien zur Anwendung empfohlen wird.

Umgang mit Therapieempfehlungen

Therapieentscheidungen beruhen auf den individuellen Gegebenheiten des Einzelfalles und dem Kenntnis- bzw. Ausbildungsstand und den Erfahrungen des Anwenders (zum Beispiel im Umgang mit einem bestimmten Medikament oder mit der Anwendung eines bestimmten Verfahrens). Die in diesem Werk dargestellten Empfehlungen beruhen auf notfallmedizinischen Kriterien (z. B. bei Medikamenten: schneller Wirkungseintritt, kurze Wirkdauer), aktuellen wissenschaftlichen Empfehlungen und eigenen Erfahrungen.
Daher können die Empfehlungen in diesem Werk nicht unter allen Umständen als bindend betrachtet werden, sondern sind in die differenzierte ärztliche Abwägung mit einzubeziehen. Wenn zu Medikamentendosierungen außer den zu verabreichenden Wirkstoffmengen keine anderen Angaben gemacht sind, gelten die Werte im Allgemeinen für einen 70–80 kg schweren Durchschnitts-Erwachsenen und sind i. d. R. als i. v.-Verabreichung zu verstehen.

Stellenwert internationaler Leitlinien

Inwieweit internationale medizinisch-wissenschaftliche Empfehlungen, auf die dieses Werk an vielen Stellen Bezug nimmt, auf nationaler oder regionaler Ebene umsetzbar sind, hängt auch von der nationalen Rechtslage, der Verfügbarkeit und Zulassung von Medikamenten und Medizinprodukten (ggf. Problematik des Off-Label-Use bedenken), den Befugnissen (z. B. Medizinprodukterecht, Arzneimittelrecht) und Verantwortlichkeiten des Personals (je nach Ausbildungsstand) sowie der Infrastruktur und festgelegter Arbeitsabläufe vor Ort ab. Dies kann nicht abschließend durch Leitlinien oder dieses Buch beantwortet werden. Zur Verbindlichkeit von Leitlinien siehe auch Kapitel 1.

Produkthaftung

Höchste Sorgfalt haben Autoren und Verlag hinsichtlich der Angaben zur Diagnostik und Therapie aufgewendet. Dabei wurden Schwerpunkte gesetzt, die keinen Anspruch auf eine vollständige Darstellung zulassen. Da gesetzliche Bestimmungen und wissenschaftliche Empfehlungen einer ständigen Veränderung unterliegen, ist der Benutzer aufgefordert, aktuell gültigen Vorgaben anhand der Literatur und Herstellerinformationen (z. B. Fachinformationen, Beipackzettel) zu verifizieren, auf ergänzend oder vordringlich zu beachtende Vorschriften zu achten und sich entsprechend zu verhalten. Weiterhin übernehmen Autoren, Herausgeber und Verlag keine Gewähr oder Haftung, die aus der Benutzung der in diesem Werk enthaltenen Informationen oder Teilen davon entsteht, insbesondere für nicht ganz auszuschließende (Druck-) Fehler bei der Angabe von Therapieempfehlungen und Medikamentendosierungen sowie -applikationsformen. Der Anwender muss die Angaben im Einzelfalle auf ihre Richtigkeit überprüfen, z. B. anhand der Herstellerangaben.

Urheberrecht

Abkürzungsverzeichnis

A	
a.	auch/auf
A./Aa.	Arteria/Arteriae
Abb.	Abbildung
Alg.	Algorithmus (Ablaufschema)
ACC	1. American College of Cardiology, 2. Acetylcystein
ACS	acute coronary syndrome = akutes Koronarsyndrom
ACE	angiotensin-converting enzyme = Angiotensin-konvertierendes Enzym
AED	automated external defibrillator = automatisierter externer Defibrillator
AHA	American Heart Association (www.heart.org; s. Kapitel 1)
ALS	advanced life support = erweiterte lebensrettende Maßnahmen
a.-p.	anterior-posterior = anatomische Perspektive von vorne (Brustwand) nach hinten (Rücken)
AP	Angina pectoris
aPTT	activated partial thromboplastin time = aktivierte partielle Thromboplastinzeit (normal 20–40 s)
ASS	Acetylsalicylsäure
AWMF	Arbeitsgemeinschaft der Wissenschaftlichen Medizinischen Fachgesellschaften (www.awmf.org)

B	
BAGEH	Bundesarbeitsgemeinschaft Erste Hilfe (www.bageh.de; s. Kapitel 1)
BÄK	Bundesärztekammer (www.baek.de; s. Kapitel 1)
BAND	Bundesvereinigung der Arbeitsgemeinschaften der Notärzte Deutschlands
BGA	Blutgasanalyse (Säure-Basen-Status)
BGB	Bürgerliches Gesetzbuch (Bundesrepublik Deutschland)
BLS	basic life support = einfache lebensrettende Maßnahmen

C	
CPAP	continuous positive airway pressure = Form der Atemunterstützung mit kontinuierlich positivem Atemwegsdruck
CPR	cardiopulmonary resuscitation = kardiopulmonale Reanimation = Herz-Lungen-Wiederbelebung
CoSTR	international consensus on cardio-pulmonary resuscitation and emergency cardiovascular care science with treatment recommendations 2005 (s. Kapitel 1)
cm H_2O	Zentimeter Wassersäule (veraltete Einheit für Druck, noch gebräuchlich für Beatmungsdruck)

D	
DC	direct current = Gleichstrom
DGAI	Deutsche Gesellschaft für Anästhesiologie und Intensivmedizin (www.dgai.de)
DGK	Deutsche Gesellschaft für Kardiologie – Herz- und Kreislaufforschung (www.dgk.org)

DIVI	Deutsche interdisziplinäre Vereinigung für Intensiv- und Notfallmedizin (www.divi-org.de)
DNAR	do not attempt resuscitation = keine Wiederbelebung versuchen!
DNR	do not resuscitate = nicht wiederbeleben! (evtl. besser: DNAR, s. o.)

E	
ECC	emergency cardiovascular care = Notfallbehandlung akuter Herz-Kreislauf-Erkrankungen
ECMO	extrakorporale Membranoxygenierung („Herz-Lungen-Maschine")
EDD	esophageal detection device (Verfahren zur Erkennung einer Fehlplatzierung des Trachealtubus in der Speiseröhre)
EEG	Elektroenzephalogramm („Hirnstromkurve")
EKG	Elektrokardiogramm (Herzstromkurve)
engl.	englisch
ERC	European Resuscitation Council (www.erc.edu; s. Kapitel 1)
Erw.	Erwachsene(r)
ESC	European Society of Cardiology (www.escardio.org)
ETC	esophago-tracheal combitube = spezieller Doppellumentubus

F	
f.	und folgende Seite
Fa.	Firma
ff.	und folgende Seiten

G	
G 5 %, G 40 %	sterile Glukoselösung (5 %-ig, 40 %-ig)
Gp	Glykoprotein
Gr.	Größe(n)
GRC	German Resuscitation Council (www.grc-org.de)

H	
h	Stunde(n)
H_2O	chemische Formel für Wasser
HKS	Herz-Kreislauf-Stillstand
HLW	Herz-Lungen-Wiederbelebung
HWS	Halswirbelsäule

I	
IABP	intraaortale Ballongegenpulsation
ICD	Implantierbarer Cardioverter/Defibrillator
ID	Innendurchmesser in mm (Trachealtuben)
ILCOR	International Liaison Committee on Resuscitation (www.ilcor.org; s. Kapitel 1)
INN	International Nonproprietary Name(s) (www.who.int/medicines/services/inn/en/)
i. o.	intraossär (Injektion ins Knochenmark)

IPPV	intermittent positive pressure ventilation
i. v.	intravenös (Injektion in die Vene)

J

J	Joule (Einheit für Energie)

K

Kap.	Kapitel
KH	Krankenhaus
KHK	koronare Herzkrankheit

L

L	Liter
lat.	lateinisch
LMA™	Laryngeal Mask Airway = Larynxmaske
LMWH	low molecular weight heparin = niedermolekulares Heparin
LOE	level of evidence (ILCOR – Einteilung zur Beweiskraft einer Studie)/level of recommendation (AHA – Empfehlungsstärke) s. Kapitel 1.8
LT	Larynxtubus

M

MAP	mittlerer arterieller Blutdruck
MAS	Mekoniumaspirationssyndrom
max.	maximal
mg	Milligramm
min	Minute(n)
min./mind.	minimal/mindestens
mL	Milliliter
mm	Millimeter
mmHg	Millimeter Quecksilbersäule (veraltete Einheit für Druck, noch gebräuchlich für Blutdruck)
mV	Millivolt (Einheit für Spannung/Amplitude im Elektrokardiogramm)

N

NaCl	0,9 % isotonische Kochsalzlösung
NLS	newly-born life support = Wiederbelebungsmaßnahmen bei Neugeborenen
NSE	neuronenspezifische Enolase
NSTEMI	non-ST-elevation myocardial infarction = Herzinfarkt ohne ST-Streckenhebung im EKG

O

O_2	Sauerstoff

P

Pat.	Patient
PCI	percutaneous coronary intervention = Herzkatheteruntersuchung

PEA	pulslose elektrische Aktivität
pVT	pulslose ventrikuläre Tachykardie
p. o.	per os (Medikamentengabe über den Mund)

R	
RR	Blutdruck (gemessen nach der Methode von Riva-Rocci)
ROSC	restoration of spontaneous circulation (Wiederkehr eines Spontankreislaufs nach CPR)

S	
s	Sekunde(n)
s. (a.)	siehe (auch)
S.	Seite
S_aO_2	arterielle Sauerstoffsättigung
s. l.	sublingual (Medikamentengabe unter die Zunge)
S_pO_2	partielle Sauerstoffsättigung (gemessen mit Pulsoximeter)
SSEP	somatosensibel evozierte Potenziale
STEMI	ST-elevation myocardial infarction = Herzinfarkt mit Hebung der ST-Strecke im EKG

T	
TH	therapeutische Hypothermie (nach ROSC)
TK	Thoraxkompressionen
TPG	Transplantationsgesetz (Bundesrepublik Deutschland)

U	
UAP	unstable angina pectoris = instabile Angina pectoris
UFH	unfraktioniertes Heparin
USP	The United States Pharmacopeia (www.usp.org)

V	
V. a.	Verdacht auf
VF	ventricular fibrillation = ventrikuläre Fibrillation = Kammerflimmern
vs.	versus (verglichen mit/gegenüber)
VT	ventricular tachycardia = Kammertachykardie
V./Vv.	Vena/Venae

Z	
Z. n.	Zustand nach
ZVD	zentraler Venendruck (Maß für die Herzvorlast/den Volumenstatus des Kreislaufsystems)
ZVK	zentraler Venenkatheter

1.1 50 Jahre moderne CPR

Das Erscheinen der Leitlinien 2010 wurde gleichzeitig als 50. Geburtstag der modernen kardiopulmonalen Reanimation gefeiert [1, 2]. 1960 veröffentlichten Kouwenhoven, Knickerbocker und Jude 14 Fälle von insgesamt 20 untersuchten Patienten, die einen Herzstillstand mit Durchführung von Thoraxkompressionen langfristig überlebt hatten [3]. Die Notwendigkeit der kombinierten Durchführung von Thoraxkompressionen und Beatmung wurde nachfolgend 1961 von Peter Safar und Kollegen erkannt [4], nachdem die Mund-zu-Mund-Beatmung 1958 zunächst unabhängig von den Thoraxkompressionen untersucht worden war [5]. Bereits 1962 wurde von Lown und Kollegen auch die monophasische Defibrillation (DC) näher beschrieben [6; 7, zitiert nach 8], nachdem Zoll bereits 1956 die externe Defibrillation mit Wechselstrom (AC) erwähnt hatte [9]. Sogar erste Anfänge der therapeutischen Hypothermie (sog. „Hibernation") lassen sich in die 1950er Jahre datieren, auch wenn ihre Anwendung zunächst nicht speziell auf die CPR abzielte [z. B. 10–16, z. T. zitiert nach 17]. Sicherlich markiert die wissenschaftliche Einführung der Basisreanimation mit Thoraxkompressionen und Beatmung einen Wendepunkt in der Reanimationsmedizin, da diese Maßnahmen auch heute noch zu denjenigen gehören, die das Überleben und die Lebensqualität Überlebender nach Herz-Kreislauf-Stillstand nachweislich maßgeblich beeinflussen.
In einer historischen Betrachtung sollte jedoch nicht unerwähnt bleiben, dass schon weit früher versucht wurde, „klinisch tote" Menschen (nicht mehr erkennbare Vitalfunktionen: Bewusstsein, Atmung, Kreislauf/Puls) wiederzubeleben und dass auch entsprechende experimentelle Forschung betrieben wurde. Einige Meilensteine der kardiopulmonalen Reanimation sind in Tabelle 1.1 aufgeführt.

Tab. 1.1 Meilensteine der Reanimation
(hauptsächlich nach [1, 2, 8, 17])*

1530	Versuch des **Einblasens von Luft in den Mund eines Menschen** mittels eines Blasebalgs bei Apnoe (mit Paracelsus in Verbindung gebracht).
1543	**Erfolgreiche kontrollierte Druckbeatmung** („IPPV") an Tieren über eine tracheale Intubation mit Schilfröhrchen durch A. Vesalius.
1628	W. Harvey entdeckt den **Blutkreislauf.**
1667	R. Hook zeigt in einem Tierexperiment an der Londoner Royal Society die Unabhängigkeit von Lungen- und Herzbewegung sowie die **Notwendigkeit der Lungenatmung** für die Herzfunktion; später weist er auch nach, dass „frische Luft" für die Verbrennung von Kohle und auch für die Atmung notwendig ist.
1732	Erfolgreiche **Mund-zu-Mund-Beatmung** eines Erwachsenen durch W. Tossach.
1767	Gründung einer Gesellschaft zur Rettung Ertrunkener in Amsterdam (Maatschappy tot Redding van Drenkelingen) und **Herausgabe detaillierter Instruktionen zur Wiederbelebung;** in den Jahren danach folgt die Gründung weiterer ähnlicher Gesellschaften (Hamburg, Paris, London, St. Petersburg). Diese ersten „Leitlinien" empfehlen beispielsweise Wärmen des Betroffenen, Freimachen der Atemwege durch Kopftieflage und Kompression des Bauchs, Stimulation durch Einblasen von Tabakrauch in den Enddarm und in den Mund, Beatmung mit Blasebalg oder Mund-zu-Mund-Beatmung sowie Aderlässe.

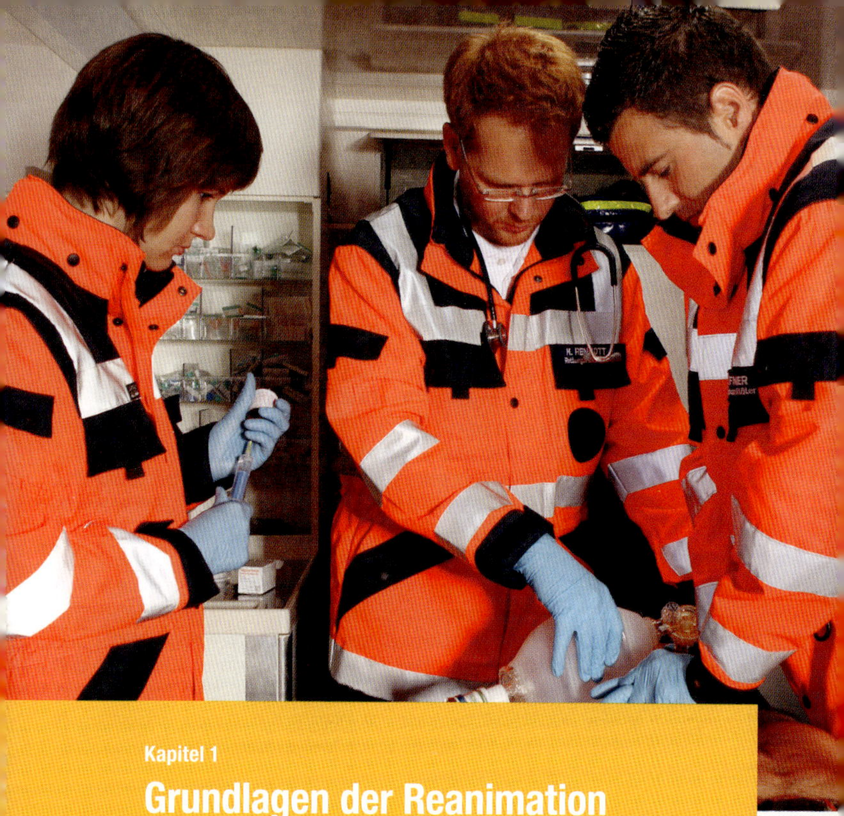

Kapitel 1

Grundlagen der Reanimation

R. Böhmer, B. Wolcke, Th. Schneider

1774	Nach der Entdeckung von Priestly, dass Ausatemluft eine andere Gaszusammensetzung als Frischluft hat, wird der Nutzen des Beatmens mit „verbrauchter Luft“ und die zudem vielfach als unästhetisch empfundene **Mund-zu-Mund-Beatmung in Frage gestellt** (Royal Human Society of London). Die Entdeckung des Sauerstoffs wird Scheele (1772), Priestly (1775) und Lavoisier (1775) zugeschrieben.
1775	P.C. Abildgaard **defibrilliert** ein Huhn. Viele Experimente zur Wirkung von Strom auf den Körper von Tier und Mensch folgen.
1776	Brief von W. Cullen: Monros Empfehlungen zur **Intubation der Trachea** und zum **Krikoiddruck** (1961 von Sellick neu in die Anästhesie eingeführt).
1778	Ch. Kite empfiehlt eine **Elektroschockbehandlung** bei Herzstillstand.
1858	H.R. Silvester beschreibt „eine neue Methode“ der Wiederbelebung, die weite Verbreitung findet: **Thoraxexkursionen werden durch abwechselndes Anheben der Arme über den Kopf und Absenken/Herabdrücken auf den Brustkorb des Betroffenen** erzielt. In den folgenden 100 Jahren werden immer wieder neue mechanische Methoden der künstlichen Beatmung ersonnen, modifiziert und kontrovers diskutiert (1953 zählte Karpovich 117 verschiedene Methoden).
1868	Bericht von J. Hill über erfolgreiche **Thoraxkompressionen** (alle 15 Sekunden 3 kräftige Stöße) bei Herzstillständen nach Chloroformnarkose (unter unbewusster zusätzlicher Anwendung eines Vasokonstriktors).
1878	Technik der **Unterkiefersubluxation** zum Freimachen und Freihalten des Atemwegs nach Esmarch (1878), zuvor auch von Heiberg beschrieben (1874).
1878	Erfolgreiche **Herzmassage am offenen Thorax** beim Tier durch Boehm (1878) sowie durch Schiff (1874, 1882).
1878	Erfolgreiche **externe Reanimation** an Tieren durch Boehm; später auch durch Guthrie (1920) und Gurvich (1946).
1880	**Technik der translaryngealen endotrachealen Intubation** durch Macewen; ferner durch Chaillou (1895), Kirstein (1895), Dorrance (1910), Kuhn (1911), Jackson (1913), Macintosh (1920), Rowbotham und Magill (1921) sowie Waters (1933)
1883	F. König beschreibt in seinem Lehrbuch mehrere erfolgreiche Anwendungen von **Thoraxkompressionen** am Menschen, im „Rhythmus der Respiration“, bei Atem- und Herzstillstand infolge einer Chloroformnarkose [18].
1887	**Beschreibung des Kammerflimmerns** (J. MacWilliam)
1891/1892	**Erfolgreiche externe Reanimation (Thoraxkompressionen ähnlich wie heute, 120/min) am Menschen** durch F. Maass bei Herzstillstand durch Chloroformnarkose. In vielen anderen Fällen konnten Thoraxkompressionen alleine (ohne Defibrillation) nichts ausrichten. Auch aufgrund der Veröffentlichung der relevanten Fallberichte nur in deutscher und französischer Sprache fanden Thoraxkompressionen keine weite Verbreitung und verschwanden nach einigen Jahrzehnten aus der Praxis.
1899	**Erfolgreiche Defibrillation** bei offenem Thorax und transthorakal am Tier durch Prevost und Battelli; ferner durch Hooker (1933), am offenen Thorax auch durch Wiggers (1940), transthorakal auch durch Gurvich (1946).
1900	**Herzmassage am offenen Thorax** beim Menschen durch Igelsrud; ferner durch Niehans (Bericht von Zesas, 1903), Keen (1904), Green (1906 – 40 Fälle).
1906	Erste **Ansätze einer gehirnorientierten Wiederbelebung** durch Stewart und Guthrie.
1906	H. O. Butler und P. Lockhart-Mummery korrespondieren in The Lancet über den Einsatz von **Adrenalin** bei Kreislaufversagen [19 a-d]; in den Folgejahren führt Lockhart-Mummery

	erfolgreiche Versuche mit Adrenalin zur Wiederbelebung bei chloroformierten Katzen durch [20]. Beecher und Linton publizieren 1947 Fallberichte über den Einsatz von Adrenalin bei der kardialen Reanimation [21]. 1953 wird Adrenalin auch bereits in Kombination mit Herzmassage und Defibrillation im Rahmen der kardialen Reanimation diskutiert [22, 23].
1924	**Gründung der AHA.**
1930	Beginn intensiverer Erforschung von Stromwirkungen auf das Herz durch D. Hooker, W. Kouwenhoven und O. Langworthy anlässlich steigender Zahlen von Todesfällen durch Stromschlag; **1933 erfolgreiche transthorakale Defibrillation von Kammerflimmern beim Hund.**
1947	Erfolgreiche **Defibrillation bei offenem Thorax am Menschen** durch C. Beck.
1950	A.S. Gordon et al. publizieren eine umfangreiche **Evaluation verschiedener Methoden der künstlichen Beatmung** (außer Mund-zu-Mund-Beatmung) an unmittelbar zuvor Verstorbenen.
Ab ca. 1950	Ansätze zur **therapeutischen Kühlung** („Hibernation") zunächst in der Herzchirurgie, später auch beim experimentellen Herzstillstand im Tierversuch [z. B. 10–16, z. T. zitiert nach 17].
1954	J. Elam weist durch Mund-zu-Tubus-Beatmung relaxierter Patienten nach, dass **Ausatemluft zur Beatmung ausreichend** ist.
1955/1956	Erfolgreiche **transthorakale Defibrillation (AC) am Menschen** durch P. M. Zoll [9].
1957/1958	Erste **Trainingsphantome für die Wiederbelebung** werden entwickelt (A. Laerdal).
1958	P. Safar und Kollegen zeigen die **Überlegenheit der Mund-zu-Mund-Beatmung** gegenüber den herkömmlichen Wiederbelebungstechniken an relaxierten Freiwilligen; Gordon et al. zeigen die Überlegenheit der Mund-zu-Mund-Beatmung gegenüber älteren Techniken bei Kindern. In der Folgezeit verlieren andere Techniken (z. B. nach Silvester und Nielsen) an Bedeutung.
1958	**Erlernbarkeit der Wiederbelebung (zunächst Beatmung) durch Laien** gezeigt (Safar); ferner durch Lind (1961), Elam (1961) und Winchell (1966). In der Folge Dokumentation der erfolgreichen Mund-zu-Mund-Beatmung durch Laien am Notfallort (Elam, 1961; Lind 1963) und der kardiopulmonalen Wiederbelebung (Lund, 1976; Cobb, 1980).
1960	Wiederentdeckung, experimentelle Bestätigung und klinische **Einführung der extrathorakalen Herzdruckmassage** (Thoraxkompressionen) durch Kouwenhoven et al.: Jeder Ersthelfer kann nun – lediglich mit bloßen Händen – an jedem Ort die Reanimation einleiten und Zeit gewinnen, bis ein Defibrillator zur Verfügung steht.
1961	Kombination von Freimachen der Atemwege (A, Airway, Esmarch-Handgriff), Beatmung (B, Breathing) und Thoraxkompressionen (C, Circulation) zur **kardiopulmonalen Reanimation** durch P. Safar et al.
1962	**Entwicklung eines transportablen DC-Defibrillators** durch B. Lown et al. – damit wird die präklinische Defibrillation möglich; Kouwenhoven et al. stellen bereits 1963 den ersten biphasischen Defibrillator vor, der aber zu dieser Zeit in der Fachwelt kaum beachtet wird. Gurvich publiziert 1967 über die biphasische Defibrillation.
1966	**Erste Leitlinien zur CPR** (Institute of Medicine, AHA).
1966	Erste **„mobile coronary care unit" (MMCU) in Belfast** (F. Pantridge) – erfolgreiche präklinische Reanimationen bei Kammerflimmern durch Myokardinfarkt. Innerhalb weniger Jahre folgen viele ähnliche Modelle; vor allem in den USA werden die Rettungsfahrzeuge nicht mit Ärzten, sondern mit Paramedics besetzt.

1972	L. Cobb ergänzt das etablierte Rettungssystem in Seattle um ein **CPR-Massentraining der Bevölkerung** (Medic 2); innerhalb der folgenden 20 Jahre werden über 500.000 Personen geschult.
1974	**Erste CPR-Leitlinien des ECC-Committee der AHA** (aktualisiert 1980, 1986, 1992).
1980	Erster **erfolgreicher Einsatz eines automatisierten Defibrillators (AED) durch Paramedics** in Brighton; der Nutzen eines AED-Programms wird in einer randomisierten Studie 1989 in Seattle gezeigt (R.O. Cummins et al.). Die **frühestmögliche Defibrillation bei Kammerflimmern** wird zunehmend betont.
1981	Programm für Rettungsleitstellen zur **telefonischen Anleitung des Anrufers zur CPR** (King County, Washington – die Rate der Laienreanimationen vor Eintreffen des Rettungsdienstes steigt daraufhin um 50 %).
1985	Tierversuche zur **Kühlung des Kopfes bei Herzstillstand** (Brader, Jehle, Safar).
1988	**Erste Programme zur Frühdefibrillation mit AED durch Rettungsdienstpersonal in Deutschland,** z. B. Berlin [24].
1989	**Gründung des ERC** (erste ERC-Leitlinien 1992/1993, aktualisiert 1998).
1991	**Veröffentlichung des „Utstein Style"** von ERC, AHA, ARC und HSFC (Übereinkunft einer einheitlichen Nomenklatur und Studiengestaltung zur besseren Vergleichbarkeit von Daten weltweit) [25].
1992	**Gründung des ILCOR** (in den folgenden Jahren Herausgabe sogenannter Advisory Statements)
2000	**International Guidelines 2000 for CPR and ECC – An International Consensus on Science:** Für Laien wird die Pulskontrolle zur Feststellung des Herz-Kreislauf-Stillstandes nicht mehr empfohlen (unzuverlässig), für professionelle Helfer wird die Bedeutung der Pulskontrolle herabgestuft. Für die Basisreanimation bei Erwachsenen wird nun auch zur Zwei-Helfer-Methode ein **Verhältnis von 15 : 2** (Thoraxkompressionen:Beatmungen) empfohlen (vorher 5 : 1). Die frühestmögliche Defibrillation mit AED erhält den Stellenwert einer Basismaßnahme und wird unter bestimmten Voraussetzungen ausdrücklich auch zur Anwendung durch geschulte Laien empfohlen.
2003	Die **therapeutische Hypothermie** nach überlebtem Herz-Kreislauf-Stillstand wird für erwachsene Patienten empfohlen (ILCOR).
2005	**Neuer CoSTR, neue internationale Leitlinien:** Für die Basisreanimation bei Erwachsenen wird ein **Verhältnis von 30 : 2** (Thoraxkompressionen:Beatmung) empfohlen. Die Bedeutung von Thoraxkompressionen in bestmöglicher Qualität mit minimierten Pausen wird herausgestellt. Supraglottische Hilfsmittel zur Atemwegssicherung erhalten einen höheren Stellenwert.
2009	Die Bundesarbeitsgemeinschaft Erste Hilfe nimmt die **Anwendung eines AED in den Lernzielkatalog der Erste-Hilfe-Ausbildung in Deutschland** auf.
2010	**Neuer CoSTR, neue internationale Leitlinien:** Die Fokussierung auf die Hauptsäulen der CPR wird weiter herausgearbeitet und konkretisiert: Thoraxkompressionen in Kombination mit Beatmungen in bestmöglicher Qualität mit minimierten Pausen, frühestmögliche und effektive Defibrillation, adäquate Postreanimationsbehandlung inkl. therapeutischer Hypothermie in allen Altersstufen bei Bewusstlosigkeit nach Herz-Kreislauf-Stillstand.

* Die angegebenen Jahreszahlen können auf das beschriebene Ereignis oder auf das Datum der mutmaßlichen Erstveröffentlichung bezogen sein, z. T. ist ein genaues Datum nur schwer anzugeben. Manche Forschungsergebnisse wurden etwa zu gleicher Zeit auch von anderen Wissenschaftlern gewonnen.

1.2 Entstehung der Wiederbelebungsleitlinien

Erste überregional beachtete Empfehlungen zur kardiopulmonalen Reanimation wurden in den 1960er Jahren in den Vereinigten Staaten entwickelt (Institute of Medicine, AHA) [26, zitiert nach 1 und 2]. In Abständen von einigen Jahren erscheinen ab 1974 in Abständen von mehreren Jahren viel beachtete Empfehlungen der AHA und anderer nationaler und kontinentaler Organisationen. Der ERC veröffentlichte zum ersten Mal 1992 CPR-Leitlinien für Europa. Eine weltweit akzeptierte Grundlage für Wiederbelebungsleitlinien konnte jedoch erst erarbeitet werden, nachdem sich die kontinentalen Fachgesellschaften für Reanimation unter dem Dach des **International Liaison Committee on Resuscitation (ILCOR)** formiert hatten. Zu den Mitgliedern des ILCOR zählen neben der American Heart Association (AHA) und dem European Resuscitation Council (ERC) vergleichbare Organisationen aus der ganzen Welt.
In einem aufwändigen Arbeitsprozess konnte bis zum Jahre 2000, basierend auf den bis dahin vorliegenden Forschungsergebnissen („evidenzbasiert"), wissenschaftliche Einigkeit über den damaligen Goldstandard der Wiederbelebung hergestellt werden (International Guidelines 2000). Damit war der Grundstein für eine weltweit (nahezu) einheitliche Ausbildung in der Wiederbelebung gelegt. In den nachfolgenden 10 Jahren wurde der ILCOR-Arbeitsprozess fortgeführt und resultierte 2005 und zuletzt 2010 in einer aktualisierten internationalen wissenschaftlichen Übereinkunft (Consensus on Science) in Kombination mit evidenzbasierten, d.h. durch wissenschaftliche Untersuchungen abgesicherten, Behandlungsempfehlungen (Treatment Recommendations), abgekürzt CoSTR.

Der ILCOR-Arbeitsprozess ist sehr aufwändig und folgt strengen wissenschaftlichen Regeln, deren Einhaltung nachvollziehbar dokumentiert und mit den Leitlinien veröffentlicht wurde. Am CoSTR 2010 haben mehrere Hundert Experten aus ca. 30 Ländern mitgewirkt. Der CoSTR 2010 wurde während der ILCOR-Konferenz in Dallas, Texas, USA, im Februar 2010 inhaltlich fertig gestellt und anschließend ausformuliert:

ILCOR 2010

2010 International Consensus on Cardiopulmonary Resuscitation and Emergency Cardiovascular Care Science With Treatment Recommendations

Circulation 2010 (122): Issue 16 (Suppl. 2), S. 249–581
Resuscitation 2010 (81): e1–e330

Online verfügbar unter:
a) http://circ.ahajournals.org/content/vol122/16_suppl_2/
b) http://www.cprguidelines.eu/2010/guidelines.php

"...based on the most comprehensive review of resuscitation science ever undertaken, and this has been achieved by active and effective international collaboration." (S. 278 in Circulation-Ausgabe/e28 in Resuscitation-Ausgabe)

Der CoSTR 2010 fasst das aktuell verfügbare Wissen zu über 400 wesentlichen Grundsatzfragen der CPR systematisch zusammen und formuliert Behandlungsempfehlungen zu diesen Fragen. Die Ausarbeitungen der einzelnen Experten dazu (sogenannte Worksheets) können online eingesehen werden (Verweise in Publikation des CoSTR) Nicht alle Fragen des CoSTR 2005 wurden im CoSTR 2010 erneut beleuchtet (z. B. wenn es keine neuen Untersuchungen zu diesem Thema gab), dafür wurden einige neue Fragen behandelt. Zu den neuen Schwerpunkten gehören auch Fragen danach, wie die wissenschaftlichen Erkenntnisse am besten gelehrt, gelernt und trainiert sowie in der Praxis implementiert werden können.

Der CoSTR ist aufgrund seiner Zielsetzung und seines Aufbaus in dieser abstrakten Form (Sammlung einzelner Fragen, Zusammenfassung vorhandener Daten und Empfehlungen) keine praxistaugliche Anleitung für das Vorgehen eines Helfers im Notfall. Es ist daher zusätzlich notwendig, für das Vorgehen in einer zeitkritischen Reanimationssituation konkrete, strukturierte, praktikable und vollständig durchdachte Behandlungspläne (Leitlinien) auszuformulieren, um im Notfall ein zielstrebiges, sicheres und im Team koordiniertes Handeln zu gewährleisten.

Es ist leider nicht möglich, die vorhandenen Behandlungsempfehlungen des CoSTR in der ganzen Welt einheitlich durch die Mitgliedsorganisationen umzusetzen, weil sich die hierfür erforderlichen Voraussetzungen und Prioritäten in verschiedenen Kontinenten, Ländern und Regionen voneinander unterscheiden, z. B.:

- Epidemiologie, Häufigkeiten und Bedeutung von Erkrankungen in unterschiedlichen Ländern
- Medizinische Infrastruktur, Gesundheits- und Rettungsdienst-Systeme
- Ressourcen, Verfügbarkeit bestimmter Medikamente und Geräte
- Ökonomie, finanzielle Grenzen und Kosteneffektivität von Behandlungsmaßnahmen
- Gesetzliche Vorschriften, Befugnisse verschiedener Helfergruppen (z. B. Laien, medizinisches Assistenzpersonal)
- Ausbildungssysteme, Trainingsmöglichkeiten
- Kulturelle Faktoren, Einstellung der Bevölkerung zu Erster Hilfe, Wiederbelebung und Tod, Organspende

Auch lassen sich viele Fragen der Reanimationsforschung (noch) nicht endgültig beantworten, weil die wissenschaftliche Basis für manche Empfehlungen noch unzureichend oder sogar widersprüchlich ist (keine oder keine aussagekräftigen Studien). Dennoch müssen in der Praxis tagtäglich Antworten auf diese Fragen gefunden werden, z. B.:

- Wie stellt man einen Herz-Kreislauf-Stillstand am schnellsten und am zuverlässigsten fest?
- Mit welcher Energiedosis soll man ein Kind defibrillieren?
- Wie kann man Patienten mit aussichtsloser Prognose in einer Intensivstation frühestmöglich identifizieren, um eine sinnlose Behandlung zu vermeiden?

In solchen Fällen können also trotz korrekter Beachtung des CoSTR verschiedene Meinungen konkurrieren.

Daher leiten die kontinentalen (und nachfolgend entsprechende nationale und regionale) Fachgesellschaften ihre Leitlinien für Anwender (Guidelines) aus dem CoSTR ab. Diese müssen natürlich mit den Grundsätzen des CoSTR übereinstimmen.

In Europa und den Vereinigten Staaten von Amerika sind im Wesentlichen der European Resuscitation Council (ERC) und die American Heart Association (AHA) als kontinentale Leitliniengeber anerkannt. Beide Organisationen verfügen über wissenschaftliche Arbeitsgruppen, renommierte Publikationsorgane (z. B. die Zeitschriften „Circulation“ der AHA und „Resuscitation“ des ERC) sowie ausgereifte Ausbildungskonzepte. AHA und ERC setzen zwar in gewissen Punkten unterschiedliche Schwerpunkte, legen aber die ILCOR-Vorgaben vergleichbar seriös und konsequent aus.

1.3 Konkrete CPR-Leitlinien

Im CoSTR wurde das „gesicherte“ Wissen der Reanimationsmedizin festgehalten. Die wissenschaftlichen Grundsätze des CoSTR müssen aber in einem zweiten Schritt in konkrete und praktisch anwendbare Leitlinien für Anwender ausformuliert und auf kontinentaler, nationaler und regionaler Ebene umgesetzt werden.
Daher haben die kontinentalen Fachgesellschaften (z. B. ERC, AHA) im Jahr 2010 wie bereits schon 2005 und 2000/2001, jeweils basierend auf dem CoSTR (2010, 2005, 2000), solche praxistauglichen, evidenzorientierten Leitlinien für die kardiopulmonale Reanimation abgeleitet, die auch lokale Ressourcen und Gesundheitssysteme, Aspekte der Ausbildung, ökonomische Faktoren (z. B. Kosteneffektivität von CPR-Maßnahmen) und kulturelle Faktoren in einem bestimmten geografischen Raum berücksichtigen:

ERC 2010

European Resuscitation Council Guidelines for Resuscitation 2010 (Section 1–10)

Resuscitation 2010; 81: 1219–1451

Online verfügbar unter:
http://www.cprguidelines.eu/2010/guidelines.php

“The guidelines that follow do not define the only way that resuscitation can be delivered; they merely represent a widely accepted view of how resuscitation should be undertaken both safely and effectively.” (S. 1219)

AHA 2010

2010 American Heart Association Guidelines for Cardiopulmonary Resuscitation and Emergency Cardiovascular Care (Part 1–16)

Circulation 2010; 122: Issue 18 (Suppl. 3), S. 639–933

Online verfügbar unter:
http://circ.ahajournals.org/content/122/18_suppl_3.toc

“These guidelines are designed to provide rescuers and clinicians with a strategy for action that can save lives from cardiac arrest. Clinicians should always apply these evidence-based guidelines in combination with clinical judgement.” (S. 657)

ERC und AHA halten sich gleichermaßen konsequent an den CoSTR und stimmen daher in den Punkten überein, deren wissenschaftliche Datenlage eindeutig ist und für welche die Rahmenbedingungen in den betroffenen Ländern vergleichbar sind. Einzelne Unterschiede zwischen AHA und ERC betreffen Fragen, die wissenschaftlich noch nicht geklärt sind oder die unter verschiedenen Rahmenbedingungen unterschiedlich beantwortet werden müssen. Beispielsweise werden in den AHA-Leitlinien für Paramedics in Amerika klare Vorgaben zur Todesfeststellung und zum Transport unter CPR gemacht, die in Rettungsdiensten mit Notarztbeteiligung (viele europäische Länder) nicht sinnvoll sind, da hierzulande der Notarzt eine Reanimation in eigener Verantwortung abbrechen kann. Bei aussichtsloser Prognose entfällt somit der Transport unter CPR zur ärztlichen Todesfeststellung in einer Klinik. Das erklärte Ziel einer einzigen weltweit gültigen evidenzbasierten Reanimationsleitlinie ist also noch nicht erreicht. Insgesamt ist jedoch festzustellen, dass sich die Leitlinien von AHA und ERC im Jahr 2010 – im Vergleich zu früher – inhaltlich nur noch wenig unterscheiden und in den entscheidenden Punkten übereinstimmen.
Auch wenn die aktuellen Behandlungsempfehlungen der AHA und des ERC auf der bestmöglichen wissenschaftlichen Grundlage in Form des CoSTR entstanden sind, stellen AHA und ERC in gleicher Weise heraus, dass damit nicht jede Behandlung nach früheren Leitlinienempfehlungen grundsätzlich als gefährlich oder ineffektiv anzusehen sei. Ferner können die aktuellen AHA- und ERC-Leitlinien keine Patentlösung für jeden Helfer bei jedem Patienten in jeder Situation sein. Insbes. der Leiter eines Reanimationsteams wird unter bestimmten Umständen die Behandlungsempfehlungen auf die konkrete Situation anpassen müssen.

1.4 Weitere Konkretisierung der Leitlinien in Deutschland

Im November 2010 erschien auch eine autorisierte deutschsprachige Übersetzung der ERC-Leitlinien, die im Auftrag des Austrian Resuscitation Council (ARC, Österreichischer Rat für Wiederbelebung), des German Resuscitation Council (GRC, Deutscher Rat für Wiederbelebung) und des Swiss Resuscitation Council (SRC, Schweizer Rat für Wiederbelebung) erstellt wurde:

ARC
GRC
SRC

European Resuscitation Council

ERC-Leitlinien zur Kardiopulmonalen Reanimation 2010
Notfall + Rettungsmedizin 2010; 13 (Heft 7): S. 508–744

Online verfügbar unter: http://www.grc-org.de/leitlinien2010

„Die Unterschiede [zwischen den Leitlinien der ILCOR-Mitgliedsorganisationen, z. B. AHA und ERC] scheinen uns mit Veröffentlichung der Leitlinien zur Reanimation 2010 weiter zurückgegangen zu sein, man kann sagen: Diese Leitlinien geben die weltweit akzeptierte Sicht wieder, wie Reanimation wirkungsvoll und sicher durchgeführt werden kann.“ (Vorwort von B. Dirks u. M. Baubin, S. 508)

Für Europa werden im Allgemeinen die Anwenderleitlinien des European Resuscitation Council (ERC) als maßgeblich angesehen, die durch nationale und regionale Fachgesellschaften, Organisationen und Institutionen weiter spezifiziert werden können, bis hin zu konkreten Arbeitsanweisungen (Standard Operating Procedures, SOP) in einzelnen Krankenhäusern und Rettungsdiensten.
Aufgrund historischer, vertraglicher und personengebundener Hintergründe werden jedoch an manchen Standorten in Europa, beispielsweise auch in Deutschland und in der Schweiz, Kursformate der AHA angeboten. Während beispielsweise das Swiss Resuscitation Council (SRC) noch im Jahr 2006 die AHA-Leitlinien 2005 zur allein verbindlichen Ausbildungsgrundlage erklärte, werden mittlerweile in der Schweiz absolvierte Lehrgänge nach ERC- und AHA-Leitlinien 2010 als äquivalent eingestuft (nach www.resuscitation.ch; abgerufen: Mai 2011).

Zur Umsetzung der internationalen Leitlinien in Deutschland gibt beispielsweise der Deutsche Beirat für Erste Hilfe und Wiederbelebung bei der Bundesärztekammer Empfehlungen ab; dies ist ein Zusammenschluss von Vertretern der medizinischen Fachgesellschaften und Berufsverbände, der Bundes- und Landesministerien, der Hilfsorganisationen sowie der verfassten Ärzteschaft und notfallmedizinischen Experten.
Im November 2010 hat der Deutsche Beirat für Erste Hilfe und Wiederbelebung bei der Bundesärztekammer den „Nationalen Reanimationskonsens 2010" beschlossen: „Die Leitlinien des European Resuscitation Council (ERC) 2010, Stand 18.10.2010 bilden die Grundlage für die Reanimation in Deutschland."

Die Bundesärztekammer hat angekündigt, auf Basis der Leitlinien 2010 eine Neuauflage des Buches „Reanimation – Empfehlungen für die Wiederbelebung" herauszugeben (bei Drucklegung dieser Auflage von „Reanimation kompakt" noch nicht verfügbar). Nach der Publikation der Leitlinien 2005 hatte die BÄK 2007 Reanimationsempfehlungen auf Basis dieser Leitlinien publiziert:

BÄK Bundesärztekammer

Reanimation – Empfehlungen für die Wiederbelebung
4. überarbeitete Auflage 2007, Deutscher Ärzte-Verlag, Köln

„Dieses Buch ist die offizielle Basis für ein einheitliches Vorgehen bei der kardiopulmonalen Reanimation in Deutschland: erarbeitet von einer Arbeitsgruppe der Bundesärztekammer mit Beteiligung der Bundesarbeitsgemeinschaft Erste Hilfe (BAGEH)." (Auszug aus dem Umschlagtext der 4. Auflage, 2007)

Mit weiteren Spezifikationen (z. B. Anwenderkompetenzen, Schulungskonzepte, verfügbare Medikamente) befassen sich Veröffentlichungen weiterer nationaler Fachgesellschaften und Gremien (z. B. GRC, BÄK, DGK, DIVI, BAND, BAGEH). So stimmen sich beispielsweise in der Bundesarbeitsgemeinschaft Erste Hilfe (BAGEH) die beteiligten Hilfsorganisationen über die einheitlichen Kursinhalte und Lernziele in Erste-Hilfe-Kursen für Laien ab.

1.5 Umsetzung neuer Leitlinien in die Praxis

Die Umsetzung neuer Leitlinien stellt immer einen Spagat zwischen einer schnellstmöglichen und einer koordinierten und umfassenden Implementierung in Ausbildung und Praxis dar:

1. Neue Leitlinien sollen den betroffenen Patienten die bestmögliche Überlebenschance und Überlebensqualität bieten. Dieser Gedanke zwingt – nicht zuletzt aus ethischen und juristischen Gründen – zu einer schnellstmöglichen Anwendung der neuesten Erkenntnisse, was in professionellen Rettungsdiensten und Kliniken auch möglich sein sollte.
2. Andererseits spricht vieles – gerade in der Breitenausbildung der Bevölkerung – für eine national koordinierte und synchronisierte Umsetzung neuer Leitlinien mit einer einheitlichen schriftlichen Grundlage. Eine koordinierte Umsetzung verhindert Übersetzungs- und Interpretationsfehler, persönliche Meinungsbildung, zeitgleich vermittelte unterschiedliche Lehrmeinungen und das Aufeinandertreffen von Helfern am Patienten, die unterschiedlich nach neuen oder alten Leitlinien geschult sind. Dies wirkt sich auf die Qualität der Patientenversorgung und die Motivation der Helfer aus, wenn auch in jeweils unterschiedlichem Ausmaß bei Laien und Fachpersonal. Eine koordinierte Umsetzung braucht aber nach Erscheinen neuer Leitlinien eine gewisse Zeit und die Festlegung einer Übergangsfrist oder die Festlegung eines verbindlichen Änderungsdatums.

In der Erste-Hilfe-Ausbildung von Laien ergeben sich weitere komplexe Aspekte:

- Es muss bei einer Leitlinienänderung nicht unbedingt sinnvoll sein, jede seit langer Zeit in der Ersten Hilfe gelehrte Maßnahme national zu verändern, wenn die Leitlinienänderung nicht auf einem nachgewiesenen Einfluss auf Patientenversorgung und –outcome beruht, sondern z. B. pädagogische Gründe hat. Zahlreiche oder nicht transparente Änderungen oder Widersprüche könnten Ausbilder und Kursteilnehmer zu Lasten der Hilfsbereitschaft unnötig verunsichern.
- Maßnahmen, die auf Grund hoher Evidenz (s. Kap. 1.8) und klinischer Relevanz (Einfluss auf das Outcome) unumgänglich sind (z. B. Maßnahmen zur Reduktion der „no-flow-time"), müssen durch alle ausbildenden Hilfsorganisationen absolut einheitlich vermittelt werden. Die Feststellung dieser notwendigen Veränderungen muss auf genauem Studium der Leitlinien und ggf. des CoSTR beruhen und darf nicht isoliert auf lokaler Ebene erfolgen. Die Konsequenz muss eine zielgerichtete und zeitgerechte Adaptation der Ausbildungsinhalte sein. Hierzu stimmen sich u.a. die Hilfsorganisationen untereinander ab (BAGEH, s. S. 10).

1.6 Verbindlichkeit von Leitlinien – Begriffe

Die CPR-Leitlinien gelten für Ärztinnen und Ärzte, für medizinisches Fachpersonal in der Krankenpflege und im Rettungsdienst sowie nicht zuletzt auch für die Ausbildung von Laien in Erster Hilfe. Um die Bedeutung und die Verbindlichkeit von „Leitlinien" zu verdeutlichen, zitieren wir im Folgenden Erläuterungen, die von der Bundesärztekammer herausgegeben wurden (auf Aktualität geprüft: am 4. 6. 2011 auf www.baek.de; Beispiele in eckigen Klammern wurden von den Autoren von „Reanimation kompakt" eingefügt): „Die Qualität der ärztlichen Berufsausübung orientiert sich an Maßstäben, die von Experten, insbesondere der Medizin, aber auch der Rechtswissenschaften, der Philosophie, der Ethik und der Theologie, erarbeitet werden. Im deutschen Sprachgebrauch haben sich Begriffe etabliert, deren Verbindlichkeit in der unten genannten Reihenfolge abnimmt:

Richtlinien

Richtlinien sind meist von [oft hierzu gesetzlich ermächtigten] Institutionen veröffentlichte Regeln des Handelns und Unterlassens, die dem einzelnen Arzt einen geringen Ermessensspielraum einräumen. Ihre Nichtbeachtung kann Sanktionen nach sich ziehen [z. B. TRBA = Technische Richtlinien für biologische Arbeitsstoffe, Richtlinien des Robert Koch-Institutes, Richtlinie zur Hirntoddiagnostik der BÄK]. Eine ähnliche Verbindlichkeit wie Richtlinien haben Standards, die als normative Vorgaben bezüglich der Erfüllung von Qualitätsanforderungen verstanden werden und durch ihre in der Regel exakte Beschreibung einen mehr technisch-imperativen Charakter haben.

Leitlinien

Demgegenüber sind Leitlinien systematisch entwickelte Entscheidungshilfen über angemessene Vorgehensweisen bei speziellen diagnostischen und therapeutischen Problemstellungen. Sie lassen dem Arzt einen Entscheidungsspielraum und „Handlungskorridore", von denen in begründeten Einzelfällen auch abgewichen werden kann [z. B. ERC-Leitlinien, Leitlinien der BÄK zur Therapie mit Blutkomponenten und Plasmaderivaten].

Empfehlungen und Stellungnahmen

Empfehlungen und Stellungnahmen wollen die Aufmerksamkeit der Ärzteschaft und der Öffentlichkeit auf änderungsbedürftige und beachtenswerte Sachverhalte lenken [z. B. Empfehlungen der BÄK für die Wiederbelebung (s. o.), Stellungnahme der BÄK zur Notkompetenz von Rettungsassistenten und zur Delegation ärztlicher Leistungen im Rettungsdienst, Empfehlungen der BÄK zur Defibrillation mit AED durch Laien]. Ein Memorandum dient mit seinem Inhalt der umfassenden Information und Aufklärung. Seine Inhalte sollen für die Urteilsbildung des Arztes über den aktuellen Stand des Wissens ggf. auch über veraltetes Wissen von Nutzen sein."

1.7 Forschung und Praxis in der Reanimationsmedizin

Auch wenn die Reanimationsforschung in den letzten Jahren und Jahrzehnten große Fortschritte gemacht hat, darf nicht verschwiegen werden, dass nur ein Teil der Leitlinienempfehlungen wissenschaftlich fest untermauert ist. Die Forschung in der Reanimationsmedizin ist schwierig. Nur sehr begrenzt lässt sich gesicherte Erkenntnis durch theoretische Modelle, durch Tierversuche oder durch reine (Nach-) Beobachtung von Reanimationspatienten gewinnen. Ethische und juristische Hürden für die Erforschung von

Interventionen am Menschen sind aus gutem Grund hoch, besonders wenn die Einwilligung des Betroffenen nicht zuvor eingeholt werden kann. Die Durchführung von Studien unter Notfallbedingungen ist eine besondere Herausforderung, da zum einen eine optimale Behandlung des Patienten gewährleistet werden muss und zum anderen nicht bekannt ist, wann der nächste Studienpatient zur Verfügung stehen wird (Vorbereitungen, Logistik, Personal). Es ist ferner organisatorisch und finanziell schwierig, Untersuchungen mit großen Patientenzahlen durchzuführen, die ein klares Ergebnis hervorbringen, welches nicht durch Zufälle oder Störeinflüsse verfälscht ist. Gerade wenn mehrere Methoden in Kombination einen Effekt haben, ist es nicht einfach, die Bedeutung eines einzelnen Verfahrens auf das Behandlungsergebnis (Outcome, Überlebensrate, Überlebensqualität) zu bestimmen.

Trotzdem ist der Umfang vorliegender Forschungsergebnisse auf diesem Gebiet so groß, dass sich der praktische Anwender kaum selbst umfassend ein Bild machen kann. Nur bei einem entsprechend tiefen Einblick und einem Überblick über alle Teilbereiche der CPR könnte er selbst entscheiden, welche Handlungsanweisungen in den Leitlinien verpflichtend umzusetzen sind, weil sie dem Patienten nachweislich nützen und welche Handlungsempfehlungen auf eher vager Basis ausgesprochen wurden, weil sie notwendige logische Lückenfüller in einem Notfallplan (Handlungsablauf, Algorithmus) sind. Hierzu geben Klassifizierungen zu Evidenzgraden und Empfehlungsstärken eine Hilfestellung.

1.8 Evidenz – Was darf als gesichert gelten?

Der CoSTR wird als evidenzbasiert bezeichnet, d. h. er beruht auf offenkundigem Wissen, auf der Basis wissenschaftlicher Daten. Dieses Wissen wurde in Studien und Experimenten gewonnen und dokumentiert. In der Medizin wird die Evidenz bewertet und klassifiziert. Als hohe oder gesicherte Evidenz gelten Erkenntnisse, die aufgrund einer guten Datenqualität gewonnen wurden. Leider liegen gerade in der Reanimationsforschung aus o. g. Gründen zu vielen Themen zu wenige, qualitativ minderwertige oder widersprüchliche Daten vor (niedrige Evidenz).

Auch für den Anwender in der Praxis ist es wichtig, welche Empfehlungen in den Leitlinien aufgrund hoher und welche aufgrund niedriger Evidenz (und klinischer Relevanz) ausgesprochen wurden, weil sich hieraus auch eine Aussage über die Verbindlichkeit der verschiedenen Empfehlungen ableiten lässt.

Level of Evidence (LOE) nach ILCOR (CoSTR 2010)

Der Erstellung des „Consensus on Science“ gingen viele Einzelschritte voraus. Nach Festlegung relevanter Fragestellungen (z. B. „Welches ist das ideale Verhältnis von Kompressionen zu Beatmungen?“) wurden nach bestimmten Regeln aus Datenbanken und der wissenschaftlichen Literatur alle verfügbaren Dokumente herausgesucht, die Informationen zur Beantwortung der Fragestellung enthalten. Die Güte der verschiedenen Aussagen

aus diesen Studien wurde mit einem Evidenzniveau (LOE = „Level of Evidence") bewertet (s. Tabelle 1.2).
Ein LOE 1 ist der stichhaltige Nachweis einer Information, ein LOE 5 die schwächste Begründung einer Aussage (bei der Erstellung des CoSTR 2005 wurden noch 8 LOE-Niveaus verwendet).

Tab. 1.2 Einteilung wissenschaftlicher Untersuchungen in Evidenzebenen (LOE, nach ILCOR, 2010)

Studien zu Interventionen (z. B. therapeutische Maßnahmen)		Studien zu prognostischen Tests		Studien zu diagnostischen Tests	
LOE 1	Randomisierte kontrollierte Studien (RCT) oder Metaanalysen von RCT	**LOE P1**	Prospektive Kohortenstudien (oder Metaanalysen solcher Studien) oder Validierungen klinischer Entscheidungsregeln	**LOE D1**	Validierende Kohortenstudien (oder Metaanalysen solcher Studien) oder Validierungen klinischer Entscheidungsregeln
LOE 2	Studien mit aktuellen Kontrollgruppen ohne echte Randomisierung	**LOE P2**	Nachbeobachtungen unbehandelter Kontrollgruppen in RCT (oder Metaanalysen solcher Studien) oder Ableitungen klinischer Entscheidungsregeln oder Validierungen, die nur auf einer Subgruppenanalyse beruhen	**LOE D2**	(Explorative) Kohortenstudien (oder Metaanalysen von Nachbeobachtungsstudien) oder Ableitungen klinischer Entscheidungsregeln oder Validierungen, die nur auf einer Subgruppenanalyse beruhen
LOE 3	Studien mit historischen Kontrollgruppen	**LOE P3**	Retrospektive Kohortenstudien	**LOE D3**	Diagnostische Fallkontrollstudie
LOE 4	Studien ohne Kontrollgruppen (z. B. Fallserien)	**LOE P4**	Fallserien	**LOE D4**	Studie mit diagnostischem Nutzen (ohne Referenzstandard)
LOE 5	Studien, die nicht direkt die beabsichtigte Patientengruppe/Population betreffen (z. B. Kinder statt Erwachsene; Tiermodelle, mechanische Modelle)	**LOE P5**	Studien, die nicht direkt die beabsichtigte Patientengruppe/Population betreffen (z. B. Kinder statt Erwachsene; Tiermodelle, mechanische Modelle)	**LOE D5**	Studien, die nicht direkt die beabsichtigte Patientengruppe/Population betreffen (z. B. Kinder statt Erwachsene; Tiermodelle, mechanische Modelle)

Die LOE-Einteilung bewertet also die Güte, Stichhaltigkeit und Beweiskraft von Informationen, die in wissenschaftlichen Arbeiten gewonnen wurden. Der LOE bezieht sich daher nicht pauschal auf die Güte eine Studie, sondern auf die Frage, wie hoch der Beweisgrad der Studie für eine klinische Fragestellung ist. Eine Studie kann verschiedene Aussagen hervorbringen, die unterschiedlich zuverlässig sind. Beispiel: Eine Studie zum Vergleich der Therapien A und B konnte auf höchstem Evidenzniveau zeigen, dass Therapie A bes-

ser ist als Therapie B – die Aussage „A ist besser als B“ wird daher mit LOE 1 bewertet und gilt praktisch als bewiesen. Wurde in dieser Studie „nebenbei“ ein besonderer positiver Effekt der Therapie B bei Patienten mit einer besonderen Eigenschaft beobachtet, so muss – weil die Studie nicht auf einen Nachweis dieses Effektes ausgelegt war – das Evidenzniveau dieser Erkenntnis niedriger sein, z. B. LOE 5. Aus diesem Grund werden im CoSTR einige Studien mehrfach, aber jeweils mit unterschiedlichen Evidenzleveln zitiert.
Eine Aussage, die mit dem höchsten Evidenzniveau LOE 1 bewertet wurde, ist kaum in Zweifel zu ziehen; sie kann aber – je nach Inhalt – völlig verschiedene Folgen haben, z. B. eine bestimmte Maßnahme zu empfehlen oder abzulehnen. Ein Studienergebnis ist nicht automatisch eine Aussage für oder gegen eine Maßnahme. Beispielsweise kann eine Studie auch aussagen, dass eine Maßnahme in bestimmten Situationen ein besonderes Risiko hat oder eine bestimmte Ausbildung erfordert. Außerdem ist die Information, dass eine bestimmte Maßnahme in einer bestimmten Situation nützlich ist, zwar ein notwendiges, aber kein hinreichendes Kriterium für eine Behandlungsempfehlung. Auch die Machbarkeit, die Risiken, die Kosten und andere Faktoren spielen eine Rolle, für die ebenfalls Studienergebnisse vorliegen müssen.
Aussagen, die nicht auf wissenschaftlichen Untersuchungen basieren, sondern z. B. auf einer allgemein akzeptierten Expertenmeinung, wurden im CoSTR 2005 noch als eigenes LOE-Niveau geführt (LOE 8). Dennoch ist es sicherlich gerechtfertigt, eine Expertenmeinung mit Vorsicht zu behandeln und getrennt zu berücksichtigen (Expertenmeinungen fließen durchaus in die Leitlinienerstellung von AHA und ERC mit ein und können ein Grund für Abweichungen sein).
Es ist erstaunlich häufig, dass als „logisch“ und „nachvollziehbar“ empfundene Empfehlungen (die oft schon jahre- oder jahrzehntelang selbstverständlich in der Praxis umgesetzt wurden) nicht zwangsläufig der genauen Kontrolle in wissenschaftlichen Untersuchungen standhalten.

Mythen und Wahrheit – Beispiele

So war es über lange Zeit allseits akzeptiert und „klar“, dass man einen Herz-Kreislauf-Stillstand zuverlässig durch **Tasten des Karotispulses** feststellen oder ausschließen könne, und zwar innerhalb von 5 (bis 10) Sekunden. Erst als Wissenschaftler diese „völlig logische“ Lehraussage in den 1990er Jahren durch realitätsnahe Studien untersuchten, stellten sie fest, wie unzuverlässig dieses Zeichen tatsächlich ist (s. S. 27 ff., 135 f. und 258 f.). Dies führte dazu, die Empfehlung zur Pulskontrolle in den Leitlinien (2000) für Laien aufzuheben und für darin geübtes Fachpersonal in ihrer Bedeutung stark herabzustufen. Dennoch ist damit keineswegs gesagt, dass ein Herz-Kreislauf-Stillstand durch die Zeichen Bewusstlosigkeit und Atemstillstand in jedem Fall zutreffend und schnell nachgewiesen oder ausgeschlossen werden kann (vgl. S. 27 ff.).
Ebenso war es für Laien und Experten über Jahrzehnte „absolut einleuchtend“, dass man bei einem Patienten mit Herzinfarkt oder unmittelbar nach einer Reanimation etwas Gutes tun könne, indem man ihnen reichlich **Sauerstoff** verabreicht. Nun mehren sich die Hinweise, dass Sauerstoff durchaus schädliche Effekte haben kann, die zu einer Verschlechterung des Patientenzustandes führen können (s. S. 207).

Lehrmeinungen von Autoritäten und ihre nachvollziehbaren Argumente werden nicht selten erst nach Jahren oder Jahrzehnten der unkritischen Akzeptanz als unzutreffend entlarvt, wenn man sie näher untersucht. So dürfte auch das verpflichtende **Absaugen aller Neugeborenen** (zur Prophylaxe des gefürchteten Mekoniumaspirationssyndroms) in den letzten Jahrzehnten evtl. mehr Neugeborenen geschadet als genützt haben (s. S. 289 f.).

Die Chemie lehrt, dass man eine Azidose im Blut zuverlässig mit einer Infusion von **Natriumhydrogencarbonat** (Bicarbonat) „neutralisieren" kann – das entstehende CO_2 wird abgeatmet. Eine schwere Azidose ist schädlich und wird bei Patienten mit Herz-Kreislauf-Stillstand regelmäßig beobachtet. Also bei Herz-Kreislauf-Stillstand immer Bicarbonat geben? Auch dies war lange Zeit gängige Praxis, bis man auf schädliche Nebeneffekte dieser Maßnahme aufmerksam wurde (z. B. Verstärkung der intrazellulären Azidose).

Es war noch bis vor einigen Jahrzehnten nicht immer üblich oder vorgeschrieben, einen **Vergleichstest** zwischen einer neuen und einer alten Therapiemaßnahme zu machen, um eine bessere Wirkung des neuen Verfahrens auf das Behandlungsergebnis nachzuweisen, wenn doch die Wirkungsweise völlig „einleuchtend" ist. Ist es aber nun ethisch vertretbar, ein schon lange akzeptiertes und vermutlich hilfreiches Verfahren auf den Prüfstand zu stellen, indem man einige Patienten damit behandelt und andere nicht? Nur, wenn man die Behandlungsergebnisse der beiden Gruppen vergleicht, kann man letztendlich wissen, ob das empfohlene Verfahren wirklich hilft oder ob es vielleicht sogar unerwartet schadet.

Immer noch gibt es in der Reanimationsmedizin Empfehlungen, die lediglich aufgrund fachkundiger und wissenschaftlich plausibler Überlegungen ausgesprochen und in die praktische Umsetzung eingeführt wurden, aber nie systematisch bezüglich ihres Einflusses auf das Outcome überprüft wurden, weil Experten und Anwender von der Richtigkeit überzeugt waren und sind oder weil es keine verlässlichen, überzeugenden Studiendaten gibt, um ein althergebrachtes Verfahren zu verlassen, das nach dem sog. Großvaterprinzip dann weiter angewendet wird.

So ist **Adrenalin** bei Herz-Kreislauf-Stillstand ist ein weiteres Beispiel, das seit einigen Jahren zunehmend diskutiert wird. Man weiß schon lange aus Tierexperimenten und Beobachtungen am Menschen, dass Adrenalin durch Vasokonstriktion (α-sympathomimetische Wirkung) den Blutdruck, auch bei Herzstillstand unter Thoraxkompressionen, anheben kann, was zur Durchblutung von Herz und Gehirn durchaus „erwünscht" ist. Auch wurde gelegentlich ins Feld geführt, dass evtl. die β_1-sympathomimetische Wirkung die Reizbildung anregen und somit ein asystoles Herz wieder zum Schlagen bringen könnte. Vor allem mit dem ersten, durchaus nachvollziehbaren Argument wurde es vor Jahrzehnten in die Routineversorgung bei Herz-Kreislauf-Stillstand eingeführt, ohne den Effekt auf Überlebensrate oder Überlebensqualität gegen ein Placebo zu testen. Überleben durch die routinemäßige Gabe von Adrenalin nun mehr Menschen oder vielleicht sogar weniger? Hierzu siehe S. 175 ff.

Die AHA-Klassifizierung zur Empfehlungsstärke

Bei der Erstellung ihrer Anwenderleitlinien hat die AHA ebenso wie der ERC die Behandlungsempfehlungen des ILCOR in eigene Handlungsanweisungen und Ablaufpläne umgesetzt und vervollständigt. Im Unterschied zum ERC hat die AHA ihre Empfehlungen

ergänzend einer eigenen Klassifizierung unterworfen, die sich in ihrer Zielsetzung deutlich von der LOE-Einteilung unterscheidet:
Die AHA-Klassifizierung gibt die „Gesamtstärke" an, mit der eine bestimmte Behandlungsempfehlung ausgesprochen wird („overall strength of recommendations"). Während die LOE-Einteilung des ILCOR lediglich die Qualität der Datenbasis des CoSTR bewertet, also der Informationen, die in die Beurteilung der Experten während des ILCOR-Prozesses eingeflossen sind (gleich, ob sie für oder gegen etwas sprechen!), bewerten die AHA-Experten die fertigen Empfehlungen und geben damit gewissermaßen einen Grad der Verbindlichkeit für den Anwender an – s. Tabelle 1.3.
In diese AHA-Klassifikation der Empfehlungen fließt zwar auch die jeweilige LOE-Klassifizierung der zugrunde liegenden Daten ein (für eine Klasse-I-Empfehlung müssen i.d.R. Studien mit hohem LOE vorliegen), integriert sie aber in einen Kontext mit vielen weiteren Faktoren. Experten der AHA bewerten dazu die Empfehlungen in den Leitlinien z.B. in Bezug auf den absoluten Nutzen für Patienten, das Nutzen-Risiko-Verhältnis, die Effektivität, die entstehenden Kosten, die resultierenden Anforderungen an Ausbildung und Training und voraussichtliche Schwierigkeiten bei der (flächendeckenden) Umsetzung in der Praxis. Aus dieser Gesamtbewertung leitet sich ab, ob eine Empfehlung eher als eine Soll- oder Kann-Empfehlung zu betrachten ist.
Im Idealfall würde jede Leitlinien-Empfehlung mit einer Stärke der „Klasse I" abgegeben und auf prospektiven, randomisierten, kontrollierten klinischen Studien an Menschen mit hoher Fallzahl beruhen, die einen deutlichen Effekt auf das Langzeitüberleben zeigen. Dies lassen aber weder die wissenschaftliche Datenlage noch die Realität der praktischen Anwendung zu (z.B. Kosten, Ausbildung, Verfügbarkeit, technische Machbarkeit). Damit hilft die Klassifizierung der AHA dem Anwender, Prioritäten zu erkennen: Eine AHA-Class-I-Maßnahme darf keinem Patienten vorenthalten werden, eine AHA-Class III-Maßnahme ist nicht indiziert, evtl. schädlich und wäre möglicherweise ein Kunstfehler. Ausnahmsweise kann eine Klasse-I-Empfehlung auch lediglich auf der Basis einer Expertenübereinkunft ausgesprochen werden, wenn dieser Empfehlung außerordentlich große Therapieeffekte zugesprochen werden.
Alle Leitlinientexte versuchen darüber hinaus, eine Empfehlungsstärke auch durch sprachliche Formulierungen zum Ausdruck zu bringen, was nicht immer leicht ist (nach AHA 2010 z.B. Klasse I: man soll; es ist empfohlen/indiziert; Klasse IIa: es ist wahrscheinlich empfehlenswert/indiziert; Klasse IIb: es kann überlegt/erwogen werden; Klasse III: soll vermieden werden, soll nicht durchgeführt werden, kann gefährlich sein, ist nicht indiziert).
In den vorherigen Leitlinien hatte die AHA eine Klasse „Indeterminate" (= unbestimmt) eingerichtet, in die Maßnahmen einsortiert wurden, für die nur unzureichende oder widersprüchliche Forschungsergebnisse vorlagen, sodass weder eine Empfehlung dafür noch dagegen ausgesprochen werden konnte (darunter fielen 2005 z.B. die Gabe von Atropin bei Asystolie und der präkordiale Faustschlag bei beobachtetem Eintritt von VF/pVT). Diese Klasse „Indeterminate" existiert in den AHA-Leitlinien 2010 nicht mehr. Wenn die Autoren der Leitlinien 2010 der Meinung waren, dass die Datenlage unzureichend war, um eine Empfehlung für oder gegen eine bestimmte Maßnahme auszusprechen, wurde keine Empfehlung abgegeben.

Tab. 1.3 Klassifikation von Empfehlungen durch Experten der AHA (2010)

AHA-Klasse	Beschreibung	Verhältnis Nutzen zu Risiko	Bedeutung für den Anwender	Beispiele (für HKS bei Erwachsenen)
I	Maßnahme ist nachgewiesenermaßen nützlich, wirksam und sicher. Goldstandard.	**Nutzen >>> Risiko** (Nutzen überwiegt das Risiko bei weitem)	Die Maßnahme **soll** grundsätzlich durchgeführt werden.	Thoraxkompressionen Frühe Defibrillation Therapeutische Hypothermie bei ROSC und komatösen Pat. nach präklinischer CPR bei initialer VF
II a	Maßnahme wird von Experten für nützlich und wirksam gehalten. Methode der Wahl.	**Nutzen >> Risiko** (Nutzen überwiegt das Risiko deutlich)	Die Durchführung der Maßnahme ist gut begründet, vernünftig und gerechtfertigt. Sie **sollte** durchgeführt werden.	100 % Sauerstoff inspiratorisch während CPR Larynxmaske als Alternative zur Beutel-Masken-Beatmung oder Intubation Echtzeit-Feedback-Systeme zur Verbesserung der CPR-Qualität
II b	Nutzen und wirksamkeit sind nur wenig/unzureichend belegt. Alternative Methode.	**Nutzen ≥ Risiko** (Nutzen überwiegt das Risiko) In die Klasse IIb fallen grundsätzlich Empfehlungen, die (bisher) nur einen Kurzzeitnutzen, einen schwachen Nutzen oder verschiedene Ergebnisse gezeigt haben.	Die Durchführung der Maßnahme **kann** in Betracht gezogen werden. a) optional („can be considered", „may be useful") b) von den AHA-Experten empfohlen, ohne dass eine höhergradige Evidenz vorliegt („we recommend")	Adrenalingabe (1 mg alle 3–5 min i. v./i. o.) Amiodaron bei therapierefraktärer VF/pVT Magnesiumsulfat bei Torsade de pointes Larynxtubus als Alternative zur Beutel-Masken-Beatmung Präkordialer Faustschlag bei beobachtetem Eintritt von VT, wenn Defibrillation nicht sofort möglich
III	Kein Beleg für Nutzen oder Wirksamkeit der Maßnahme. Evtl. schädliche Wirkung.	**Nutzen < Risiko** (Risiko ist größer als der Nutzen)	Die Maßnahme **soll nicht** durchgeführt werden (da nicht nützlich und evtl. schädlich).	Übermäßige Beatmung (Hyperventilation) Routinemäßiger Krikoiddruck (Sellick-Handgriff) Routinemäßige Magnesiumsulfatgabe (außer bei Torsade de pointes – s. o.)

Bei Empfehlungen, die aus mehreren Komponenten oder Teilaspekten bestehen (z.B. Thoraxkompressionen bei Herz-Kreislauf-Stillstand = AHA-Klasse I), können diese unterschiedlich klassifiziert werden, z.B. (bei Erwachsenen): Kompressionstiefe mind. 5 cm (AHA-Klasse IIa); Kompressionsfrequenz mind. 100/min (AHA-Klasse IIa); höhere Frequenzen bei trainiertem Personal (AHA-Klasse IIb); durchgehende Thoraxkompressionen ohne Pausen zur Beatmung nach Atemwegssicherung (AHA-Klasse IIb); mechanische Kompressionssysteme in bestimmten Situationen (AHA-Klasse IIb).

Der Vorzug der AHA-Klassifikation liegt eindeutig in einer einfachen Orientierungshilfe für den Praktiker, der unter Zeitdruck entscheiden muss. Sie kann z.B. auch helfen, bei der Auswahl bereitgehaltener Notfallausrüstung und Ausbildungsschwerpunkten die richtigen Prioritäten zu setzen. Daher haben wir bei den Behandlungsempfehlungen in „Reanimation kompakt" auch an vielen Stellen die AHA-Klassifizierung angefügt. Diese Klassifizierung darf aber trotz ihrer augenscheinlichen Klarheit nicht zu einer unkritischen Akzeptanz führen! In diese Klassifizierung fließen – wie oben dargestellt – sehr viele Faktoren ein, die je nach Bewertung der zuständigen Experten einen unterschiedlichen Stellenwert haben können. Diese – durchaus subjektive – Gewichtung lässt sich trotz aller unternommener Anstrengungen nicht vermeiden. In Einzelfällen spielen auch Bewertungsfaktoren (z.B. Machbarkeit unter Berücksichtigung der Infrastruktur, des politischen Willens, der Finanzierung, der Möglichkeiten und Arbeitsschwerpunkte der AHA) eine Rolle, die spezifisch auf die Vereinigten Staaten von Amerika bezogen sind und damit nur eingeschränkt auf die Verhältnisse europäischer Länder übertragbar sind.

In der klinischen Realität erkennt der Arzt immer wieder, dass eine hoch eingestufte Behandlungsempfehlung (z.B. AHA-Klasse II a) einem ganz bestimmten Patienten voraussichtlich mehr schaden als nützen wird, wohingegen ein anderer konkreter Patient von einer niedrig oder unbestimmt klassifizierten Maßnahme mit großer Wahrscheinlichkeit profitieren wird (individuelle Indikationsstellung). Weicht der Arzt hierbei von den Leitlinien ab, muss er dies allerdings begründen.

Neu ist auch, dass die AHA ihren Empfehlungen 2010 ebenfalls einen „LOE" zuordnet (bezeichnet auch als „Level of AHA-Recommendation": A, B, oder C), der zwar auf der LOE-Einteilung des CoSTR beruht, aber nicht damit identisch ist. Der LOE der AHA für eine Empfehlung soll ihre geschätzte Zuverlässigkeit (Präzision) angeben und basiert auf dem höchsten LOE des CoSTR der für diese Empfehlung entscheidenden Studien (s. Tabelle 1.4):

Tab. 1.4 Evidenzlevel bei AHA-Empfehlungen

Level of AHA Recommendation	Zugrunde liegende Evidenz nach CoSTR (LOE des ILCOR)
A	LOE 1/LOE P1/LOE D1
B	LOE 2/LOE P2/LOE D2 LOE 3/LOE P3/LOE D3
C	LOE 4/LOE P4/LOE D4 LOE 5/LOE P5/LOE D5 Expertenmeinung

Behandlungsempfehlungen in „Reanimation kompakt" basieren im Regelfall auf den ERC-Leitlinien 2010. Damit Sie als Leser von „Reanimation kompakt" aber auch einen Eindruck von der Wertigkeit verschiedener Empfehlungen erhalten, haben wir an geeigneten Stellen zusätzlich die AHA-Klassifikation der Empfehlungsstärke und die AHA-Klassifikation des Evidenzgrades mit aufgenommen.

1.9 Ausblick

Bei der wiederholten Erstellung des CoSTR auf ILCOR-Ebene sowie der daraus abgeleiteten Anwenderleitlinien der Mitgliedsorganisationen (z.B. AHA, ERC) wurde eine kaum vorstellbare Arbeitsleistung erbracht. Bei aller Euphorie bleibt aber ehrlich und bescheiden festzustellen, dass die Wissenschaft der Reanimation noch weit von der Wahrheit und noch ein gutes Stück von dem Ideal weltweit einheitlicher, konkreter Reanimationsleitlinien entfernt ist.
Einerseits besteht die Notwendigkeit, auf regionale und lokale Gegebenheiten Rücksicht zu nehmen. Andererseits ist die derzeitige Erkenntnis an vielen Stellen noch unzusammenhängend, widersprüchlich, unbeständig und lückenhaft. Ein Grund dafür ist sicherlich, dass zu zahlreichen brennenden Fragen keine Untersuchungen an Menschen vorliegen, die diese Fragen einleuchtend und überzeugend beantworten könnten und die wissenschaftlichen Kriterien für Evidenz erfüllen: prospektive, randomisierte, kontrollierte, möglichst verblindete klinische Studien mit ausreichender Patientenzahl. Solche Untersuchungen wird es für viele Fragestellungen der Reanimation wahrscheinlich auch in absehbarer Zeit nicht geben. Untersuchungen am Menschen kurz vor, während oder kurz nach einem Herz-Kreislauf-Stillstand sind durch eine Vielfalt gravierender und zugleich berechtigter Hürden limitiert, die für die vielen grauen Haare langjähriger Reanimationsforscher verantwortlich sind.
Bei allen unbestrittenen Unzulänglichkeiten, die zu einem Großteil auf der objektiv bescheidenen und nur schwer zu verbessernden Datenlage in diesem Wissenschaftszweig beruhen, sind die Leitlinien 2010 dennoch die beste Handreichung, die wir derzeit haben, um Patienten in kritischem Zustand zu versorgen – bis zur neuerlichen Bestandsaufnahme im Jahr 2015.

Unter Umständen müssen die Leitlinien 2010, wie oben dargestellt, auf lokale Verhältnisse übertragen oder durch autorisierte und sachkundige Entscheidungsträger vor Ort ergänzt werden. Wer aber im Widerspruch zu klaren Leitlinienaussagen unbegründet und ohne den gesamten Hintergrund der Leitlinien 2010 zu kennen, abweichende, eigene Rezepte verbreitet, muss sich darüber im Klaren sein, dass er damit großen Schaden anrichten kann. Dieser Schaden dürfte meist weniger dadurch entstehen, dass diese Hausrezepte selbst einen Patienten direkt schädigen könnten, sondern vor allem dadurch, dass ein solches Vorgehen schnell ausgedehnte Verwirrung stiften und das Vertrauen in die Leitlinien schwächen kann. Damit würde leider auch die Umsetzung derjenigen aktuellen Leitlinienaussagen behindert, die nachweislich zu einer Verbesserung der Patientenversorgung

führen! Darüber hinaus würde damit eine unberechtigte Skepsis gegenüber zukünftigen Leitlinien geschaffen, die dem erklärten Ziel wieder ein wenig näher kommen.
Unabhängig davon ist zu beachten, dass Leitlinien im Streitfalle den juristischen Stellenwert vorweggenommener Sachverständigengutachten erhalten können (vgl. z. B. S. 178). Den daraus abzuleitenden Appell, Inhalte der aktuellen Leitlinien 2010 möglichst verständlich, authentisch und unverfälscht zu vermitteln, haben wir uns für „Reanimation kompakt" – hoffentlich erfolgreich – zur Maxime gemacht und möchten wir allen Lehrenden rund um die Reanimation mit auf den Weg geben, sei es im Rettungsdienst, in der Krankenpflege oder in der Ärzteschaft, und auch in der Breitenausbildung für Laien. „Reanimation kompakt" soll die Grundlagen der kardiopulmonalen Reanimation auf aktuellem Stand übersichtlich und anschaulich vermitteln, auch zum schnellen Nachschlagen und Auffrischen der Kenntnisse. Es soll aber auch das Interesse an der Lektüre der ausführlicheren Originalleitlinientexte wecken, die wir allen Interessierten an Herz legen möchten.

1.10 Quellen und weiterführende Literatur

[1] *2010 International Consensus on Cardiopulmonary Resuscitation and Emergency Cardiovascular Care Science With Treatment Recommendations. Circulation 2010; 122 (Issue 16; Suppl. 2): 249–581 und Resuscitation 2010; 81: e1–e330. Insbes. Part 2 (S. 276–282)*

[2] *2010 American Heart Association Guidelines for Cardiopulmonary Resuscitation and Emergency Cardiovascular Care (Part 1–16). Circulation 2010; 122 (Issue 18, Suppl. 3): 639–933. – Insbes. Part 1 (S. 640–656)*

[3] *Kouwenhoven WB, Jude JR, Knickerbocker GG. Closed-chest cardiac massage. JAMA 1960; 173: 1064–1067*

[4] *Safar P, Brown TC, Holtey WJ und Wilder RJ: Ventilation and circulation with closed chest massage in man. JAMA 1961; 176: 574–576*

[5] *Safar P, Escarraga LA, Elam JO.: A comparison of the mouth-to-mouth and mouth-to-airway methods of artificial respiration with the chest-pressure arm-lift methods. N Engl J Med, 1958; 258: 671–677*

[6] *Lown B, Amarasingham R, Neuman J: New method for terminating cardiac arrhythmias; use of synchronized capacitor discharge. J Am Med Assoc 1962; 182: 548–555*

[7] *Lown B, Neuman J, Amarasingham R, Berkovits BV: Comparison of alternating current with direct electroshock across the closed chest. Am J Cardiol 1962, 10: 223–233 (zitiert nach [8])*

[8] *Paradis NA, Halperin HR, Kern KB, Wenzel V, Chamberlain DA: Cardiac Arrest – The Science and Practice of Resuscitation Medicine. Cambridge University Press, 2. Auflage, 2007 (insbes. S. 3–25)*

[9] *Zoll PM, Linenthal AJ, Gibson W, Paul MH, Norman LR: Termination of Ventricular Fibrillation in Man by Externally Applied Electric Countershock. N Engl J Med 1956; 254: 727–732*

[10] *Bigelow WG, Lindsay WK, Greenwood WF: Hypothermia: Its possible role in cardiac surgery. Ann Surg 1950; 132: 849–866*

[11] *Inglis JM, Biffen WH, D'Abreu AL: A convenient apparatus for providing controlled hypothermia. Lancet 1954; 263 (6811): 549–550*

[12] *Pourpre H, Laborit H, Gaujard R, Poisvert M, Laborit G: Total prolonged arrest of cerebral circulation in artificial hibernation. Anesth Analg (Paris) 1958; 15 (1): 145–149*

[13] Zimmerman JM, Spencer FC: The influence of hypothermia on cerebral injury resulting from circulatory occlusion. Surg Forum 1958; 9: 216 (zitiert nach [17])

[14] Rosomoff HL: Protective effects of Hypothermia against pathological processes of the nervous system. Ann NY Acad Sci 1959; 80: 475 (zitiert nach [17])

[15] Wolfe KB: Effect of hypothermia in cerebral damage resulting from cardiac arrest. Amer J Cardiol 1960; 6: 809–812

[16] Kayser C, Malan A: Central nervous system and hibernation. Experientia. 1963; 19: 441–451

[17] Safar P, Bircher NG: Wiederbelebung – Herz – Lunge – Gehirn. Deutsche Übersetzung. 2. neubearbeitete und erweiterte Auflage, Georg Thieme Verlag, 1990

[18] Koenig F: Lehrbuch der Allgemeinen Chirurgie. Erste Abtheilung. Verlag von August Hirschwald, Berlin, 1889 (Vorwort von 1883); S. 64–65

[19a] Butler HO: A practical experience with adrenalin as a cardiac and vaso-motor stimulant. Lancet 1906; 167 (4305): 595–596

[19b] Lockhart-Mummery P: The administration of adrenalin in cases of failure of the circulation. Lancet 1906; 167 (4307): 790

[19c] Butler HO: The administration of adrenalin in cases of failure of the circulation. Lancet 1906; 167 (4308): 863

[19d] Lockhart-Mummery P: The administration of adrenalin in cases of failure of the circulation. Lancet 1906; 167 (4309): 933

[20] Lockhart-Mummery JP: Adrenalin in Resuscitation. Br Med J 1921; 1 (3133): 100

[21] Beecher HK, Linton RR: Epinephrine in cardiac resuscitation. J Am Med Assoc 1947; 135: 90

[22] Lape HE, Maison GL: Cardiac resuscitation and survival; influence of rate of manual compression, type of countershock and of epinephrine. Am J Physiol 1953; 172: 417–426

[23] Wegria R, Frank CW, Wang HH, Misrahy G, Miller R, Kornfeld P: A study of the usefulness and limitations of electrical countershock, cardiac massage, epinephrine and procaine in cardiac resuscitation from ventricular fibrillation. Circulation 1953; 8: 1–14

[24] Arntz HR, Oeff M, Willich SN, Storch WH, Schröder R: Establishment and results of an EMT-D program in a two-tiered physician-escorted rescue system. The experience in Berlin, Germany. Resuscitation 1993; 26(1): 39–46

[25] Cummins RO, Chamberlain DA, Abramson NS, Allen M, Baskett PJ, Becker L, Bossaert L, Delooz HH, Dick WF, Eisenberg MS, et al.: Recommended guidelines for uniform reporting of data from out-of-hospital cardiac arrest: the Utstein Style. A statement for health professionals from a task force of the American Heart Association, the European Resuscitation Council, the Heart and Stroke Foundation of Canada, and the Australian Resuscitation Council. Circulation 1991; 84(2): 960–975

[26] Cardiopulmonary resuscitation: statement by the Ad Hoc Committee on Cardiopulmonary Resuscitation, of the Division of Medical Sciences, National Academy of Sciences, National Research Council. JAMA 1966; 198: 372–379 (zitiert nach [1]; Part 2, S. 276 in Circulation-Ausgabe)

[27] Ryan TJ, Anderson JL, Antman EM, Braniff BA, Brooks NH, Califf RM, Hillis LD, Hiratzka LF, Rapaport E, Riegel BJ, Russell RO, Smith EE, Weaver WD: ACC/AHA Guidelines for the Management of Patients With Acute Myocardial Infarction:Executive Summary. Circulation 1996; 94: 2341–2350

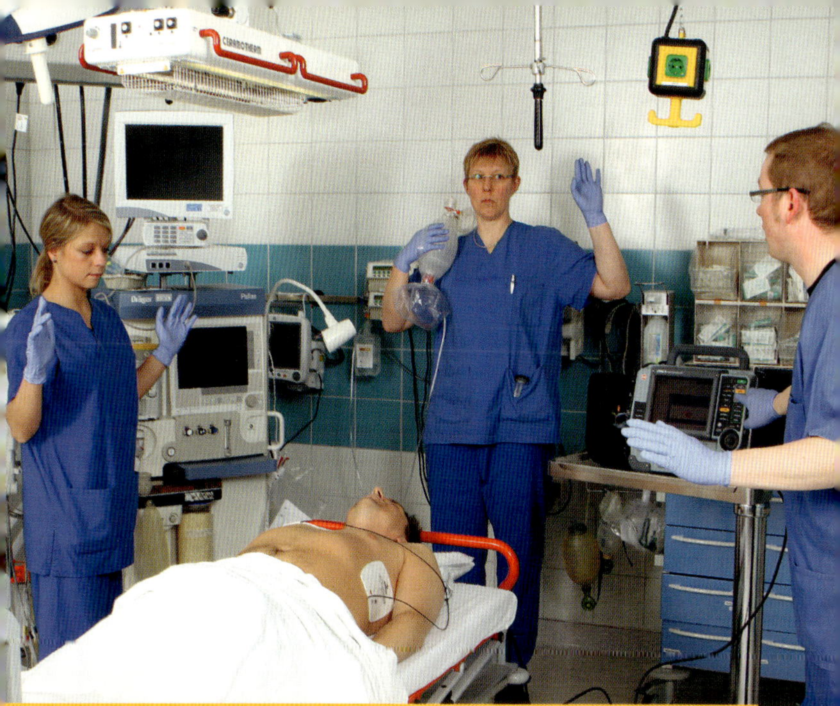

Kapitel 2

Reanimation bei Erwachsenen

R. Böhmer, B. Wolcke, F. Gößler, Th. Hess, S. Böhmer, Th. Schneider

2.1 Überblick

Bei Erwachsenen sind hierzulande plötzliche Herz-Kreislauf-Stillstände aus kardialer Ursache (plötzlicher Herztod) die häufigste Todesursache. Der Herz-Kreislauf-Stillstand tritt in den meisten Fällen abrupt durch eine maligne Herzrhythmusstörung ein (i. d. R. Kammerflimmern oder pulslose ventrikuläre Tachykardie). Eine solche Herzrhythmusstörung kann durch verschiedene Mechanismen ausgelöst oder mitverursacht werden, z. B. Herzinfarkt auf dem Boden einer koronaren Herzkrankheit, primär elektrische Herzerkrankungen (genetische Störungen von Ionenkanälen), Elektrolytstörungen (z. B. Hyperkaliämie), Erkrankungen des Herzmuskels (z. B. hypertrophe Kardiomyopathie), Herzklappenerkrankungen (z. B. kritische Aortenstenose) und einige seltene Erkrankungen. Auch wenn der Tod jedes Menschen letztlich unvermeidbar ist, so ist beim plötzlichen Herztod das Herz in vielen Fällen noch „zu schade zum Sterben" (nach Beck, 1960). Bei rechtzeitiger und effektiver Hilfe können viele Betroffene noch lange und mit guter Lebensqualität weiter leben.

Unter dem **plötzlichen Herztod** versteht man vereinbarungsgemäß den (beobachteten) perakuten Zusammenbruch der Herz-Kreislauf-Funktion ohne Vorboten („aus heiterem Himmel") oder innerhalb von einer Stunde nach Auftreten von Symptomen, die auf eine Herzerkrankung hinweisen. Die WHO zählt hierzu auch (unbeobachtete) Todesfälle von Personen, die in den letzten 24 Stunden noch lebend gesehen wurden und zu diesem Zeitpunkt keinerlei Symptome aufwiesen.

Es ist davon auszugehen, dass **in Europa etwa einer von 1000 Einwohnern im Jahr** einen plötzlichen Herz-Kreislauf-Stillstand außerhalb einer Klinik erleidet (geschätzt ca. 450.000 in Europa pro Jahr). Bei rasch einsetzenden und wirksamen Wiederbelebungsmaßnahmen ist meist eine gute Prognose gegeben (Langzeitüberleben, Lebensqualität). Auch wenn einige Patienten nach primär erfolgreicher Reanimation (Wiederkehr eines Spontankreislaufs) trotz aller Bemühungen während der anschließenden Therapie im Krankenhaus versterben (vgl. Kap. 4), können immerhin bis zu 3 von 4 Patienten, die nach einer Reanimation lebend das Krankenhaus verlassen, anschließend wieder in ihre gewohnten Lebensverhältnisse zurückkehren, mit intakter neurologischer Funktion und guter Lebensqualität.

Auch eine **Prävention** des plötzlichen Herztodes ist möglich (primär, sekundär und auch tertiär), aber in der Praxis oft noch unzureichend etabliert (z. B. konsequentes Vermeiden, Erkennen und ggf. Behandeln von Risikofaktoren von Herz- und Gefäßerkrankungen; Vorbereitungen für die adäquate Erste Hilfe im Notfall, inkl. Aufklärung und Schulung der Bevölkerung sowie Bereitstellung von automatisierten externen Defibrillatoren an geeigneten Orten; Maßnahmen zur Rezidivprophylaxe nach überlebtem Herz-Kreislauf-Stillstand, z. B. Implantation eines Defibrillators).

Unter den Routinemaßnahmen während der kardiopulmonalen Reanimation (CPR) haben nur die **Basisreanimation** (vor allem Thoraxkompressionen in bestmöglicher Qualität mit minimierten Unterbrechungen, aber auch eine adäquate Beatmung) und **Defibrillation** (sicher, effektiv, minimale CPR-Pausen) ihren hohen Nutzen zweifelsfrei unter Beweis gestellt. Sie dürfen nicht zugunsten von Maßnahmen mit niedrigerer Priorität geopfert werden. Eine adäquate aktive Oxygenierung durch **Beatmung** ist von Beginn der Reanimation an anzustreben (auch Laien). Spezielle Maßnahmen zur Behebung **reversibler Ursachen** des Herz-Kreislauf-Stillstandes können indiziert sein. Nach Wiederherstellung eines Spontankreislaufs (ROSC) ist die **therapeutische Hypothermie** ein etabliertes Verfahren mit nachgewiesener Verbesserung des Überlebens mit gutem neurologischem Outcome. Die adäquate **Postreanimationsbehandlung** (möglichst nach standardisierten Protokollen) hat mittlerweile einen höheren Stellenwert als in früheren Leitlinien, da sie einen maßgeblichen Einfluss auf die Prognose hat.

Wenn stets alle Maßnahmen greifen würden, könnten viele Patienten mit guter Prognose gerettet werden. Dabei spielt zunächst der **Zeitfaktor** – Beginn effektiver Basisreanimationsmaßnahmen nach Eintritt des Herz-Kreislauf-Stillstands (HKS) – eine herausragende Rolle. So konnten in Kasinos bei Patienten mit plötzlichem HKS, bei denen sofort Basis-CPR durchgeführt wurde und bereits durch Ersthelfer automatisierte externe Defibrillatoren angewendet wurden (< 3 min nach Kollaps), Überlebensraten von bis zu 75 % dokumentiert werden [1]. Wenn man jedoch nicht nur Patienten in einem solchen Umfeld mit hervorragender Basisversorgung betrachtet, tritt eine gewisse Ernüchterung ein: durchschnittliche Überlebensraten (Krankenhausentlassung) der Pat. mit VF/VT als erstem EKG-Rhythmus liegen nur bei rund 20 % (innerklinische CPR: ca. 37 %). Wenn man alle initialen EKG-Rhythmen betrachtet, werden nur rund 10 % der Patienten lebend aus dem Krankenhaus entlassen (innerklinische CPR: ca. 18 %) [Zahlen nach ERC-Guidelines, 2010]. Solche Zahlenwerte sind aber stets mit Vorsicht zu betrachten (die Zahlen können zwischen verschiedenen Rettungssystemen und Patientenkollektiven durchaus erheblich abweichen, z. B. dadurch, dass in Studien bei mehr oder weniger Patienten der Tod bereits initial festgestellt wurde, weil z. B. wegen offensichtlicher Aussichtslosigkeit kein Reanimationsversuch unternommen wurde).

Auch bei **anderen, selteneren Ursachen eines Herz-Kreislauf-Stillstandes** als dem plötzlichen Herztod werden die Maßnahmen der Herz-Lungen-Wiederbelebung (kardiopulmonale Reanimation, CPR) angewendet, z. B. Herz-Kreislauf-Stillstand durch Ertrinken, Schock oder Vergiftungen. Hierbei geht dem Zusammenbruch der Herz-Kreislauf-Funktion oft eine längere Phase mit Sauerstoffmangel (Asphyxie) voraus (primärer Atemstillstand → sekundärer Herz-Kreislauf-Stillstand). Daher ist die Prognose ist in diesen Fällen häufig schlechter als beim plötzlichen Herztod und hängt maßgeblich davon ab, ob im Rahmen der erweiterten Notfalltherapie (Rettungsdienst, Klinik) die spezielle Ursache frühzeitig und effektiv behandelt werden kann. Im Rahmen der Ersten Hilfe soll in diesen Fällen – wenn keine speziellen Kenntnisse vorhanden sind – die Basisreanimation wie üblich durchgeführt werden. Unter günstigen Umständen (z. B. begleitende Hypothermie) sind Menschen auch bei asphyktischem Herz-Kreislauf-Stillstand erfolgreich ohne Folgeschäden gerettet worden. Stellvertretend sei hierzu der Ertrinkungsunfall eines 2 ½ Jahre alten Kindes genannt, welches sich 66 min unter Wasser befand, dabei auf eine Körperkerntemperatur von 19 °C abkühlte und nach 2 Stunden CPR und anschließender Wiedererwärmung an der Herz-Lungen-Maschine ohne neurologische Folgeschäden überlebte [2].

Wenn der Herz-Kreislauf-Stillstand aber das Ergebnis einer **nicht behandelbaren Erkrankung im Endstadium** ist, aus anderen Gründen eine Wiederbelebung **aussichtslos** wäre oder dem **Patientenwillen** entgegen stünde, soll nicht reanimiert werden. Dies ist aber i.d.R. nicht einfach und schnell zu beurteilen, z.B. wenn der Rettungsdienst zu einem Patienten mit Herz-Kreislauf-Stillstand gerufen wird. Daher muss im Zweifelsfall mit der Reanimation begonnen werden, um nicht eine Chance auf Lebensrettung zu vergeben. Details zu ethischen, juristischen und prognostischen Aspekten der Reanimation s. Kap. 4.

Der wichtigste Einflussfaktor auf das Überleben bei plötzlichem Herz-Kreislauf-Stillstand ist die Anwesenheit eines ausgebildeten Ersthelfers, der willens und in der Lage ist, sofort zu handeln [CoSTR, 2010].

Dieses Potenzial ist in der Praxis noch weitgehend ungenutzt. Nur in etwa 10–20 % der Fälle findet bei plötzlichem Herztod präklinisch eine Reanimation durch Ersthelfer statt. Hochrechnungen zufolge werden in Deutschland pro Jahr ca. 41.000 Reanimationen durch den Rettungsdienst bei plötzlichem Herztod durchgeführt; etwa gleich viele Patienten mit plötzlichem Herztod werden erst so spät nach dem Ereignis aufgefunden, dass eine CPR nicht mehr indiziert ist und nicht begonnen wird [3].

Der ERC formulierte daher anlässlich der Leitlinien 2010 das ehrgeizige Ziel, jedes Jahr 100.000 Leben mehr in Europa zu retten, indem Reanimationen häufiger bereits von Augenzeugen begonnen werden [4]. Dabei sind zunächst einfache lebensrettende Maßnahmen entscheidend, die von trainierten Laien ohne weitere Hilfsmittel ausgeführt werden können. Diese Maßnahmen werden in den Leitlinien als **Basic Life Support (BLS)** bezeichnet.

Die wichtigsten BLS-Maßnahmen, die auch für professionelle Ersthelfer höchste Priorität haben, sind:

1. **Rasches Erkennen eines Notfalls,** insbesondere eines plötzlichen Herz-Kreislauf-Stillstandes
2. **Hilferuf/Notruf:** Alarmierung des Rettungsdienstes (bzw. eines Reanimationsteams in der Klinik)
3. **Kardiopulmonale Reanimation (CPR):**
   - Aufrechterhaltung der Kreislauffunktion durch Thoraxkompressionen („Herzdruckmassage“)
   - Freimachen/Freihalten der Atemwege
   - Aufrechterhaltung der Atemfunktion durch Atemspende/Beatmung

   Der sofortige Beginn von Thoraxkompressionen („Herzdruckmassage“) und Beatmungen durch Ersthelfer kann die Überlebensrate bei Herz-Kreislauf-Stillstand (gegenüber dem Beginn der Reanimation erst durch den Rettungsdienst) verdoppeln bis verdreifachen!
4. **Die automatisierte externe Defibrillation** wird im weiteren Sinn ebenfalls zu den Basismaßnahmen gerechnet, auch wenn hierfür ein Hilfsmittel (Defibrillator) erforderlich ist, der mittlerweile – ähnlich wie ein Feuerlöscher – an vielen Standorten in der Öffentlichkeit zur Verfügung steht: Public Access Defibrillation (PAD), z.B. an Flughäfen oder Bahnhöfen (siehe Kapitel 2.4).

Zu den lebensrettenden Basismaßnahmen (BLS) zählen auch die Stabile Seitenlage (s. S. 72 ff.) sowie die Erste Hilfe bei einer Atemwegsverlegung durch einen Fremdkörper (s. S. 74 ff.).
Auch wenn BLS also definitionsgemäß keiner notwendigen Hilfsmittel bedarf, die der Ersthelfer selbst bereithalten müsste, sollten im Rahmen des BLS durchaus schützende Hilfsmittel (z. B. Schutzhandschuhe, Beatmungshilfen) eingesetzt werden, wobei hierdurch im Regelfall der Beginn einer Reanimation nicht verzögert werden darf. Ergänzungen zum BLS durch Fachpersonal (im Krankenhaus/im Rettungsdienst), die auf weitere Hilfsmittel und Techniken zurückgreifen können, sowie zur Benutzung manueller Defibrillatoren im Rahmen der erweiterten Maßnahmen sind auf S. 90 f., 103 ff. und 142 ff. zu finden.

Das schnellstmögliche Erkennen eines plötzlich eingetretenen Herz-Kreislauf-Stillstandes (HKS) ist die Grundlage für die erfolgreiche Frühbehandlung dieses Notfalls. Daher spielt die Festlegung der richtigen Diagnosemethode – wie und woran man den Herz-Kreislauf-Stillstand erkennen soll – in den Leitlinien eine Schlüsselrolle. Dies ist keineswegs immer einfach oder trivial, weder für Laien noch für professionelle Helfer (vgl. S. 135 f.).
Wenn ein HKS plötzlich aus kardialer Ursache eintritt (keine Auswurfleistung des Herzens), kommt der Blutfluss schlagartig zum Erliegen, die Pulsation der Blutsäule in den Arterien hört auf. Bereits nach ca. 10–20 Sekunden kommt es durch Sauerstoffmangel im Gehirn zum Bewusstseinsverlust, die gesamte Muskulatur erschlafft. Nach ca. 30–60 s kommt es zum Atemstillstand (Apnoe). Es kann aber auch eine Schnappatmung auftreten (s. S. 37) und ein generalisierter Krampfanfall ist möglich. Es können also vor allem in den ersten 1–2 min nach HKS durchaus Phänomene auftreten, die es dem Ersthelfer erschweren, einen HKS festzustellen. Umgekehrt können bei tief bewusstlosen Patienten (z. B. Narkose, Vergiftung) trotz ausreichender Herz-Kreislauf-Funktion Lebenszeichen kaum erkennbar sein (auch über längere Zeit, z. B. wenn der Patient beatmet wird oder unterkühlt ist – Stichworte: Scheintod/Vita minima). Bei Patienten, die aus nicht-kardialer Ursache einen Herz-Kreislauf-Stillstand erleiden (z. B. Sauerstoffmangel), kann die Entwicklung langsamer von statten gehen, die Reihenfolge Bewusstseinsverlust – Atemstillstand – Herzstillstand ist möglich (sog. Asphyxie), wobei das Herz trotz Atemstillstand noch einige Minuten weiter schlagen kann (das Gehirn kann dann bereits hypoxisch geschädigt sein).
An die Diagnosemethode zum Nachweis eines HKS sind folgende Anforderungen zu stellen:

1. **sicher/zuverlässig** (Sensitivität: jeder HKS wird sofort erkannt; Spezifität: bewusstlose Patienten ohne HKS werden nicht unnötigerweise reanimiert, z. B. Hypoglykämie, Z.n. Krampfanfall, Vergiftung)
2. **einfach** (die Diagnosemethode muss leicht und dauerhaft erlernt werden können, insbes. durch Laienhelfer)
3. **schnell** (im Falle eines HKS muss die Zeit ohne Organdurchblutung, d. h. Zeit bis zum Beginn der Wiederbelebungsmaßnahmen, möglichst kurz gehalten werden).

Bewusstlosigkeit, Atemstillstand und Pulslosigkeit gelten als klassische Zeichen eines Herz-Kreislauf-Stillstandes. Dennoch erfüllen diese Kriterien weder einzeln noch in Kom-

bination alle genannten Anforderungen an die Diagnosemethode. Diese Zeichen können kaum unter Realbedingungen z. B. auf Sensitivität und Spezifität getestet werden.
Bei der Forderung, den HKS sicher und zuverlässig zu erkennen, wird in den Leitlinien der Schwerpunkt darauf gelegt, dass ein HKS möglichst nicht übersehen oder zu spät erkannt wird. Das Problem, dass unter Umständen bei vorhandenem Kreislauf Wiederbelebungsmaßnahmen durchgeführt werden, ist demgegenüber untergeordnet (wenig Schaden zu erwarten; der Patient würde sich evtl. bemerkbar machen). Es soll also unbedingt vermieden werden, dass im Falle eines Herz-Kreislauf-Stillstandes keine Wiederbelebungsmaßnahmen durchgeführt werden!

Fotos: Neocor GmbH

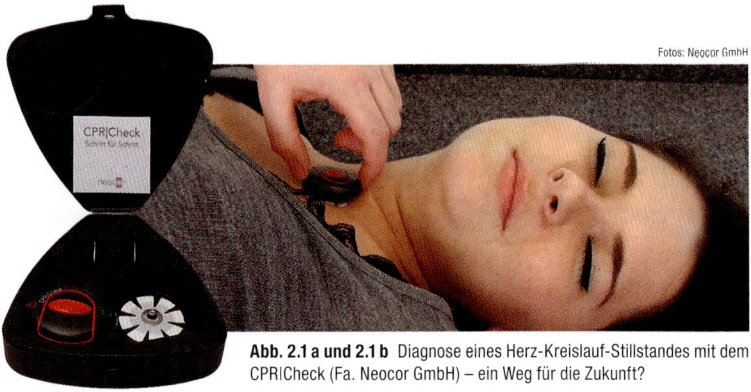

Abb. 2.1 a und 2.1 b Diagnose eines Herz-Kreislauf-Stillstandes mit dem CPR|Check (Fa. Neocor GmbH) – ein Weg für die Zukunft?

Vor dem Hintergrund, dass es durchaus schwierig sein kann – gerade für Laien oder weniger notfallerfahrenes Fachpersonal – einen Herz-Kreislauf-Stillstand rasch und zuverlässig festzustellen wurde kürzlich für diesen Zweck ein erstes nicht-invasives Diagnosehilfsmittel entwickelt: Der walnussgroße CPR|Check (s. Abb 2.1 a und 2.1 b) wird bei einem bewusstlosen Patienten am Hals in der Jugulargrube aufgeklebt und ist nach Angabe des Herstellers in der Lage, einen Herz-Kreislauf-Stillstand innerhalb von 10 Sekunden zuverlässig anzuzeigen oder auszuschließen (Anzeige einer Reanimations- oder Nichtreanimationsempfehlung durch ein rotes bzw. grünes Lichtsignal). Sensitivität und Spezifität werden jeweils mit > 90 % angegeben, was deutlich über der Erkennungsgenauigkeit zumindest von Laienhelfern liegen dürfte – in einer Untersuchung vor zwei Jahren (die auch der Hersteller als Begründung für den Einsatz des CPR|Check heranzieht) wurden Herz-Kreislauf-Stillstände durch anwesende Laienhelfer in fast der Hälfte aller Fälle (45,3 %) nicht erkannt [5]. Die Gerätefunktion des CPR|Check basiert auf einer empfindlichen Detektion und Analyse von Atem- und Pulssignalen und wurde bislang nur an Patienten evaluiert, die sich einer extrakorporalen Zirkulation mit Herz-Lungen-Maschine unterzogen (fehlender Puls bei non-pulsatiler Perfusion). Auch wenn die schnelle Analysezeit des Gerätes und das Funktionsprinzip des CPRICheck vielversprechend sind, lässt sich eine allgemeine Empfehlung derzeit nicht aussprechen. Publikationen über reale Anwendungen bei Reanimationspatienten stehen noch aus. In den aktuellen CPR-Leitlinien konnte das Gerät noch nicht berücksichtigt werden. Auch die derzeitigen Anschaffungskosten dürften einer weiten Verbreitung zumindest in Laienkreisen noch im Wege stehen. Dennoch demonstriert diese Entwicklung die Schwierigkeit einer frühzeitigen HKS-Feststellung und zeigt einen möglichen Lösungsweg auf.

In der ersten Behandlungsempfehlung des CoSTR 2010 wird ausgeführt: Es ist vernünftig, dass sich sowohl Laienhelfer als auch professionelle medizinische Helfer zur Feststellung eines Herzstillstandes auf die Kombination folgender Zeichen stützen sollen [AHA-Klasse I, LOE C]:

1. Bewusstlosigkeit (fehlende Reaktion auf äußere Reize) und
2. fehlende oder nicht normale Atmung (wobei Schnappatmung als nicht normale Atmung zu bewerten ist).

Das Tasten des Pulses als alleiniger Indikator für das Vorliegen oder Nichtvorliegen eines Herzstillstandes ist unzuverlässig.

Die Pulskontrolle ist – für Laien und professionelle Helfer – eine unzuverlässige Methode, um einen Herz-Kreislauf-Stillstand schnell und sicher zu verifizieren oder auszuschließen (Studiendaten s. S. 135 f. für Erwachsene und S. 258 f. für Kinder). Dennoch gibt es keine Evidenz, dass die Suche nach Kreislaufzeichen (Spontanbewegungen, Atmung oder Husten) diagnostisch überlegen ist. Die Zuverlässigkeit der Atemkontrolle wird wahrscheinlich ebenfalls vielfach überschätzt [6]: Professionelle Helfer und Laien haben nachgewiesenermaßen auch Schwierigkeiten, das Vorhandensein oder das Fehlen der normalen Spontanatmung bei bewusstlosen Patienten sicher festzustellen (mögliche Gründe sind ein verschlossener Atemweg oder Schnappatmung, die für normale Atmung gehalten wird).

Nur für darin geübte, professionelle Helfer (ALS) sehen ERC und AHA weiterhin eine mögliche (!) Karotispulskontrolle vor:

- ERC: Pulskontrolle simultan zur Atemkontrolle (für beides zusammen max. 10 s).
- AHA: gesonderte Pulskontrolle erst nach Feststellung des Atemstillstands und durchgeführtem Notruf, also direkt vor den Thoraxkompressionen (für den extrem seltenen Fall, dass nur ein isolierter Atemstillstand vorliegt und lediglich Beatmungen erforderlich sind, z. B. bei Opioidintoxikation).
- ERC und AHA: Wenn nicht sicher ein Puls innerhalb von 10 s festgestellt werden kann: grundsätzlich CPR [AHA-Klasse II a, LOE C]!

Die AHA führt aus, dass wenn der Puls – trotz fehlender Atmung – sicher vorhanden ist (Feststellung durch professionellen Helfer), eine isolierte Beatmung notwendig ist (AHA: 1 Atemhub alle 5–6 s bzw. Atemfrequenz 10–12/min [AHA-Klasse II b, LOE C]). Die Ursache des Atemstillstands sollte schnellstmöglich herausgefunden und gezielt behandelt werden (z. B. Vergiftung). Weiterhin regelmäßige Pulskontrolle!

Algorithmus 1 – Einfache lebensrettende Maßnahmen

Nach ERC 2010, BLS – Adult Basic Life Support

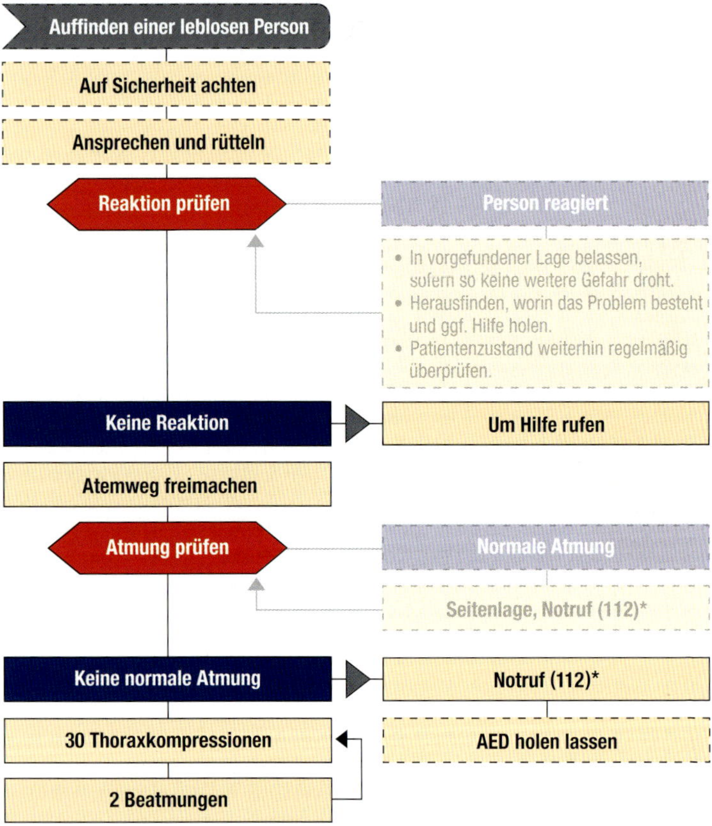

* Oder nationale Notrufnummer für den Rettungsdienst, z. B. Österreich auch 144, Schweiz auch 144, Deutschland teilweise auch 19222, Italien auch 118, Belgien auch 100, Frankreich auch 15. Bei Notfällen in bestimmten Betrieben und Einrichtungen kann es sinnvoll sein, zuerst oder ausschließlich eine spezielle interne Notrufnummer anzuwählen, insbesondere, wenn der Zugang zum Patienten für den öffentlichen Rettungsdienst erschwert oder verzögert ist (schwierige Orientierung, fehlende Zugangsberechtigung in Sicherheitsbereichen), besondere Gefahren bestehen und/oder ein geeignetes Rettungsteam schneller zur Verfügung steht (z. B. Rettungsdienst einer Werkfeuerwehr).

2.2 Einfache lebensrettende Maßnahmen (BLS)

BLS = Basic Life Support

BLS – Ablauf

Auffinden einer leblosen Person

Auf Sicherheit achten

Der nachfolgende Text bezieht sich auf diesen Ausschnitt von Algorithmus 1 (Seite 30)

Das Auffinden einer anscheinend leblosen oder hilfsbedürftigen Person löst das BLS-Handlungsschema aus. Die Sicherheit der Helfer hat höchste Priorität. Bei festgestellter Gefährdung muss der Helfer zunächst entscheiden, ob er diese selbst beseitigen kann oder das Eintreffen professioneller Hilfe abwarten muss.

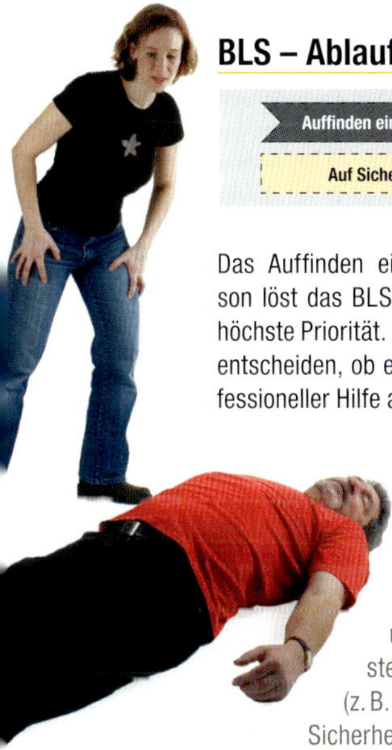

Abb. 2.2 Auffinden einer leblosen Person und Achten auf Sicherheit

Die Anweisung „Auf Sicherheit achten“ ist im Original-ERC-Algorithmus zwar nicht als eigener Schritt enthalten, im Leitlinientext wird aber ausdrücklich an erster Stelle betont, dass der Ersthelfer zunächst „die eigene Sicherheit, die Sicherheit des Betroffenen und auch die Sicherheit anderer Anwesenden sicherstellen soll“. Dies gilt auch im Verlauf einer Reanimation (z. B. Defibrillation). Der überragenden Bedeutung, die der Sicherheit aller Beteiligten in den Leitlinien – zu Recht – zugeschrieben wird, steht – zum Glück – nur eine geringe Zahl berichteter Helferschaden durch tatsächliche Wiederbelebungsmaßnahmen gegenüber.

Konkrete Gefahren

Eine der am meisten diskutierten Gefahren bei Erster Hilfe ist das **Infektionsrisiko,** obwohl Fälle von Infektionsübertragung im Zusammenhang mit Wiederbelebungsmaßnahmen in Wirklichkeit sehr rar sind (z. B. Einzelfallberichte der Übertragung von Tuberkulose oder SARS). Berichte über HIV- oder Hepatitis-B/C-Übertragungen bei Wiederbelebungsmaßnahmen liegen nicht vor (abgesehen von Nadelstichverletzungen und exzessivem Blutkontakt).
In den meisten Fällen eines plötzlichen, außerklinischen Herz-Kreislauf-Stillstandes (kardiale Ursache, keine Risikofaktoren wie intravenöser Zugang) sind die Gefahren, die vom Patienten (z. B. Infektion) oder von der Umgebung ausgehen, eher gering, sodass eine Hilfeleistung ohne weitere Schutzmaßnahmen vertretbar ist.
Vorhandene Schutzmaßnahmen (Einmalhandschuhe, Beatmungshilfen) können prophylaktisch genutzt werden und sind sinnvoll, sollen aber den Beginn der CPR nicht verzögern.

Zur Atemspende (Mund-zu-Mund-Beatmung) mit schützenden Hilfsmitteln s. S. 57 f. In Risikobereichen (z. B. Infektionsstation im Krankenhaus) bzw. sollten Schutzhandschuhe, Beatmungshilfsmittel, ggf. auch Mund- und Augenschutz für Helfer überall griffbereit zur Verfügung stehen. Auch wenn der Patient bekanntermaßen an einer schweren Infektionserkrankung leidet (z. B. HIV, Tuberkulose, Hepatitis B oder SARS), sollten Helfer sich mit geeigneten Maßnahmen schützen.
Bei den meisten Maßnahmen der Ersten Hilfe ist der zwischenmenschliche Hautkontakt nicht wesentlich intensiver als bei den zahlreichen alltäglichen Berührungen von Menschen (Händeschütteln) oder bei der Berührung potenziell „keimbelasteter" Gegenstände (Telefonhörer, Tastaturen). Auch im Alltag teilen sich Menschen Atemluft, so dass z. B. bei jedem Gespräch stets ein gewisses Risiko gegeben ist, aerogen übertragbare Infektionserreger auszutauschen. Insofern sollte aus unserer Sicht der Ersthelfer in Erste-Hilfe-Kursen einerseits dazu ermuntert werden, für Notfälle – insbesondere mit blutigen Verletzungen – Infektionsschutzmaßnahmen (Handschuhe, Beatmungshilfen) bereitzuhalten und – wenn verfügbar – auch zu benutzen. Andererseits sollte auch klargestellt werden, dass Erste Hilfe in den meisten Fällen nicht mehr Infektionsgefahren birgt als üblicher zwischenmenschlicher Kontakt und i. d. R. nicht aus Mangel an Handschuhen unterlassen werden sollte. Aufforderungen an Laien, Handschuhe oder Beatmungshilfen immer mitzuführen, werden erfahrungsgemäß selten langfristig umgesetzt (Bequemlichkeit, Kosten, Seltenheit eines Notfallereignisses) und sollten daher nicht zum Dogma erhoben werden. In dieser Weise legen wir auch die Tatsache aus, dass der ERC (wie auch die AHA) in den BLS-Abbildungen der Originalleitlinien die Ersthelfer grundsätzlich keine Handschuhe tragen lässt. Daher tragen die Ersthelfer auch in unseren BLS-Abbildungen keine Handschuhe.
Im Gegensatz dazu sollen professionelle Notfallhelfer natürlich stets angemessene Schutzausrüstung einsetzen, auch weil bei erweiterten Notfallmaßnahmen ein erhöhtes Infektionsrisiko anzunehmen ist, z. B. Blutkontakt bei Venenpunktion. Dementsprechend trägt das Personal auf ALS-Abbildungen sowohl in den Originalleitlinien als auch in diesem Werk zumindest Einmalschutzhandschuhe.

Die meisten relevanten Gefahren bei der Versorgung einer leblosen Person, sowohl in der Öffentlichkeit als auch im Büro oder Privathaushalt, dürften nach unserer Einschätzung vor allem dadurch bedeutsam werden, dass der Ersthelfer sie – im Gegensatz zum alltäglichen Verhalten – durch die Notfallsituation nicht mehr wahrnimmt, z. B. Straßen- und Schienenverkehr, Treppen, Rutschgefahr, lose Gegenstände, unachtsame Passanten, gewaltbereite Personen. Diese Gefahren lassen sich meist durch einfache Maßnahmen und vor allem bewusste Aufmerksamkeit verringern.
Hingegen sind nicht isolierter elektrischer Strom, gefährliche Chemikalien in der Umgebung, freilaufende, giftige oder aggressive Tiere, Brände oder Explosionsgefahr eher seltene Anlässe oder Rahmenbedingungen für Erste Hilfe bei einer leblosen Person. Gerade in solchen Fällen muss die Gefahr aber möglichst initial erkannt werden, was häufig nur gelingt, wenn der Helfer gelernt hat, bereits bei der Annäherung an den mutmaßlichen Notfallpatienten potenzielle Gefahren zu bedenken und aktiv danach Ausschau zu halten.

Stellt der Ersthelfer im Ernstfall eine erhebliche Gefahr fest, muss er entscheiden, ob er

a) dieser Gefahr gewachsen ist (ausschalten, minimieren, abschirmen, warnen, den Verletzten aus dem Gefahrenbereich retten) oder
b) zur Gefahrenabwehr neben dem Rettungsdienst auch einen Fachdienst alarmieren muss (z. B. Feuerwehr, Polizei) und er selbst bis zur Abwendung der Gefahr zum eigenen Schutz möglicherweise keine oder nur verzögert Hilfe leisten kann, z. B. brennende Gebäude, verrauchte Räume, Gärgasunfälle in Weinkellern und Silos, ungeschützter direkter Körperkontakt bei Kontaktgiften (z. B. Zyanide, Organophosphate).

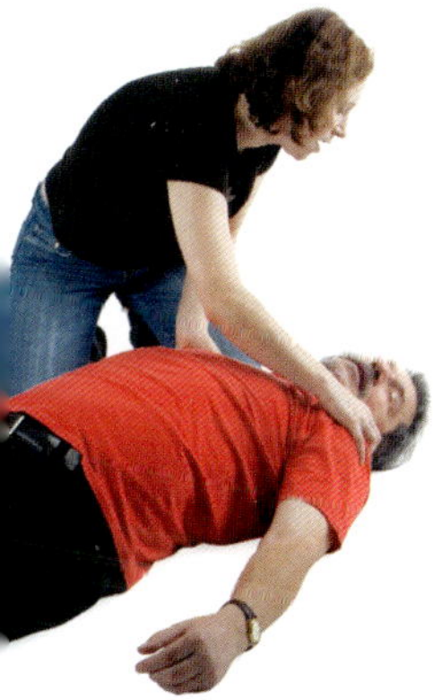

Abb. 2.3 Ansprechen und rütteln („shake and shout") – reagiert der Patient?

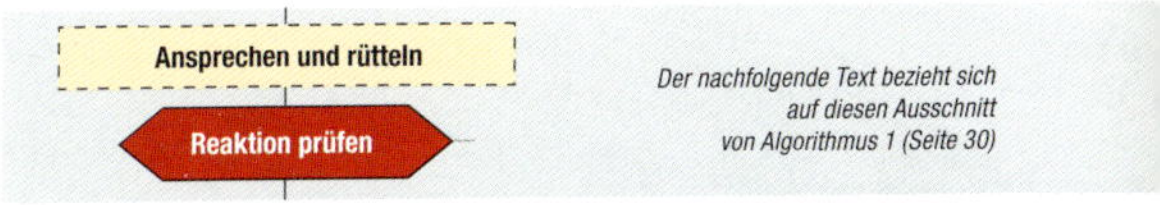

Der Patient wird an den Schultern gerüttelt und laut angesprochen: „Geht es Ihnen gut?"/„Sind Sie in Ordnung?"

Die Bundesärztekammer beschrieb in ihren Empfehlungen 2007 die Prüfung der Bewusstseinslage ausdrücklich in zwei Schritten, wobei der Patient zuerst laut und deutlich anzusprechen ist und erst danach – nur bei Fehlen der Reaktion auf Ansprache (z. B. Augenöffnen) – ein Reiz in Form leichten Schüttelns an den Schultern gesetzt werden soll. Für das bisher und auch aktuell empfohlene Vorgehen nach ERC spricht die Schnelligkeit und sprachlich griffige englische Formel „Shake and shout!" Die Variante der BÄK schützt den Helfer vor der möglicherweise aggressiven (Abwehr-) Reaktion eines nur vermeintlich Bewusstlosen (Schlafende, Betrunkene), wenn dieser abrupt wachgerüttelt wird.

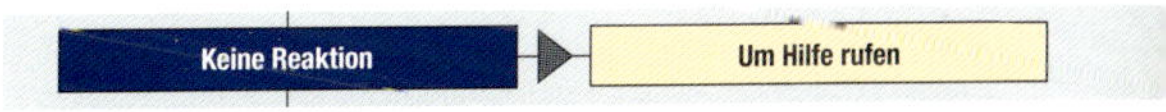

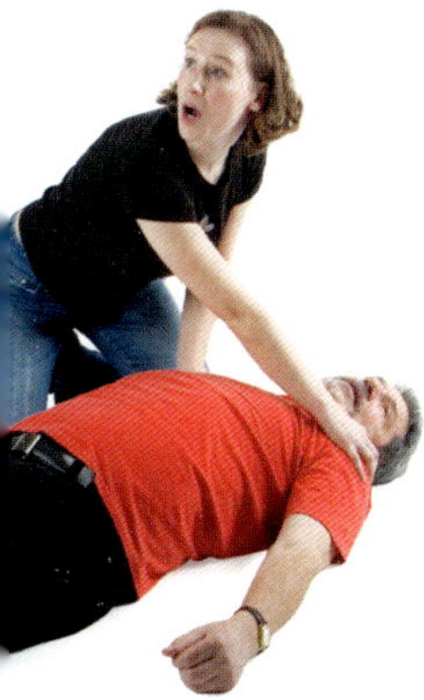

Abb. 2.4 Um Hilfe rufen

Wenn der Patient nicht auf die Stimuli (Ansprechen und Rütteln) reagiert, muss prinzipiell eine lebensbedrohliche Situation angenommen werden. → Sofort um Hilfe rufen, um in der Nähe befindliche Personen herbei zu holen und gleichzeitig ohne Zeitverzug den nächsten Schritt durchführen zu können. Wenn der Ersthelfer alleine auf sich gestellt ist, soll er den Patienten zu diesem Zeitpunkt noch nicht verlassen!

Wenn rasch weitere Helfer hinzukommen und z. B. den Notruf übernehmen, kann der Ersthelfer unmittelbar weitere lebensrettende Maßnahmen am Patienten durchführen (z. B. Atemweg freimachen, Atemkontrolle).

Falls der Patient auf die Stimulation durch Ansprechen reagiert, soll der Ersthelfer den Betroffenen zunächst in der vorgefundenen Position belassen (sofern ihm so keine weitere Gefahr droht). Dann sollte der Ersthelfer versuchen, herauszufinden, ob ein Problem besteht und worum es sich handelt, sodass ggf. gezielt Erste Hilfe und Notruf nach Notwendigkeit durchgeführt werden können. Nach dem Notruf wird der Betroffene bis zum Eintreffen professioneller Hilfe weiter überwacht.

Atemweg freimachen

Der nachfolgende Text bezieht sich auf diesen Ausschnitt von Algorithmus 1 (Seite 30)

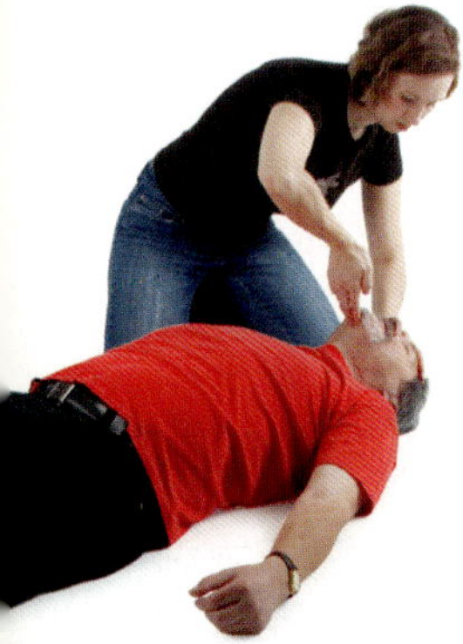

Abb. 2.5 Atemweg frei machen: Kopf überstrecken und Kinn anheben

Bei fehlender Reaktion auf die gesetzten Reize (Ansprechen und Rütteln): Falls sich der Patient noch in Bauch- oder Seitenlage befindet, soll er zur Atemkontrolle und zur weiteren Versorgung auf den Rücken gedreht werden.

Untersuchungen zufolge wird die Atemkontrolle erschwert und verzögert, wenn der Patient mit dem Gesicht nach unten liegt und die optimale Kopfposition zur Atemkontrolle nicht möglich ist.

Der Helfer kniet seitlich neben dem Betroffenen und macht den Atemweg frei:

Der Atemweg wird freigemacht („geöffnet"), indem der Kopf rekliniert („überstreckt") und das Kinn nach vorne gezogen („angehoben", „vorgeschoben") wird [AHA-Klasse II a, LOE B].

1. Eine Hand auf die Stirn des Patienten legen und den Kopf vorsichtig in den Nacken legen. Daumen und Zeigefinger bleiben frei (für den Fall, dass die Nase des Betroffenen zur Mund-zu-Mund-Beatmung geschlossen werden muss).
2. Mit zwei Fingerspitzen der anderen Hand unter den Kinnvorsprung des Betroffenen fassen und den Unterkiefer anheben.

Bei Bewusstlosen erschlafft die Muskulatur, auch die der Zunge und des Rachens. Daher kann – besonders in Rückenlage – die Atemfunktion dadurch behindert oder vollständig blockiert sein, dass aufgrund der Stellung von Kopf, Unterkiefer und Wirbelsäule die erschlaffte Zunge (zusammen mit weiteren Weichteilen) den Mund-Rachenraum (Oropharynx) verlegt (s. Abb. 2.6 a). Durch das Manöver „Kopf überstrecken + Kinn anheben" entfernt sich die Zunge automatisch von der Rachenhinterwand und der Luftstrom kann ungehindert passieren (s. Abb. 2.6 b–d). Sowohl die Atemkontrolle als auch die Atemspende oder Beatmung mit einfachen Hilfsmitteln darf nur bei freiem Atemweg durchgeführt werden; sonst könnte bei der Atemkontrolle eine vorhandene schwache Eigenatmung des Patienten weiter unterdrückt und unerkannt bleiben oder bei Beatmung die Aspirationsgefahr durch erhöhten Beatmungsdruck mit Magenblähung steigen.

„Atemweg frei machen" bedeutet also lediglich, die korrekte Kopfposition herzustellen, um den Luftweg durchgängig zu machen (im Englischen: „open airway" = „Öffnen des Atemwegs"). Studien haben gezeigt, dass diese Maßnahme einfach durchführbar, sicher und effektiv ist. Professionelle Helfer können zum dauerhaften Freihalten des Atemwegs Hilfsmittel benutzen (z. B. Oropharyngealtubus nach Guedel oder Nasopharyngealtubus nach Wendl, s. S. 141).

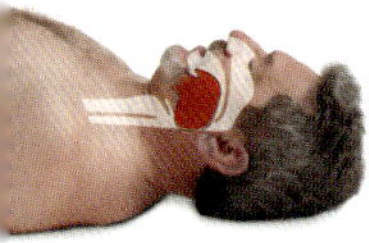

Abb. 2.6a Atemweg beim Bewusstlosen: Kopf in Neutralstellung, die erschlaffte Zunge verlegt den Rachenraum

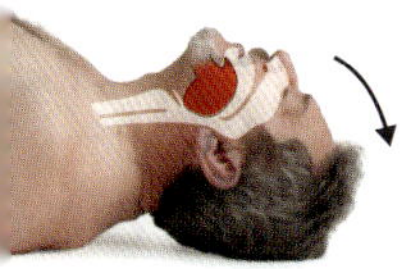

Abb. 2.6b Atemweg beim Bewusstlosen: Kopf überstreckt; der Zungengrund entfernt sich von der Rachenhinterwand

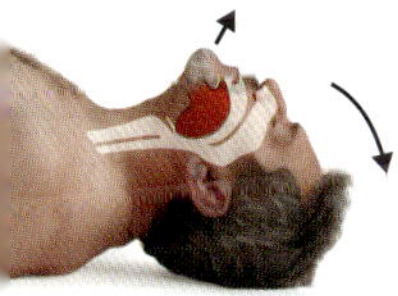

Abb. 2.6c Atemweg beim Bewusstlosen: Kopf überstreckt + Kinn angehoben; der Atemweg ist frei

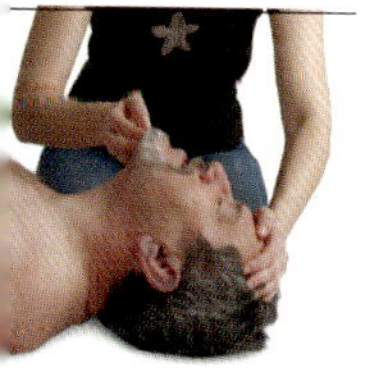

Abb. 2.6d Atemweg frei machen (Atemweg öffnen) = Kopf überstrecken + Kinn anheben

Eine Mundraumkontrolle oder der Versuch, Fremdkörper oder Flüssigkeiten aus den Atemwegen zu entfernen, werden nicht routinemäßig empfohlen (Zeitverlust, potenziell schädlich). Eine Mundraumkontrolle wird im Rahmen des BLS nur empfohlen, wenn sich der Thorax unter Beatmung nicht hebt. Ein Ausräumen des Mund-Rachen-Raums mit den Fingern erfolgt nur dann, wenn tatsächlich feste Fremdkörper sichtbar sind. Das Vorgehen bei akuter Atemwegsverlegung durch Fremdkörper ist in Kapitel 2.3 beschrieben.

Es gibt keine Untersuchungen über den Nutzen eines routinemäßigen Auswischens des Mund-Rachen-Raumes mit den Fingern bei Patienten ohne sichtbare Fremdkörper, jedoch wurden hierdurch Gefahren für Patienten und Helfer beschrieben. Eine Verlegung des Atemwegs durch Fremdkörper ist bei Patienten mit plötzlichem Herz-Kreislauf-Stillstand selten. Eine Mundraumkontrolle wird daher nur bei wahrscheinlicher oder offensichtlicher Verlegung empfohlen, z. B. beobachteter Erstickungsanfall (insbes. beim Essen) oder bei ineffektiver Beatmung trotz optimaler Kopfposition und korrekter Beatmungstechnik. Aufgrund einer höheren Wahrscheinlichkeit einer Atemwegsverlegung bei hospitalisierten Patienten wird auch bei Patienten, die plötzlich innerklinisch bewusstlos aufgefunden werden, grundsätzlich eine initiale Mundraumkontrolle empfohlen. Ein korrekt und fest sitzendes künstliches Gebiss sollte nicht routinemäßig entfernt werden, da es i. d. R. die Gesichtskonturen formt und damit oftmals die Abdichtung bei der Beatmung vereinfacht (gilt für Atemspende und Maskenbeatmung).
Ein instrumentelles Ausräumen (z. B. mit Magill-Zange) bzw. das Absaugen von Flüssigkeiten durch professionelle Helfer sollten ebenfalls nur unter direkter Sicht erfolgen

Begrifflichkeiten: In der notfallmedizinischen Umgangssprache ist die Bezeichnung „Kopf überstrecken" weithin gebräuchlich, wenn auch sachlich durchaus unzutreffend, da ja nicht der Kopf in sich überstreckt wird, sondern die gewünschte Gelenkbewegung orthopädisch korrekt durch „Reklinieren" oder „Dorsalextension" der Halswirbelsäule stattfindet (davon bis ca. 10 ° im oberen Kopfgelenk). Auch in den englischen Originalleitlinien wird diese Bewegung allerdings – vor allem für den Laien nachvollziehbar – hauptsächlich als Bewegung des Körperteils Kopf beschrieben: „head tilt“. Als alternative und korrekte deutschsprachige Wendungen wären Formulierungen wie „den Kopf rückwärts neigen“ oder „den Kopf in den Nacken legen“ geeignet, deren Ausführung die Mitbewegung der Halswirbel impliziert (die BÄK verwendet die Übersetzung „Hals überstrecken“). Wir werden aus praktischen Gründen im Folgenden bei der im Alltag vielfach verwendeten Formulierung „Kopf überstrecken“ bleiben.

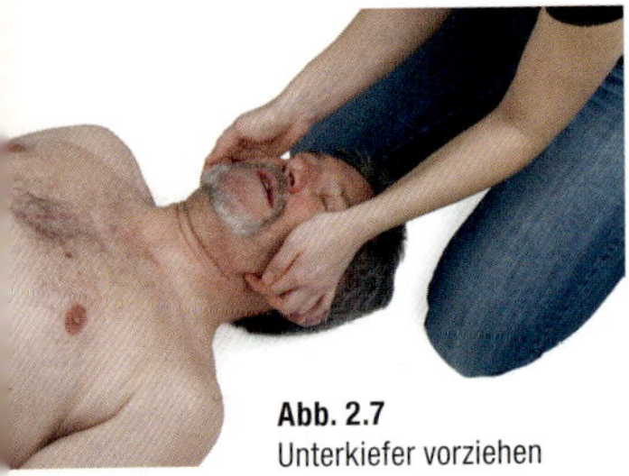

Abb. 2.7
Unterkiefer vorziehen

Das Manöver „Kopf überstrecken und Kinn nach vorne ziehen“ wird für Laienhelfer auch bei bewusstlosen Verletzten empfohlen. Wenn aufgrund des Unfallmechanismus der Verdacht auf ein Halswirbelsäulentrauma besteht, wird – nur für professionelle Helfer – die Anwendung des Esmarch-Handgriffs ohne Überstrecken des Kopfes empfohlen [AHA-Klasse IIb, LOE C] (s. Abb. 2.7), in Verbindung mit achsengerechter Immobilisation der Halswirbelsäule durch einen zweiten Helfer (manuelle In-line-Stabilisierung, MILS). Ferner sollen Kopf, Hals, Brustkorb und Becken während der Reanimation möglichst in Neutralposition belassen werden.
Der Esmarch-Handgriff ist schwierig zu erlernen und kann ebenfalls zu relevanten Bewegungen der Halswirbelsäule führen. Daher ist er für Laien generell nicht empfohlen.
Wenn der Esmarch-Handgriff durch einen professionellen Helfer bei lebensbedrohlicher Atemwegsverlegung keinen Erfolg bringt, dann soll der Kopf vorsichtig in kleinen Schritten überstreckt werden, gerade soweit, dass ein freier Atemweg erreicht wird. Ein freier Atemweg hat Vorrang vor Bedenken bezüglich einer möglichen HWS-Verletzung [AHA-Klasse I, LOE C].
MILS und HWS-Stützkragen (durch professionelle Helfer angewendet) können Wirbelsäulenbewegungen nicht verhindern; die MILS kann aber das Ausmaß der Bewegungen bei Atemwegsmanövern reduzieren und ist dabei sicherer anwendbar als HWS-Stützkragen [AHA-Klasse IIb, LOE C]. HWS-Stützkragen können das Atemwegsmanagement erschweren und erhöhen den intrakraniellen Druck.

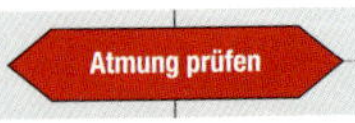

Der nachfolgende Text bezieht sich auf diesen Ausschnitt von Algorithmus 1 (Seite 30)

Während der Atemweg durch Überstrecken des Kopfes und Vorziehen des Kinns weiter freigehalten wird, überprüft der Helfer, ob der Betroffene normal atmet. Schnappatmung ist keine normale Atmung, sondern ein Zeichen für einen Herz-Kreislauf-Stillstand. Die Atemkontrolle soll nicht länger als 10 Sekunden dauern.

Die Atemkontrolle besteht aus gleichzeitigem
- **Sehen:** Bewegungen des Brustkorbs?
- **Hören:** Atemgeräusche am Mund des Betroffenen?
- **Fühlen:** Spürbare Luftbewegung an der Wange des Helfers?

Der Helfer muss entscheiden, ob eine „normale Atmung“ vorliegt. Wenn „keine Atmung“ bzw. eine „nicht normale Atmung“ vorliegt, deutet dies auf einen Herz-Kreislauf-Stillstand hin, sodass Wiederbelebungsmaßnahmen angezeigt sind. Die Begriffe „normal“ und „nicht normal“ wurden gewählt, damit die sogenannte Schnappatmung nicht fälschlicherweise für ein Lebenszeichen gehalten wird, sodass Ersthelfer von wirkungsvollen Wiederbelebungsmaßnahmen abgehalten werden. Sie kann vor allem in den ersten Minuten nach einem Herz-Kreislauf-Stillstand auftreten (zum Pathomechanismus vgl. S. 281 ff. – sie wird auch bei Sterbenden mit abnehmender Kreislauffunktion beobachtet, dann auch als agonale Atmung bezeichnet). Schnappatmung erscheint als „verminderte Atemtätigkeit“, „spärliche“ bis „kaum wahrnehmbare Atmung“, aber auch als „schwere“, „angestrengte“ oder „keuchende“ Atmung bis hin zu „laut schnarchenden Atemgeräuschen“ oder unzureichenden wie „nach Luft schnappenden“ Bewegungsabläufen. Schnappatmung wird bei bis zu 40 % der Patienten mit plötzlichem Herz-Kreislauf-Stillstand (HKS) in den ersten Minuten nach Eintritt des HKS beobachtet (bis 55 % bei beobachtetem Kollaps und initialem Rhythmus Kammerflimmern). Es ist tragisch, wenn gerade bei Patienten mit Schnappatmung eine Reanimation unterlassen oder verzögert wird, da Patienten mit initial festgestellter Schnappatmung an sich eine deutlich bessere Überlebensprognose haben als Patienten mit initialer Apnoe, wenn eine Reanimation sofort begonnen wird [7, 8], z. B. Entlassungsraten von 27 % gegenüber 9 %, $p < 0{,}001$ [bei Clark et al., 1992], was in neueren Arbeiten noch deutlicher bestätigt wurde (Krankenhausentlassungsraten bei Schnappatmung und Ersthelfer-CPR von 39 % gegenüber 9 % ohne Schnappatmung mit Ersthelfer-CPR, N=481, adjustierte OR 5,1, 95 %-KI 2,7–9,4) [9].

Damit aber Schnappatmung nicht fälschlicherweise für ein Lebenszeichen gehalten und somit die Reanimation unterlassen oder verzögert wird, muss dies in Ausbildungsveranstaltungen – auch für professionelle Helfer – immer wieder betont und erläutert werden. Der Ersthelfer muss also im Erste-Hilfe-Kurs lernen, spärliche oder unregelmäßige, geräuschvolle Schnappatemzüge als „nicht normal“ (wie einen Atemstillstand) einzuschätzen und zu behandeln [AHA-Klasse I, LOE C]. Im Zweifelsfall soll er sich für „nicht normal“ entscheiden. Sowohl in Kursen als auch bei der Telefonreanimation durch Leitstellendisponenten sollen Ersthelfer unbedingt instruiert werden, CPR durchzuführen, auch wenn der Patient gelegentliche Schnappatemzüge zeigt [AHA-Klasse I, LOE B].

Wenn bei der Atemkontrolle nach wenigen Sekunden feststeht, dass der Patient ausreichend atmet, soll die Atemkontrolle beendet und der Patient in die Stabile Seitenlage gebracht werden. Die BÄK wies 2007 aber auch darauf hin, dass die Atemkontrolle – solange keine At-

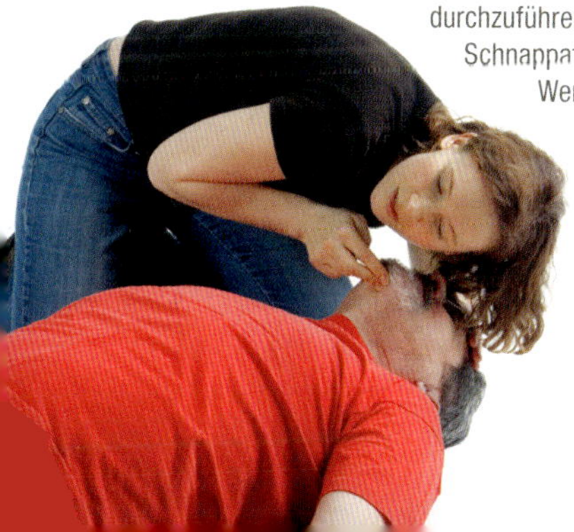

Abb. 2.8 Atemkontrolle bei freiem Atemweg: Sehen, Hören, Fühlen – normale Atmung?

mung festgestellt wird – bis auf das Maximum von 10 Sekunden (aber nicht länger) ausgedehnt werden sollte, um eine sehr langsame, aber möglicherweise noch ausreichende Atmung nicht als Atemstillstand zu interpretieren (z. B. 6 Atemzüge pro Minute entspricht einer Einatmung alle 10 Sekunden).

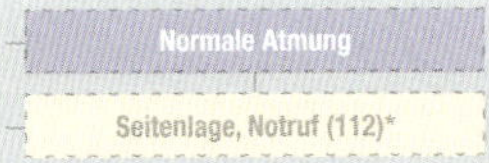

Der nachfolgende Text bezieht sich auf diesen Ausschnitt von Algorithmus 1 (Seite 30)

Wenn der Betroffene zwar bewusstlos ist, aber eindeutig (noch) normal atmet, wird er in die Stabile Seitenlage gebracht. Wenn kein zweiter Helfer zur Verfügung steht, um parallel den Notruf durchzuführen (Details s. S. 39 ff.), erfolgt der Notruf erst unmittelbar nach der Stabilen Seitenlage. Danach ist die Atmung des Patienten kontinuierlich zu überwachen.

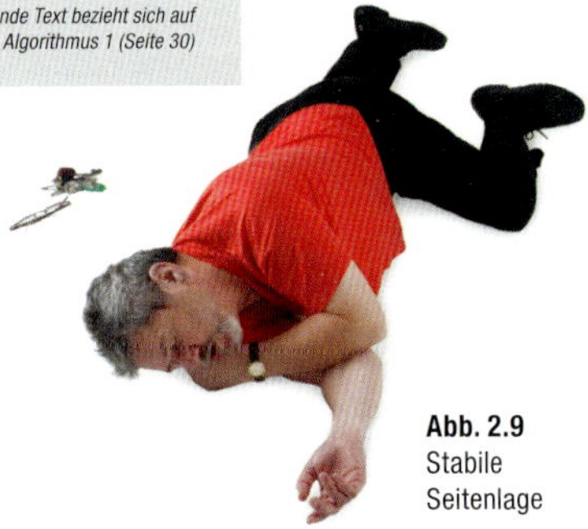

Abb. 2.9 Stabile Seitenlage

Die Stabile Seitenlage dient dazu,
- den Atemweg kontinuierlich weiter freizuhalten (keine Verlegung und Beeinträchtigung der Eigenatmung durch erschlaffte Zunge und Rachenweichteile) und
- das Eindringen von Sekreten, Blut und Mageninhalt in den Atemweg zu vermeiden (Aspirationsprophylaxe). Dies kann die Überlebenschancen des Patienten verbessern. Details und Durchführung der Stabilen Seitenlage s. S. 72 ff.

Wenn der Patient in Seitenlage nicht mehr normal atmet, wird er zügig auf den Rücken gedreht, um Atmung und Kreislaufzeichen korrekt prüfen zu können. Fehlen diese, wird direkt mit der Reanimation begonnen (Thoraxkompressionen und Beatmung im Verhältnis 30 : 2, s. S. 43 ff.).

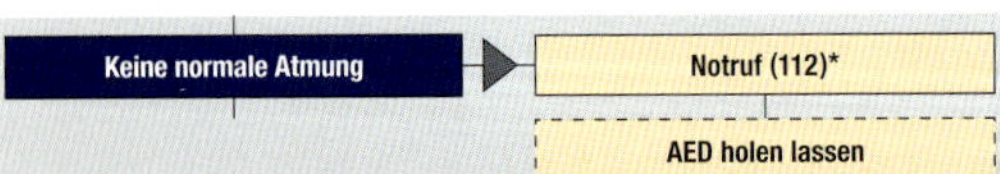

Der nachfolgende Text bezieht sich auf diesen Ausschnitt von Algorithmus 1 (Seite 30)

Wenn der Betroffene nicht oder nicht normal atmet, wird ein Herz-Kreislauf-Stillstand angenommen, sodass spätestens jetzt der Notruf durchgeführt werden (Alarmierung des Rettungsdienstes) [AHA-Klasse I, LOE C] und so schnell wie möglich mit der CPR (HLW) begonnen werden muss. Eine gelegentliche Schnappatmung (s. o.) ist wie ein Atemstillstand zu bewerten [AHA-Klasse I, LOE C]! Sofern in der Nähe verfügbar, soll ein automatisierter externer Defibrillator (AED) geholt und angewendet werden.
Anders als beim ERC empfiehlt die AHA, bereits nach Feststellen der Bewusstlosigkeit den Notruf abzusetzen, damit der Leitstellendisponent den Ersthelfer ggf. gezielt bei der Atemkontrolle anleiten kann.

Wenn zwei oder mehr Ersthelfer vor Ort sind: Idealerweise beginnt ein Helfer mit der CPR (Thoraxkompressionen) und beauftragt eine weitere Person damit, den Notruf durchzuführen (Meldung eines Herz-Kreislauf-Stillstandes) und einen in der Nähe befindlichen AED zu suchen und herbei zu holen (ausdrücklich auch in den ERC-Leitlinien empfohlen, wenn auch nicht im ERC-Original-BLS-Algorithmus enthalten) [AHA-Klasse IIa, LOE C]. Nur wenn kein zweiter Helfer zur Verfügung steht, muss der Ersthelfer selbst schnellstmöglich den Notruf absetzen (möglichst Mobiltelefon benutzen; den Patienten nur verlassen, wenn es keine andere Möglichkeit gibt).

Notrufzeitpunkt, wenn der Ersthelfer auf sich allein gestellt ist

In den meisten Fällen eines plötzlichen Herz-Kreislauf-Stillstandes außerhalb von Krankenhäusern handelt es sich um Erwachsene, die aufgrund einer Herzerkrankung Kammerflimmern entwickeln. Die Sauerstoffspeicher sind initial noch nicht erschöpft. Solche Patienten profitieren vom schnellstmöglichen Eintreffen des Rettungsdienstes (z. B. Defibrillator, suffizienter BLS, erweiterte Reanimationsmaßnahmen), sodass ein sofortiger Notruf sinnvoll ist („call first") und der Ersthelfer nach dem Notruf bis zum Eintreffen des Rettungsdienstes CPR durchführen soll.

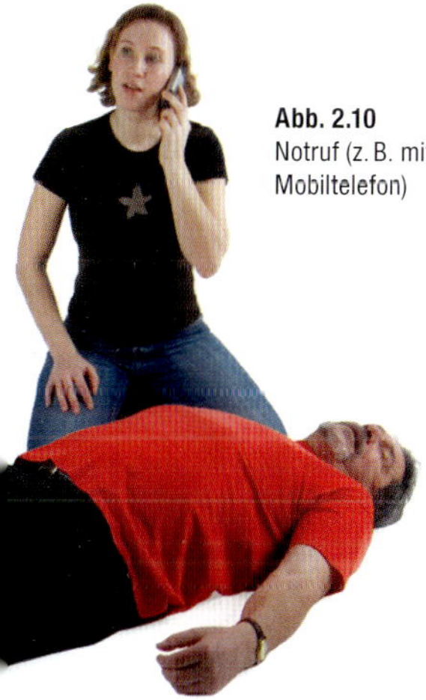

Abb. 2.10 Notruf (z. B. mit Mobiltelefon)

Frühere Leitlinien (2000/2001) versuchten, auch den pathophysiologischen Bedingungen solcher Patienten Rechnung zu tragen, bei denen ein Sauerstoffmangel zum Herz-Kreislauf-Stillstand geführt hat (Herz-Kreislauf-Stillstand durch Ersticken/Sauerstoffmangel = Asphyxie – z. B. Ertrinken, Trauma, Vergiftung). In diesen Fällen sind die Sauerstoffspeicher bereits im Augenblick des Kollapses erschöpft. Für diese Fälle wurde ein kurzes Intervall Basisreanimation empfohlen, bevor ein auf sich allein gestellter Helfer den Betroffenen verlassen sollte, um Hilfe zu holen (dieses Konzept wurde „call fast" genannt).

Diese Differenzierung erhöhte jedoch den Schwierigkeitsgrad für den Ersthelfer deutlich, obwohl die abweichende Vorgehensweise nur für eine kleine Patientengruppe relevant wäre. Daher soll der Laienhelfer grundsätzlich sofort nach Feststellen des Atemstillstandes den Notruf absetzen („call first").

Sonderfall: Helfer, die speziell für die Rettung Ertrinkender ausgebildet werden, sollen zusätzlich gelehrt werden, bei Erwachsenen im Rahmen von Ertrinkungsunfällen folgendermaßen vorzugehen:

1. Beginn der Reanimation mit 5 Beatmungen (vor den Thoraxkompressionen).
2. Ein auf sich allein gestellter Helfer soll für 1 Minute die Basisreanimation (Thoraxkompressionen und Beatmung) fortführen, bevor er den Notruf absetzt.

Die AHA empfiehlt bei asphyktischem Herz-Kreislauf-Stillstand im Rahmen eines Ertrinkungsunfalls oder einer Atemwegsverlegung durch Fremdkörper **2 min Basisreanimation** (5 Zyklen 30 : 2) vor dem Notruf, wenn Fachpersonal als Ersthelfer tätig wird und auf sich allein gestellt ist.

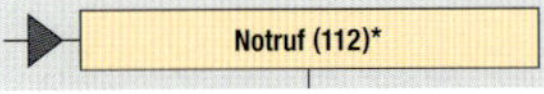

Der nachfolgende Text bezieht sich auf diesen Ausschnitt von Algorithmus 1 (Seite 30)

Allgemein wird zur Aktivierung des Rettungsdienstes bei medizinischen Notfälle die Notrufnummer 112 oder – wenn dem Ersthelfer bekannt – eine spezifische nationale Notrufnummer empfohlen.

Sicherlich werden die meisten Notrufe über Mobiltelefone und Festnetzanschlüsse (private Telefone und öffentliche Telefone mit kostenloser Notrufmöglichkeit) getätigt. Es ist wichtig zu wissen, dass seit 2009 in Deutschland die Anwahl des Notrufs 112 vom Handy aus nur noch mit eingelegter, betriebsbereiter SIM-Karte möglich ist [10, 11] (Details s. u.). In größeren Unternehmen, Betrieben, Krankenhäusern oder öffentlichen Einrichtungen existieren oft spezielle Notfallmeldewege, mit denen z. T. ein eigener Rettungsdienst oder ein Notfallteam schneller erreichbar ist als über den öffentlichen Notruf (unbedingt bei Aufnahme einer neuen Tätigkeit darüber informieren). Ferner ist im Notfall daran zu denken, dass es bei fehlender Möglichkeit eines telefonischen Notrufs (z. B. kein Empfang bei Mobiltelefonen) oft weitere Möglichkeiten gibt, einen Notruf abzusetzen, z. B. über Notrufsäulen an Autobahnen und Bundesstraßen (werden abgebaut) sowie an Flughäfen und Bahnhöfen (z. T. mit Vorhaltung eines AED kombiniert) oder über Dienstleister mit einer Funkverbindung zu einer Einsatzzentrale (z. B. Busfahrer, Taxifahrer). Die unabdingbaren Angaben, die bei einem Notruf möglichst strukturiert übermittelt werden sollten, sind in der Tabelle 2.1 zusammengefasst. Auf jeden Fall sind Nachfragen oder Hinweise des Leitstellendisponenten abzuwarten, bevor man das Gespräch beendet.

Tab. 2.1 Inhalt des Notrufs

Wo?	Genaue Ortsangabe
Was?	Art des Notfallereignisses
Wie viele?	Anzahl der Betroffenen
Welche Art der Erkrankung/Verletzung?	Zustand des Patienten
Warten auf Rückfragen	...des Disponenten der Leitstelle/Notrufzentrale!

Details zum Notruf 112

Bereits 1976 hat die Europäische Konferenz der Verwaltungen für Post- und Fernmeldewesen (CEPT) in ihrer Empfehlung T/SF1 die Verwendung der Nummer 112 als europaweit einheitliche Notrufnummer empfohlen. Dies geschah unter anderem vor dem Hintergrund zunehmender Mobilität und Reisefreudigkeit innerhalb Europas. Die Empfehlung T/SF1 wurde jedoch nicht von allen Mitgliedsstaaten umgesetzt. Im Jahr 1991 hat daher der Rat der Europäischen Gemeinschaften schließlich verbindlich festgelegt, dass die **112**

als einheitliche Notrufnummer in allen Mitgliedsstaaten eingeführt werden soll (Entscheidung des Rates 91/396/EWG). Dabei wurde explizit erklärt, dass die 112 nationale Notrufnummern nicht zwingend ersetzt, sondern auch zusätzlich eingerichtet werden kann. Diese Entscheidung betrifft alle Telekommunikationsnetze, sodass auch neu einzuführende Technologien die 112 in ihrem Netz einrichten müssen.

Die Notrufnummer 112 ist zwar europaweit einheitlich, nicht aber die Festlegung der Kontaktpunkte dahinter. Es ist Sache der einzelnen Mitgliedsstaaten, entsprechend ihrer Infrastruktur festzulegen, welche Stelle die Notrufe entgegennimmt und dann die entsprechende Organisation alarmiert (z. B. Feuerwehr, Polizei oder Rettungsdienst). Die Mitgliedsstaaten wurden in der sog. Universaldienstrichtlinie (Richtlinie 2002/22/EG) verpflichtet, dafür zu sorgen, dass 112-Notrufe genauso zügig und zuverlässig abgearbeitet werden wie Notrufe bei Benutzung nationaler Rufnummern. Nichtsdestotrotz kann es u. U. schneller zum definitiven Ansprechpartner führen, direkt den nationalen Notruf des gewünschten Dienstes anzuwählen statt einer allgemeinen Notrufzentrale, die als Vermittler fungiert. Beispiele für nationale Notrufnummern in Nachbarländern Deutschlands siehe Tabelle 2.2. In Deutschland beträgt die durchschnittliche Wartezeit bis zur Annahme eines 112-Notrufs ca. 7 Sekunden bzw. es werden 97 % der 112-Notrufe innerhalb von 20 Sekunden beantwortet [11].

Tab. 2.2 Beispiele für nationale Notrufnummern in Nachbarländern Deutschlands

Land	Polizei	Feuerwehr	Rettungsdienst
Belgien	101	100	100
Dänemark	112	112	112
Deutschland	110	112	112, teilweise auch 19222
Frankreich	17	18	15
Italien	Carabinieri 112 Polizia Di Stato 113	115	118
Liechtenstein	117	118	144
Luxemburg	113	112	112
Niederlande	112	112	112
Österreich	133	122	144
Polen	997	998	999
Schweiz	117	118	144
Tschechien	158	150	155

Die Anwahl nationaler Notrufnummern vom Mobiltelefon aus erfordert z. T. eine Ortsnetzvorwahl, um mit der nächsten Einsatzzentrale verbunden zu werden. Für spezielle Dienste gibt es in einigen Ländern weitere Notrufnummern (z. B. Giftnotruf, Bergrettung, psychosoziale Notfälle, Notrufe für Kriminalitätsopfer). Angaben ohne Gewähr.

Laut der o. g. Universaldienstrichtlinie muss es möglich sein, die 112 nicht nur vom Mobiltelefon kostenlos anrufen zu können, sondern auch von allen Münz- und Kartentelefonen. Die Anwahl der 112 muss immer funktionieren – auch ohne Geldeinwurf oder Karteneingabe! Die Anwahl der nationalen Notrufnummern soll ebenso kostenfrei sein.

Übertragung der Anruferdaten

Gemäß der Universaldienstrichtlinie (s. o.) sind alle Telekommunikationsdienstleister verpflichtet, nach Eingang des Notrufs (112) auch die Informationen zum Anruferstandort zu übermitteln.
Deutschland hat die europäischen Anforderungen an die 112 in der sog. Notrufverordnung umgesetzt (Verordnung über Notrufverbindungen vom 6. März 2009, NotrufV, BGBl. I S. 481). Im Sinne einer effektiven und effizienten Notruf-Abarbeitung sind – kurz gesagt – die Behörden und die Telekommunikationsdienstleister verpflichtet, die Notrufadressierung des jeweiligen Telekommunikationsnetzes möglichst genau an die Zuständigkeitsbereiche der Notrufzentralen anzupassen. Die vollständige Umsetzung dieser Forderung, soweit noch nicht erfolgt, wird auf Basis der entsprechenden Technischen Richtlinie Notruf (TRNotruf, Ausgabe 1.0, Stand 06/2011) der Bundesnetzagentur geschehen, die am 20. Juni 2011 veröffentlicht wurde (Verfügung 42/2011).

Identifizierung/Ortung des Anrufers

Darüber hinaus müssen gem. NotrufV auch die Anruferdaten und der Anruferstandort übertragen werden. Von Festnetztelefonen stellt dies grundsätzlich kein großes technisches Problem dar. Hingegen werden in Mobilfunknetzen dazu Daten der SIM-Karte benötigt. Daher ist seit 2009 für Notrufe eine „betriebsbereite" SIM-Karte notwendig. „Betriebsbereit" heißt in diesem Zusammenhang, dass die SIM-Karte bei einem Netzbetreiber noch als gültig registriert sein muss, ein Guthaben bei sog. Prepaid-Karten ist aber nicht notwendig! Auch SIM-Karten ausländischer Mobilfunknetzanbieter funktionieren in Deutschland.
Vorteil ist, dass auch bei nicht vorhandener Ortskenntnis des Anrufers der Notfallort identifiziert werden kann (in Deutschland innerhalb von ca. 70 Sekunden [11]).

Bedeutung der Rettungsleitstelle/Notrufzentrale

Der Reanimationserfolg (außerklinischer Reanimationen) wird erheblich durch die Disponenten in Rettungsleitstellen bzw. Notrufzentralen beeinflusst. Die Überlebensraten der Patienten sind nachgewiesenermaßen abhängig von der Vorgehensweise und der Erfahrung der Disponenten! Daher werden ausdrücklich strikte Protokolle zur Informationsabfrage und zum Vorgehen bei Verdacht auf Herz-Kreislauf-Stillstand empfohlen. Anrufer, die nicht in CPR ausgebildet sind, sollen durch den Disponenten angeleitet werden, bestmöglich durchgehende Thoraxkompressionen (CCO-CPR – s. S. 62 ff.) durchzuführen, bis der Rettungsdienst eintrifft [AHA-Klasse I, LOE B] – nach AHA gilt dies explizit für alle bewusstlosen Patienten mit nicht normaler Atmung, da die meisten dieser Pat. einen Herz-Kreislauf-Stillstand haben und die übrigen nur sehr selten erheblichen Schaden durch Thoraxkompressionen erleiden [AHA-Klasse I, LOE B]. Leitstellendisponenten sol-

len adäquat ausgebildet sein, um telefonisch CPR-Instruktionen geben zu können [AHA-Klasse I, LOE B].
In einer Studie wurde gezeigt, dass bei unerfahrenen Leitstellendisponenten (Annahme nur weniger Notrufe wegen HKS pro Jahr) die Überlebensrate der Patienten deutlich niedriger ist, als bei erfahrenen Disponenten (10 oder mehr Notrufe wegen HKS pro Jahr): 22 % gegenüber 39 % [Zahlen nach ERC-Guidelines, 2010, S. 1282].
Die korrekte Erkennung von Herz-Kreislauf-Stillständen durch Leitstellendisponenten liegt zwischen 50 und 80 %. Wenn der Leitstellendisponent den HKS korrekt erkennt, ist ein Überleben des Patienten wahrscheinlicher, z. B. weil der Anrufer telefonisch zur CPR aufgefordert und ggf. angeleitet wird und weil ein passendes Rettungsmittel mit entsprechender Dringlichkeit entsendet wird. Wenn der Leitstellendisponent bei einem Notruf mit den Kriterien Bewusstlosigkeit und fehlender oder abnormaler Atmung grundsätzlich wie bei einem HKS vorgeht, werden Fälle mit HKS kaum übersehen. Leitstellendisponenten sollen speziell geschult sein, bei einem Notruf ein abnormales Atemmuster zu erkennen, um Schnappatmung und Herz-Kreislauf-Stillstand besser zu identifizieren [AHA-Klasse I, LOE B]. Auch wenn der Anrufer über Krampfaktivität berichtet, aber auf Nachfrage bisher beim Patienten nie Krampfanfälle aufgetreten sind, ist die Wahrscheinlichkeit eines HKS erhöht. Die AHA empfiehlt auch eine entsprechende Auswertung der Qualität durchgeführter Telefonreanimationen als wichtigen Bestandteil einer hochwertigen Notfallversorgung [AHA-Klasse II a, LOE B].

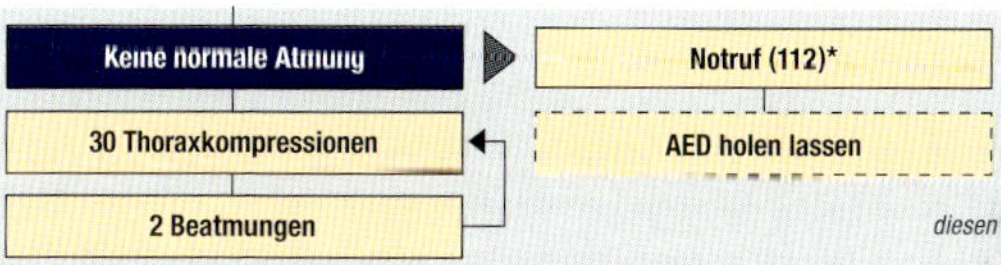

Der nachfolgende Text bezieht sich auf diesen Ausschnitt von Algorithmus 1 (Seite 30)

Wenn ein Patient nicht auf Stimuli (Rütteln, Ansprechen) reagiert und keine normale Atmung aufweist (Atemstillstand oder Schnappatmung), wird ein Herz-Kreislauf-Stillstand angenommen [AHA-Klasse I, LOE C] und es ist unverzüglich mit der kardiopulmonalen Reanimation (CPR) zu beginnen:

- zunächst 30 Thoraxkompressionen („Herzdruckmassage", s. Abb. 2.15 – 2.17)
- dann 2 Beatmungen bei erneut freigemachtem Atemweg
- Wiederholung von Thoraxkompressionen und Beatmungen im Verhältnis 30 : 2 [AHA-Klasse II a, LOE B].

Das Vorgehen, die CPR bei Erwachsenen mit Thoraxkompressionen zu beginnen, wurde bereits 2005 vom ERC, basierend auf den Ergebnissen der Leitlinienkonferenz 2005 in Dallas, empfohlen, während ILCOR und AHA erst in 2010 die eingängige und tief verwurzelte Formel A-B-C (airway – breathing – circulation) verlassen und in die Reihenfolge (A-) C-A-B (circulation – airway – breathing) geändert haben [AHA-Klasse II b, LOE C].
In den ersten Minuten nach einem plötzlichen Herz-Kreislauf-Stillstand, der nicht auf Sauerstoffmangel (Ersticken, primäre Apnoe/sekundärer Herz-Kreislauf-Stillstand = Asphy-

xie) beruht, bleibt der Sauerstoffgehalt des (arteriellen) Blutes hoch, der Sauerstoff wird aber nicht weiter transportiert. In dieser Zeit hängt die Sauerstoffversorgung von Herz und Gehirn also stärker vom Blutfluss ab als von der Sauerstoffzufuhr durch Beatmung (die Lunge enthält zu Beginn der Reanimation noch ein sauerstoffhaltiges Residualvolumen). Thoraxkompressionen (Zirkulation) sind bei primärem Herz-Kreislauf-Stillstand initial somit wichtiger als Beatmung (Ventilation)!

Der Beginn der Reanimation mit Thoraxkompressionen (statt mit Beatmungen) wird daher zum einen der Pathophysiologie gerecht, zum anderen fällt es so dem Ersthelfer leichter, eine Reanimation einzuleiten, als zuerst den bislang oft ins Feld geführten Widerstand gegen die Mund-zu-Mund-Beatmung überwinden zu müssen (Ekel, Angst vor Infektion, Technik – zur Relevanz vgl. S. 64).

„Thoraxkompressionen (TK) in bestmöglicher Qualität“ sind neben „effektiver und sicherer Defibrillation zum richtigen Zeitpunkt“ nach heutigem Wissensstand eine der beiden Hauptsäulen eines Erfolg versprechenden Wiederbelebungsversuchs! Es sei aber betont, dass die Beatmung im Verlauf der Reanimation (zunehmende Sauerstoffausschöpfung) sowie bei asphyktischen Herz-Kreislauf-Stillständen eine größere Bedeutung bekommt und nach heutigem Kenntnisstand wesentlicher Bestandteil der Reanimation bei Laien und professionellen Helfern ist (zur „Reanimation nur mit TK“ s. S. 62 ff.). Alle Notfallhelfer, auch wenn nicht entsprechend geschult, sollen bei Patienten jeden Alters mit Herz-Kreislauf-Stillstand bestmögliche Thoraxkompressionen durchführen. Trainierte Laienhelfer (z. B. Erste-Hilfe-Kurs) und professionelle Helfer sollen ausdrücklich auch Beatmungen durchführen. Für allein reanimierende Ersthelfer gilt das Verhältnis 30 : 2 (TK zu Beatmungen) universell bei Patienten aller Altersstufen (außer bei Neugeborenen, s. Kap. 3.7). Laien sollen nur in der Ein-Helfer-Methode ausgebildet werden – beim Helferwechsel (s. S. 59 ff.) übernimmt jeweils der neue Helfer die komplette Reanimation.

30 Thoraxkompressionen

Der nachfolgende Text bezieht sich auf diesen Ausschnitt von Algorithmus 1 (Seite 30)

Die Reanimation beginnt mit 30 Thoraxkompressionen [AHA-Klasse IIb, LOE C]. Thoraxkompressionen sind essenziell, um einen Blutfluss bei Herz-Kreislauf-Stillstand zu erreichen und bei allen Patienten mit Herz-Kreislauf-Stillstand indiziert [AHA-Klasse I, LOE B]. Die bisherige Forderung nach bestmöglicher Qualität der Thoraxkompressionen wird in den aktuellen Leitlinien 2010 noch weiter verschärft und präzisiert. Insbesondere die Kompressionsrate (Zahl effektiver Kompressionen pro Minute) und die Kompressionstiefe korrelieren stark mit dem Reanimationserfolg! Selbst kurze Unterbrechungen der Thoraxkompressionen sind schädlich und nur in minimaler Form für zwingend erforderliche Maßnahmen gerechtfertigt (z. B. Beatmung, Defibrillation).

Durch Druck (Kompression) auf den Brustkorb (Thorax) kann das Blut im Gefäßsystem bewegt werden. Die Annahme, dass man bei jedem Druck auf das Brustbein (Sternum) das Herz zwischen Brustbein und Wirbelsäule auspressen würde und dass sich das Herz wieder bei Entlastung des Brustkorbs füllen würde, führte zu der Bezeichnung „Herz-Druck-Massage“ (HDM); das Prinzip wird „kardialer Pumpmechanismus“ genannt (Herz = Pumporgan, Lunge und Gefäße = Durchflussorgan). Dieser kardiale Pumpmechanismus

ist wirksam und maßgeblich, wenn der Chirurg bei einer Operation am eröffneten Brustkorb eine direkte Herzmassage vornimmt. Obwohl die Wirkung des kardialen Pumpmechanismus bei der „HDM“ schon lange in Frage gestellt wurde, wird dieses Modell auch heute noch verwendet, vor allem um die Wirkung der „HDM“ laienverständlich zu vermitteln. Die tatsächliche Wirkung von Thoraxkompressionen ist jedoch hochkomplex und variiert auch abhängig von der Kompressionstechnik (sowie bei professionellen Helfern auch vom Atemwegsmanagement und zusätzlichen Hilfsmitteln). Ein wichtiger Aspekt dabei ist, dass sich bei äußerer Druckausübung auf den knöchernen Brustkorb die Druckschwankungen auf alle Blutgefäße im Brustkorb fortsetzen (z. B. Lungengefäße, Aorta, Hohlvenen) und dass die Strömungsrichtung des Blutes dabei vor allem von den Herzklappen bestimmt wird (das Herz wird auch zum Durchflussorgan; Lunge und Gefäße werden zum Pumporgan). Dieser „thorakale Pumpmechanismus“ ist wichtig für das Verständnis spezieller CPR-Techniken und pathophysiologischer Besonderheiten. Daher bevorzugen wir die Bezeichnung „Thoraxkompressionen“ gegenüber dem Begriff „Herzdruckmassage“.
Thoraxkompressionen können also einen Blutfluss erzeugen und damit die ausgefallene Herzfunktion für eine gewisse Zeit überbrücken, bis das Herz wieder von selbst ausreichend schlagen kann, nachdem die Ursachen oder begünstigenden Faktoren des Herz-Kreislauf-Stillstandes beseitigt worden sind (z. B. Kammerflimmern durch Herzinfarkt). Diese überbrückende Durchblutung ist notwendig, da Gehirn, Herz und andere lebenswichtige Organe (z. B. Nieren) sonst rasch Schaden nehmen.
Durch Thoraxkompressionen können durchaus hohe, nahezu normale Blutdruckspitzen erzielt werden („systolische“ Blutdruckwerte > 60–80 mmHg). Die dadurch oft gut tastbare Pulswelle (oder in der Klinik: arteriell gemessene Blutdruckspitze) ist jedoch kein Maß für eine gute Durchblutung oder wirksame Thoraxkompressionen! Ein wesentliches Problem ist, dass der (arterielle) Gefäßwiderstand bei Herz-Kreislauf-Stillstand nach kurzer Zeit gegen Null tendiert (fehlende Muskelspannung der Gefäßwand). Dadurch sinkt nach jeder Kompression der Blutdruck rapide ab, sodass sehr niedrige „diastolische“ und mittlere arterielle Drücke resultieren (MAP in der A. carotis selten > 40 mmHg) [nach ERC, 2010]. Von Letzteren hängt aber wesentlich die Durchblutung der lebenswichtigen Organe ab (die des Gehirns vor allem vom MAP; die des Herzens vor allem vom „diastolischen“ Druck – ein Überleben des Patienten ist unwahrscheinlich, wenn nicht ein koronarer Perfusionsdruck von mindestens 15 mmHg erreicht werden kann [Paradis NA et al., JAMA, 1990], der sich näherungsweise aus der Differenz von aortalem und rechtsventrikulärem Druck in der „Diastole“ ergibt, wobei der rechtsventrikuläre Druck bei Herz-Kreislauf-Stillstand i. d. R. erhöht ist).
Selbst bei qualitativ guten Thoraxkompressionen ist davon auszugehen, dass günstigstenfalls nur etwa ein Drittel des normalen Herzzeitvolumens erreicht werden kann. Dies reicht für eine notdürftige Minimaldurchblutung lebenswichtiger Organe aus und erhöht die Chance für eine erfolgreiche Defibrillation deutlich. Damit aber der maximale Effekt von Thoraxkompressionen auch tatsächlich erzielt wird, ist ein akzeptabler Spitzendruck, der durch kräftige Kompression mit ausreichender **Drucktiefe** erreicht werden kann, nur eine der notwendigen Voraussetzungen! Zusätzlich sind folgende Faktoren von eminenter Bedeutung:

- **Minimale Frequenz** bei einer **ausreichend langen Serie** von TK: Bei einer einzelnen TK steigt der Blutdruck an und fällt rasch wieder ab – bis (fast) auf Null. Wenn vor dem Blutdruckabfall auf fast Null bereits eine weitere TK durchgeführt wird, kann ein höherer Blutdruck (vor allem MAP) erreicht werden. Erst nach mehreren Thoraxkompressionen (> 5), die als Serie schnell genug hintereinander ausgeführt werden, soll die maximal mögliche Durchblutung erreicht werden! Somit wird klar, dass eine minimale TK-Frequenz gegeben sein muss, um nicht nur Spitzenblutdrücke zu generieren, sondern auch eine akzeptable Minimaldurchblutung zu erreichen. Außerdem wirkt sich eine Pause der Thoraxkompressionen nicht nur für die Dauer der Pause fatal aus (Durchblutung fällt wieder bis auf nahezu 0): nach Wiedereinsetzen der TK dauert es zusätzlich einige Sekunden, bis wieder ein akzeptabler, notdürftiger Blutfluss erreicht werden kann. Es ist nachgewiesen, dass bereits TK-Pausen im Bereich weniger Sekunden über den Erfolg der CPR entscheiden können (s. S. 52f. und S. 146). Die Leitlinien fordern eine Kompressionsfrequenz von mind. 100/min (max. 120/min). Damit ist die Geschwindigkeit gemeint, mit der Kompressionen in einer Serie hintereinander durchgeführt werden. Durch unvermeidliche Pausen (z. B. zur Beatmung) wird die effektive Zahl der tatsächlich verabreichten Kompressionen pro Minute geringer ausfallen – mindestens 60 Kompressionen müssen aber in jeder Minute tatsächlich stattfinden! In Studien konnte ein positiver Zusammenhang zwischen der Anzahl effektiv durchgeführter Thoraxkompressionen pro Minute und dem Überleben festgestellt werden (s. S. 52f.).
- **Vollständige Entlastung am Ende der Kompression:** die passiven Rückstellkräfte des Thorax führen zu einem Unterdruck mit Füllung der thorakalen Blutgefäße (venöser Rückfluss). Je besser die Entlastung (Dekompression), umso stärker die Füllung und umso größer der Blutauswurf bei der folgenden Kompression. Das Verfahren der ACD-CPR verstärkt den Dekompressionseffekt (s. S. 127f.).

Kriterien für wirksame Thoraxkompressionen (bei Erwachsenen)

- **Harte, unnachgiebige Unterlage** (soweit ohne Zeitverzug möglich)
- Brustkorb entkleidet
- **Druckpunkt: Mitte des Brustkorbs** (= untere Sternumhälfte) – bei Wiederaufnahme von Thoraxkompressionen die Hände ohne Zeitverzug auf den Druckpunkt setzen
- Korrekte Körperhaltung und Drucktechnik (s. Abb. 2.15–2.17)
- **Kompressionstiefe: mind. 5 cm** [AHA-Klasse IIa, LOE B] (max. 6 cm)
- **Arbeitsfrequenz: mind. 100/min** [AHA-Klasse IIa, LOE B] (max. 120/min)
- **Komplette Entlastung am Ende jeder Kompression** [AHA-Klasse IIa, LOE B] (ohne den Kontakt zu verlieren)
- **Dauer Kompressionsphase = Dauer Entlastungsphase** [AHA-Klasse IIb, LOE C]
- **Unterbrechungen in Anzahl und Dauer minimieren** [AHA-Klasse IIa, LOE B] (z. B. max. 5 s Pause für 2 Beatmungen, max. 5 s Pause für Defibrillationsversuch – AHA: max. 10 s für spezifische Interventionen durch professionelle Helfer, wie Atemwegssicherung oder Defibrillation [AHA-Klasse IIa, LOE C])
- **Helferwechsel etwa alle 2 min** (entspr. 5 Zyklen 30 : 2) [AHA-Klasse IIa, LOE B]

Technik der Thoraxkompressionen

Abb. 2.11
Reanimationsbrett in Wandhalterung

Lagerung des Patienten

Damit eine effektive Drucktiefe der Thoraxkompressionen erreicht werden kann, darf der Patient nicht unter jeder Kompression in einen weichen Untergrund einsinken, der den Druck durch die Stauchung der Unterlage abfängt, wodurch die intrathorakale Druckerhöhung vermindert wird. Die Thoraxkompressionen sollen daher – wenn möglich – auf einer festen Unterlage durchgeführt werden. Allerdings gibt es keine Evidenz für oder gegen den routinemäßigen Einsatz eines Reanimationsbretts.

Eine im Rettungsdienst häufig ausgeübte Praxis ist es, den Patienten z. B. aus dem Bett auf den Boden zu legen. Unabhängig von der Technik (Unterlegen eines CPR-Bretts oder Verbringen auf den Boden) ist, falls eine solche Maßnahme zwingend erforderlich ist, darauf zu achten, dass hierdurch weder der Reanimationsbeginn verzögert wird, noch dass deutliche CPR-Pausen entstehen oder Gefäßzugänge/Trachealtuben dislozieren. Luftgefüllte Spezialmatratzen sollen bei CPR routinemäßig entlüftet werden. Die Reanimation bereits auf dem Boden liegender Patienten ist sofort an Ort und Stelle durchzuführen [AHA-Klasse IIa, LOE C] (i. d. R. bis ROSC/Abbruch), sofern nicht ausnahmsweise z. B. erhebliche Gefahren an der Einsatzstelle dies verbieten.

In den Leitlinien wird von einer Reanimation des Patienten in flacher Rückenlage ausgegangen, sofern keinen zwingenden Grund gibt, der dies verhindert. Die BÄK und Ausbildungsunterlagen deutscher Hilfsorganisationen betonten bisher zusätzlich, dass sowohl eine Hochlagerung des Kopfes als auch eine Hochlagerung der Beine vermieden werden sollten, da sonst die Durchblutung der lebenswichtigen Organe (insbes. Gehirn) nachteilig verändert werden könne. Eine aktuelle Arbeit hat sich mit der Hochlagerung der Beine unter Reanimation beschäftigt, die z. B. durch einen verstärkten venösen Rückstrom und Verbesserung der Zirkulation unter TK auch günstige Einflüsse auf die Reanimation haben könnte und daher bis 1992 auch in den CPR-Leitlinien empfohlen wurde. Bei **Anheben der Beine** um 35 cm während CPR kam es zu einem signifikanten Anstieg des $p_{et}CO_2$ (Kohlendioxidgehalt in der Atemluft am Ende der Ausatmung), der wiederum als Marker für ein erhöhtes Herz-Zeit-Volumen und für die Qualität der CPR gilt [12]. Die erhöhte Krankenhausentlassungsrate bei Patienten mit Hochlagerung der Beine (7 % vs. 1 %) erreichte bei einer Fallzahl von 126 aber keine Signifikanz (p = 0,12). Diese kluge Studie hatte aber neben zu geringer Fallzahlen auch eine hohe Ausfallrate von Patienten, die das statistische Ergebnis verzerrt haben könnte. Studien mit größeren Fallzahlen, die einen Effekt der Hochlagerung der Beine auf das Überleben klar nachweisen oder widerlegen könnten, wären natürlich höchst interessant, um das Potenzial dieser sehr einfachen Maßnahme auszuloten. Zusätzlich zeigte sich in dieser Arbeit auch, dass ein plötzlicher

$p_{et}CO_2$-Anstieg einen Hinweis für die Wiederkehr eines Spontankreislaufs liefern kann (ca. 1 min vor tastbarem Puls deutlicher $p_{et}CO_2$-Anstieg).

Brustkorb freimachen

Der Brustkorb des Betroffenen wird rasch entkleidet (Kleidung hochschieben, aufreißen oder mit einer Kleiderschere aufschneiden).

Diese Aussage entspricht der ERC-Empfehlung, kommt aber in den Originalleitlinien nur durch Bilder und nicht im Text zum Ausdruck. Die BÄK betonte in ihren Empfehlungen 2007 die Gründe des Entkleidens: sichere Lokalisation des Druckpunktes und Vermeidung eines Effektivitätsverlustes der Thoraxkompressionen durch ein (winterliches) Kleiderpolster. Ausbildungsunterlagen deutscher Hilfsorganisationen erwähnen auch die Gefahr eines Abrutschens vom Druckpunkt bei nicht entkleidetem Oberkörper.

In jedem Fall sollte das Entkleiden nur wenige Sekunden dauern. Die Wahrung der Intimsphäre des Patienten kann allenfalls mittelbar geschützt werden (Fernhalten von Gaffern), tritt aber im Zweifelsfall hinter den Versuch der Lebensrettung zurück.

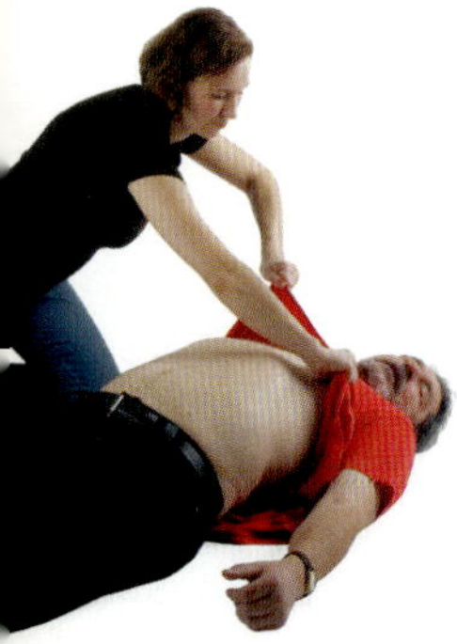

Abb. 2.12
Brustkorb entkleiden

Körperhaltung des Helfers, Druckpunkt und Drucktechnik

- **An der Seite des Betroffenen knien.** Eine alternative Kompressionstechnik ohne Hilfsmittel wird in den Leitlinien als Standardverfahren weder empfohlen noch erwähnt!

  Lediglich für die Reanimation in sehr engen Räumen weisen die ERC-Leitlinien 2010 (wie bereits 2005) zwei Alternativtechniken aus:
  - Ein auf sich allein gestellter Helfer: Überkopfreanimation
  - Zwei Helfer: Thoraxkompressionen aus dem Grätschstand/Grätschsitz über dem Patienten („straddle-CPR").

  Aufgrund der aktuellen Prioritäten (wirksame Basisreanimation und effektive Defibrillation vor Medikamenten und Atemwegssicherung!), Zeitvorgaben und Kompressionsverhältnisse fällt es heute nicht mehr schwer, auch in Megacode-Szenarien (komplette CPR mit 2 professionellen Helfern, z. B. im Rettungsdienst) die Thoraxkompressionen von der Seite zu bewerkstelligen:
  - 30 Kompressionen in Folge bieten dem Helfer am Kopf genug zeitlichen Spielraum, um weitere Maßnahmen vorzubereiten und durchzuführen.
  - Jegliche Verlängerung der Pause der Thoraxkompressionen verbietet sich (z. B. durch erneutes/zu spätes Aufsetzen der Beatmungsmaske oder Druckpunktsuche). Hier sind bereits Verzögerungen im Sekundenbereich nicht mit den aktuellen Leitlinien vereinbar; gefordert ist flüssiges Hand-in-Hand-Arbeiten von Kopf- und Seitposition (Maske rechtzeitig aufgesetzt, Hände bleiben während der Beatmung über dem Druckpunkt).

  Daher kann auch die – noch vor wenigen Jahren teilweise vehement geführte – Diskussion um die Überkopfreanimation nun getrost ad acta gelegt werden: keine Überkopfreanimation in Standardsituationen!

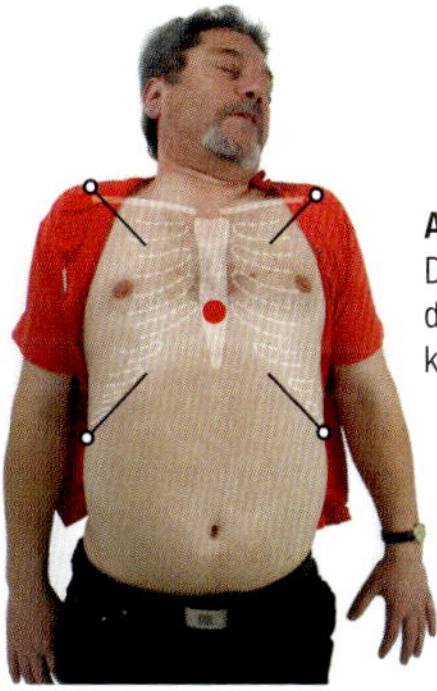

Abb. 2.13 Druckpunkt für die Thoraxkompressionen

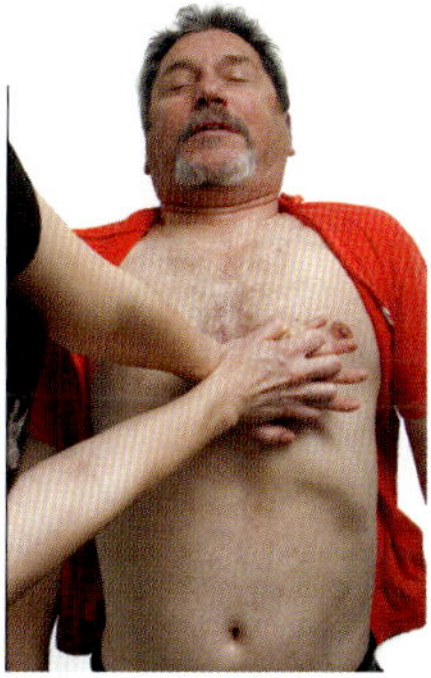

Abb. 2.14 Einen Handballen in der Mitte des Brustkorbs platzieren. Den Handballen der anderen Hand auf die erste Hand setzen und die Finger verschränken.

- **Druckpunkt:** Den Ballen einer Hand auf den Mittelpunkt des Brustkorbes des Betroffenen setzen. Diese einfache und schnell umsetzbare Regelung gilt für Laien und Fachpersonal; Ziel ist weiterhin der Druckpunkt auf der unteren Brustbeinhälfte (s. Abb. 2.13–2.14). Bei der Schulung ist eine Demonstration unerlässlich. Bei der Bestimmung des „Mittelpunktes des Thorax“ ist der Brustkorb in seiner gesamten Größe zugrunde zu legen (d. h. u. a. bis zum fußwärts tiefsten Punkt der Rippen). Ausbildungsunterlagen deutscher Hilfsorganisationen beschreiben die Druckpunktsuche bisher teilweise als „unteres Drittel des Brustbeins“. Die Brustwarzen sind nicht als anatomische Landmarke zur Festlegung des Druckpunktes geeignet.
- **Handhaltung:** Den Ballen der zweiten Hand auf den Rücken der ersten Hand setzen. Die Finger beider Hände sind zu verschränken. Die Variante der AHA (Finger beider Hände gestreckt, möglichst parallel und angehoben [AHA-Klasse II a, LOE B]) fand sich bislang ähnlich auch bei der BÄK und in Ausbildungsunterlagen deutscher Hilfsorganisationen. Helfer mit kurzen und dicken Fingern können evtl. die vom ERC empfohlene Fingerhaltung nicht einwandfrei einnehmen. Es muss in jedem Fall darauf geachtet werden, dass kein Druck (mit Handballen oder den Fingern/Fingergrundgelenken) auf die Rippen ausgeübt wird. Ebenso darf keinerlei Druck auf den Oberbauch oder das untere Brustbeinende ausgeübt werden.
- Die Schultern und durchgedrückten Arme des Helfers bilden eine gerade, senkrechte Linie zum Boden bzw. zum Brustkorb des Patienten.
- Das Brustbein soll bei jeder Thoraxkompression **mindestens 5 cm tief** eingedrückt werden (max. 6 cm). Studien (s. S. 51) belegen, dass in der bishe-

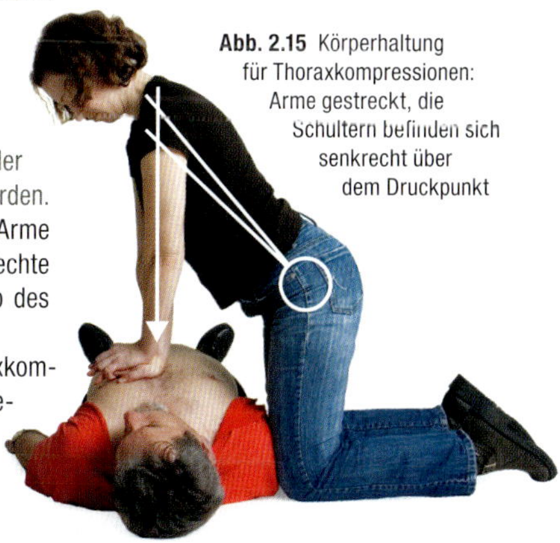

Abb. 2.15 Körperhaltung für Thoraxkompressionen: Arme gestreckt, die Schultern befinden sich senkrecht über dem Druckpunkt

rigen Praxis – auch bei professionellen Helfern – ein hoher Prozentsatz der Thoraxkompressionen bei Erwachsenen zu flach (< 4 cm, schlechteres Outcome!) durchgeführt wird und somit ineffektiv ist. Daher wurde die Anweisung, auf die richtige Drucktiefe zu achten, in den aktuellen Leitlinien bewusst verschärft.

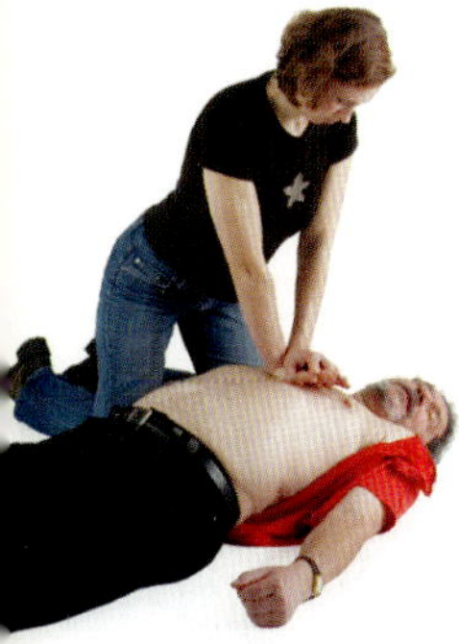

Abb. 2.16 Durchführung der Thoraxkompressionen

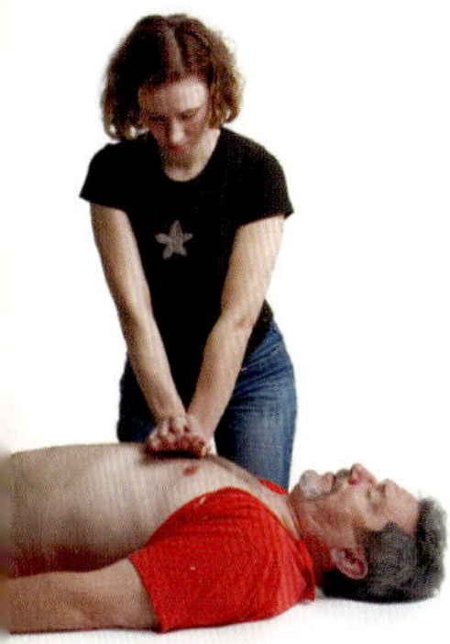

Abb. 2.17 Körperhaltung für Thoraxkompressionen: Durch Verlagerung des Körpergewichts das Brustbein des Patienten mind. 5 cm tief eindrücken.

- **Drucktechnik:** Druck und Entlastung werden durch Gewichtsverlagerung des Oberkörpers bei stets gestreckten Ellenbogen erreicht, nicht durch (Arm-) Kraft; die Gelenkbewegung findet hauptsächlich in der Hüfte statt. Thoraxkompressionen müssen – z. B. in einem Erste-Hilfe-Kurs – am Übungsphantom trainiert werden, da nur mit korrekter Technik eine ausdauernde, wirksame Wiederbelebung über 100 und mehr Kompressionen hinweg möglich ist. Mit der korrekten Technik erreichen auch weniger kräftige Helfer die notwendige Drucktiefe.
- **Entlastung:** Nach jeder Kompression ist der Druck vom Brustkorb zu nehmen (komplette Entlastung), ohne jedoch den Kontakt zwischen Hand und Brustwand zu verlieren.
  Reanimationsstudien haben gezeigt, dass manche Helfer den Brustkorb am Ende der Kompressionen nicht ausreichend entlasten. Dies mindert die für den Blutfluss entscheidenden Druckschwankungen im Brustkorb und somit die Effektivität der CPR.
- **Arbeitsfrequenz** der Thoraxkompressionen: mind. 100 pro Minute (etwas weniger als 2 Kompressionen pro Sekunde), max. 120 pro Minute. Sofern durchgehende Thoraxkompressionen ohne Pausen durchgeführt werden (z. B. nach Atemwegssicherung mit supraglottischer Atemwegshilfe oder Intubation), finden im Optimalfall tatsächlich 100 Kompressionen in einer Minute statt.
  Wenn die Thoraxkompressionen unterbrochen werden, z. B. zur zweimaligen Beatmung nach jeweils 30 Kompressionen, bleibt die Kompressionsfrequenz bei 100–120/min, sodass eine Serie von 30 Thoraxkompressionen jeweils 15–18 Sekunden dauern soll. Wegen der Unterbrechungen durch die Beatmungen (max. 5 s für 2 Beatmungen) werden aber weniger als 100 Kompressionen pro Minute erreicht (bei optimalem Ablauf im Verhältnis 30 : 2 resultieren somit 75–90 Kompressionen pro Minute). 5 Zyklen CPR 30 : 2 dauern bei korrekter Geschwindigkeit 100–115 s (etwa 2 min).
- **Belastungszyklus:** Experimentelle Untersuchungen zeigen zwar, dass ein bestimmtes ungleiches Verhältnis von Kompression und Entlastung zu einer Verbesserung des Blutflusses führen könnte. Aus Gründen der praktischen Machbarkeit sollen jedoch Kompressions- und Entlastungsphase jeweils gleich lang dauern.

Die Anwendung von Taktgebern oder Feedback-Systemen kann in der Ausbildung und in der Praxis von Nutzen sein, um die CPR-Qualität zu verbessern (Bsp. s. Abb. 2.18) [AHA-Klasse IIa, LOE B]. Feedback-Systeme können jedoch die Drucktiefe bei weichen, elastischen Unterlagen überschätzen.

Für den Patienten ist es nicht nur wichtig, dass Thoraxkompressionen durchgeführt werden, sondern vor allem, wie gut sie durchgeführt werden! Es ist die kontinuierliche Qualität der Thoraxkompressionen, die über die resultierenden Blutdrücke und vor allem den Blutfluss (Durchblutung, Perfusion, „flow") entscheidet und damit sowohl Überlebenschance als auch Überlebensqualität beeinflusst.

Ein direkter Beleg für die Outcome-Verbesserung durch den Einsatz von Taktgebern und Feedback-Systemen ist bisher nicht erbracht worden. Aber es wurde nachgewiesen, dass solche Systeme die Kompressionsparameter (Tiefe, Frequenz) verbessern. Und die Qualität dieser Kompressionsparameter beeinflusst wiederum nachweislich die Überlebensraten.

Die Anforderungen an die Qualität der Thoraxkompressionen haben sich im Vergleich zu früheren Leitlinien (2000 und 2005) nur wenig geändert. Allerdings wurde in den vergangenen 10 Jahren in Untersuchungen an Laien und Fachpersonal – auch in tatsächlichen Reanimationssituationen – wiederholt nachgewiesen, dass die geforderten Zielwerte leider in der Praxis im Durchschnitt grob verfehlt werden, sodass nicht von effektiven Thoraxkompressionen gesprochen werden kann. So stellte z. B. Wik fest [Wik et al., JAMA, 2005], dass selbst in einem professionellen Kontext in der Regel zu flach gedrückt wird (im Durchschnitt 3,4 cm – weniger als 30 % der Kompressionen erzielen die in den Leitlinien geforderte Tiefe)! Auch in jüngster Zeit wurden auch im Rahmen des ALS immer noch zu niedrige Kompressionstiefen festgestellt, z. B. in [13]. Ferner wurden starke Abweichungen von der empfohlenen Kompressionsfrequenz beobachtet. Insofern fordern die aktuellen Leitlinien folgerichtig mehr Überwachung und Rückmeldung der geleisteten Qualität bei der Durchführung von Thoraxkompressionen in Ausbildung und Praxis.

Um die Effektivität der Thoraxkompressionen – im Training und oder in der Praxis – zu gewährleisten, kann man verschiedene Verfahren anwenden:

1. **Orientierungshilfen für den Anwender zur Einhaltung von Vorgaben (engl. „Prompts"):** z. B. können akustische oder visuelle Taktgeber (z. B. Pieptöne oder Lichtsignale) dem Anwender die angestrebte Kompressionsfrequenz anzeigen. Solche Taktgeber (Metronome) gibt es als Einzelgeräte, aber auch integriert, z. B. in Defibrillatoren. In Trainingsveranstaltungen können z. B. auch Musikstücke mit entsprechendem Takt genutzt werden, die zusätzlich für Abwechslung und Motivation sorgen können. Nicht jedem Anwender fällt es leicht, solche Orientierungshilfen zu nutzen. In manchen Fällen können außenstehende Helfer Kompressionen und Taktsignale besser vergleichen und dem komprimierenden Helfer eine Rückmeldung geben.
2. **Messungen mit Rückmeldung an den Anwender, ob Vorgaben eingehalten werden (sog. Feedback-Systeme):** mit Druckaufnehmern, Beschleunigungssensoren, EKG-Auswertung oder Impendanzmessungen können z. B. die Kompressionsfrequenz, Drucktiefe und teilweise auch die Entlastung bei den Thoraxkompressionen überwacht werden. Wenn der Anwender unmittelbar auf seine Maßnahmen eine Rückmeldung

darüber erhält, ob er im Zielbereich liegt oder etwas verbessern muss, spricht man von Echtzeit-Feedback (Realtime-Feedback). Die Rückmeldung kann z. B. in Form einer farbkodierten Anzeige erfolgen (grün = korrekte Drucktiefe; rot = zu geringe oder zu hohe Drucktiefe) oder in Form einer Sprachanweisung („fester drücken", „schneller drücken").

3. **Messungen von direkten oder indirekten Effekten der Thoraxkompressionen:** z. B. können eine arterielle Blutdruckmessung oder der endtidale CO_2-Nachweis Rückschlüsse auf die Effektivität der Thoraxkompressionen erlauben (s. S. 45 und S. 161). Der Vorteil solcher Messungen liegt darin, dass man eine Information über die tatsächliche Wirkung der Maßnahme erhält. Allerdings ist die Interpretation der Informationen nicht immer einfach (z. B. andere Einflussfaktoren). Pulskontrollen (egal an welcher Arterie) zur Effektivitätsbeurteilung der Thoraxkompressionen sind **nicht** aussagekräftig (vgl. S. 45) und sollen ausdrücklich nicht durchgeführt werden! Ein tastbarer Puls ist kein verlässliches Zeichen eines effektiven arteriellen Flusses; umgekehrt kann aus einem fehlenden oder schwachen Puls nicht auf ineffektive Thoraxkompressionen geschlossen werden.

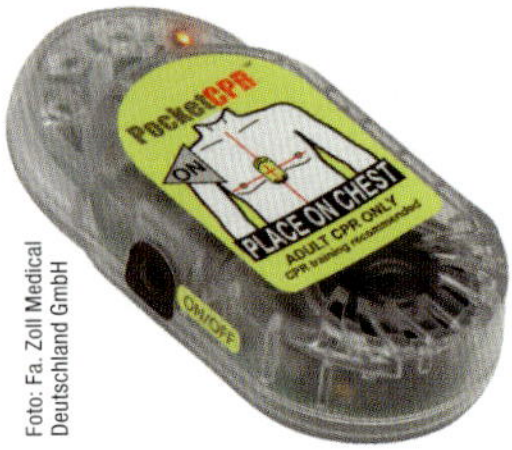

Foto: Fa. Zoll Medical Deutschland GmbH

Abb. 2.18 Beispiel für ein audiovisuelles Feedback-System; Fa. Zoll Medical Deutschland GmbH/Fa. Bio-Detek, Inc.

Nicht alle Hilfsmittel sind gleichermaßen für Ausbildung oder Praxis gleichermaßen geeignet. Auch wenn z. T. die Anwendbarkeit in der Praxis und positive Effekte auf das Erlernen und die Anwendung korrekter Thoraxkompressionen nachgewiesen wurden, ist der Effekt einer routinemäßigen Verwendung von Feedbacksystemen auf das Outcome noch nicht ausreichend untersucht.

Die Einhaltung von Vorgaben zur kardiopulmonalen Reanimation (z. B. Kompressionstiefe, Kompressionsfrequenz) kann im professionellen Kontext (Rettungsdienst, Klinik) auch durch den Einsatz mechanischer Kompressionssysteme sichergestellt werden (s. S. 129 ff.); auch für diese Systeme liegt aber kein Beleg für eine generelle Outcomeverbesserung bei routinemäßigem Einsatz vor. Auch darf das Anlegen solcher Systeme keinesfalls zu relevanten CPR-Pausen führen!

Keine unnötigen CPR-Pausen! Unterbrechungen der Thoraxkompressionen müssen auf ein Minimum reduziert werden!

Diese Empfehlung ist durch Studien fest untermauert und auch pathophysiologisch erklärbar (in jeder Pause bricht die Durchblutung von Gehirn und Herz ab, die auch bei guten Thoraxkompressionen i. d. R. nicht über 60 % bzw. 30 % des Normalwertes liegen dürfte). So können bereits kürzeste Pausen (> länger 5–10 Sekunden!) vor und nach Elektroschock die Defibrillationswahrscheinlichkeit und damit die Überlebensrate verringern (vgl. S. 146). Ferner besteht ein klarer Zusammenhang zwischen dem Anteil der Reanimationszeit, in denen tatsächlich effektive Thoraxkompressionen durchgeführt werden

(CCF = chest compression fraction), und der Überlebenswahrscheinlichkeit. Dies wurde sehr anschaulich von Christenson und Kollegen gezeigt (s. Tab. 2.3) [14], wobei die Überlebensrate zunächst stark mit der CCF ansteigt (bis etwa 20–40 % fast linear) und bei > 60–80 % ein Plateaueffekt einzusetzen scheint.

Tab. 2.3 Bedeutung der CCF für das Überleben der Patienten, vereinfacht nach [14]

Anteil der Reanimationszeit mit Thoraxkompressionen	Patientenzahl	Patienten mit ROSC	Überleben (Entlassung aus dem Krankenhaus)	Adjustierte Odds Ratio (95 %-Konfidenzintervall)
0–20 %	100	58 %	12 %	Referenz
21–40 %	74	73 %	23 %	2,27 (0,92–5,57)
41–60 %	117	76 %	25 %	2,39 (1,06–5,40)
61–80 %	143	73 %	29 %	3,01 (1,37–6,58)
81–100 %	72	79 %	25 %	2,33 (0,96–5,63)

Thoraxkompressionen – Besonderheiten

In speziellen Situationen oder wenn professionelle Helfer mit besonderer Ausstattung die CPR durchführen, können besondere Techniken der Thoraxkompressionen (und der Beatmung) angewendet werden. Diese sind in Kap. 2.5 und 2.6 ausführlicher dargestellt.

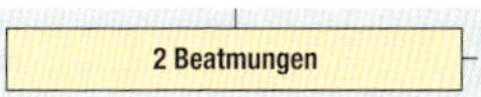

Der nachfolgende Text bezieht sich auf diesen Ausschnitt von Algorithmus 1 (Seite 30)

Nach jeweils 30 Thoraxkompressionen wird der Atemweg zur Beatmung frei gemacht (s. S. 34 f.). Innerhalb von maximal 5 Sekunden werden – bei freiem Atemweg – 2 Beatmungen durchgeführt (danach sofort wieder 30 Thoraxkompressionen). Als Methode der Wahl wird die Mund-zu-Mund-Beatmung empfohlen.

Trainierte Laienhelfer (z. B. Erste-Hilfe-Kurs) sollen ausdrücklich auch Beatmungen bei der Reanimation durchführen. Helfer, die in der Beatmung nicht trainiert sind, oder diese aus anderen Gründen nicht durchführen wollen (z. B. Ekel), sollen zumindest Thoraxkompressionen durchführen. Zur Diskussion, ob in bestimmten Situationen auch Thoraxkompressionen ohne Beatmungen ausreichen könnten, s. Seite 62 ff.

Geübte professionelle Ersthelfer, die über eine entsprechende Ausstattung verfügen und im Rahmen der Zwei-Helfer-Methode reanimieren, führen die Beatmung i. d. R. initial mit einem Beatmungsbeutel durch (über Gesichtsmaske oder ein supraglottisches Atemwegshilfsmittel – Details s. S. 58 und 138 ff.).

Durchführung der Mund-zu-Mund-Beatmung

- **Kopf überstrecken und Kinn anheben** (der Mund soll sich etwas öffnen können – trotzdem muss das Kinn angehoben bleiben).

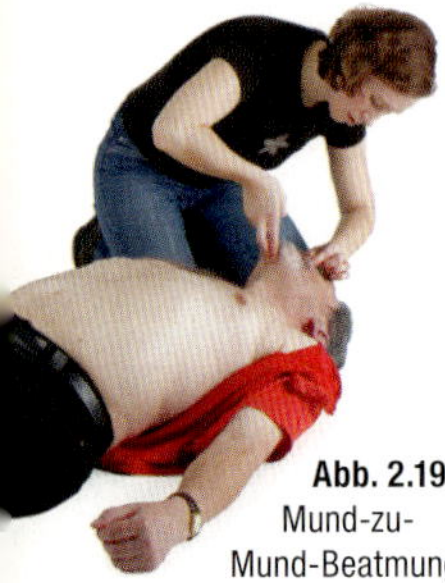

Abb. 2.19 a Mund-zu-Mund-Beatmung: Nach 30 Kompressionen Atemweg wieder frei machen und Nase des Patienten zuhalten

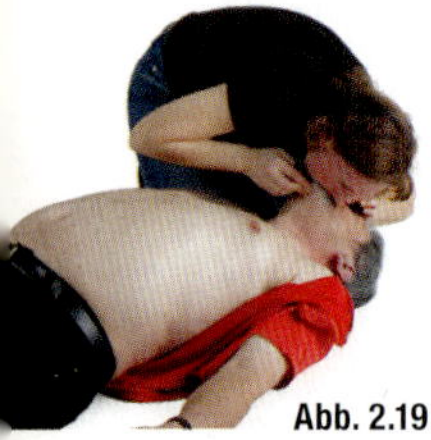

Abb. 2.19 b Gleichmäßig Luft über 1 Sekunde in den Mund des Patienten einblasen und dabei beobachten, wie sich der Brustkorb hebt

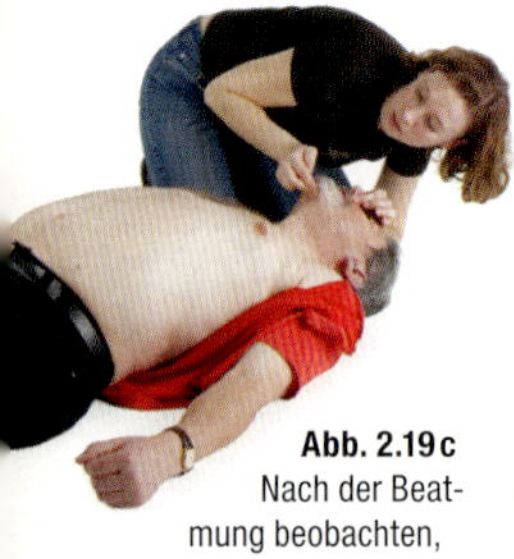

Abb. 2.19 c Nach der Beatmung beobachten, wie sich der Brustkorb wieder senkt, während der Patient passiv ausatmet

- **Nasenflügel mit Zeigefinger und Daumen (der Hand an der Stirn) zusammendrücken.**
- Nach normalem Einatmen die eigenen Lippen gut abdichtend um den Mund des Betroffenen legen.
- **Über etwa 1 Sekunde – wie bei normaler Atmung – gleichmäßig Luft in den Mund des Betroffenen einblasen und dabei den sich hebenden Brustkorb beobachten (= effektive Beatmung)** [AHA-Klasse IIa, LOE C]. Eine besonders schnelle oder kräftige Beatmung ist zu vermeiden.
- Danach hebt der Ersthelfer seinen Kopf vom Mund des Betroffenen weg und wendet seinen Blick zum Brustkorb des Patienten, um zu beobachten, wie der Patient ausatmet (Brustkorb kehrt wieder in die Ruhelage zurück) und um selbst für die nächste Beatmung Luft zu holen (ohne die Ausatemluft des Patienten wieder einzuatmen). In den Leitlinien wird bereits seit 2005 kein tiefes Einatmen des Helfers vor der Beatmung mehr empfohlen, da die Gefahr einer Hyperventilation für den Helfer bestehen kann [Thierbach et al., Resuscitation, 2005], auch wenn diese Gefahr mittlerweile aufgrund der etwa halbierten Anzahl von Beatmungen pro Minute (ca. 5/min vs. 10/min) verringert sein dürfte. Der alten Empfehlung lag die Überlegung zugrunde, den Sauerstoffgehalt der Beatmungsluft zu erhöhen.
- **Damit der Patient ungehindert ausatmen kann, ist seine überstreckte Kopfposition mit angehobenem Kinn auch während der Ausatmung beizubehalten.** Die BÄK wies 2007 (ohne Widerspruch zu den ERC-Leitlinien) ausdrücklich darauf hin, dass der Helfer während der Ausatmung des Betroffenen darauf achten soll, durch seine abgewendete Kopfhaltung Umgebungsluft und nicht die Ausatemluft des Patienten für die nächste Beatmung einzuatmen.
- **Anschließend wird eine zweite Beatmung nach exakt dem gleichen Schema abgegeben.**
- **Nach der zweiten Beatmung werden ohne Zeitverzug wieder 30 Thoraxkompressionen durchgeführt, danach wieder 2 Beatmungen usw.** Eine Überprüfung des Patientenzustandes wird nur durchgeführt, wenn der Helfer erkennt, dass der Patient beginnt wach zu werden (sich bewegt, die Augen öffnet und anfängt normal zu atmen). Sonst keine CPR-Pause!
- Ergänzend betonen Ausbildungsunterlagen deutscher Hilfsorganisationen, dass die Knieposition beim Wechsel zwischen Thoraxkompressionen und Atemspende nicht verändert werden muss; die Knie sollen sich etwa in Schulterhöhe dicht am Körper des Betroffenen befinden.

Richtwerte zur Beatmung: Zeit und Volumen

Nach den derzeit verfügbaren Daten gelten folgende Empfehlungen für alle Formen der Beatmung während der Reanimation (einschließlich Mund-zu-Mund-Beatmung sowie Beutel-Masken-Beatmung mit und ohne Sauerstoffzufuhr):

- Jede Beatmung (Inspiration) ist über etwa 1 Sekunde auszuführen [AHA-Klasse II a, LOE C, Mund-zu-Mund: AHA-Klasse II b, LOE C]. Schnelle oder besonders kräftige Beatmungen sind zu vermeiden (erhöhtes Aspirationsrisiko).
- Andererseits dürfen die Unterbrechungen der Thoraxkompressionen zur Beatmung nicht länger als unbedingt nötig sein. Daher soll die maximale Zeit für 2 Beatmungen (CPR bei ungesichertem Atemweg) 5 Sekunden nicht überschreiten.
- Das Volumen soll so bemessen sein, dass sich der Brustkorb des Betroffen sichtbar hebt [AHA-Klasse II a, LOE C] (höhere Volumina verursachen bei ungeschütztem Atemweg deutlich mehr Magenblähung [AHA-Klasse III, LOE B]). Tidalvolumina von etwa 500–600 mL (6–7 mL/kg KG) gelten als ausreichend [AHA-Klasse II a, LOE B].
- Die Angaben zu Atemhubvolumen und –dauer sind bei den Einstellungen entsprechender Trainingsphantome zu berücksichtigen.

Details – empfohlenes Atemhubvolumen

Das sichtbare Heben des Brustkorbs während der Beatmung gilt in den Leitlinien als Ziel und Indikator für ein ausreichendes Atemhubvolumen. Ein anderes exakteres, praxistaugliches und stets verfügbares Maß existiert nicht. Diesem Umstand sollte auch im Training Rechnung getragen werden. Ein Heben des Brustkorbs kann bei Erwachsenen ab einem Atemhubvolumen von etwa 400 mL wahrgenommen werden [Baskett et al., Resuscitation, 1996], was aber etwas unter den Volumina liegt, die in Untersuchungen eine ausreichende Oxygenierung bei der Beatmung (ohne zusätzliche Sauerstoffzufuhr) gezeigt haben. Empfohlen wird ein Atemhubvolumen von 500–600 mL (entsprechend 6–7 mL/kg KG). Diese Atemminutenvolumina können eine ausreichende Oxygenierung und CO_2-Elimination aufrecht erhalten [AHA-Klasse II a, LOE C für 600 mL] [z. B. Dorges et al., Resuscitation, 2000; Langhelle et al., Resuscitation, 2000; Winkler et al., Eur J Emerg Med, 1998; Dorph et al., Resuscitation 2004]. Höhere Atemhubvolumina können wiederum schädlich sein (mehr Magenblähung mit 1000 mL Atemhubvolumen im Vergleich zu 500 mL) [Wenzel et al, Crit Care Med 1998 und Resuscitation 1999]).

Details – empfohlene Inspirationszeit

Die bereits 2005 auf 1 Sekunde verkürzte Inspirationszeit reduziert die Dauer der Unterbrechung der Thoraxkompressionen für die Beatmungen und soll damit mehr Thoraxkompressionen ermöglichen. In Laboruntersuchungen (Modell mit unterschiedlichen Magensphinkter-Verschlussdrücken) zeigte sich, dass bei der Beatmung über 1 s im Vergleich zu 2 s zwar höhere Spitzendrücke und ein höherer Peak-Flow entstehen, aber die Magenblähung nicht exzessiv zunahm. Auch wurden bei der Abgabe der Atemhübe über 2 Sekunden keine klinisch relevanten, höheren Atemhubvolumina erzielt [Von Goedecke et al., Resuscitation 2005 und Anästhesist 2005].

Sonderfall: Beatmungsproblem: Wenn die erste Beatmung nicht gelingt, also kein Heben des Brustkorbes wie bei normaler Atmung beobachtet werden kann, ist vor dem zweiten Beatmungsversuch zügig
1. eine Mundraumkontrolle durchzuführen und jegliche Verlegung zu beseitigen und
2. die korrekte Kopfposition sicherzustellen (Kopf überstreckt/Kinn angehoben).

Es wird – auch bei Misslingen des zweiten Beatmungsversuchs – kein dritter Beatmungsversuch unternommen! Ohne Zeitverzug werden nach der zweiten Beatmung (bzw. dem zweiten Beatmungsversuch) in jedem Fall erneut 30 Thoraxkompressionen durchgeführt.

Die BÄK erlaubte 2007, um zwischen den Thoraxkompressionen zwei erfolgreiche Beatmungshübe zu erzielen, abweichend von den ERC-Leitlinien, bis zu fünf Beatmungsversuche durchzuführen, bevor die Thoraxkompressionen wieder aufgenommen werden. Diese Empfehlung resultiert aber ggf. in längeren und potenziell schädlichen Unterbrechungen der Zirkulation, die nach den Aussagen aller Fachgesellschaften (auch der BÄK selbst) auf ein Minimum zu reduzieren sind. Es ist davon auszugehen, dass bei Publikation eines neuen leitlinienadaptierten Buches des BÄK eine solche Empfehlung basierend auf der aktuellen Datenlage nicht mehr auftaucht.

Besondere Beatmungstechniken

Mund-zu-Nase-Beatmung

Die Mund-zu-Nase-Beatmung kann in folgenden Fällen als Alternative zur Mund-zu-Mund-Beatmung erwogen werden [AHA-Klasse II a, LOE C]:
- schwere Mundverletzung
- Mundöffnung erschwert
- Beatmung im Wasser
- Schwierigkeit ausreichender Abdichtung bei der Mund-zu-Mund-Beatmung

Fallberichte zeigten, dass die Mund-zu-Nase-Beatmung praktisch durchführbar, sicher und effektiv ist. Experten berichten aber auch davon, dass in bis zu 25 % einer der Nasengänge oder beide Nasengänge verschlossen sind. P. Safar berichtete 1959 in einem in Anesthesiology publizierten Kommentar von einem Vergleich der Mund-zu-Mund- (MMV) und Mund-zu-Nase-Beatmung (MNV) bei der Anwendung an zwei apnoischen Freiwilligen (Narkose) durch verschiedene Helfer: während die zu erzielenden Tidalvolumina (500 mL und 1000 mL) mit MMV immer (100 %) erreicht wurden, war dies mit MNV nur in 83 % bzw. 61 % der Fall. Daher ist die Mund-zu-Mund-Beatmung in den Leitlinien das Standardverfahren [Safar, Anesthesiology, 1959; Ruben et al., Anesthesiology, 1961; Ruben, Br J Anaesth, 1964]. In den Empfehlungen der BÄK von 2007 standen Mund-zu-Mund- und Mund-zu-Nase-Beatmung dagegen gleichberechtigt nebeneinander, ergänzt durch die Aussage: „Grundsätzlich gilt, dass auf die jeweils andere Methode übergegangen wird, wenn sich die initial gewählte Form als undurchführbar erweist."

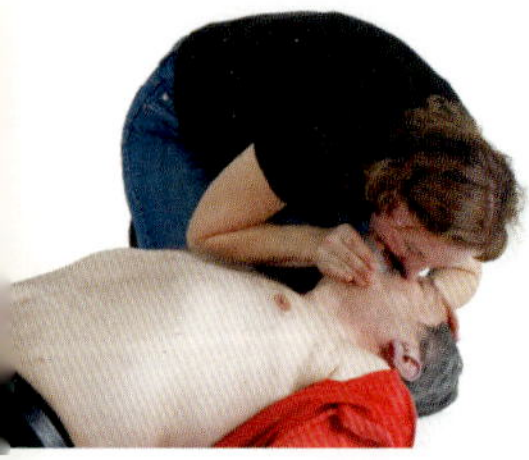

Abb. 2.20 Mund-zu-Nase-Beatmung

Beatmung über Tracheostoma oder Tracheostomiekanüle (Mund-zu-Stoma-Beatmung)

Untersuchungen zur Durchführbarkeit, Sicherheit und Effektivität dieser Beatmungsform existieren nicht; sie wird aus vernünftigen Überlegungen für den Fall empfohlen, dass ein Patient mit Tracheostoma beatmet werden muss. Eine Studie bei laryngektomierten Patienten ergab, dass eine runde Kinder-Gesichtsmaske als Verbindung zwischen Standardbeatmungsbeutel und Tracheostoma besser abdichtet als eine Standard-Beatmungsmaske für Erwachsene. Die AHA beschriebt diese Technik als mögliche Alternative [AHA-Klasse II b, LOE C].

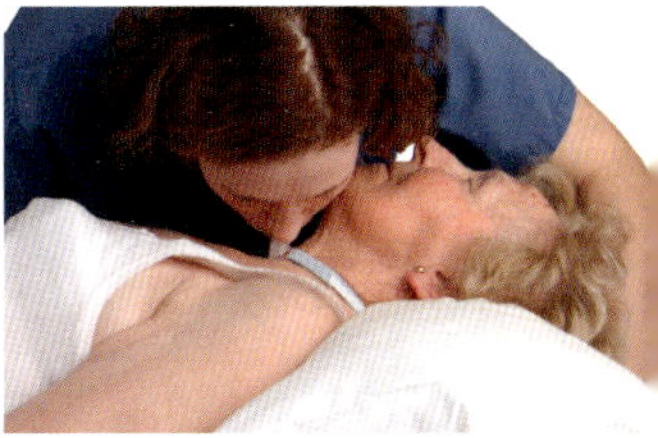

Abb. 2.21 Mund-zu-Tracheostoma-Beatmung

Atemspende mit schützenden Hilfsmitteln

Schützende Beatmungshilfen mit Filter oder Einwegventil können laut Laboruntersuchungen die Bakterienübertragung vom Betroffenen auf den Ersthelfer bei Mund-zu-Mund-Beatmung minimieren, Studien unter Realbedingungen gibt es dazu bislang aber nicht (Anwendbarkeit, Sicherheit, Effektivität).

Das Risiko einer Krankheitsübertragung im Rahmen einer CPR durch Laien ist gering. Vereinzelte Fallberichte erwähnen beispielsweise die Übertragung von Salmonellen, Staphylococcus aureus, Severe Acute Respiratory Syndrome (SARS), Meningokokken-Meningitis, Helicobacter pylori, Herpes simplex virus und Tuberkulose. Übertragungen von HIV oder Hepatitis B und C sind nur in besonderen Gefährdungssituationen beschrieben (Nadeln, größere blutende Wunden bei Helfer und Opfer). Es ist daher vertretbar, eine Atemspende auch ohne schützende Hilfsmittel durchzuführen.

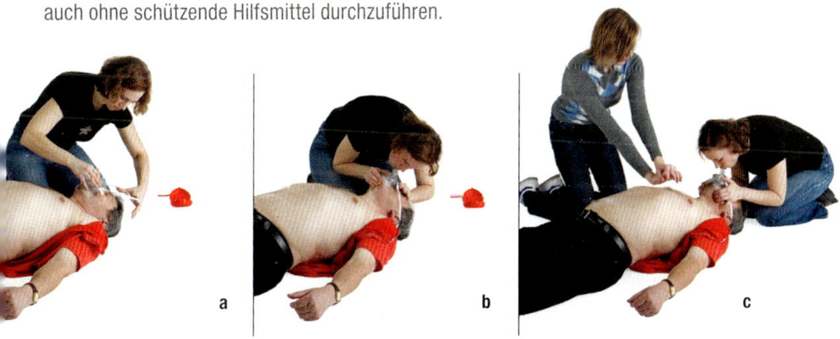

Abb. 2.22 a–c Beatmung mit Beatmungsmaske (hier gezeigt: Modell Res-Cue Mask™, Firma Ambu®): Vor Gebrauch muss die Maske aufgefaltet und das Ventil aufgesteckt werden.

a) Maske auf das Gesicht des Patienten setzen (Spitze zur Nase)
b) Atemwege freihalten, Maske dicht aufdrücken und beatmen; der Ausatemluftstrom des Patienten verlässt die Maske durch ein Ventil (seitlich-unten)
c) Beatmung von kopfwärts (bei der Zwei-Helfer-Methode sinnvoll)

Wenn beim Opfer jedoch eine schwere Infektion (z. B. HIV, Hepatitis B, Tuberkulose oder SARS) bekannt ist, so ist die Nutzung eines schützenden Hilfsmittels empfohlen [die AHA macht diese Einschränkung nicht]. Die Leitlinien des ERC und das CoSTR beschreiben einerseits, dass es keinen publizierten Bericht einer Übertragung von HIV und Hepatitis B bei „normalen", unkomplizierten Reanimationsmaßnahmen gibt. Andererseits wird gerade bei diesen Infektionen – wenn sie beim Opfer bekannt sind – auf einmal die Verwendung eines „Barrier-Devices" (z. B. Schutzfolie/Maske mit Filter) empfohlen, auch wenn diese Hilfsmittel nicht unter Realbedingungen evaluiert sind. Eine entsprechende Erklärung findet sich nicht. Bei der AHA findet sich keine solche Empfehlung.

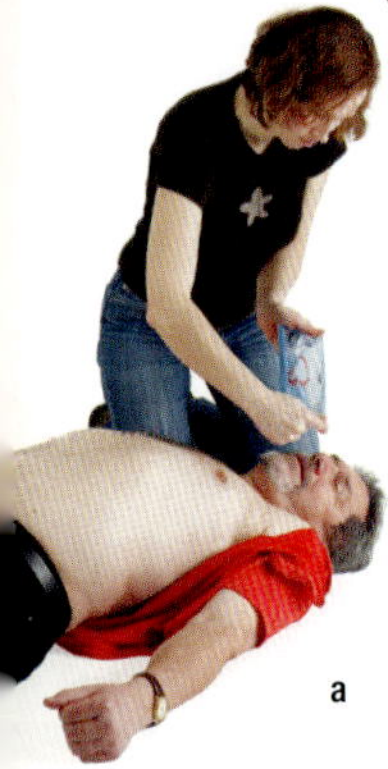
a

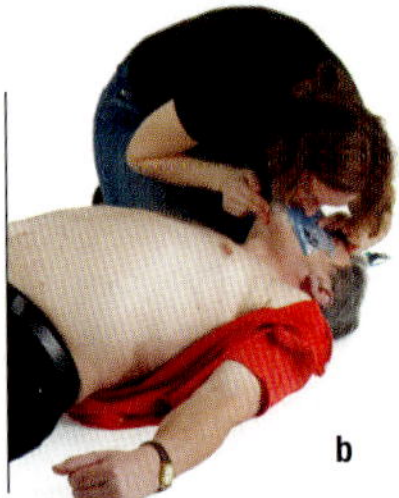
b

Abb. 2.23 a Beatmung mit Beatmungstuch (hier gezeigt: Modell LifeKey™, Firma Ambu®)

Abb. 2.23 b Atemweg frei machen, eigenen Mund dicht schließend auf das Beatmungstuch aufsetzen, beatmen

Beutel-Masken-Beatmung

Diese Beatmungstechnik setzt – entgegen vielfach vertretener Ansicht – beträchtliche Erfahrung und Übung voraus. Sie kann durch sorgfältig trainierte und erfahrene Helfer angewendet werden, wenn diese nach der Zwei-Helfer-Methode reanimieren (der eine Helfer führt Thoraxkompressionen durch, der andere beatmet).

Für Fachpersonal ist die Beatmung mit Maske und Beatmungsbeutel nach wie vor Mittel der Wahl (Details S. 139 ff.). Die Beutel-Masken-Beatmung ermöglicht es, den Patienten statt mit Ausatemluft (ca. 17 % Sauerstoff) mit 21 % Sauerstoff zu beatmen und bei Anschluss einer Sauerstoffquelle auch höhere inspiratorische Sauerstoffkonzentrationen zu erzielen (z. B. > 85 % bei einem Sauerstofffluss von 10 L/min). **Sobald verfügbar, ist bei jeder Reanimation stets Sauerstoff zu verwenden [AHA-Klasse IIa, LOE C]!** Es gibt jedoch Hinweise, dass im Rahmen des Reperfusionsgeschehens nach erfolgreicher Wiederkehr des Kreislaufs hohe Sauerstoffkonzentrationen schädliche Effekte haben können (s. S. 207). Dies gilt jedoch nicht für die Phase des Herz-Kreislauf-Stillstands – im Gegenteil.

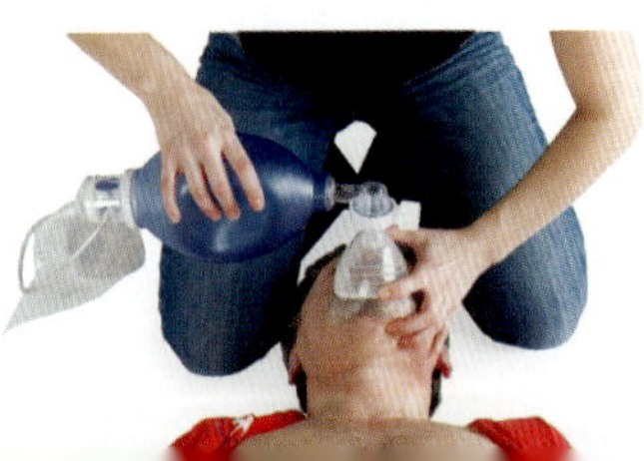

Abb. 2.24 a/b Beutel-Masken-Beatmung (C-Griff) durch geübte Helfer im Rahmen der Zwei-Helfer-Methode

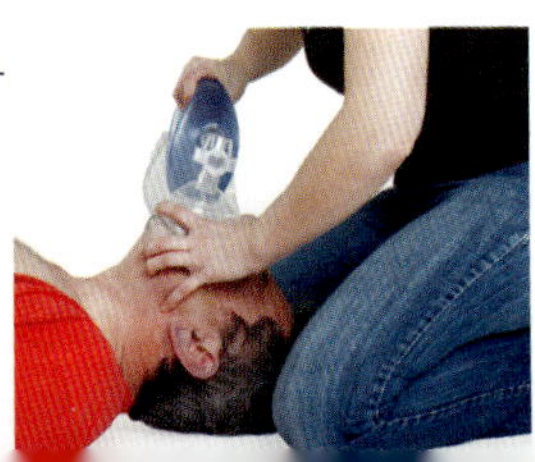

Zu anderen, speziellen Beatmungstechniken, Hilfsmitteln und zum Einsatz von Beatmungsgeräten s. Kapitel 2.6.

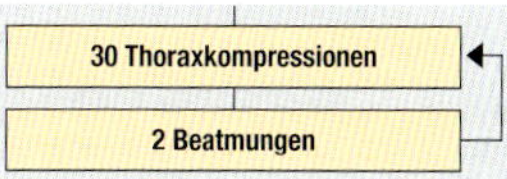

Der nachfolgende Text bezieht sich auf diesen Ausschnitt von Algorithmus 1 (Seite 30)

Thoraxkompressionen und Beatmungen erfolgen bei erwachsenen Patienten im Verhältnis 30:2 [AHA-Klasse IIa, LOE B]. Minimale CPR-Pausen dürfen nur für zwingend erforderliche für Interventionen gemacht werden (z. B. max. 5 s für Defibrillationsversuch).
Laien führen die Wiederbelebung grundsätzlich als Ein-Helfer-Methode durch. Ist ein weiterer Helfer verfügbar, so soll der reanimierende Helfer alle 2 Minuten abgelöst werden [AHA-Klasse IIa, LOE B].
Wenn mindestens zwei erfahrene (professionelle) Helfer anwesend sind, dürfen diese auch eine Zwei-Helfer-Methode durchführen (ein Helfer übernimmt die Thoraxkompressionen, der andere Helfer die Beatmungen) – dabei sind die Positionen alle 2 Minuten zu wechseln [AHA-Klasse IIa, LOE B].
Bei Helfer- bzw. Positionswechseln sind CPR-Pausen strikt zu vermeiden.

Das optimale Kompressions-/Ventilationsverhältnis

Unter den verschiedenen an tierexperimentellen und mathematischen Modellen getesteten Verhältnissen (z. B. 5:1, 15:2, 30:2, 50:5) scheint **30:2 den besten Kompromiss** zwischen Blutfluss und Sauerstoffangebot zu gewährleisten; dieses Verhältnis erfordert nur geringe Unterbrechungen der Thoraxkompressionen bei adäquater Oxygenierung und vermeidet eine für den Patienten schädliche Hyperventilation. Die AHA empfiehlt ausdrücklich, dass zur Frage des optimalen Verhältnisses [30:2] von Thoraxkompressionen und Beatmungen eine weitere Validierung anzustreben ist [AHA-Klasse IIb, LOE B].

Notwendigkeit des Helferwechsels bei den Thoraxkompressionen

Sobald zwei oder mehr Helfer für Reanimationsmaßnahmen zur Verfügung stehen, ist der komprimierende Helfer für Thoraxkompressionen (spätestens) alle 2 Minuten auszuwechseln, um einem Effektivitätsverlust bei den Thoraxkompressionen durch Ermüdung vorzubeugen. Es wurde schon vor geraumer Zeit durch Studien aufgezeigt, dass bereits nach kurzer Zeit die Anzahl korrekter Kompressionen deutlich abnimmt. So sank in einer Studie mit trainiertem Personal die Quote korrekter Kompressionen von 93 % in der ersten Minute auf 67 % in der zweiten Minute, 39 % in der dritten, 31 % in der vierten und 18 % in der fünften Minute, obwohl die Helfer selbst noch keine Erschöpfung äußerten [Hightower et al., Ann Emerg Med, 1995].
Angesichts der Bedeutung der Kompressionsqualität für Überlebensrate und Überlebensqualität ist es nicht akzeptabel, dass selbst von reanimationserfahrenen Personen nach ca. 3 Minuten nur noch ein Drittel der Kompressionen korrekt durchgeführt wird. Interessant ist auch, dass die Studienteilnehmer subjektiv eine körperliche Erschöpfung mit gefühlter Verschlechterung der Kompressionsqualität erst viel später angaben (nach

4–5 min), sodass für den Qualitätsverlust möglicherweise nicht nur Kraft und Ausdauer eine Rolle spielen, sondern z. B. auch die abnehmende Konzentration eine gleichbleibend gute Arbeitsleistung verhindert. Daher gilt die Empfehlung, unabhängig von Erschöpfungsgefühlen spätestens alle 2 min zu tauschen, folgerichtig für alle komprimierenden Helfer und nicht nur für schwächere oder weniger trainierte.

Strategien für den Helferwechsel

- **Ein-Helfer-Methode** (Laien sowie auch professionelle Helfer, die ohne professionellen Partner reanimieren müssen): Laien sollen die CPR grundsätzlich alleine im Verhältnis 30:2 durchführen. Nach spätestens 2 min durchgeführter CPR (entspr. ca. 5 Zyklen 30:2) – und sobald ein weiterer Helfer zur Verfügung steht – wird der reanimierende Helfer abgelöst und der neue Helfer führt alleine die Reanimation im Verhältnis 30:2 fort, bis er nach spätestens 2 min wieder ausgewechselt wird. Beim Helferwechsel darf keine CPR-Pause entstehen! Daher nimmt der neu anfangende Helfer zweckmäßigerweise seine Arbeitsposition (z. B. zur Beatmung) bereits von der anderen Patientenseite her ein, während der erste Helfer noch die andere Maßnahme (z. B. Thoraxkompressionen) durchführt (z. B. direkt nach der 30. Thoraxkompression durch den „alten" Helfer beatmet der „neue" Helfer zweimal und führt dann eigenständig Thoraxkompressionen und Beatmungen im Verhältnis 30:2 fort). Argumente für die Empfehlung zur ausschließlichen Ein-Helfer-Methode bei der Reanimation durch Laien:
  - Das Erlernen, Behalten und Anwenden von Reanimationsmaßnahmen wird erleichtert, da in entsprechenden Kursen nur eine Vorgehensweise vermittelt werden muss und diese intensiver trainiert werden kann.
  - Es können – abgesehen vom Helferwechsel – keine Koordinationsprobleme zwischen zwei Helfern auftreten, die dies im Gegensatz zu Fachpersonal nicht regelmäßig zusammen üben oder praktizieren. Bei schlechter Synchronisation würden potenziell schädliche CPR-Pausen und ineffektive CPR drohen.
  - Wenn eine zweite Person anwesend ist, ist diese jeweils für andere Aufgaben frei (z. B. Notruf, Einweisen des Rettungsdienstes, Türen öffnen).
- **Zwei-Helfer-Methode** (empfohlen, wenn mindestens zwei erfahrene professionelle Helfer anwesend sind): Ein Helfer komprimiert den Thorax (von der Seite des Patienten), der andere beatmet (vom Kopfende her bei Beatmung mit Beatmungsbeutel oder von der anderen Patientenseite bei Mund-zu-Mund-Beatmung). Dies geschieht ebenfalls im Wechsel mit einem Verhältnis von 30:2. Alle 2 min (entspr. ca. 5 Zyklen) tauschen die beiden Helfer die Plätze oder ein dritter Helfer löst den komprimierenden Helfer ab.

  Die Zwei-Helfer-Methode ist – entsprechende Übung vorausgesetzt – effektiver als die Ein-Helfer-Methode, da zwischen Thoraxkompressionen und Beatmungen kein Positionswechsel (Körperhaltung, Druckpunkt, Atemwege frei machen) notwendig ist (geringere Pausen, weniger anstrengend, Maßnahmen werden präziser und wirksamer durchgeführt). Auch hier gilt wieder: Beim Ablösen darf keine Reanimationspause entstehen! → Vorher ankündigen! Dazu sind folgende Strategien sinnvoll:

  a) Wenn der beatmende Helfer mit dem komprimierenden Helfer tauscht (Standardsituation für eine RTW-Besatzung!), findet der Aufgabenwechsel entweder während der

Kompressionen statt (muss vorher eingeübt werden, Ansage notwendig, z. B. „auf 15“, bei guter Koordination praktisch keine Verzögerung) oder nach der Beatmung (sowohl bei Atemspende, als auch bei Beutel-Masken-Beatmung): der beatmende Helfer kann sehr schnell nach zwei Beatmungen die Position zur Kompression einnehmen (umgekehrt dauert es länger, bis der komprimierende Helfer den Atemweg freigemacht hat und seinen eigenen Mund bzw. eine Beatmungsmaske korrekt platziert hat).

b) Wenn ein dritter Helfer den komprimierenden Helfer ablöst, geschieht der Wechsel natürlich am besten während der Beatmung, im Idealfall (genug Platz vorhanden) nimmt der neue komprimierende Helfer seine Arbeitsposition schon während der letzten Kompressionen seines Vorgängers von der gegenüberliegenden Patientenseite ein (die Händigkeit des Helfers spielt keine Rolle für die Wahl der Seite, von der komprimiert wird). Wechsel auch bei Rhythmusanalyse möglich.

- Um jegliche Pausen der Basisreanimation während des Wechsels zu vermeiden und auch um die korrekte Zahl der Thoraxkompressionen in der geforderten Frequenz durchzuführen, wird vom ERC empfohlen, dass der komprimierende Helfer grundsätzlich die Thoraxkompressionen laut mitzählt. Wir halten es bei der Zwei-Helfer-Methode zusätzlich für sinnvoll, dass der beatmende Helfer die Zyklen mitzählt und den Helferwechsel laut ankündigt

Lagerung des Kopfes während der Thoraxkompressionen

Eine spezielle Lagerung des Kopfes während der Thoraxkompressionen wird in den Leitlinien nicht empfohlen. Gemäß AHA und CoSTR gibt es keine Evidenz zur Unterstützung oder Empfehlung einer bestimmten Technik oder eines Hilfsmittels zum Offenhalten des Atemwegs während der Thoraxkompressionen durch Laien (gilt insbesondere für den Aspekt der Compression-only-CPR – s. S. 62 ff.).

Dennoch ist die Frage der Kopfposition während der Thoraxkompressionen nicht trivial. Daher erläutern wir die Problematik kurz, allerdings nur auf Basis theoretischer Überlegungen und weniger tierexperimenteller Erkenntnisse ohne jeden Empfehlungscharakter für die Praxis:

Bei der Reanimation nach der Zwei-Helfer-Methode durch erfahrene Helfer könnte grundsätzlich die Möglichkeit erwogen werden, den Kopf während der Thoraxkompressionen bewusst überstreckt zu halten (mit der Folge eines offenen Atemwegs – passive Oxygenierung?) oder sogar aktiv das Kinn auf die Brust zu legen (Inklination), was zu einem Verschluss der oberen Atemwege führt (optimierte Kreislaufbedingungen – analog dem Impedanzventil? Vgl. S. 127 f.).

- Ein offener Atemweg unter Thoraxkompressionen führt über die thorakalen Druckschwankungen zu einem verbesserten Atemzeitvolumen. Ob diese Ventilationszunahme aber tatsächlich zu einer entscheidend verbesserten Oxygenierung oder zu Vor-/Nachteilen durch CO_2-Abatmung führt, ist nicht ausreichend untersucht. Der Gasaustausch unter Thoraxkompressionen ist nicht mit der normalen Physiologie vergleichbar, da z. B. regelmäßig ausgedehnte Atelektasen bestehen und da z. B. die Art und Höhe der Druckschwankungen in Kombination mit der Kompressionsfrequenz und veränderten Durchblutung die Gasaustauschbedingungen stark verändern.

- Für einen geschlossenen Atemweg während der Thoraxkompressionen könnte der Umstand sprechen, dass auf diese Weise die intrathorakalen Druckschwankungen weniger durch Bewegen von Atemgasen, sondern vielmehr durch Bewegen von Blut ausgeglichen werden, sodass die in den Leitlinien so hoch priorisierte Zirkulation (Blutfluss, „flow") verbessert werden könnte. Eine ausreichende Oxygenierung sollte ja nach obigen Überlegungen bereits durch die intermittierende zweimalige Beatmung sichergestellt werden (initial noch oxygeniertes Blut und Sauerstoff im Lungenresidualvolumen).

Interessant erscheint uns in diesem Zusammenhang eine Abbildung in den Original-ERC-Leitlinien 2010 (Originalleitlinientext, S. 1368, Fig. 6.5), die wir in Kapitel 3 nachgestellt haben (Abb. 3.5 b – diese Abb. war auch bereits in den ERC-Leitlinien 2005 enthalten): Hier führt die Helferin jeweils bei einem Kind einhändige Thoraxkompressionen durch, während sie mit der anderen Hand deutlich sichtbar den Kopf des Kindes überstreckt (analog auch Neutralposition beim Säugling in Fig. 6.4 und beim Neugeborenen in Fig. 7.4 in den Originalleitlinien). Allerdings wird im Begleittext nicht darauf eingegangen, so dass nicht nachvollziehbar ist, ob dahinter der Versuch des Offenhaltens des Atemweges steht.

Die CPR (30:2) wird – ohne Zwischenkontrollen der Vitalfunktionen (insbes. keine Pulskontrolle [AHA-Klasse II a, LOE C]) – ununterbrochen fortgeführt [AHA-Klasse II a, LOE B], bis

- ein AED zum Einsatz kommt (dann den Geräteanweisungen folgen) [AHA] oder
- der Patient anfängt, wach zu werden (Spontanbewegungen, Augen öffnen und normale Atmung) [AHA und ERC] oder
- professionelle Helfer die CPR übernehmen oder abbrechen [AHA und ERC]
- (oder der Ersthelfer erschöpft ist) [ERC].

Eine erhebliche Gefährdung des Ersthelfers kann aus unserer Sicht ebenfalls ausnahmsweise die Nichtdurchführung oder die Unterbrechung von Wiederbelebungsmaßnahmen rechtfertigen (s. Abschnitt „Auf Sicherheit achten" auf S. 31 ff.). Zum Abbruch und zur Unterlassung von Reanimationsmaßnahmen durch Ärzte und medizinisches Fachpersonal s. S. 303 f.

Reanimation nur mit Thoraxkompressionen

(chest-compression-only-CPR = CCO-CPR, Reanimation „oben ohne")

Thoraxkompressionen UND Beatmung sind die Methode der Wahl

- Die Reanimation mit Thoraxkompressionen und Beatmung ist für trainierte Laien und professionelle Helfer ausdrücklich als Methode der Wahl empfohlen.
- Ersthelfer, die nicht in der Lage (untrainiert) oder nicht willens sind, Mund-zu-Mund-Beatmung oder eine andere Form der Atemspende durchzuführen, sollen ihre Wiederbelebungsmaßnahmen auf durchgehende Thoraxkompressionen (CCO-CPR) beschränken (mind. 100/min, max. 120/min).

- Für die sogenannte Telefon-CPR (CPR-Anleitung eines Laien durch den Leitstellendisponenten per Telefon) ist die CCO-CPR empfohlen.

Thoraxkompressionen allein dürften zumindest in den ersten Minuten nach einem plötzlichen, nicht-asphyktischen Herz-Kreislauf-Stillstand eine gewisse Wirkung haben, da noch Sauerstoff in der Restluft der Lungen (Residualvolumen) und im arteriellen Gefäßsystem des großen Kreislaufs vorhanden ist, der lediglich durch Zirkulation verteilt werden muss. Diesen Effekt konnten tierexperimentelle Studien auch nachweisen, allerdings wurde eine noch deutlich bessere Sauerstoffversorgung erzielt, wenn auch beatmet wurde. Wie lange diese Sauerstoffreserve verfügbar ist, ist unklar. Bei Herz-Kreislauf-Stillständen aus nicht-kardialer Ursache (Asphyxie) kann überhaupt keine Sauerstoffreserve unterstellt werden.
Daher sollen trainierte Laienhelfer (z. B. Erste-Hilfe-Kurs) und professionelle Helfer ausdrücklich auch Beatmungen durchführen. Ob in der Initialphase der CPR nur Thoraxkompressionen (chest compression only CPR = cc-only-CPR = CCO-CPR) ausreichend sein könnten oder ob auch beatmet werden sollte, ist Gegenstand heftiger Diskussionen und intensiver Forschung der letzten Jahre. Die entsprechenden Publikationen sind eindrucksvoll und werden weiter unten erläutert.
Für die Weitergabe von Reanimationsanweisungen durch den Leitstellendisponenten per Telefon (sogenannte „Telefon-CPR") haben sich in verschiedenen Studien (s. u.) die Instruktionen zur Durchführung von Thoraxkompressionen und Beatmung als zu komplex und langwierig erwiesen. Daher ist für die „Telefon-CPR" die CCO-CPR empfohlen [AHA-Klasse I, LOE B]. In einer nach Leitlinienpublikation veröffentlichten Metaanalyse konnte mittlerweile sogar belegt werden, dass die Verkürzung der Zeit ohne jegliche CPR durch Weglassen der komplexen Beatmungsinstruktionen zu einem verbesserten Outcome führt [15].
Die Herangehensweisen der AHA und des ERC an dieses Thema sind verschieden, führen aber zu einem ähnlichen Ergebnis. Während der ERC in seiner Empfehlung vom Optimum (Thoraxkompressionen und Beatmung) ausgeht und in Ausnahmefällen Abstriche zulässt, definiert die AHA den Ausgangspunkt mit dem Minimum: Jeder Laie (trainiert oder untrainiert) soll zumindest Thoraxkompressionen durchführen [AHA-Klasse I, LOE B]. Auf Basis der Auswertung des japanischen Reanimationsregisters bezüglich Kinderreanimationen [16] und den Erkenntnissen aus tierexperimentellen Untersuchungen empfiehlt die AHA, dass alle trainierten Helfer bei Kindern, prolongiertem Stillstand und nicht-kardialer Genese des Stillstands Thoraxkompressionen und Beatmung durchführen sollen [AHA-Klasse IIa, LOE C]. Diese abstrakte Empfehlung ist für einen Laien nicht umsetzbar (Erkennen „nicht-kardialer Genese"?) und überfordert ihn. Daher gibt die AHA in ihren Leitlinien anwenderangepasste Handlungsstrategien (nach Absetzen des Notrufs) vor:

- **Untrainierte Laienhelfer:** CCO-CPR („push hard and fast") oder Telefonanweisungen (Leitstelle) befolgen, bis ein AED einsatzbereit ist oder bis professionelle Helfer übernehmen. [AHA-Klasse IIa, LOE B]
- **Trainierte Laienhelfer:** Mindestens CCO-CPR; wenn willens und fähig, Thoraxkompressionen und Beatmung (30 : 2); CPR fortführen, bis ein AED einsatzbereit ist oder der Rettungsdienst übernimmt. [AHA-Klasse I, LOE B]

- **Professionelle Helfer:** Sollen in der Reanimation mit Thoraxkompressionen und Beatmung trainiert sein und beides durchführen. [AHA-Klasse II a, LOE B]

Die Treatment Recommendation des CoSTR bietet die Grundlage für beide Herangehensweisen:

- Alle Helfer sollen bei jeder Form des Herz-Kreislauf-Stillstands Thoraxkompressionen durchführen.
- Für untrainierte Laienhelfer ist CCO-CPR empfohlen.
- Die Durchführung von Thoraxkompressionen und Beatmung durch trainierte Laienhelfer ist angemessen/vernünftig, wenn sie dazu fähig sind.
- Die Durchführung von CCO-CPR durch trainierte Laienhelfer ist angemessen/vernünftig, wenn sie nicht dazu fähig sind, Atemwegs- oder Beatmungstechniken durchzuführen.
- Professionelle Helfer sollen Thoraxkompressionen und Beatmung durchführen.
- Derzeit gibt es keine Evidenz für oder gegen den Einsatz von Thoraxkompressionen in Kombination mit Freihalten des Atemwegs und Sauerstoffinsufflation (passive Oxygenierung) durch professionelle Helfer.

Passive Oxygenierung

Die Technik der passiven Oxygenierung unter Reanimation lediglich durch Freihalten des Atemwegs (manuell oder mit Hilfsmitteln) ist aufgrund mangelnder Evidenz derzeit nicht zum routinemäßigen Einsatz empfohlen.
Auch wenn einige Untersuchungen zum Einsatz der passiven Oxygenierung (z. B. oropharyngealer Tubus und Sauerstoffinsufflation über Maske [17]) in vorher-nachher-Analysen Verbesserungen in Subgruppen (z. B. initiales Kammerflimmern) zeigten, so ist die aktuelle Datenlage nicht ausreichend. Weder ERC noch AHA empfehlen den routinemäßigen Einsatz solcher Techniken derzeit für Laien oder professionelle Helfer.

Studienlage CCO-CPR

Die mittlerweile multiplen Publikationen der letzten Jahre zur CCO-CPR werden teilweise widersprüchlich interpretiert (s. u.). Neue Veröffentlichungen nach Beendigung des Leitlinienprozesses unterstützen die ERC-Strategie des Fokus auf dem Gold-Standard „Thoraxkompressionen und Beatmung“.
In den letzten 10 Jahren konzentrierten sich viele internationale, wissenschaftliche Publikationen zur Reanimation auf die Frage, ob eine Beatmung durch Laien notwendig ist. Diese Frage wird immer wieder unter der Annahme gestellt, dass der Ekel- und Infektionsfaktor ein Hauptgrund dafür sei, dass die Rate an Laienreanimationen so gering ist (Deutschland ca. 20–25 %). Diese Annahme stützte sich nur auf die Befragungen potenzieller Helfer ohne akute situative Realerfahrung. Mittlerweile konnten Befragungen realer „nicht-reanimierender“ Helfer bei Reanimationen belegen, dass diese Faktoren keine Rolle (Angst/Ekel vor Mund-zu-Mund-Beatmung 1,4 % und Angst vor Infektionen 0 %!) spielten [18]. Vielmehr standen Problem wie „Panik“ und „Angst, etwas falsch zu machen“ im Vordergrund (vgl. S. 66).

Durch die Einführung von Reanimationsregistern mit standardisierter Erfassung von Reanimationen können mittlerweile Beobachtungsstudien (LOE 3) mit großen Patientenzahlen herangezogen werden. Gerade bei der Frage der Beatmung durch Laienhelfer ist dies von großer Bedeutung, da eine prospektive Randomisierung unmöglich ist. Die Versuche, eine solche Randomisierung durch unterschiedliche Telefoninstruktionen zu erzielen, scheiterten, da durch die unterschiedliche Komplexität der Instruktionen keine vergleichbaren Bedingungen geschaffen werden konnten (s. u.).

Die sachlich nüchterne Betrachtung der vorliegenden Studien ist durchaus schwierig. So wurden in den letzten Jahren unreflektierte Interpretationen der Laienpresse und vermeintlicher Experten sensationsheischend hochgespielt und die Bevölkerung voreilig bezüglich der Notwendigkeit der Beatmung verunsichert. Dies ist das genaue Gegenteil von der Intention des evidenzbasierten Leitlinienprozesses, wo die Aussagekraft der Studien sachlich betrachtet wird und eine kontrollierte und gezielte Umsetzung neuer Erkenntnisse erfolgt. Umso wichtiger ist die Zurückführung der Problematik auf diese Ebene.

Damit Sie als Leser einen übersichtlichen Einblick in die aktuelle Studienlage erhalten können, haben wir zu dieser heiß diskutierten Thematik einen Überblick der verfügbaren Untersuchungen zusammengestellt. Dabei standen Fragestellung, Stichprobengröße und Ergebnis im Hauptfokus. Die Autoren von „Reanimation kompakt“ haben erkennbar „Hinweise“ ergänzt, um auf besondere Probleme (Einschränkungen, Besonderheiten, etc.) aufmerksam zu machen.

Zuvor gilt es jedoch, grundlegende Probleme bei der Interpretation von Studien anzusprechen. So ist ein grundlegender Fehler (beispielsweise bei Betrachtung der Ergebnisse der SOS-Kanto Studie 2007 durch die Laienpresse), dass das Fehlen statistisch signifikanter Unterschiede zwischen zwei Gruppen als Gleichheit interpretiert wird. Dies ist falsch! Wenn getestet wird, ob eine Gruppe besser als die andere ist, dann wird dies durch Vorliegen eines statistisch signifikanten Unterschiedes mit einer entsprechenden Wahrscheinlichkeit belegt (typisch: $p < 0.05$ = mit einer Wahrscheinlichkeit von 95 % ist dieses Ergebnis nicht zufällig, sondern weil es wirklich einen Unterschcid zwischen den Gruppen gibt). Ist kein statistisch signifikanter Unterschied feststellbar, so bedeutet dies nur, dass das vorliegende Ergebnis zufällig entstanden sein kann. Keinesfalls beinhaltet dies eine Aussage darüber, dass beide Gruppen gleich sind. Zusätzlich gilt dies natürlich nur für die Hauptfragestellung. Je kleiner Subgruppen bei Analysen werden, desto weniger aussagekräftig sind die Wahrscheinlichkeiten.

Zur Veranschaulichung soll das folgende Beispiel dienen: In einen Sack werden 50 Perlen gesteckt (was niemand weiß: 20 weiße Perlen und 30 schwarze Perlen). Nun werden blind 10 Perlen gezogen und es soll untersucht werden, ob mehr schwarze oder weiße Perlen im Sack sind. Gezogen werden 6 weiße (60 %) und 4 schwarze (40 %) Perlen. Die statistische Auswertung zeigt keinen statistisch signifikanten Unterschied ($p > 0.05$). Sind jetzt deshalb gleich viele schwarze und weiße Perlen im Sack? Die korrekte Aussage ist, dass wir bei dieser Stichprobengröße keinen statistisch signifikanten Unterschied gefunden haben und das vorliegende Ergebnis wahrscheinlich zufällig ist. Würde man nun unsere Stichprobengröße erhöhen, so würde man sich (auch statistisch) dem realen Ergebnis annähern. Daraus lassen sich wichtige Aspekte zur Betrachtung von Studien ableiten:

- Das Fehlen eines statistisch signifikanten Unterschieds bedeutet nicht Gleichheit!
- Je besser sich der Umfang einer Stichprobe (untersuchte Gruppe) der Gesamtgröße nähert, umso aussagekräftiger kann das Ergebnis sein.
- Subgruppenanalysen haben eine geringere Aussagekraft als Ergebnisse zur Hauptfragestellung.

Aufgrund der ausreichend vorliegenden Untersuchungen an Patienten sowie der schlechten Übertragbarkeit des Wissens vom Tiermodell auf den Menschen (Schweine haben in Rückenlage anatomisch immer einen freien Atemweg – so produzieren die Druckschwankungen der Thoraxkompressionen automatisch ein Pendeln von Atemluft; anders als beim Menschen), führen wir die tierexperimentellen Untersuchungen zu dieser Thematik wegen der fehlenden Aussagekraft nicht auf.

Die Publikationen werden in der Reihenfolge ihres Erscheinens aufgeführt.

CCO-CPR = chest compression-only-CPR
S-CPR = Standard-CPR (TK und Beatmung; CPR-Verhältnis abhängig vom Leitlinienjahr!)
No-CPR = weder Thoraxkompressionen noch Beatmung;
HKS = Herz-Kreislauf-Stillstand

Autor, Zeitschrift, Erscheinungsjahr	Hallstrom et al.; N Engl J Med 2000; 342 (21): 1546–53
Titel	**Cardiopulmonary resuscitation by chest compression alone or with mouth-to-mouth ventilation**
Studiendesign/ Hauptfragestellung	Prospektiver, randomisierter Vergleich von S-CPR und CCO-CPR bei Telefonanweisungen; Zielparameter: Krankenhausentlassung
Population, Stichprobengröße	4189 HKS im Studienzeitraum; 520 in die Studie eingeschlossen
Ergebnisse	Kein statistisch signifikanter Unterschied zwischen CCO-CPR und S-CPR (14,6 % vs.10,4 %); Telefonanweisungen (= Zeit ohne Maßnahmen) für S-CPR 1,4 min länger bei einer Eintreffzeit des Rettungsdienstes von durchschnittlich 4 min.
Ergänzende Bemerkungen der Autoren	Die extrem kurzen Eintreffzeiten sind nicht vergleichbar (deutsche Städte ca. 6 min für ersteintreffendes Rettungsmittel). Nur geringe Stichprobengröße eingeschlossen.

Autor, Zeitschrift, Erscheinungsjahr	Swor et al.; Academic Emergency Medicine 2006; 13: 596–601
Titel	**CPR Training and CPR Performance: Do CPR-trained Bystanders Perform CPR?**
Studiendesign/ Hauptfragestellung	Prospektive Beobachtungsstudie; präklinische Reanimationen; Untersuchung Laien-CPR (durchgeführt? Durch wen? Wenn nicht, spätere Befragung der potentiellen Helfer vor Ort zu Gründen)
Population, Stichprobengröße	868 Reanimationen; 279 Fälle ohne Laien-CPR; 684 Interviews
Ergebnisse	Gründe No-CPR: Panik (38 %)...Angst, etwas falsch zu machen (10 %)...Ekel vor Mund-zu-Mund-Beatmung (1,4 %)...Infektionsrisiko (0 %)

Autor, Zeitschrift, Erscheinungsjahr	SOS-KANTO study group; Lancet 2007; 369: 920–26
Titel	**Cardiopulmonary resuscitation by bystanders with chest compression only (SOS-KANTO): an observational study**
Studiendesign/ Hauptfragestellung	Prospektive Beobachtungsstudie (Reanimationsregister); Jahre 2002–2003 (alte Leitlinien, 15:2); Patienten mit beobachtetem HKS; Vergleich No-CPR – S-CPR – CCO-CPR (Laien); Zielparameter: gutes neurologisches Ergebnis nach 30 Tagen
Population, Stichprobengröße	9529 Reanimationen gescreent; 4068 eingeschlossen in Auswertung (davon 2917 No-CPR, 712 S-CPR, 439 CCO-CPR)
Ergebnisse	Jegliche CPR (S-CPR + CCO-CPR) signifikant besser als No-CPR (5,0 % vs. 2,2 %, p = 0,001); kein signifikanter Unterschied beim Vergleich von S-CPR und CCO-CPR (4,2 % vs. 6,2 %); Vorteile für CCO-CPR Patienten mit Reanimationsbeginn < 4 min und initialem Kammerflimmern.
Ergänzende Bemerkungen der Autoren	Die Auswertung CCO-CPR und S-CPR betraf nur 1151 von 9529 Reanimationen.

Autor, Zeitschrift, Erscheinungsjahr	Iwami et al.; Circulation 2007; 116: 2900–2907
Titel	**Effectiveness of Bystander-Initiated Cardiac-Only Resuscitation for Patients With Out-of-Hospital Cardiac Arrest**
Studiendesign/ Hauptfragestellung	Beobachtungsstudie aus dem Utstein Osaka Projekt; Jahre 1998–2003 (alte Leitlinien); Patienten mit beobachtetem HKS und kardialer Genese; Vergleich von No-CPR, S-CPR und CCO-CPR (Laien) für Eintreffzeiten des Rettungsdienstes 0 – 15 min oder < 15 min; Zielparameter: 1-Jahr Überleben
Population, Stichprobengröße	24 347 Reanimationen; davon 4902 eingeschlossen in Auswertung (3888 Eintreffzeit 0 – 15 min; 864 Eintreffzeit > 15 min)
Ergebnisse	Für Eintreffzeiten 0 – 15 min Ergebnisse vergleichbar mit SOS-Kanto-Studie (kein signifikanter Unterschied S-CPR und CCO-CPR); Eintreffzeiten > 15 min: S-CPR signifikant mehr Überlebende (n = 2) als mit CCO-CPR (kein Überlebender)
Ergänzende Bemerkungen der Autoren	Kleine Überlebendenzahl – nicht aussagekräftig

Autor, Zeitschrift, Erscheinungsjahr	Böhm et al.; Circulation 2007; 116: 2908–2912
Titel	**Survival Is Similar After Standard Treatment and Chest Compression Only in Out-of-Hospital Bystander Cardiopulmonary Resuscitation**
Studiendesign/ Hauptfragestellung	Auswertung schwedisches Reanimationsregister; untersucht wurden alle HKS mit Laienreanimation der Jahre 1990 bis 2005; Vergleich von S-CPR und CCO-CPR; Zielparameter: 1-Monat-Überleben
Population, Stichprobengröße	12740 Reanimationen mit Laien-CPR (1465, Art der Laien-CPR unbekannt): 11275 Reanimationen eingeschlossen (8209 S-CPR und 1145 CCO-CPR).

Ergebnisse	Kein signifikanter Unterschied (S-CPR 7,2 % vs. CCO-CPR 6,7 %); signifikant längere Eintreffzeit des Rettungsdienstes in der Gruppe S-CPR (S-CPR 8 min vs. CCO-CPR 6 min, p < 0,0001)
Ergänzende Bemerkungen der Autoren	Kein signifikanter Unterschied – aber schlechtere Grundbedingungen in Gruppe S-CPR (längere Eintreffzeit des Rettungsdienstes)

Autor, Zeitschrift, Erscheinungsjahr	Ong et al.; Resuscitation 2008; 78: 119–126
Titel	**Comparison of chest compression only and standard cardiopulmonary resuscitation for out-of-hospital cardiac arrest in Singapore**
Studiendesign/ Hauptfragestellung	Prospektive Beobachtungsstudie; HKS 2001–2004; Vergleich No-CPR, S-CPR und CCO-CPR; Zielparameter Krankenhausentlassung.
Population, Stichprobengröße	2428 Reanimationen (1695 No-CPR, 287 S-CPR, 154 CCO-CPR)
Ergebnisse	Jegliche CPR (S-CPR + CCO-CPR) signifikant besser als No-CPR; kein signifikanter Unterschied zwischen S-CPR und CCO-CPR

Autor, Zeitschrift, Erscheinungsjahr	Bobrow et al.; JAMA 2008; 299 (10): 1158–1165
Titel	**Minimally Interrupted Cardiac Resuscitation by Emergency Medical Services for Out-of-Hospital Cardiac Arrest**
Studiendesign/ Hauptfragestellung	Vorher (retrospektiv 1. Halbjahr 2005) – nachher – Analyse nach Einführung MICR (Minimally Interrupted Cardiac Resuscitation) für den Rettungsdienst (2.Halbjahr 2005 – 2007); vorher: alte Leitlinien (CPR erst nach Analyse/Defibrillation, bis zu 3 Defibrillationen, CPR 2 : 15) ohne regelmäßiges Training; danach MICR (sofort 200 ununterbrochene Thoraxkompressionen mit eingelegtem Oropharyngeal-Tubus (freier Atemweg) und hohem Sauerstofffluss über Maske, außerdem waren bis zu 8 Beatmungen erlaubt – ggf. 1 Schock – sofort weitere 200 Thoraxkompressionen; frühzeitige Adrenalingabe und erst verzögerte Intubation) mit Training; HKS mit kardialer Genese; Zielparameter: Krankenhausentlassung
Population, Stichprobengröße	1243 HKS; 886 Patienten eingeschlossen (218 vor MICR; 668 mit MICR)
Ergebnisse	Signifikante Steigerung der Überlebensraten nach Einführung MICR (overall: 5,4 % vs. 1,8 %; Kammerflimmern: 17,6 % vs. 4,7 %); die Rate an Kammerflimmern betrug 30 % und die mittleren Eintreffzeiten des Rettungsdienstes waren mit 5,2 und 5,6 min kurz.
Ergänzende Bemerkungen der Autoren	Diese Studie wurde im Nachrichtenkanal CNN als Sensation (Verdreifachung der Überlebensraten ohne Beatmung) präsentiert. Die Ergebnisse sind auch interessant – aber leider von geringer Aussagekraft. Die Verbesserung der Überlebensraten ist auf jeden Fall zu würdigen. Aber es gibt verschiedene Faktoren, die dies bewirkt haben könnten, z. B. die Einführung eines Reanimationstrainings für die Rettungsdienstkräfte, die Einführung von CPR vor Analyse/Defibrillation, die Reduktion auf 1 Schock, sowie auch die ununterbrochenen Thoraxkompressionen mit passiver Oxygenierung. Allerdings war es den Rettungskräften erlaubt,

	bis zu 8x/min aktiv Atemhübe abzugeben (man befürchtete mangelnde Compliance mit kompletten Wegfall der Beatmungen). Insofern lässt sich nicht nachvollziehen, wie oft wirklich nur eine reine passive Oxygenierung und ununterbrochene Kompressionen stattfanden. Ergänzend muss erwähnt werden dass die Krankenhausentlassungsraten mit 1,8 % für alle Rhythmen und 4,7 % für Kammerflimmern für einen Rettungsdienst mit den genannten Eintreffzeiten desaströs waren. Selbst die mit MICR erreichten Überlebensraten (5,4 % alle Rhythmen, 17,6 % Kammerflimmern) liegen hinter den typischen Zahlen europäischer Zentren.

Autor, Zeitschrift, Erscheinungsjahr	Kitamura et al.; Lancet 2010; 375: 1347–54
Titel	**Conventional and chest-compression-only cardiopulmonary resuscitation by bystanders for children who have out-of-hospital cardiac arrests: a prospective, nationwide, population-based cohort study**
Studiendesign/ Hauptfragestellung	Alle Kinderreanimationen (bis 17 Jahre) des All-Japan-Utstein-Registers; Vergleich von No-CPR, S-CPR und CCO-CPR für Säuglinge (bis 1 Jahr), 1–17-Jährige mit HKS kardialer Genese und 1–17-Jährige mit HKS nicht-kardialer Genese; Zielparameter: gutes neurologisches Ergebnis nach 1 Monat.
Population, Stichprobengröße	5170 Reanimationen – 5158 eingeschlossen: 2082 Säuglinge, 2297 1–17 Jahre mit nicht-kardialer Genese (1293 No-CPR, 624 S-CPR, 380 CCO-CPR), 779 1–17 Jahre mit kardialer Genese (339 No-CPR, 282 S-CPR, 158 CCO-CPR)
Ergebnisse	1–17 Jahre mit nicht-kardialer Genese: jegliche CPR (S-CPR + CCO-CPR) besser als No-CPR, S-CPR signifikant besser als CCO-CPR; 1–17 Jahre mit kardialer Genese: jegliche CPR (S-CPR + CCO-CPR) besser als No-CPR, kein signifikanter Unterschied zwischen S-CPR und CCO-CPR; Säuglinge: generell schlechtes Outcome
Ergänzende Bemerkungen der Autoren	S-CPR bei Kindern mit HKS nicht-Kardialer Genese überlegen

Autor, Zeitschrift, Erscheinungsjahr	Kitamura et al.; Circulation 2010; 122(3): 293–9
Titel	**Bystander-initiated rescue breathing for out-of-hospital cardiac arrests of noncardiac origin**
Studiendesign/ Hauptfragestellung	Beobachtungsstudie; 2005-2007; Patienten mit HKS nicht-kardialer Genese; Vergleich von No-CPR, S-CPR und CCO-CPR (Laien); Zielparameter: gutes neurologisches Ergebnis nach 1 Monat.
Population, Stichprobengröße	43246 Reanimationen mit nicht- kardialer Genese (26 899 NO-CPR, 7474 S-CPR, 8878 CCO-CPR)
Ergebnisse	Signifikant besseres neurologisches Outcome mit S-CPR; Kein signifikanter Unterschied zwischen CCO-CPR und No-CPR.
Ergänzende Bemerkungen der Autoren	S-CPR bei HKS nicht kardialer Genese überlegen

Autor, Zeitschrift, Erscheinungsjahr	Rea et al.: N Engl J Med 2010; 363: 423–33
Titel	**CPR with chest compression alone or with rescue breathing**
Studiendesign/ Hauptfragestellung	Prospektiver, randomisierter Vergleich von S-CPR und CCO-CPR bei Telefonanweisungen; Zielparameter: Krankenhausentlassung
Population, Stichprobengröße	5525 Randomisierungsumschläge geöffnet – 1941 Fälle eingeschlossen (960 S-CPR, 981 CCO-CPR)
Ergebnisse	Kein signifikanter Unterschied (S-CPR 11,0 % vs. CCO-CPR 12,5 %); Eintreffzeiten des Rettungsdienstes 6,5 bzw. 6,7 min.

Autor, Zeitschrift, Erscheinungsjahr	Svensson et al.; N Engl J Med 2010; 363: 434–42
Titel	**Compression-Only CPR or Standard CPR in Out-of-Hospital Cardiac Arrest**
Studiendesign/ Hauptfragestellung	Prospektiver, randomisierter Vergleich von S-CPR und CCO-CPR bei Telefonanweisungen (beobachteter HKS); Zielparameter: 30 Tage Überleben
Population, Stichprobengröße	3809 Randomisierungen – 1276 Fälle eingeschlossen (656 S-CPR, 620 CCO-CPR)
Ergebnisse	Kein signifikanter Unterschied (S-CPR 7,0 % vs. CCO-CPR 8,7 %); Eintreffzeiten des Rettungsdienstes 6,5 bzw. 6,7 min.
Ergänzende Bemerkungen der Autoren	Die initial berechnete erforderliche Patientenzahl für diese Studie wurde mit den durchgeführten Randomisierungen nicht erreicht, da nachträglich zu viele Patienten ausgeschlossen werden mussten.

Nach Beendigung des Leitlinienprozesses 2010 erschienene Arbeiten:

Autor, Zeitschrift, Erscheinungsjahr	Hüpfl et al.; Lancet 2010; 376: 1552–57
Titel	**Chest-compression-only versus standard cardiopulmonary resuscitation: a meta-analysis**
Studiendesign/ Hauptfragestellung	Meta-Analyse 1: CCO-CPR versus S-CPR bei den Studien zur Telefonreanimation (Hallstrom, Rea, Svensson); Meta-Analyse 2: CCO-CPR versus S-CPR in 7 Beobachtungsstudien (1993 bis 2008, inkl. Böhm, SOS-Kanto, Iwami und Ong); Zielparameter: Krankenhausentlassung
Population, Stichprobengröße	Meta-Analyse 1 (1500 CCO-CPR, 1531 S-CPR); Meta-Analyse 2 (2731 CCO-CPR, 11152 S-CPR)
Ergebnisse	Meta-Analyse 1 (Telefonreanimation: CCO-CPR signifikant besser als S-CPR; 14 % vs. 12 %); Meta-Analyse 2 (Beobachtungsstudien: kein signifikanter Unterschied; 8 % vs. 8 %).

Autor, Zeitschrift, Erscheinungsjahr	Bobrow et al.; JAMA 2010; 304 (13): 1447–1454
Titel	**Chest Compression–Only CPR by Lay Rescuers and Survival From Out-of-Hospital Cardiac Arrest**

Studiendesign/ Hauptfragestellung	Prospektive Beobachtungsstudie 2005 bis 2009 bei Einführung eines intensiven Trainingsprogramms für Laien in CCO-CPR (Medien, Schulen, Online-Videos, etc.); Vergleich von CCO-CPR mit S-CPR und No-CPR durch Laien bei HKS kardialer Genese; Zielparameter: Krankenhausentlassung
Population, Stichprobengröße	5272 HKS mit kardialer Genese; 4415 in Auswertung eingeschlossen (2900 No-CPR, 666 S-CPR, 849 CCO-CPR)
Ergebnisse	Signifikant bessere Krankenhausentlassungsraten mit CCO-CPR (CCO-CPR 13,3 %, S-CPR 7,8 %, No-CPR 5,2 %). Die Eintreffzeiten des Rettungsdienstes waren in allen Gruppen kurz (5 min). Im Verlauf des Beobachtungszeitraums konnte der Anteil der Laien-CPR von 28 % auf 40 % gesteigert werden. Der Anteil der CCO-CPR bei durchgeführter Laien-CPR stieg von 20 % auf 76 %. Vom Jahr 2005 bis 2009 stieg die Gesamtüberlebensrate von 3,7 % auf 9,8 %.
Ergänzende Bemerkungen der Autoren	Nachweis verbesserter Überlebensraten bei Patienten mit HKS kardialer Genese durch CCO-CPR im Rahmen eines engagierten Ausbildungsprogrammes für Laien, allerdings in einem System mit extrem kurzen Eintreffzeiten des Rettungsdienstes (5 min). Außerdem ist zu bedenken, dass nur die Gruppe mit CCO-CPR geschult wurde und die Anwender der S-CPR mutmaßlich untrainiert waren. Die Publikation schließt sich an die des Jahres 2008 an und ist ein exzellentes Beispiel, wie mit Optimierung der Reanimationsbemühungen auf allen Ebenen (Ausbildungsprogramme für Laien und Rettungsdienst; Öffentlichkeitsarbeit) kontinuierlich die Überlebensraten gesteigert werden können (alle Rhythmen, Krankenhausentlassung: 1,8 % vor MICR bis 9,8 % 2009). Auch zeigt die Auswertung, dass sich die Laien-CPR-Raten durch gezielte Ausbildungsprogramme verbessern lassen.

Autor, Zeitschrift, Erscheinungsjahr	Kitamura et al.; Resuscitation 2011; 82: 3–9
Titel	**Time-dependent effectiveness of chest compression-only and conventional cardiopulmonary resuscitation for out-of hospital cardiac arrest of cardiac origin**
Studiendesign/ Hauptfragestellung	Beobachtungsstudie; All-Japan-Ustein-Register 2005–2007; Patienten mit beobachtetem HKS und kardialer Genese; Vergleich von No-CPR, S-CPR und CCO-CPR (Laien) für Eintreffzeiten des Rettungsdienstes 0–15 min oder < 15 min; Zielparameter: gutes neurologisches Ergebnis nach 1 Monat.
Population, Stichprobengröße	307 819 Reanimationen, 55 014 beobachtet mit kardialer Genese (31 998 No-CPR, 10 851 S-CPR, 12 165 CCO-CPR); 11 704 der eingeschlossenen Reanimationen mit Eintreffzeit > 15 min
Ergebnisse	Für Eintreffzeiten 0 – 15 min: kein sign. Unterschied S-CPR und CCO-CPR (aber jegliche CPR besser als No-CPR); Eintreffzeiten > 15 min: S-CPR signifikant mehr Überlebende als mit CCO-CPR oder No-CPR (S-CPR 2,0 %, CCO-CPR 1,3 %, No-CPR 0,7 %)
Ergänzende Bemerkungen der Autoren	S-CPR bei prolongierten Eintreffzeiten des Rettungsdienstes überlegen

Autor, Zeitschrift, Erscheinungsjahr	Ogawa et al.; BMJ 2011; 342: c7106
Titel	**Outcomes of chest compression only CPR versus conventional CPR conducted by lay people in patients with out of hospital cardiopulmonary arrest witnessed by bystanders: nationwide population based observational study**
Studiendesign/ Hauptfragestellung	Beobachtungsstudie; 2005-2007; Patienten mit beobachtetem HKS und Laien-CPR; Vergleich CCO-CPR und S-CPR; Zielparameter: gutes neurologisches Ergebnis nach 1 Monat
Population, Stichprobengröße	318 141 HKS, davon 101 781 beobachtet; 40 035 Fälle eingeschlossen (allein 56 851 Fälle mit No-CPR ausgeschlossen): 19 328 S-CPR und 20 707 CCO-CPR
Ergebnisse	S-CPR signifikant besseres Outcome als CCO-CPR (besonderer Benefit bei Subgruppen „Jüngere", „nicht-kardiale Genese" und „prolongierte Eintreffzeiten des Rettungsdienstes")
Ergänzende Bemerkungen der Autoren	Erste Arbeit, die eine generelle Überlegenheit der S-CPR zeigt

Zusammenfassende Bewertung der Autoren von „Reanimation kompakt"

1. Die aktuelle Studienlage zeigt Vorteile für die Standard-CPR mit Beatmung (Laien), insbesondere, wenn der Herz-Kreislauf-Stillstand nicht-kardialer Genese ist, es sich um Kinder handelt oder der Rettungsdienst nicht sofort zur Stelle ist.
2. Ein engagiertes Laien-Programm mit CCO-CPR konnte seine Effektivität gegenüber der S-CPR in einem Rettungsdienstbereich mit kurzen Eintreffzeiten (5 min) beweisen.
3. Für die Telefonreanimation ist der Vorteil der CCO-CPR belegt.

Stabile Seitenlage

Eine bewusstlose Person, die normal atmet (und die damit mutmaßlich auch einen ausreichenden Kreislauf hat), ist in die Stabile Seitenlage zu bringen. Danach veranlasst der Helfer den Notruf oder tätigt ihn selbst. Die Atmung des Patienten muss weiterhin kontinuierlich überprüft werden. (Zur Einbettung der Stabilen Seitenlage in den BLS-Handlungsablauf s. S. 38)

Bei Bewusstlosen besteht die Gefahr, dass Schutzreflexe ausfallen (z. B. fehlendes Aushusten von Fremdkörpern oder Flüssigkeiten, die in die Atemwege eindringen: Sekrete, Blut und Erbrochenes). Eine Atemwegsverlegung ist auch durch Erschlaffung der Muskulatur in Zunge und Halsweichteilen möglich. Ziel der Stabilen Seitenlage ist daher die Sicherung der noch erhaltenen Atemfunktion (freie Atemwege, Aspirationsprophylaxe). Es gibt mehrere wirksame Formen der Stabilen Seitenlage mit verschiedenen Vorteilen für unterschiedliche Patienten. Anforderungen an eine wirksame Stabile Seitenlage nach ERC und AHA [AHA-Klasse II a, LOE C]:

- stabile und möglichst seitliche Lagerung
- der tiefste Punkt des Körpers ist der Kopf (der Mund)
- kein Druck auf dem Brustkorb, der die Atmung behindert

Der Zweck der Seitenlage wird nur erfüllt, wenn

1. der Mund den tiefsten Punkt des Körpers darstellt (untergelegte Kissen oder die falsch platzierte Patientenhand können den Effekt zunichtemachen!) und leicht geöffnet ist, damit Flüssigkeiten (Sekrete, Blut, Erbrochenes) abfließen können und
2. der Kopf ausreichend überstreckt ist, damit die Durchgängigkeit des Atemwegs gewährleistet ist.

Abb. 2.25 a Näheren Arm auslagern

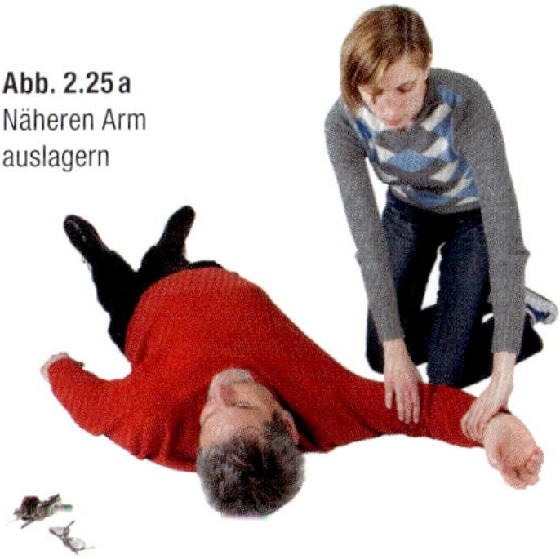

Abb. 2.25 b Entfernteren Arm heranführen

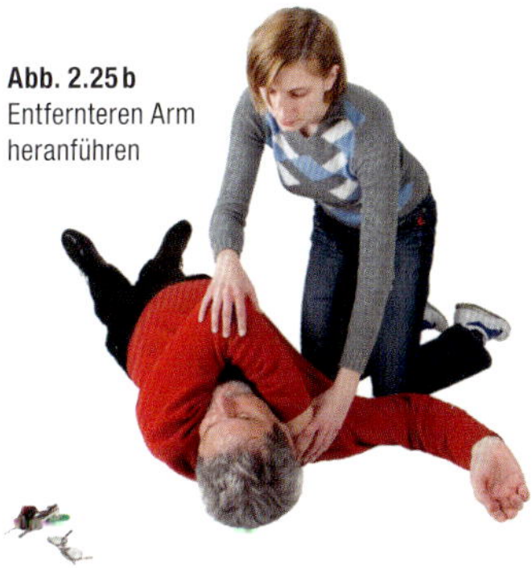

Abb. 2.25 c Gegenüberliegendes Bein heranziehen

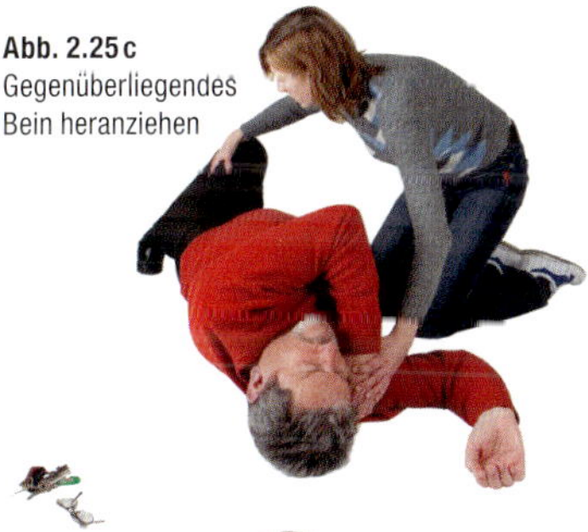

Abb. 2.25 d Patienten durch Heranziehen des Beins drehen

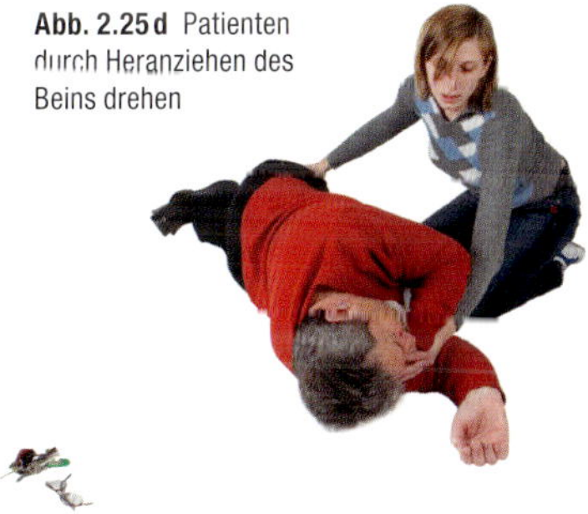

Abb. 2.25 e Kopfposition korrigieren

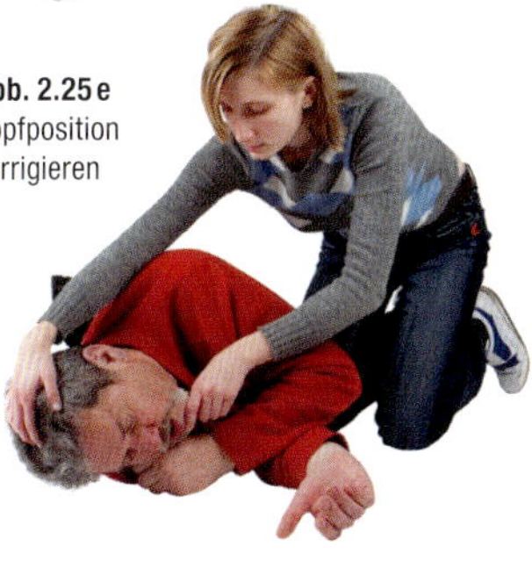

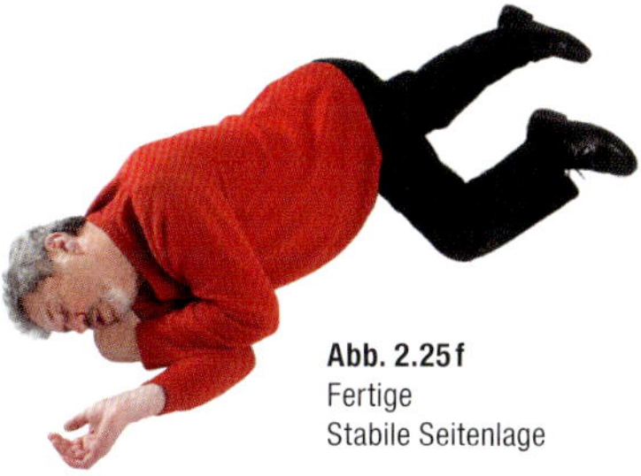

Abb. 2.25 f Fertige Stabile Seitenlage

Drehung von der Rückenlage in die Seitenlage

(nach ERC, 2010 – unverändert gegenüber früheren Leitlinien)

- Wenn vorhanden: Brille des Patienten absetzen.
- Beine des Patienten ausstrecken.
- Seitlich neben dem Patienten knien.
- Den näheren Patientenarm rechtwinklig nach oben auslagern (Oberarm etwa 90° abgespreizt, Ellenbogengelenk etwa 90° gebeugt, Handfläche zeigt nach oben).
- Den gegenüberliegenden Patientenarm über den Brustkorb heranführen, den Handrücken des Patienten an der zugewandten Patientenwange mit einer Hand festhalten.
- Mit der anderen Hand das entferntere Patientenbein an der Rückseite des Oberschenkels, direkt oberhalb der Kniekehle fassen und zu sich heranziehen (Bein wird abgewinkelt, Fuß bleibt am Boden), sodass der Patient zum Helfer hin rollt.
- Oben liegendes Bein in Knie- und Hüftgelenk rechtwinklig beugen (soll nicht auf dem unteren Bein liegen).
- Kopf überstrecken, sodass der Atemweg offen bleibt (ggf. die Kopfposition durch Patientenhand unter der Wange stabilisieren).
- Atmung regelmäßig überprüfen!
- Nach spätestens 30 min Seitenlage soll der Patient auf die andere Seite gedreht werden, um Druckschäden, insbesondere am unten liegenden Arm, zu vermeiden.

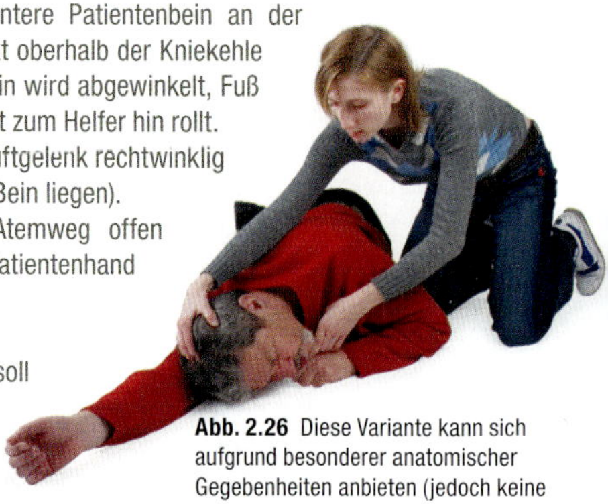

Abb. 2.26 Diese Variante kann sich aufgrund besonderer anatomischer Gegebenheiten anbieten (jedoch keine ERC-Empfehlung)

2.3 Verlegung der Atemwege durch Fremdkörper (FBAO)

FBAO = Foreign Body Airway Obstruction

Eine Atemwegsverlegung durch Fremdkörper ist eine seltene, aber prinzipiell abwendbare Todesursache. Einfache Maßnahmen können lebensrettend sein, wenn die Notfallursache sofort erkannt wird. Es besteht eine gewisse Verwechslungsgefahr mit anderen Notfällen, deren Leitsymptome plötzliche Atemnot, Zyanose oder Bewusstseinsverlust sind (z. B. „Ohnmachtsanfall“, „Herzanfall“, „Krampfanfall“). Häufig wird der Beginn des Erstickungsanfalls jedoch in einer typischen Situation von Augenzeugen beobachtet (z. B. beim Essen; ein spielendes Kind lutscht ein Bonbon, stolpert, „verschluckt“ sich, röchelt, läuft blau an…). Daher besteht oft die Chance auf eine frühzeitige, gezielte Erste Hilfe, während der Betroffene – auch bei schwerer Atemwegsverlegung – zunächst noch bei Bewusstsein ist! Eine sofortige Rettungsdienstalarmierung ist für den Fall einer anhaltenden Verlegung aber ebenfalls essenziell.

Statistiken aus England zufolge enden Atemwegsverlegungen, die in Notfallambulanzen behandelt werden, in weniger als 1 % der Fälle tödlich. Allerdings dürfte der Ausgang einer Atemwegsverlegung häufig schon am Notfallort entschieden werden (Erste Hilfe).

Ursachen

Ein Altersgipfel der Atemwegsverlegung durch Fremdkörper betrifft **Kleinkinder,** die z. B. kleine Spielzeugteile oder Nahrungsmittel (z. B. Erdnüsse, Naschwerk) versehentlich verschlucken oder in den Tracheobronchialbaum anatmen. Die engste Stelle in der Trachea liegt bei Kleinkindern subglottisch, d. h. unterhalb der Stimmritze (im Gegensatz zu Jugendlichen und Erwachsenen, bei denen die Stimmritze die engste Stelle ist und Verlegungen selten tiefer stattfinden). Angeatmete Fremdkörper können in dieser Engstelle hängen bleiben, bei hohem Einatemsog aber auch die Engstelle passieren (Reizung und Schwellung, sekundäres Verklemmen, Ventilmechanismus möglich). Die Erste Hilfe bei Atemwegsverlegungen durch Fremdkörper bei Kindern wird in Kap. 3.3 beschrieben.

Dagegen tritt bei meist **älteren Erwachsenen** eher ein Bolusgeschehen bei der Nahrungsaufnahme durch mangelnde Kaufähigkeit, Schluck- oder Transportstörungen auf (z. B. nach Schlaganfall oder bei neuromuskulären Erkrankungen), was durch einen fehlenden Speichelfluss begünstigt werden kann (Sicca-Syndrom, z. B. bei diversen Autoimmunerkrankungen, Diabetes mellitus und als Nebenwirkung von Medikamenten). Häufig bleiben dabei kompakte, feste, oft trockene, unzerkaute Nahrungsstücke (z. B. Fleisch) im „Hals stecken". Insofern ist eine Prävention solcher Notfälle bei Risikopatienten möglich und sinnvoll (z. B. Auswahl, Zubereitung und Anrichten von Lebensmitteln). Der Bolus befindet sich bei Erwachsenen meist entweder im Rachen, z. B. unmittelbar vor dem Kehlkopfeingang (oberhalb der Stimmbandebene) oder in der Speiseröhre, wobei die Luftröhre aufgrund der nach hinten offenen, U-förmigen Knorpelspangen von hinten komprimiert werden kann. Die genannten Lokalisationen sind dem direkten Blick in den Mundraum oft nicht zugänglich.

a) **Bolus vor dem Kehlkopfeingang:** Große Fremdkörper in typischer Position vor dem Kehlkopf verursachen einen akuten Erstickungsanfall und einen Sauerstoffmangel mit rasch eintretenden Bewusstseinsstörungen bis zur Bewusstlosigkeit. In einer bedrohlichen Situation kann der Fremdkörper durch Maßnahmen gelöst werden, die den Druck innerhalb des Brustkorbs kurzzeitig erhöhen (s. S. 79 ff.). Bei Bewusstlosigkeit (kein Zubeißen des Patienten) kann eine direkte Fremdkörperentfernung gelingen. Der Fremdkörper ist aber bei einer einfachen Mundrauminspektion z. T. nicht sichtbar (durch die Zunge verdeckt) oder aufgrund der tiefen Lage nicht mit den Fingern erreichbar (kein blindes Auswischen empfohlen; der Fremdkörper könnte tiefer hineingeschoben werden). Der Fremdkörper kann jedoch durch Verlagerung der Zunge (z. B. manuell oder mit einem

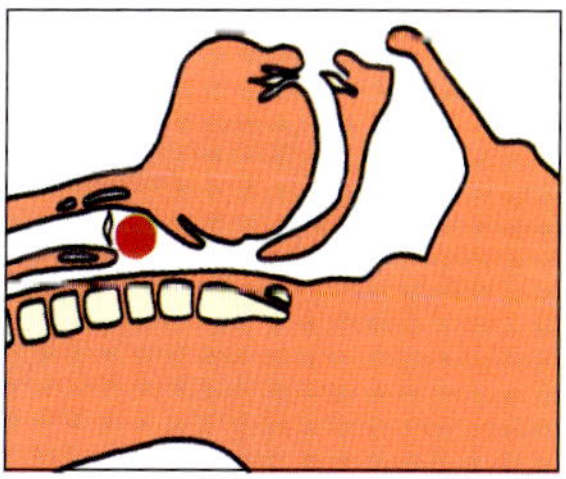

Abb. 2.27a Fremdkörper verschließt den Luftröhreneingang

Laryngoskop durch geübte, professionelle Helfer) in vielen Fällen zuverlässig entdeckt und unter Sicht (z. B. mit einer Magillzange) gezielt und relativ einfach entfernt werden (s. Abb. 2.28). Bei schnellem Eingreifen kann sich der Patient innerhalb von Minuten erholen (wenn Atemregulation und Herz-Kreislauf-Funktion noch nicht beeinträchtigt sind; trotzdem Nachüberwachung indiziert).

b) **Bolus in der Speiseröhre:** Die Luftnot des Patienten, die Fähigkeit zu sprechen und die Bedrohlichkeit der Situation hängen sowohl vom Grad der Luftröhrenkompression als auch von der Aufregung des Patienten ab (Sauerstoffverbrauch – beruhigendes Einwirken auf den Patienten wichtig). Speichel, der in dieser Situation häufig vermehrt produziert wird, kann nicht geschluckt werden, sondern muss aus dem Mund ablaufen können (bei Sauerstoffmaske beachten). Wenn sich der Bolus nicht spontan oder durch patienteneigene Manöver (z. B. Schluckversuche, Husten, Erbrechen) (auf-)löst, ist i. d. R. eine endoskopische Intervention (Ösophagoskopie) in der Klinik notwendig, wobei der Fremdkörper je nach Zusammensetzung gefasst und herausgezogen, zerkleinert und abgetragen oder in den Magen vorgeschoben werden kann. Nach Überwindung eines solchen Bolusgeschehens in der Speiseröhre, vor allem bei Jugendlichen und jungen Erwachsenen, muss differenzialdiagnostisch auch an eine eosinophile Ösophagitis (EE) als Ursache gedacht werden, ein noch wenig bekanntes, aber nicht seltenes Krankheitsbild mit zunehmender Häufigkeit (Übersicht hierzu s. z. B. bei [19]). Z. T. können bereits während der Notfallendoskopie wegweisende Befunde erhoben werden. Die Diagnose einer EE ist insofern relevant, als dass mögliche Rezidive und Spätfolgen durch eine prophylaktische Therapie in vielen Fällen verhindert werden können.

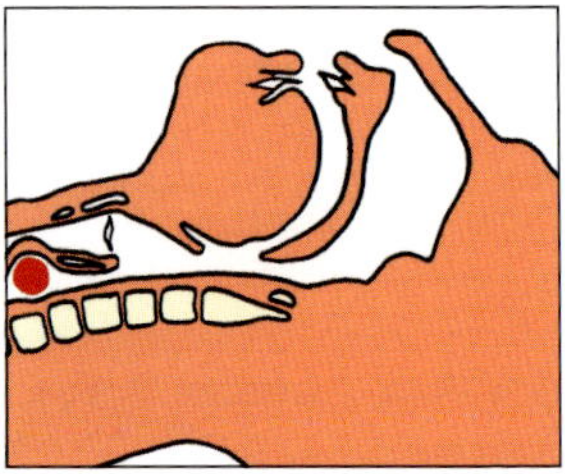

Abb. 2.27 b Fremdkörper in der Speiseröhre

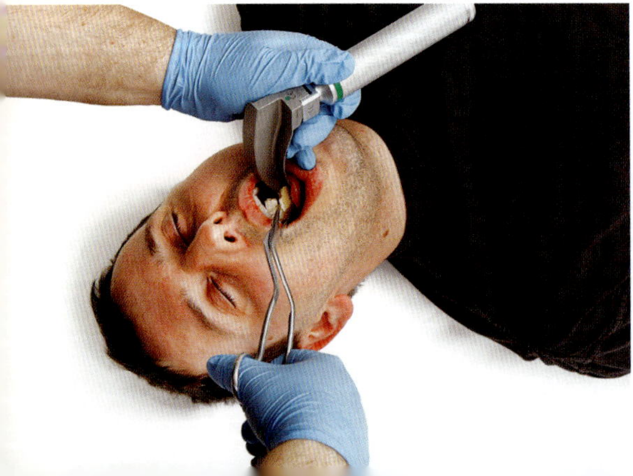

Abb. 2.28 Fremdkörperentfernung mit Magill-Zange unter Laryngoskopie

Algorithmus 2 – Behandlung Atemwegsverlegung, Erwachsene

Nach ERC 2010, FBAO – Adult Foreign Body Airway Obstruction (Choking), Treatment

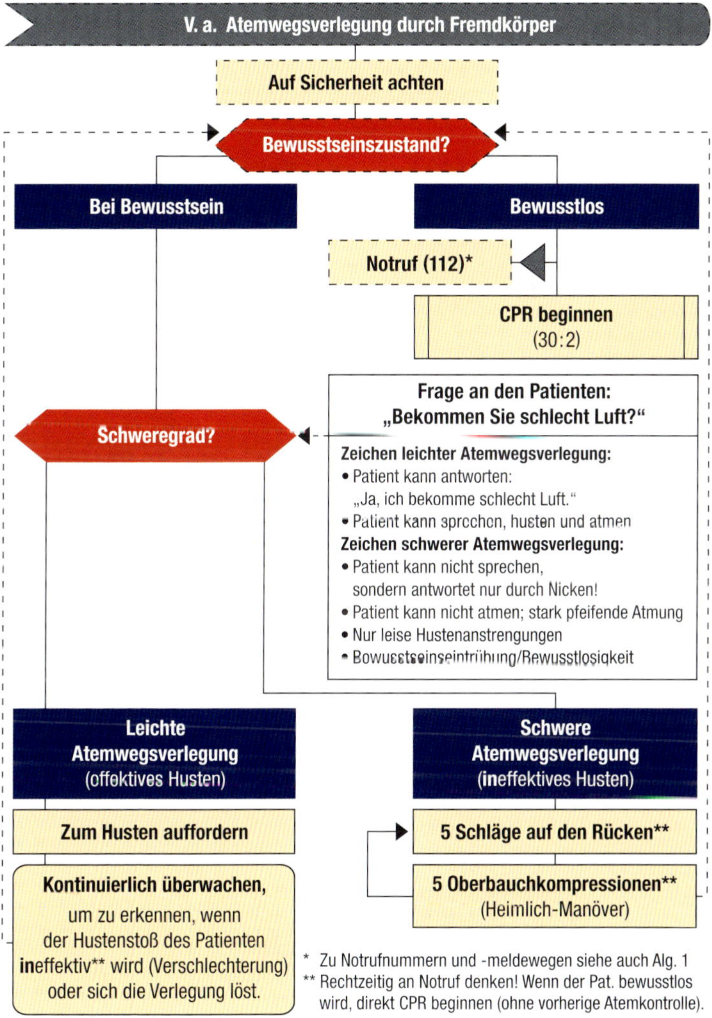

* Zu Notrufnummern und -meldewegen siehe auch Alg. 1

** Rechtzeitig an Notruf denken! Wenn der Pat. bewusstlos wird, direkt CPR beginnen (ohne vorherige Atemkontrolle).

Erste Hilfe bei Atemwegsverlegung durch Fremdkörper

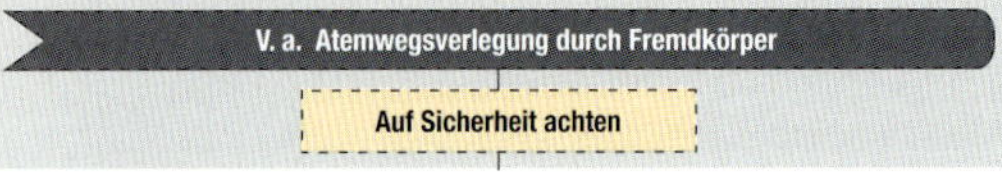

Der nachfolgende Text bezieht sich auf diesen Ausschnitt von Algorithmus 2 (Seite 77)

Das rasche Erkennen einer Atemwegsverlegung ist entscheidend für das Überleben. An eine Atemwegsverlegung durch Fremdkörper muss bei einem plötzlichen Notfall gedacht werden,

- der sich während der Nahrungsaufnahme ereignet und/oder
- wenn sich der Patient dabei selbst an den Hals fasst.

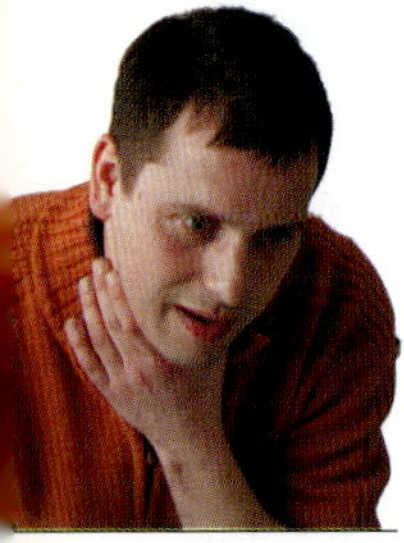

Abb. 2.29 Verdacht auf Atemwegsverlegung

Auch wenn aus anderen Gründen der Verdacht auf eine Atemwegsverlegung besteht, wird diese Handlungssequenz eingeleitet. Dieses Vorgehen ist auch bei Kindern ab dem ersten Lebensjahr möglich, falls der Ersthelfer die Besonderheiten bei Kindern nicht kennt. Der Notfallalgorithmus für Erwachsene unterscheidet sich hinsichtlich des Ablaufs nur in einem Punkt wesentlich vom Notfallalgorithmus für Kinder: im Falle der Bewusstlosigkeit sollen bei Kindern 5 Initialbeatmungen durchgeführt werden (s. S. 249); weitere Unterschiede betreffen

- die Textdefinition für leichte und schwere Atemwegsverlegung,
- die Frage, ob Rückenschläge und Oberbauchkompressionen mit Erfolgskontrolle nach jedem Schlag/jeder Kompression oder in durchgehender Serie durchzuführen sind (s. S. 81 f.) und
- das Verbot von Oberbauchkompressionen bei Säuglingen (wegen erhöhter Verletzungsgefahr; stattdessen Thoraxkompressionen).

Der Hinweis, auf Sicherheit zu achten, ist im Original-ERC-Algorithmus zur Atemwegsverlegung nicht enthalten. Diesen haben wir als ERC-konforme Herangehensweise an jeden Notfall ergänzt, da auch in diesem Fall die Grundsätze des BLS zu beachten sind (Gefahren z. B. durch CPR bei einem bewusstlosen Patienten, durch Panikreaktionen eines wachen Betroffenen oder durch fehlende Aufmerksamkeit für andere Gefahren in der jeweiligen Situation). Zur Gestaltung des Algorithmus: Der ERC gliedert die Atemwegsverlegung in seinem Notfallschema zunächst in schwere und leichte Atemwegsverlegungen und unterteilt dann die schwere Atemwegsverlegung in Fälle mit und ohne Bewusstlosigkeit. Um die ERC-konforme Herangehensweise an einen Notfallpatienten (BLS) stets beizubehalten, haben wir die Frage nach dem Bewusstseinszustand des Patienten in unserem Algorithmus an den Anfang gestellt.

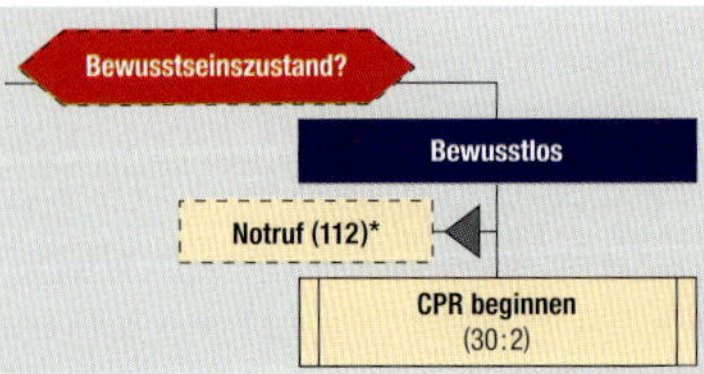

Der nachfolgende Text bezieht sich auf diesen Ausschnitt von Algorithmus 2 (Seite 77)

Wenn ein Patient mit Verdacht auf Atemwegsverlegung durch Fremdkörper bewusstlos ist oder zu irgendeinem Zeitpunkt bewusstlos wird, wird folgendes Vorgehen empfohlen:

1. den Patienten vorsichtig auf den Boden legen,
2. sofort den Rettungsdienst alarmieren,
3. direkt die Reanimation mit Thoraxkompressionen beginnen (ohne vorherige Mundraum-, Atem- oder Pulskontrolle) und im Verhältnis 30:2 Thoraxkompressionen und Beatmungen durchführen. Erst wenn die Atemwege jeweils zur Beatmung geöffnet werden, erfolgt eine kurze Mundraumkontrolle und evtl. ausgestoßene, sichtbare Fremdkörper werden gezielt aus dem Mund-Rachenraum entfernt.

Thoraxkompressionen können – nach Untersuchungen an Leichen und narkotisierten Freiwilligen – höhere Atemwegsdrücke erzeugen als Oberbauchkompressionen. Um in der Ausbildung keine spezielle Zahl oder Technik für Thoraxkompressionen bei einer Atemwegsverlegung mit Bewusstlosigkeit vorzugeben, lautet die Empfehlung einfach, die CPR sofort (mit Thoraxkompressionen) zu beginnen – unabhängig von eventuellen Atembewegungen des Patienten und auch, wenn ein professioneller Helfer einen Puls tasten sollte. Der vorrangige Zweck der Thoraxkompressionen ist nämlich in diesem Fall, den Fremdkörper zu lösen und in Richtung Mund zu bewegen. Nur in zweiter Linie wird in dieser Situation durch die CPR auch der Blutkreislauf unterstützt, falls dieser gestört sein sollte. Bewusstlos oder mit Herz-Kreislauf-Stillstand aufgefundene Patienten haben selten ursächlich eine Atemwegsverlegung durch Fremdkörper. Daher ist während der Standardreanimation ohne Verdacht auf eine Atemwegsverlegung keine routinemäßige Mundraumkontrolle nötig. Auch ein blindes Auswischen mit dem Finger ist nicht empfohlen, da es keinen Beleg für die Wirksamkeit dieses Manövers gibt, aber eine Gefährdung für Patient und Helfer möglich ist. Nur sichtbare feste Fremdkörper sollen gezielt unter Sicht entfernt werden.
Die Leitlinien weisen auch darauf hin, dass gut sitzende Gebisse zur Reanimation nicht entfernt werden sollen (bessere Gesichtsform zur Maskenabdichtung, Zeitverlust).

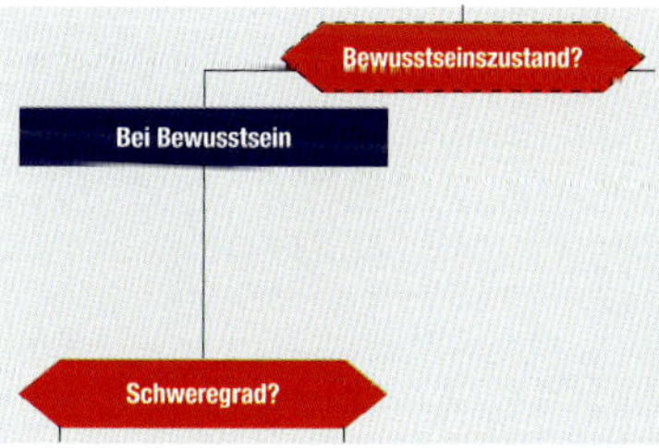

Der nachfolgende Text bezieht sich auf diesen Ausschnitt von Algorithmus 2 (Seite 77)

Zu Beginn der Ersten Hilfe bei Verdacht auf eine Atemwegsverlegung durch Fremdkörper steht die Frage nach deren Schweregrad. Insbesondere soll der Ersthelfer den Betroffenen etwa fragen „Haben Sie sich verschluckt?“ Ein „Ja!“ oder ein Nicken sichert die Diagnose. Sprechen oder nicht sprechen zu können, unterscheidet zwischen leichter und schwerer Atemwegsverlegung.

Kriterien für die Unterscheidung zwischen schwerer und leichter Atemwegsverlegung sind direkt im Alg. Nr. 2 (s. S. 77) angegeben.
Diese Unterscheidung ist wichtig, da bei schwerer Atemwegsverlegung schnell effektive Maßnahmen ergriffen werden sollen: Rückenschläge, Oberbauchkompressionen und Thoraxkompressionen sind geeignet, den Druck im Brustkorb und in den Atemwegen zu erhöhen und einen Fremdkörper in den oberen Atemwegen zu lösen oder heraus zu befördern (Technik s. weiter unten). Da diese Maßnahmen aber ein erhebliches Gefahrenpotenzial für den Patienten haben und die Verlegung der Atemwege auch verschlimmern können, ist es nicht zu rechtfertigen, solche risikoreichen Maßnahmen bei einer leichten Atemwegsverlegung anzuwenden.

Gefahren der Notfallmaßnahmen zur Fremdkörperentfernung aus den Atemwegen

- **Thoraxkompressionen:** z. B. Rippen- und Brustbeinluxationen und -frakturen, Hämato-/Pneumothorax, Herz-/Lungenkontusion mit Gewebseinblutungen, Herzrhythmusstörungen
- **Oberbauchkompressionen:** z. B. Erbrechen, Aspiration, schwere, lebensbedrohliche Verletzungen innerer Organe mit Blutung und/oder Peritonitis
- **Kräftige Rückenschläge:** z. B. knöcherne Verletzungen (bes. bei Vorschädigung/Vorerkrankung wie Osteoporose oder Wirbelsäulenoperation), Luxationen der Wirbelgelenke, Nervenschäden

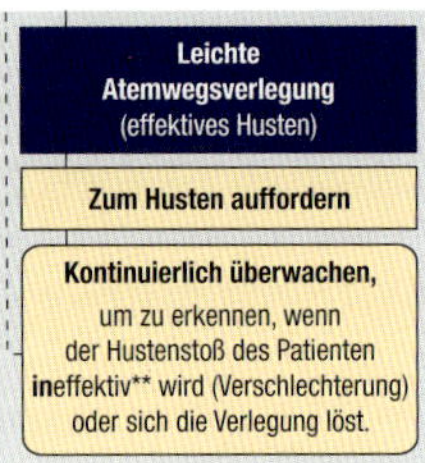

Der nachfolgende Text bezieht sich auf diesen Ausschnitt von Alg. 2 (Seite 77)

Wenn von einer leichten Atemwegsverlegung auszugehen ist, soll der Betroffene zu effektivem Husten aufgefordert werden. Darüber hinaus sind keine Maßnahmen zur Fremdkörperentfernung zu ergreifen! Jedoch ist der Patient engmaschig zu überwachen, bis das Risiko einer Verschlechterung nicht mehr besteht, d. h. bis die Verlegung beseitigt ist und sich der Patientenzustand verbessert.

Andere Notfallmaßnahmen zur Fremdkörperentfernung sind aufgrund möglicher Komplikationen (s. o.) bei einer leichten Atemwegsverlegung nicht empfohlen, da zum einen gefährlich (Verschlimmerung und Komplikationen möglich) und zum anderen oft auch nicht wirksam: die Lokalisation und Verklemmung von Fremdkörpern, die nur leichte Symptome verursachen, ist häufig dergestalt, dass eine ruckartige Druckerhöhung in den Atemwegen den Fremdkörper gar nicht zu bewegen vermag, da z. B. die Luft am Fremdkörper vorbeiströmt oder da sich dieser in der Speiseröhre befindet.
Wichtig ist es, einen Betroffenen – gerade mit leichter Atemwegsverlegung – zu beruhigen (Sauerstoffbedarf senken!), kontinuierlich zu überwachen (falls doch eine Verschlechterung eintritt) und ggf. rasch, aber ohne Hektik der endoskopischen Behandlung in einer Klinik zuzuführen (zur Sicherheit Transport durch Rettungsdienst). Evtl. kann eine Sauerstoffgabe sinnvoll sein (im Sinne einer Präoxygenierung/Denitrogenierung für den

Fall einer Verschlechterung = Zeitgewinn; hoher Flow über Gesichtsmaske erforderlich – Details hierzu s. Lehrbücher der Anästhesiologie). Bei einer Verlegung der Speiseröhre kann es zu einem starken Speichelfluss ohne Schluckmöglichkeit kommen, sodass die Anwendung einer Gesichtsmaske problematisch sein kann.

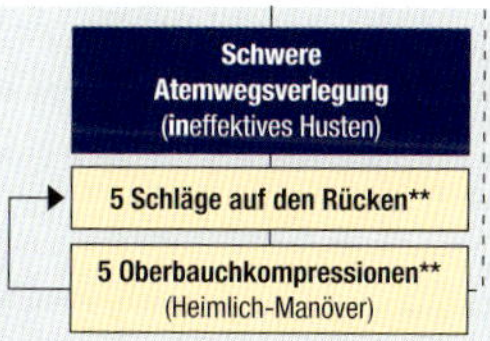

Der nachfolgende Text bezieht sich auf diesen Ausschnitt von Algorithmus 2 (Seite 77)

Wenn der Betroffene Zeichen einer schweren Atemwegsverlegung zeigt und noch bei Bewusstsein ist, soll versucht werden, den Fremdkörper mit Schlägen auf den Rücken und ggf. auch Oberbauchkompressionen (Heimlich-Manöver) zu lösen.

Folgendes Vorgehen wird hierzu vom ERC empfohlen:

1. **5 Schläge auf den Rücken (durchgehende Serie)**
   - Seitlich und etwas hinter den Betroffenen stellen.
   - Den Brustkorb des Betroffenen mit einer Hand stützen und den Oberkörper des Betroffenen weit nach vorne beugen (damit der durch die folgenden Maßnahmen gelockerte Fremdkörper eher aus dem Mund gestoßen wird, als tiefer in die Atemwege hineinzurutschen).
   - Mit dem Handballen der anderen Hand fünfmal kräftig zwischen die Schulterblätter schlagen.

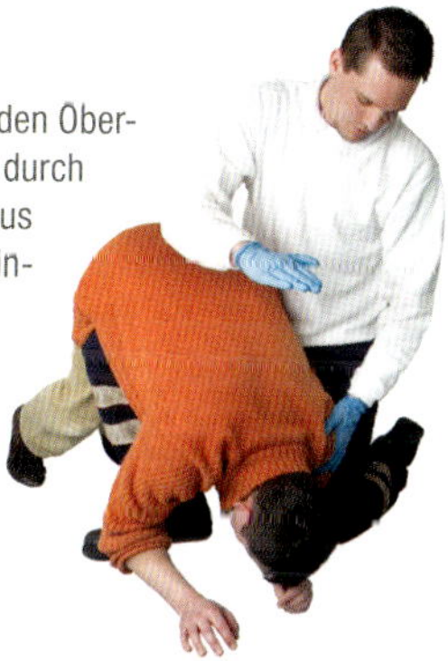

Abb. 2.31 Schläge auf den Rücken bei Erwachsenen

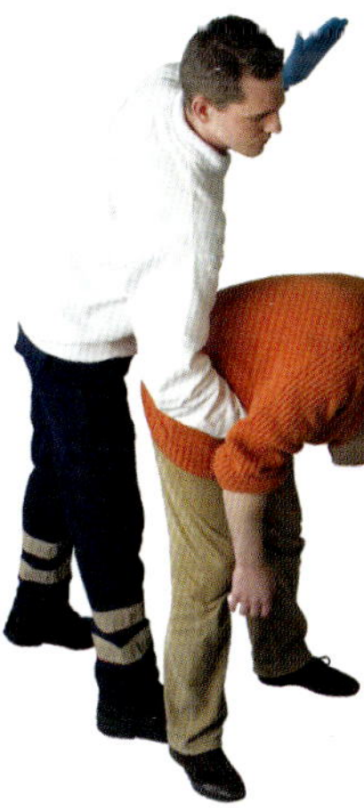

Abb. 2.30 Schläge auf den Rücken

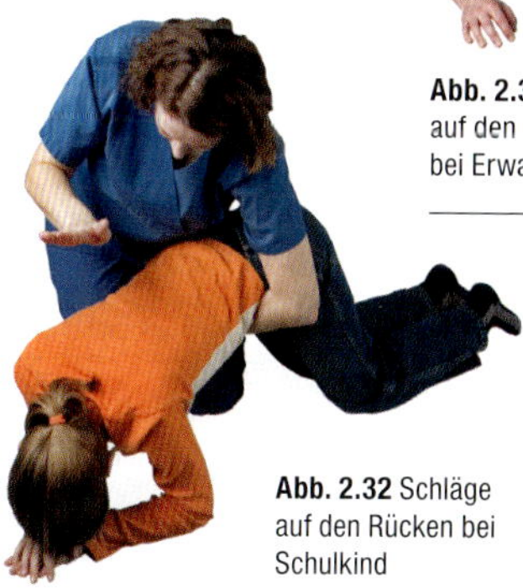

Abb. 2.32 Schläge auf den Rücken bei Schulkind

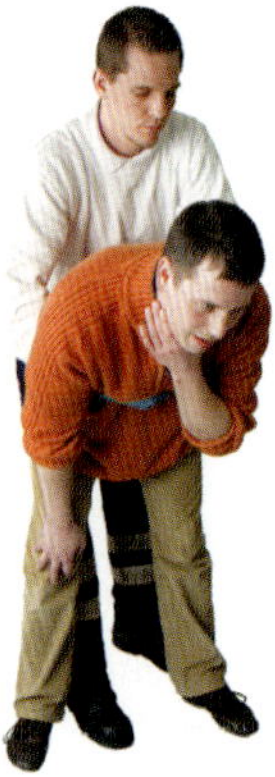

Abb. 2.33 Heimlich-Manöver

2. Wenn die 5 Schlägen auf den Rücken erfolglos sind: 5 Oberbauchkompressionen (durchgehende Serie)
- Hinter den Patienten stellen.
- Den Oberbauch des Betroffenen mit beiden Armen umfassen.
- Den Patienten nach vorne beugen.
- Eine Hand zur Faust ballen und diese zwischen Nabel und Schwertfortsatz des Betroffenen mit der anderen Hand umfassen.
- Die Hände fünfmal kräftig und ruckartig nach innen und oben ziehen.

Wenn die Verlegung auch durch die Oberbauchkompressionen immer noch nicht gelöst wurde, werden bis zu deren Beseitigung im Wechsel 5 Schläge auf den Rücken und 5 Oberbauchkompressionen durchgeführt.

In den ERC-Leitlinien 2005 war für Erwachsene und Kinder explizit nach jedem Rückenschlag bzw. nach jeder Oberbauchkompression eine kurze Erfolgskontrolle vorgesehen (Ziel jedes einzelnen Schlages bzw. jeder Kompression war die Beseitigung der Verlegung, sodass nicht zwingend 5 Schläge/Kompressionen erforderlich waren). Nun wird für Erwachsene jeweils eine durchgehende Fünferserie empfohlen. Im Gegensatz dazu wird für Kinder in den ERC-Leitlinien (im Text, nicht im Algorithmus) empfohlen:
- bis zu 5 Rückenschläge (ausdrückliches Ziel: Beseitigung der Verlegung mit jedem Schlag) und
- bis zu 5 Oberbauchkompressionen (erst ab > 1 Jahr). Thoraxkompressionen (als Ersatz für Oberbauchkompressionen bei Säuglingen) sollen allerdings in einer durchgehenden Fünferserie durchgeführt werden (2010 wie 2005; vgl. auch S. 252 ff.).

Maßnahmen zur Fremdkörperentfernung im Detail

Alle drei Verfahren (Rückenschläge, Thoraxkompressionen, Oberbauchkompressionen) sind nach Fallberichten und experimentellen Untersuchungen bei schwerer Atemwegsverlegung anwendbar und erfolgversprechend. Eine Kombination von zwei oder mehr verschiedenen Verfahren zur Fremdkörperentfernung weist eine höhere Erfolgswahrscheinlichkeit auf als die Anwendung eines einzelnen Verfahrens. In 50 % der Fälle soll die Anwendung einer einzelnen Technik nicht ausreichend sein. Um jedoch das Erlernen zu vereinfachen, empfiehlt die AHA primär die alleinige Durchführung von Oberbauchkompressionen in rascher Abfolge, bis die Verlegung beseitigt ist [AHA-Klasse II b, LOE B]. Falls die Beseitigung der Verlegung auf diese Weise nicht gelingt, kann der Helfer erwägen, Thoraxkompressionen durchzuführen [AHA-Klasse II b, LOE B]. Der Helfer soll nach AHA Thoraxkompressionen statt Oberbauchkompressionen anwenden, wenn
- der Helfer den Bauch des Patienten nicht umgreifen kann (Adipositas)
- die Patientin hochschwanger ist.

Die BÄK kennzeichnete 2007 die Durchführung von Oberbauchkompressionen explizit als Ultima-Ratio-Maßnahme, gab dabei aber auch den ERC-Algorithmus 1:1 wieder.

Nachsorge

Nach erfolgreicher Fremdkörperentfernung ist ärztlicher Rat einzuholen bei
- anhaltendem Husten,
- anhaltenden Schluckbeschwerden oder
- anhaltendem Fremdkörpergefühl.

Beachte, dass auch nach Besserung der Symptomatik/(teilweiser) Fremdkörperentfernung Fremdkörperreste in den Atemwegen verbleiben und verzögert Komplikationen (z. B. Lungenentzündung, Lungenabszess) auslösen können.

Auch wenn Oberbauch- oder Thoraxkompressionen erforderlich waren, wird eine ärztliche Untersuchung empfohlen.

Insbes. sollte man sich vergegenwärtigen, dass infolge von Oberbauchkompressionen insbes. Milz- und Leberrupturen möglich sind, die auch mit Verzögerung von Stunden oder Tagen zu lebensbedrohlichen Blutungen führen können (sog. zweizeitige Ruptur). Daher könnten auch sonografische Kontrollen und/oder eine kurzzeitige stationäre Überwachung (24–48 h) ratsam sein (keine Leitlinienempfehlung des ERC).

Mögliche Notfallmaßnahmen durch professionelle Helfer (nicht nach ERC)

- Wenn möglich, ist im Rahmen der Erstversorgung durch professionelle Helfer eine **großzügige O_2-Insufflation** bei spontan atmenden Patienten sinnvoll, auch um die pulmonale O_2-Reserve für den Fall einer Verschlechterung zu erhöhen (Präoxygenierung). Eine Maske wird von manchen Patienten mit Atemnot schlecht toleriert (Zunahme des Erstickungsgefühls). In jedem Fall ist ein beruhigendes, kompetentes Auftreten gegenüber dem Patienten wichtig, um ihn zu beruhigen (Senkung des O_2-Bedarfs).
- Eine vorsichtige **(assistierte) Masken-Beutel-Beatmung** kann überbrückend bei Ateminsuffizienz oder Atemstillstand trotz Lumeneinengung durch Fremdkörper oder Schwellung funktionieren (Dehnung des Lumens durch Druck), jedoch ist mit einem möglichen Ventilmechanismus zu rechnen – Folge: (regionale) Lungenblähung, Pneumothoraxgefahr.
- Bei bewusstlosen Patienten mit Verdacht auf eine Atemwegsverlegung durch Fremdkörper ist für professionelle Helfer die rasche Durchführung einer **Laryngoskopie** indiziert. Ein Fremdkörper im Rachenbereich kann dann z. B. mit einer Magillzange gezielt unter Sicht entfernt werden (s. Abb. 2.28); eher flüssiges Material (z. B. Erbrochenes/Blut) kann gezielt abgesaugt werden.
- **Im Rettungsdienst oder in der Notfallaufnahme** können weitere Maßnahmen – abhängig von Art und Lokalisation des Fremdkörpers – zum Auffinden und Entfernen indiziert sein (z. B. oropharyngeales, nasales oder tracheales Absaugen; Laryngo-, Rhino-, Broncho- oder Ösophagoskopie – je nach Situation und Eingriffsart unter Analgosedierung/Narkose; ggf. auch bildgebende Verfahren, z. B. Thorax-Röntgen).
- **Notfallmaßnahmen als Ultima Ratio:** Als letzter Ausweg kommen für den geübten und erfahrenen Notfallmediziner (mit entsprechender Ausrüstung) bestimmte Notfalleingriffe

in Frage, die aber auch ein hohes Risiko aufweisen und die Situation fatal verschlechtern können, z. B.:

- Bei bedrohlicher, nicht zu beseitigender oberer Atemwegsverlegung (eher bei Verlegung durch eine Schwellung als bei Fremdkörper): Trachealkanülierung/Koniotomie.
- Tief-endotracheale Intubation, um einen tracheal liegenden Fremdkörper in einen Hauptbronchus vorzuschieben, dann Rückzug des Tubus und „Einlungenventilation" (keine ERC-Empfehlung; eher bei Kindern als bei Erwachsenen, komplette Verlegung und letale Verletzungen möglich), danach operative Entfernung.
- Vorschieben eines ösophageal sitzenden Nahrungsbolus mit einer Magensonde nach gastral (keine ERC-Empfehlung, Verletzungen möglich).

2.4 Automatisierte externe Defibrillation (AED)

AED = Automated External Defibrillation/Defibrillator

Grundlagen zur Defibrillation (Details s. S. 142–158)

Der Herz-Kreislauf-Stillstand wird – nach der jeweiligen elektrischen Aktivität am Herzen – in vier verschiedene Formen eingeteilt, die mit dem EKG diagnostiziert werden können:

1. **Kammerflimmern** (VF, ventrikuläre Fibrillation, unkoordinierte elektrische Aktivität der Herzmuskelzellen in der Kammer, sodass keine geordnete Kontraktion mit Pumpleistung möglich ist)
2. **Pulslose ventrikuläre Tachykardie** (pVT, pulslose Kammertachykardie, hochfrequente Erregung der Herzkammern; eine kräftige Muskelaktivität und eine adäquate Füllung der Kammern sind bei dieser Geschwindigkeit nicht möglich)
3. Asystolie (die elektrische Aktivität ist erloschen, im EKG zeigt sich eine sog. Nullinie, die aber durch Umgebungseinflüsse i. d. R. nicht völlig gerade ist)
4. **Pulslose elektrische Aktivität** (im EKG finden sich Ausschläge, die prinzipiell mit einem ordnungsgemäßen Herzschlag einhergehen könnten, es ist jedoch kein Herzauswurf feststellbar)

Kammerflimmern (VF) und pulslose ventrikuläre Tachykardie (pVT) können durch eine Elektroschockbehandlung in einen normalen Herzrhythmus zurückgeführt werden (Beseitigung der Fibrillation = Defibrillation). Hierbei werden alle Herzmuskelzellen durch einen starken Stromimpuls gleichzeitig depolarisiert, um wieder eine koordinierte Erregung am Herzen zu ermöglichen.

Bei (erst kurz bestehender) VF und pVT ist die frühestmögliche Defibrillation neben der Basis-CPR die entscheidende lebensrettende Maßnahme [AHA-Klasse I, LOE A]. Die Wahrscheinlichkeit einer erfolgreichen Defibrillation steigt, wenn

1. der Elektroschock frühestmöglich nach Herz-Kreislauf-Stillstand in korrekter Technik angewendet wird und
2. die Basis-CPR frühestmöglich in bestmöglicher Qualität sowie mit minimierten Pausen (Anzahl und Dauer) bis zur Wiederkehr eines Spontankreislaufs durchgeführt wird.

Die Erfolgs- und Überlebensraten der Elektroschockanwendung sind umso höher, je kürzer die Pausen der Thoraxkompressionen vor und nach der Schockabgabe sind.

Bevor der Elektroschock abgegeben wird, muss ein defibrillationswürdiger Rhythmus (VF/pVT) rasch und zuverlässig erkannt werden, damit nicht Patienten ohne VF/pVT einen unnötigen, schädlichen und gefährlichen Elektroschock erhalten (z. B. bei noch schlagendem Herzen, bei PEA oder Asystolie). Die korrekte EKG-Diagnose an einem EKG-Monitor innerhalb von Sekunden erfordert Ausbildung und Übung. Außerdem muss die Energie des Elektroschocks an den Patienten (Größe/Gewicht) angepasst werden. Hierzu stehen im professionellen Kontext (Klinik, Rettungsdienst) manuelle Defibrillatoren zur Verfügung, bei denen der Anwender für die EKG-Diagnose, die Geräteeinstellungen und die Schockabgabe (Zeitpunkt, Technik) verantwortlich ist. Der Kontakt zur Brustwand kann bei diesen Geräten je nach Bauart und Zubehör über starre Metallelektroden mit elektrisch isolierten Griffen (manuelle Paddles, Hard-Paddles) unter zusätzlicher Anwendung eines Leitmediums (s. S. 157 f.) oder besser – wenn möglich – mit Klebeelektroden (Klebe-Pads) hergestellt werden.

Durch die Entwicklung von automatisierten externen Defibrillatoren wurde es möglich, dass die lebensrettende Maßnahme der Defibrillation auch durch qualifizierte Laien rasch, einfach und sicher durchgeführt werden kann, bevor der Rettungsdienst oder ein anderes Notfallteam eintrifft (höhere Erfolgschancen, höhere Überlebensraten). AED sind aber auch zum Einsatz durch professionelle Helfer geeignet (s. S. 90 f.).
Die Empfehlung zum Einsatz von AED gilt unter der Voraussetzung, dass während der Vorbereitung und während des AED-Betriebs auch Basis-CPR (30 : 2) durchgeführt wird (Pause nur zur Analyse und zum Schock, je nach Gerät auch während des Ladens).

Funktionsprinzipien von AED-Geräten: Nach dem Einschalten leitet der AED den Anwender mit Sprach- und Bildschirmanweisungen durch den Reanimationsablauf (inklusive Defibrillation). Sobald spezielle Klebeelektroden (Klebepads) auf dem Brustkorb des Patienten angebracht und mit dem AED verbunden sind (bei modernen Geräten bereits betriebsbereit angeschlossen), analysiert der AED den Herzrhythmus des Patienten selbsttätig und trifft daraufhin die Entscheidung, ob ein Elektroschock erforderlich ist oder nicht. Nur wenn ein Elektroschock erforderlich ist (VF/pVT), erlaubt der AED die Abgabe eines Elektroschocks, wobei die Schockenergie vom Gerät bestimmt wird.
Sog. **halbautomatische oder semiautomatische Defibrillatoren** empfehlen dem Anwender das Auslösen des Elektroschocks per Knopfdruck, sodass ein Schock nur abgegeben wird, wenn der Anwender die Schocktaste drückt (Verantwortung des letzten Schrittes liegt beim Anwender). Hinter diesem Prinzip steht u. a. die Annahme, dass der Anwender einen zusätzlichen Sicherheitsfaktor darstellt und die Schocktaste nur drücken soll, wenn hierdurch keine Gefahr für den Patienten oder Anwesende besteht.
Sog. **vollautomatische Defibrillatoren** geben nach einer Warnung selbsttätig den Elektroschock ab, sobald die Erforderlichkeit festgestellt wurde. Diesem Prinzip liegt die Philosophie zugrunde, dass eine Zeitverzögerung bis zur Schockabgabe oder gar ein Un-

terlassen der Schockabgabe durch den Anwender vermieden werden soll, um die Chance auf eine erfolgreiche Defibrillation zu erhöhen. In einer Studie an Trainingsphantomen wurde festgestellt, dass bei der Anwendung vollautomatischer AED weniger Sicherheitsfehler gemacht wurden als bei halbautomatischen AED. Daten aus Untersuchungen am Menschen, die eine Folgerung für die Praxis ableiten ließen, liegen bislang nicht vor. Auch in Deutschland sind mittlerweile vollautomatische Defibrillatoren erhältlich.

Abb. 2.34 AED mit Ausrüstung, hier gezeigt: Heartstart FR2 von Laerdal

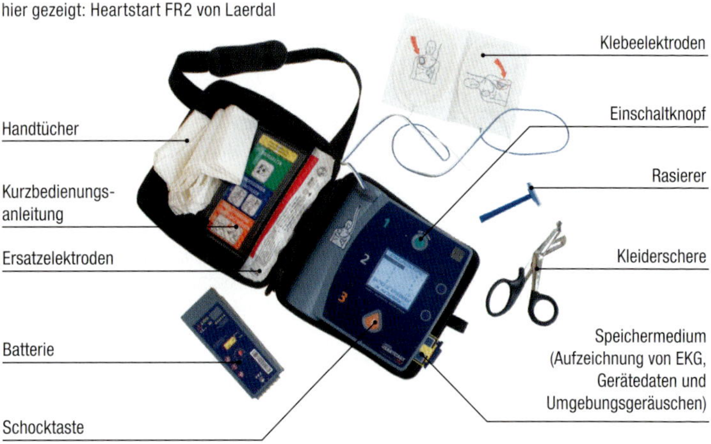

Empfehlungen zur Anwendung von AED

Die Überlebensrate von Patienten mit plötzlichem Herztod kann nachweislich erhöht werden, wenn die CPR bereits durch Augenzeugen begonnen wird und AED durch qualifizierte Ersthelfer, auch Laien, vor Eintreffen des Rettungsdienstes angewendet werden. Bei extrem schnellen Reaktionszeiten (Defibrillation $<$ 3 min nach Kollaps) können Überlebensraten von bis zu 75 % erreicht werden. Bei jeder Minute Verzögerung sinkt die Wahrscheinlichkeit einer erfolgreichen Defibrillation um ca. 10–12 % (ohne Basis-CPR) bzw. um 3–4 % (mit sofort begonnener Basis-CPR) [Zahlen nach ERC-Guidelines, 2010].

Das Ziel einer frühen Defibrillation und einer Verbesserung von Überlebensraten setzt aber unbedingt voraus, dass ein organisiertes Konzept besteht [AHA-Klasse II a, LOE B], in dem die eingesetzten Ersthelfer ausreichend unterwiesen und trainiert sind,

- Notfälle und insbes. einen HKS zu erkennen,
- den Rettungsdienst zu alarmieren,
- effektive CPR durchzuführen und
- den AED adäquat zu bedienen.

Zu einem solchen Konzept gehören ferner eine Verbindung mit dem örtlich zuständigen Rettungsdienst und die Materialinstandhaltung. Auch eine kontinuierliche Überwachung im Sinne einer Qualitätssicherung und -verbesserung ist anzustreben [AHA-Klasse II a, LOE C] (z. B. Auswertung und Nachbearbeitung von AED-Einsätzen).

PAD (Public Access Defibrillation)

Mit PAD wird die **allgemein zugängliche Installation von AED in öffentlichen Einrichtungen** bezeichnet (z. B. Bahnhöfe, Flughäfen, Einkaufszentren), wo Herz-Kreislauf-Stillstände üblicherweise von Augenzeugen beobachtet werden und zufällig anwesende qualifizierte Ersthelfer im Notfall sofort die CPR durchführen und einen AED anwenden können.
Die schnelle Verfügbarkeit von AED ist augenscheinlich leicht durch eine hohe Dichte von öffentlich zugänglichen AED zu erreichen. Zur Rettung eines Patienten mit plötzlichem Herztod muss aber unter diesen Umständen auch gewährleistet sein, dass

1. ein Ersthelfer, der die Notwendigkeit des AED-Einsatzes erkennt, weiß, wo sich der nächste AED befindet (Hinweisschilder!), oder durch Auftrag an einen anderen ortskundigen Helfer den AED schnell herbei bringen lässt (dies muss schneller geschehen als die örtliche Eintreffzeit eines Rettungsdienstes und darf dessen Alarmierung und Eintreffen auch nicht verzögern!),
2. ein unterwiesener Ersthelfer den AED tatsächlich anwendet.

Damit dieser Fall eintritt, müssen – wie Wahrscheinlichkeits- und Zeitberechnungen zeigen – überraschend hohe Raten AED-geschulter Ersthelfer und auch eine hohe Dichte verfügbarer AED erreicht werden. Je höher die Personendichte und der mutmaßliche Personenanteil mit medizinischer Ausbildung, umso eher geht dieses Konzept auf. Wie auch die sog. PAD-Studie [20] zeigte, führt allein die allgegenwärtige Verfügbarkeit von AED im Bedarfsfalle nicht unmittelbar zu deren Nutzung.
Die strategische Festlegung und gute Beschilderung von AED-Standorten ist ein wesentlicher Faktor bei der Einrichtung eines PAD-Konzeptes.
Baut man bei einem PAD-Konzept auf die zufällige Anwesenheit geschulter und hilfsbereiter Laien, so ist in diesem Konzept zu berücksichtigen, ob und wie die Schulung für die wahrscheinlich anwesenden Laien sichergestellt werden kann (evtl. Rekrutierung einer Gruppe von Freiwilligen, die sich dort häufig aufhält). Die AED-Schulung ist mittlerweile fest in den Lernzielkatalog der Erste-Hilfe-Ausbildung in Deutschland aufgenommen worden. Dennoch wird es dauern, bis von einem Großteil der Bürger die Anwendung eines AED in der Realität erwartet werden kann.
Auch muss sichergestellt werden, dass die AED-Funktion dauerhaft gewährleistet (und finanziert) wird (z. B. Akku-/Batteriewechsel, Elektrodenaustausch, Gerätecheck).
Die Wirkung von PAD-Programmen auf die Gesamtüberlebensrate aller Patienten mit plötzlichem Herztod ist dadurch limitiert, dass bis zu 80 % der Herz-Kreislauf-Stillstände in Wohnungen und anderen privaten Bereichen eintreten und somit einer Rettung durch PAD-Programme meist nicht zugänglich sind. Ob eine Installation von allgemein zugänglichen AED in Wohngebieten nützlich sein könnte, wurde bisher nicht untersucht. Auch wenn AED immer wieder auch zum privaten Erwerb durch Laien angeboten und beworben werden („für die Sicherheit im Haushalt"), konnte gezeigt werden, dass es im Allgemeinen nicht effektiv ist, AED zu Hause vorzuhalten, selbst bei Patienten mit einem hohen Risiko für einen plötzlichen Herztod [21].

First-Responder-Systeme

Hierbei handelt es sich um **strategisch einsetzbare, qualifizierte Ersthelfer(-gruppen),** die u. a. mit AED ausgerüstet sind und über eine Notrufzentrale oder eine Rettungsleitstelle alarmiert werden können. Die First Responder halten sich regelmäßig an Orten auf, von denen sie bei einer Alarmierung in einem definierten Bereich i. d. R. deutlich schneller eintreffen als der örtlich zuständige Rettungsdienst (z. B. bei weit auseinander liegenden Rettungswachen in dünn besiedelten Gebieten oder in Bereichen, wo der Zugang des Rettungsdienstes zum Patienten regelhaft erschwert ist, z. B. Sicherheitsbereiche, große Gebäude). First-Responder-Gruppen können auch bei anderen Notfällen die Zeit bis zum Eintreffen des Rettungsdienstes durch qualifizierte Erste Hilfe überbrücken. Das Spektrum reicht von Feuerwehrkräften über organisierte ehrenamtliche Einheiten und Sanitätsdienste der Hilfsorganisationen, deren Helfer sich i. d. R. aus Sanitäts- und Rettungsdienstpersonal rekrutieren, bis hin zu gezielt erreichbaren Ersthelfern in Betrieben.
Auch wenn First Responder im Vergleich zum PAD-Konzept i. d. R. etwas längere Reaktionszeiten haben, so können sie die gesamte Bevölkerung in ihrem Einsatzbereich erreichen und gegenüber dem PAD-Konzept auch eine erhöhte Anwendungswahrscheinlichkeit und -sicherheit gewährleisten, z. B. wenn in bestimmten Bereichen ein organisierter Sicherheits-, Bereitschafts- oder Notfalldienst ständig verfügbar ist, der von jedem Notfall Kenntnis erlangt (z. B. Werkschutz, Pförtner, Telefonzentrale, betriebliche Ersthelfer). Diese Personen sind i. d. R. ortskundig und verfügen ggf. auch über notwendige Zugangsberechtigungen und Kenntnisse lokaler Gefahren. Im Bedarfsfall kann ein Helfer dieses Dienstes den AED zum Patienten bringen und anwenden. Dadurch müssen für einen definierten Bereich

- nur wenige Helfer geschult werden (von denen aber sicher einer im Bedarfsfall anwesend ist),
- für den definierten Bereich nicht mehrere AED bereitgehalten werden (Kostenersparnis, daher oft eher umsetzbar) und
- AED nicht aufwändig gegen Diebstahl oder Vandalismus gesichert werden (schnelle Entnahme gewährleistet).

Voraussetzungen für First-Responder-Projekte sind vor allem die Bereitschaft geeigneter Helfer, deren Schulung und Erreichbarkeit im Notfall sowie die Finanzierung des Projekts.
First Responder-Projekte müssen qualifiziert begleitet werden.
First Responder sollen in die Lage versetzt werden, CPR durchzuführen und einen AED anzuwenden [AHA-Klasse I, LOE B].

Wo sind PAD- oder First-Responder-Programme sinnvoll?

PAD-Programme und First-Responder-Programme können dazu beitragen, dass mehr Betroffene schon durch Augenzeugen reanimiert und frühzeitig defibrilliert werden, was zu erhöhten Überlebensraten führt.
Die Kenntnis von der Häufigkeit des plötzlichen Herztodes weckt folgerichtig den Wunsch nach ubiquitärer Verfügbarkeit von AED und deren Anwendern. Dieser Wunsch stößt natürlich an Grenzen, vor allem finanzieller Art. Bei den gegebenen Ressourcen ist es daher unabdingbar, Orte zu identifizieren, an denen die Einrichtung eines PAD- oder First-Res-

ponder-Programmes vordringlich ist, sodass Geld, welches zur Rettung von Menschenleben zur Verfügung steht, dort eingesetzt wird, wo es am wahrscheinlichsten Leben retten kann. AED-Hersteller betrachten PAD-Programme häufig aus einer anderen Perspektive.

Die Einrichtung eines PAD-Programms soll aktiv in Betracht gezogen werden, wenn alle folgenden Voraussetzungen gegeben sind:

- öffentlicher Bereich (wie Flughäfen, Sportplätze, Verwaltungsgebäude, Spielkasinos und Flugzeuge) mit einer ausreichend hohen Wahrscheinlichkeit für einen beobachteten Herz-Kreislauf-Stillstand [AHA-Klasse I, LOE B]
- ein eintretender Herz-Kreislauf-Stillstand wird an diesem Ort üblicherweise sofort bemerkt
- ein trainierter Ersthelfer ist i. d. R. sofort zur Stelle

Bei Orten, für die ein PAD- oder First-Responder-Programm installiert werden soll, sollte ein deutlicher Zeitvorsprung vor dem Rettungsdienst bestehen.

Die Aspekte der Wahrscheinlichkeit (eher bei PAD) und eines Zeitvorsprungs vor dem Rettungsdienst (eher bei First Responder) sind einerseits wichtig, um limitierte Ressourcen dort einzusetzen, wo es möglichst vielen Betroffenen hilft, und andererseits auch, um ein PAD- oder First-Responder-Programm – bei allem anfänglichen Idealismus – dauerhaft funktionsfähig zu erhalten (z. B. fortgesetzte Motivation von Geldgebern und freiwilligen Helfern).

Die Frage nach dem Zeitvorsprung zielt aber auch darauf ab, welchen Nutzen das AED-Programm voraussichtlich bewirken kann. Um einen relevanten Effekt zu erzielen, muss das Eintreffen des AED am Patienten nicht nur früher als das des zuständigen Rettungsdienstes stattfinden, sondern auch innerhalb von 5 bis 6 Minuten nach dem ersten Notruf liegen. Sonst ergibt sich kein nennenswerter Vorteil des routinemäßigen PAD-/First-Responder-Einsatzes gegenüber dem Defibrillationsversuch durch den Rettungsdienst. Trifft der PAD-/First-Responder-Helfer erst mehr als 10 Minuten nach dem Notruf ein, so ist selbst ein Zeitgewinn von mehreren Minuten gegenüber dem Rettungsdienst kaum mehr von Nutzen.

Bedingungen, die die Wahrscheinlichkeit eines Herz-Kreislauf-Stillstandes erhöhen, sind:

- hohe Personenzahl über längere Zeit an diesem Ort (z. B. Ort, an dem sich täglich mehr als 250 Personen im Alter über 50 Jahre für mehr als 16 Stunden aufhalten (nach AHA-Guidelines, 2010 und nach [20]) bzw. an denen sich (im näheren Umkreis von ca. 100 m) statistisch betrachtet mindestens ein Herz-Kreislauf-Stillstand in 2 (–5) Jahren ereignet)
- höherer Anteil von älteren Personen oder Personen mit Herzerkrankungen
- Umgebungsbedingungen, die zu einer Verschlechterung von Herzerkrankungen führen können

Ein deutlicher Zeitvorteil gegenüber der Versorgung durch den Rettungsdienst entsteht beispielsweise, wenn:

- einerseits der konkrete Einsatzort für den zuständigen Rettungsdienst i. d. R. nur verzögert erreichbar ist (z. B. ländliche Infrastruktur mit weit entfernten Rettungswachen, fehlende Ortskunde in Werksgeländen, fehlender Zugangsberechtigungen in großen Bankgebäuden) und
- andererseits potenzielle qualifizierte Ersthelfer bzw. First-Responder-Helfer ständig in der Nähe sind.

First-Responder-Programme, die zahlreiche Herztod-Opfer in Wohngebieten versorgen, erscheinen – auch bei kleiner Verkürzung der Reaktionszeit – nach derzeitiger Studienlage kosteneffektiver zu sein als größere Verkürzungen der Reaktionszeit durch PAD-Programme, die auf weniger Patienten ausgelegt sind.

Rahmenbedingungen für PAD-/First-Responder-Programme

Aus Sicht der BÄK sind an die Defibrillation durch „entsprechend qualifiziertes nicht ärztliches Rettungsdienstpersonal sowie Laien" gewisse Mindestanforderungen zu stellen. Hierzu gehören u. a. technische Vorgaben, Ausbildung, Nachschulung, ärztliche Aufsicht, Auswertung der Einsätze sowie Festlegung eines Einsatzprotokolls. Hierzu existieren folgende Dokumente, die unter www.baek.de verfügbar sind:

- „Empfehlung der Bundesärztekammer zur Defibrillation mit automatisierten externen Defibrillatoren durch Laien" (2001, bestätigt 2007)
- „Stellungnahme der Bundesärztekammer zur ärztlichen Verantwortung für die Aus- und Fortbildung von Nichtärzten in der Frühdefibrillation" (2001, aktualisiert 2003, bestätigt 2007)
- „Stellungnahme der Bundesärztekammer zu Public-Access-Defibrillations-Programmen" (2008)

Ferner sei verwiesen auf die „Gemeinsame[n] Grundsätze zur Aus- und Fortbildung von Ersthelfern in Frühdefibrillation" der Bundesarbeitsgemeinschaft Erste Hilfe (www.bageh.de).

AED und Defibrillation im Krankenhaus

Bisher gibt es keine randomisierten Studien, die den Einsatz von AED mit dem Einsatz von manuellen Defibrillatoren innerklinisch verglichen haben. Jedoch konnte gezeigt werden, dass ein innerklinisches AED-Programm bessere Überlebensraten erzielen kann als der ausschließliche Einsatz manueller Defibrillatoren; dies ist mutmaßlich auf kürzere Zeitintervalle bis zur Defibrillation zurückzuführen.

Der Einsatz von AED sollte erwogen werden, um eine frühe Defibrillation in Kliniken leichter zu erreichen, insbes. in Bereichen, in denen das Personal nicht in der EKG-Rhythmusanalyse geübt ist und die Defibrillation nur selten durchgeführt wird [AHA-Klasse II b, LOE C]. An jedem Ort innerhalb einer Klinik sollte in weniger als 3 Minuten nach einem Kollaps eine Defibrillation möglich sein!

Hierzu müssen Defibrillatoren an geeigneten Stellen bereitstehen; desweiteren müssen ausreichend trainierte Helfer überall im Krankenhaus vorhanden sein. Die Leitlinien fordern, dass Krankenhäuser bei Defibrillationen das Zeitintervall „Kollaps bis zum ersten Schock" und Überlebensraten nach CPR als Qualitätsparameter überwachen.

Was tun, wenn beide Optionen zur Verfügung stehen?

Viele manuelle EKG-Defibrillator-Einheiten für die Anwendung durch professionelle Helfer sind zusätzlich mit einer AED-Funktion ausgerüstet, die wahlweise benutzt werden kann (AED-Modus oder manueller Modus voreingestellt – umschaltbar). Sowohl unter präklinischen als auch unter innerklinischen Bedingungen wurde gezeigt, dass die Nutzung eines halbautomatischen AED-Modus gegenüber dem manuellen Modus die Zeit bis zur ersten Schockabgabe reduzieren, zu höheren Erfolgsraten (Beseitigung von VF) und zu weniger unangemessenen Schocks führen kann. Bei modernen AED erfolgt die korrekte EKG-Diagnose, Entscheidung über die Notwendigkeit eines Elektroschocks, Festlegung der notwendigen Defibrillationsenergie (angepasst an die gemessene Thoraximpedanz) und das Aufladen einfach, sicher, schnell und zuverlässig. Gerade in einer Gefahren- und Stresssituation kann die Anwendungssicherheit und Anwendungsschnelligkeit von Notfallmaßnahmen durch automatische Hilfen gesteigert werden. Daher vergleichen wir einen AED (gegenüber der manuellen Defibrillation) gerne mit dem ABS (automatisches Antiblockiersystem gegenüber der früher gelehrten Stotterbremse) beim Autofahren, um die Lenkbarkeit und Fahrstabilität des Kraftfahrzeugs beim Bremsen zu erhalten. Der Anwender kann seine Aufmerksamkeit auf wenige Aspekte der Reanimation beschränken und dadurch weniger Fehler machen. Leider werden AED von Rettungsdienst- und Klinikpersonal noch vielfach als Beschneidung von Kompetenzen oder technischen Möglichkeiten betrachtet. Aber: Wer würde heute noch ein Auto ohne ABS kaufen?

Allerdings führt die Anwendung der AED-Funktion häufig zu längeren CPR-Pausen, insbes. vor dem Schock, die einen erheblichen Einfluss auf den Schockerfolg haben können (Ursache: vor allem die Zeit, die das Gerät für die Rhythmusanalyse benötigt). Es muss auch betont werden, dass die im Handel befindlichen AED z. T. gravierende Unterschiede in ihrer Schnelligkeit und Zuverlässigkeit aufweisen und nicht alle gleichermaßen in der Praxis an größeren Patientenkollektiven getestet wurden. Insofern muss bei der Beschaffung der Geräteauswahl höchste Aufmerksamkeit geschenkt werden.

In bestimmten Fällen kann es für erfahrene Notfallmediziner sinnvoll, zeitsparender oder notwendig sein, einen manuellen Defibrillationsversuch durchzuführen. Insofern bieten sich in der professionellen Notfallversorgung Multifunktions-EKG-Defibrillator-Kombinationen an, deren voreingestellter AED-Modus bei Bedarf deaktiviert werden kann, sodass ein manueller Defibrillationsversuch möglich ist.

Bisher haben Studien keinen Unterschied in den Überlebensraten zwischen AED-Modus und manuellem Modus gezeigt. Welcher Defibrillationsmodus zum besten Outcome führt und daher benutzt werden sollte, hängt vom verwendeten System/Gerät (Analyse- und Ladegeschwindigkeit, CPR-Möglichkeit während des Ladens und zukünftig auch während der Analyse), von den Fertigkeiten und der Übung des Personals und dessen Fähigkeit zur EKG-Rhythmusanalyse ab. Bei manuellen Defibrillatoren und einigen AED besteht die Möglichkeit, während der Ladephase Thoraxkompressionen durchzuführen, sodass die CPR-Pause vor dem Schock weniger als 5 Sekunden beträgt. Daher können trainierte Helfer den manuellen Modus nutzen, häufiges Teamtraining und ausreichendes Können bei der EKG-Interpretation vorausgesetzt.

Es konnte gezeigt werden, dass die ungünstigen CPR-Pausen bei manueller Defibrillation signifikant kürzer sein können als bei Defibrillation mit AED (Präschockpause 15 vs. 25 s; $p < 0{,}0001$) [45]. Dabei wurden aber bei manueller Defibrillation häufiger nicht indizierte Schocks abgegeben (23 %; Assistenzärzte häufiger als Paramedics) als bei Verwendung von AED (6 %)

Lifesaving starts here.™

PHYSIO CONTROL

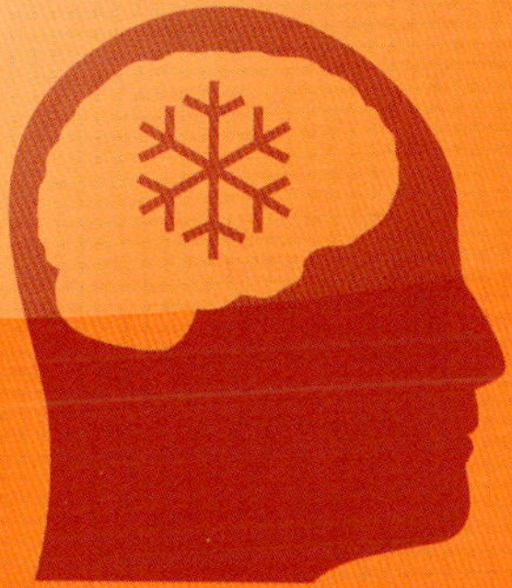

LUCAS 2™

MECHANISCHE THORAXKOMPRESSION

Der LUCAS 2™ bietet effektive, gleichmäßige und ermüdungsfreie Herzdruckmassage* in Übereinstimmung mit den ERC/AHA-Leitlinien 2010. Er findet im Rettungsdienst und im innerklinischen Bereich Anwendung. Die qualitativ hochwertigen Kompressionen laufen automatisch ab, halten dem Rettungspersonal die Hände für andere lebensrettende Maßnahmen frei und während des Transports kann das Personal im Rettungswagen angeschnallt bleiben.

*Olasveengen TM, Wik L, Steen PA. "Quality of cardiopulmonary resuscitation before and during transport in out-of-hospital cardiac arrest." Resuscitation. 2008; 76(2): 185-90

RhinoChill

IntraNasal Cooling-System

Das RhinoChill System ist tragbar, schnell einzusetzen und einfach zu bedienen – vom Rettungsdienst bis in die Klinik. Über einen nichtinvasiven Nasenkatheter wird das Coolant unter hohem Druck in die Nasenhöhle gesprüht, wo es verdampft und unmittelbar auf das Gehirn wirken kann. Wo andere Hypothermiesysteme nur mit ein oder zwei Wegen der Thermoregulation arbeiten, wirkt RhinoChill schnell dank Evaporation, Konduktion und Konvektion.

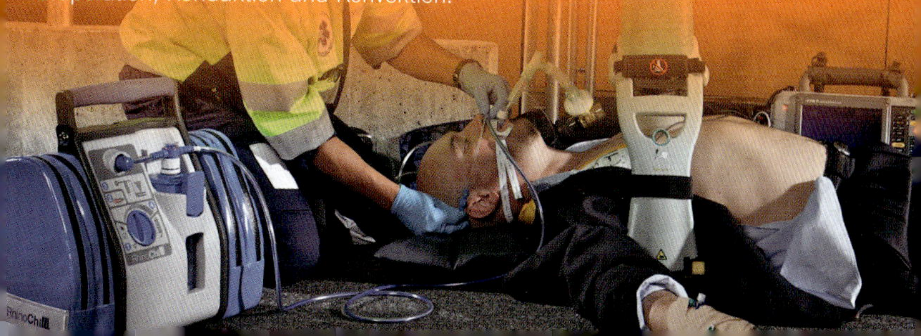

ANZEIGE

LIFEPAK® 15

MONITOR / DEFIBRILLATOR

Der LIFEPAK® 15 verbindet extreme Robustheit mit medizinischer und funktioneller Innovation. Das Multiparametergerät bietet zudem Masimo® Rainbow® Technologie zur Messung von SpCO und SpMet sowie einen Metronom zur HLW-Unterstützung und Energiestufen bis zu 360 Joule.

LIFEPAK® 1000

DEFIBRILLATOR

Dank seiner integrierten Flexibilität kann der LIFEPAK® 1000 von Ersthelfern oder professionellen Rettungskräften eingesetzt werden. Der LIFEPAK® 1000 ist optional mit einer EKG-Anzeige erhältlich. Klare Sprachanweisungen und Piktogramme leiten den Anwender durch die einzelnen Schritte der Reanimation. Als robustester AED aus der LIFEPAK® Modellreihe ist der LIFEPAK® 1000 auch unter rauesten Umgebungsbedingungen ein verläßlicher Begleiter.

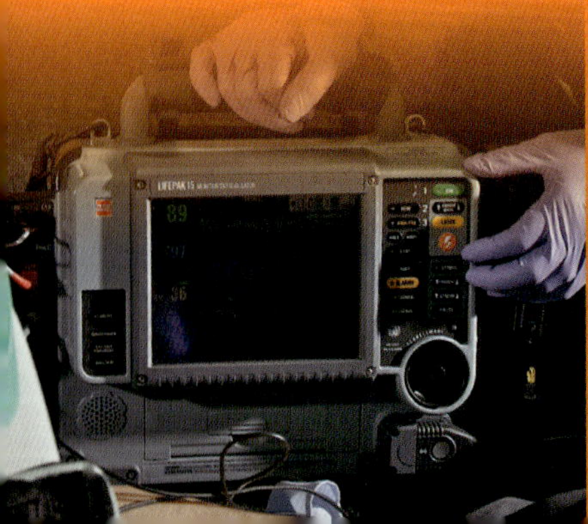

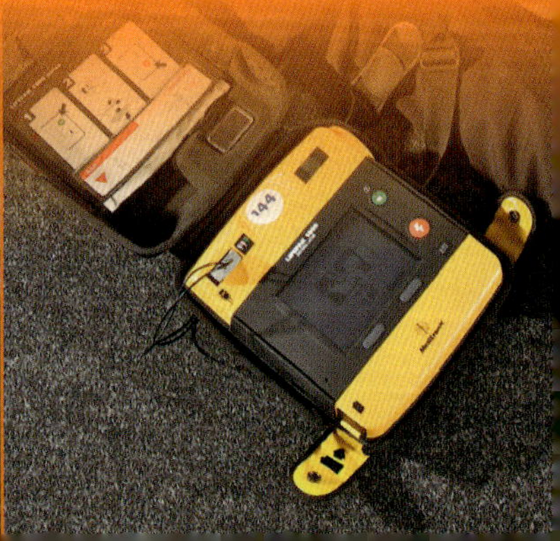

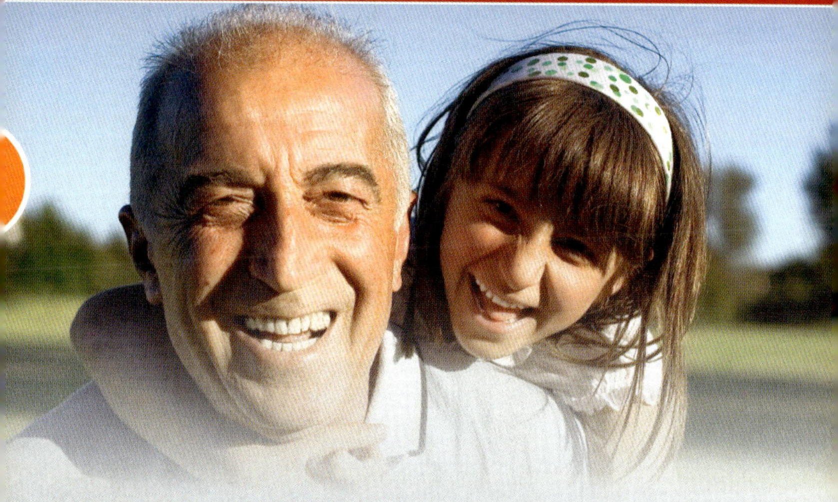

Algorithmus 3 – Automatisierte externe Defibrillation

Nach ERC 2010, AED – Automated External Defibrillation

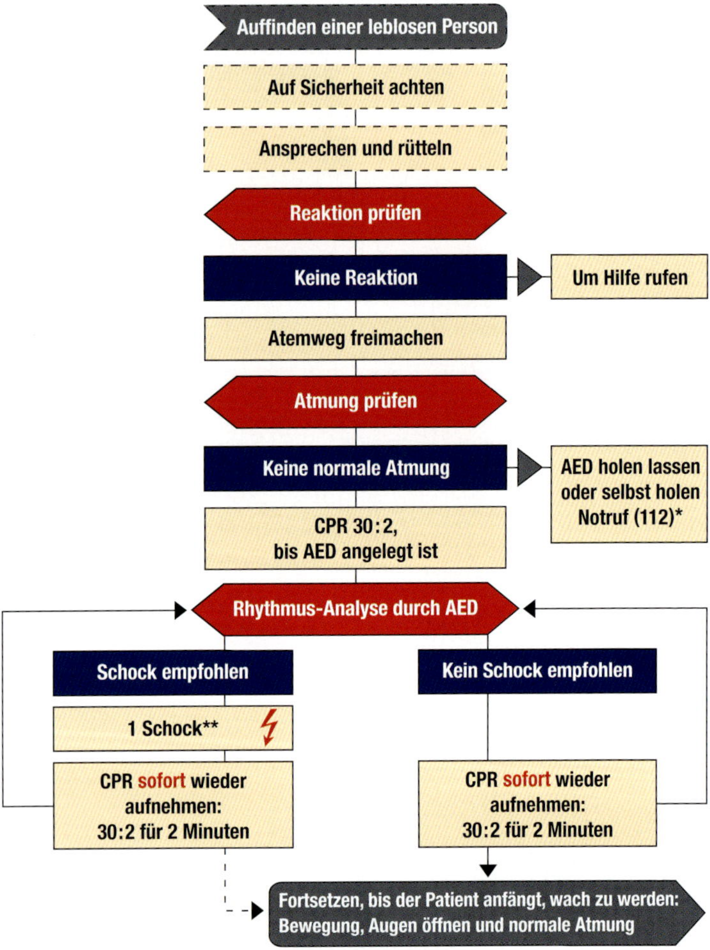

* Zu Notrufnummern und -meldewegen s. S. 30 und 39 ff.

** Defibrillationsenergie: voreingestellt im AED-Gerät

Nachfolgend werden Ablauf und Durchführung der lebensrettenden Elektroschocktherapie als Bestandteil der Basismaßnahmen (BLS) durch qualifizierte Ersthelfer (Laien und medizinisches Fachpersonal) dargestellt, wobei in diesem Kontext der Elektroschock grundsätzlich mit sog. automatisierten externen Defibrillatoren (AED) verabreicht wird. Die in der Praxis verwendeten AED-Geräte sollten passend zu diesen Handlungsempfehlungen programmiert sein (z.B. Sprachanweisungen, Dauer des CPR-Intervalls).
Besonderheiten zur Defibrillationstechnik (z.B. Elektrodenpositionen, Sicherheitsregeln, Defibrillation im professionellen Kontext, Gerätetechnik, Defibrillationsenergien) werden im Abschnitt ALS auf S. 142–158 beschrieben.

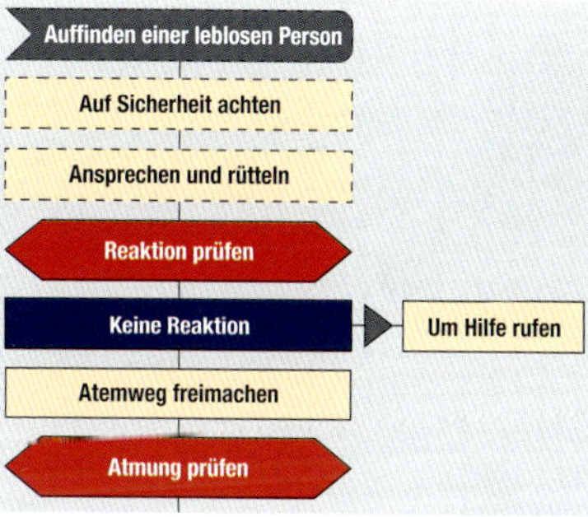

Der nachfolgende Text bezieht sich auf diesen Ausschnitt von Algorithmus 3 (Seite 96)

Die ersten Handlungsschritte im AED-Algorithmus stimmen vollstandig mit den ersten Schritten im BLS-Algorithmus überein. Die zugehörigen Maßnahmen werden in Kapitel 2.2 erläutert.

Damit ein Patient mit schlagendem Herzen nicht durch einen fälschlich ausgelösten Elektroschock (der z.B. durch Bewegungsartefakte freigegeben werden könnte) zu Schaden kommt, dürfen für Laien konzipierte AED gemäß Herstellerangaben im Allgemeinen sicherheitshalber nur bei bewusstlosen Patienten ohne normale Atmung angelegt werden.

Abb. 2.35 Auffinden einer leblosen Person: Ansprechen und rütteln

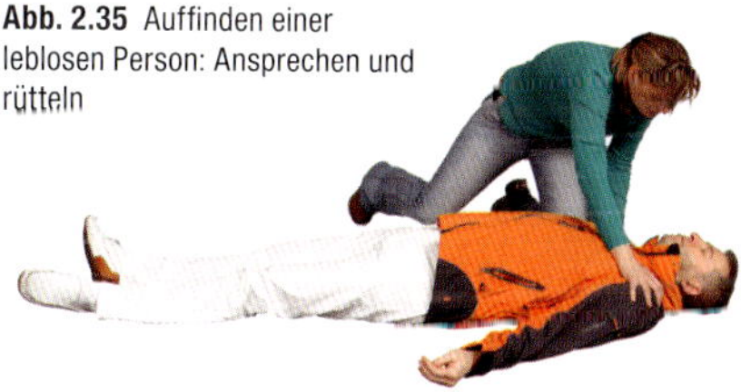

Abb. 2.36 Keine Reaktion: um Hilfe rufen – ein zweiter Helfer tätigt den Notruf und holt einen AED

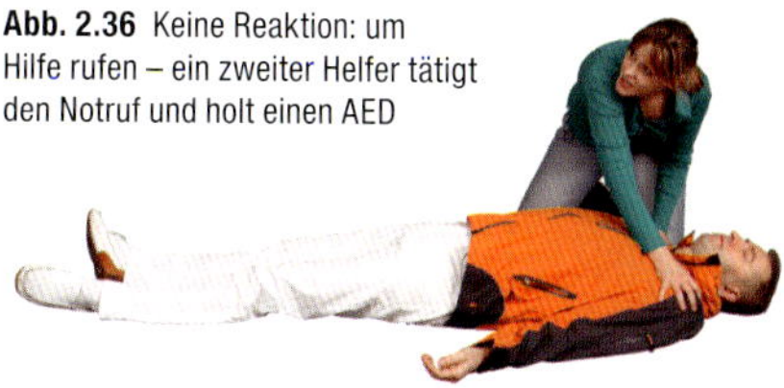

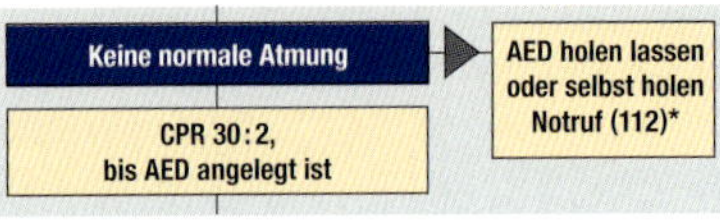

Der nachfolgende Text bezieht sich auf diesen Ausschnitt von Algorithmus 3 (Seite 96)

Wenn der Patient bewusstlos ist und nicht (normal) atmet, wird ein Herz-Kreislauf-Stillstand angenommen. Sofern noch nicht geschehen, soll spätestens jetzt ein zweiter Helfer den Notruf tätigen sowie einen AED suchen und zum Patienten bringen, während der Ersthelfer am Patienten direkt mit der CPR (30 : 2) beginnt.

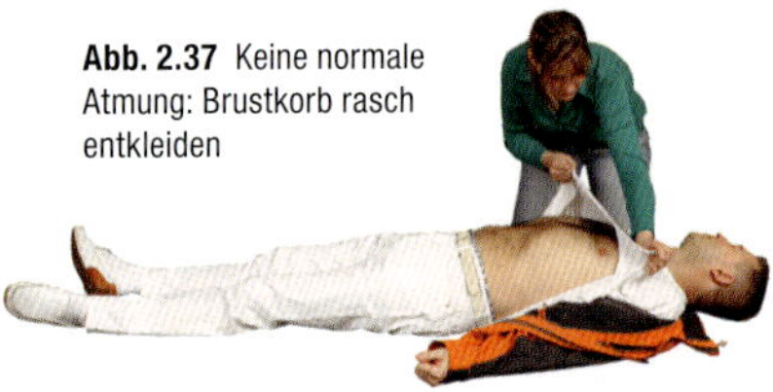

Abb. 2.37 Keine normale Atmung: Brustkorb rasch entkleiden

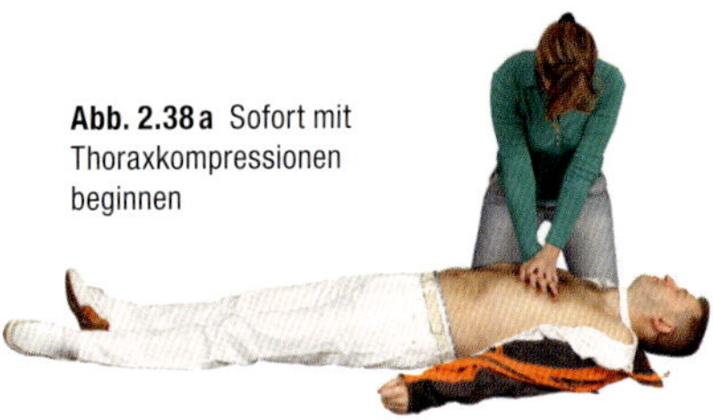

Abb. 2.38 a Sofort mit Thoraxkompressionen beginnen

Ziel ist es, im Falle von VF/pVT schnellstmöglich einen AED zum Einsatz zu bringen. Jedoch ist es für das Outcome des Patienten entscheidend, dass bis zur Anwendung des AED durchgehend und in bestmöglicher Qualität CPR durchgeführt wird (Erhöhung des Defibrillationserfolgs und der Überlebensrate; Aufrechterhaltung einer Minimaldurchblutung insbes. des Gehirns bis zur Wiederherstellung des Spontankreislaufs, um bleibende Schäden zu verhindern). Das bedeutet auch bei Einsatz eines AED, dass der reanimierende Ersthelfer zur Aufrechterhaltung der CPR-Qualität alle 2 Minuten ausgetauscht werden soll (möglichst keine Pausen beim Helferwechsel). Dabei hängt die Strategie im Einzelfall ggf. auch davon ab, wer in der Lage ist, den AED zu bedienen. Evtl. kann sich der reanimierende Helfer auch mit einer dritten anwesenden Person abwechseln.

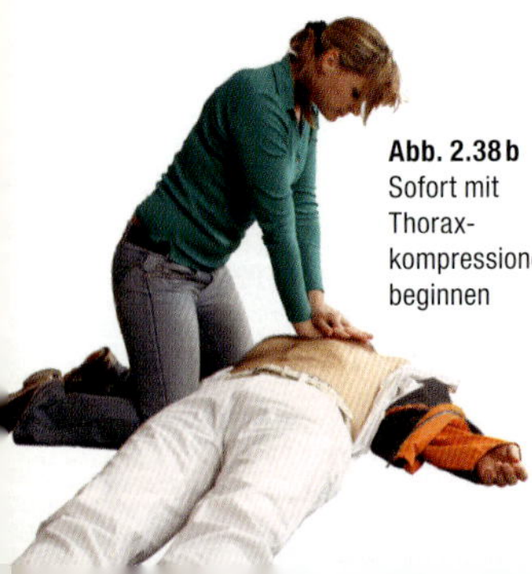

Abb. 2.38 b Sofort mit Thoraxkompressionen beginnen

Im Leitlinientext des ERC wird klar beschrieben, dass der Helfer, der zum Notruf geschickt wird, als erstes den Notruf durchführen soll, bevor er sich auf die Suche nach einem AED macht und diesen zum Patienten bringt.
Dieser Hinweis ist aus unserer Sicht zu betonen, da beim umgekehrten Vorgehen ein erhebliches Risiko einer verzögerten Rettungsdienstalarmierung und auch einer verzögerten Defibrillation bestünde (z. B.

wenn kein AED gefunden wird, wenn der Helfer lange dafür braucht, wenn der gefundene AED nicht funktioniert). Daher ist es für uns nicht nachvollziehbar, warum im ERC-Algorithmus die Reihenfolge vertauscht ist; wir haben dies aber im Algorithmus übernommen, um die Konsistenz mit den Leitlinien zu wahren.

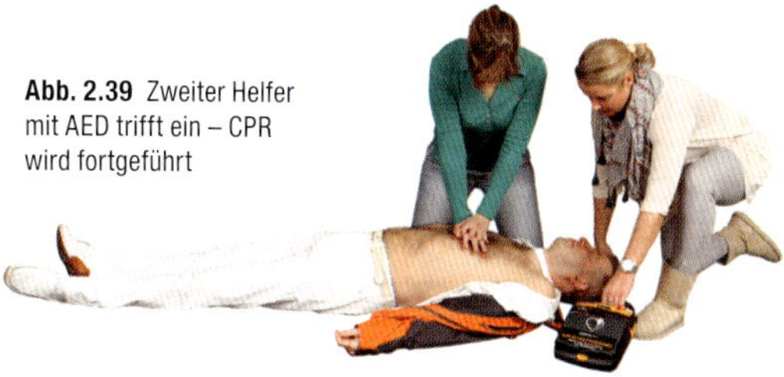
Abb. 2.39 Zweiter Helfer mit AED trifft ein – CPR wird fortgeführt

AED-Bedienung

Sobald der AED eintrifft, ist dieser unter laufender CPR [AHA-Klasse I, LOE B] betriebsbereit zu machen:

1. Einschalten des Gerätes
2. Defibrillationselektroden anbringen (korrekt auf dem Brustkorb des Patienten platzieren; je nach Gerätetyp ggf. mit dem AED verbinden)
3. AED-Anweisungen (optisch, akustisch) befolgen

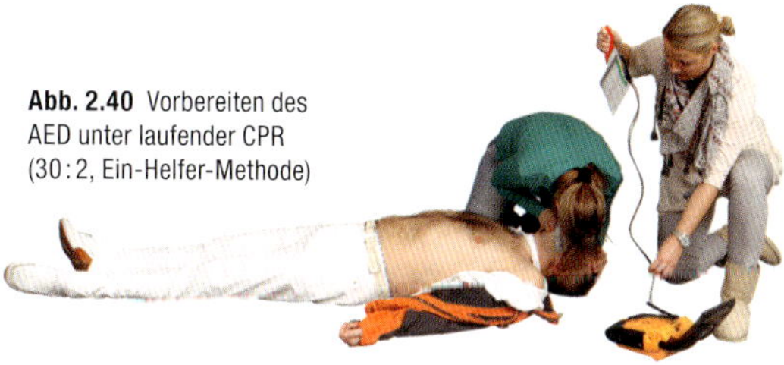
Abb. 2.40 Vorbereiten des AED unter laufender CPR (30:2, Ein-Helfer-Methode)

Sobald der AED am Patienten eintrifft, wird das Gerät durch einen Helfer eingeschaltet und vorbereitet, während die CPR (30:2) durch einen anderen Helfer durchgeführt wird. Kurz nach dem Einschalten gibt der AED Sprach- und Bildschirmanweisungen zum weiteren Vorgehen ab, die jeweils ohne Zeitverzug befolgt werden sollen. Unter fortgesetzter CPR werden die Klebeelektroden an den korrekten Positionen auf dem Brustkorb des Patienten angebracht (bei manchen Geräten muss der Helfer auch noch

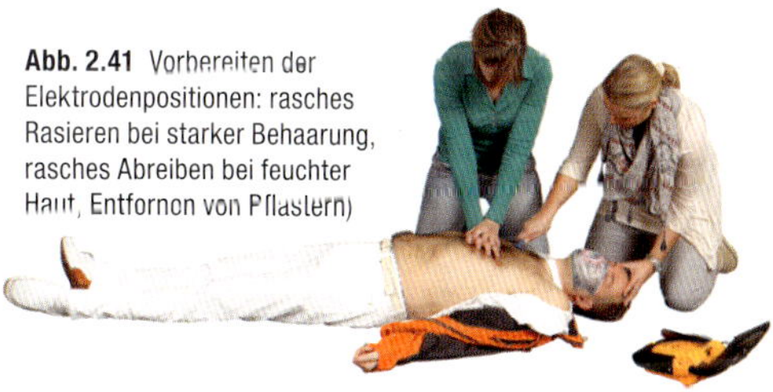
Abb. 2.41 Vorbereiten der Elektrodenpositionen: rasches Rasieren bei starker Behaarung, rasches Abreiben bei feuchter Haut, Entfernen von Pflastern)

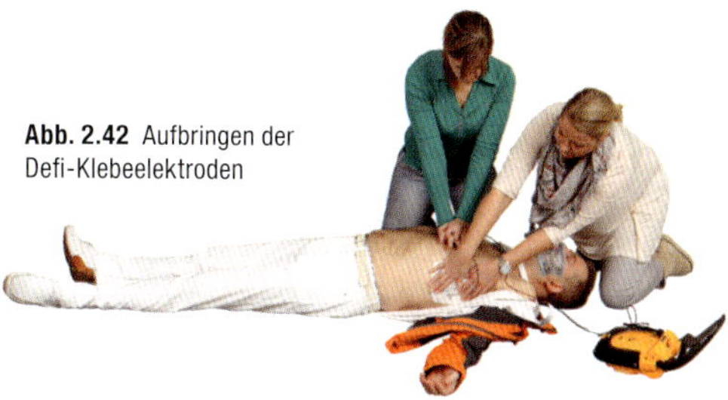
Abb. 2.42 Aufbringen der Defi-Klebeelektroden

den Elektrodenstecker mit dem Gerät verbinden, bei anderen Modellen sind die Elektroden bereits von vornherein mit dem Gerät verbunden).
Wenn kein zweiter Helfer zur Verfügung steht, muss der Ersthelfer nach Feststellung des Atemstillstands (bzw. Schnappatmung) selbst den Notruf durchführen (idealerweise über ein Mobiltelefon) und sollte den Patienten nur verlassen, wenn es keine andere Möglichkeit gibt.
Im Original-ERC-Algorithmus ist vorgesehen, dass auch ein allein auf sich gestellter Ersthelfer einen AED holen soll, um eine frühestmögliche Defibrillation zu ermöglichen. Dies gilt aber nur für den Fall, dass sich der AED in unmittelbarer, „greifbarer“ Nähe oder wenigstens in Sichtweite befindet! Dann soll der Ersthelfer sofort den AED anwenden. Bei dieser Empfehlung ist unbedingt zu beachten, dass ein größerer Zeitverzug bis zum Beginn der CPR oder längere CPR-Pausen dem Patienten erheblich schaden können. Die Chance auf eine erfolgreiche Defibrillation durch den rasch eintreffenden Rettungsdienst ohne bleibende Schäden dürfte mit Sicherheit höher sein, wenn der Ersthelfer bis zum Eintreffen des Rettungsdienstes durchgehend Basis-CPR durchführt, statt die Zeit mit einer ungewissen AED-Suche zu verbringen.

Damit die Schockabgabe tatsächlich wirksam und sicher ist, sind bestimmte Vorschriften und die Bedienungsanleitung des AED zu beachten. Zu den wichtigsten Regeln gehören:

- Korrekte Position (s. S. 154 f.) und guter Kontakt der Klebeelektroden (bei ausgeprägter Brustbehaarung ggf. schnelle Rasur, falls Rasierer sofort zur Hand)
- Keine Defibrillation über transdermalen Medikamenten-Pflastern (entfernen und Haut kurz abwischen) oder über implantierten Schrittmacher-/Defibrillatoraggregaten (mind. 8 cm Abstand)
- Offene O_2-Quellen mind. 1 m vom Thorax entfernen
- Schneller, konsequenter Sicherheitscheck (niemand berührt den Patienten) vor Schockauslösung; das nach den Leitlinien vernachlässigbare Risiko für Helfer, einen Stromschlag zu erhalten, kann durch das Tragen von Schutzhandschuhen weiter minimiert werden. Hierzu s. S. 149 f.

Rhythmus-Analyse durch AED

Der nachfolgende Text bezieht sich auf diesen Ausschnitt von Algorithmus 3 (Seite 96)

Das Gerät erkennt, wenn die Elektroden angeschlossen und mit dem AED verbunden sind und beginnt dann mit der EKG-Analyse. Der AED fordert die Helfer auf, die CPR kurz zu unterbrechen und den Patienten nicht zu berühren, um eine störungsfreie EKG-Analyse zu ermöglichen. Der Anwender des AED sollte zusätzlich darauf achten, dass die EKG-Analyse nicht gestört wird.

Thoraxkompressionen und andere Manipulationen am Patienten können bei vielen AED-Geräten dazu führen, dass die EKG-Analyse gestört wird. Dadurch kann der AED fälschlicherweise einen Schock empfehlen, einen notwendigen Schock nicht freigeben oder die Analyse abbrechen. Dies kann für den Patienten fatal sein. Es sind jedoch Software-Systeme in der fortgeschrittenen Entwicklung, die auch unter laufender CPR eine korrekte EKG-Diagnose gewährleisten können, sodass eine weitere Minimierung von CPR-Pausen möglich wird (z. B. See-Thru CPR®, Fa. Zoll).

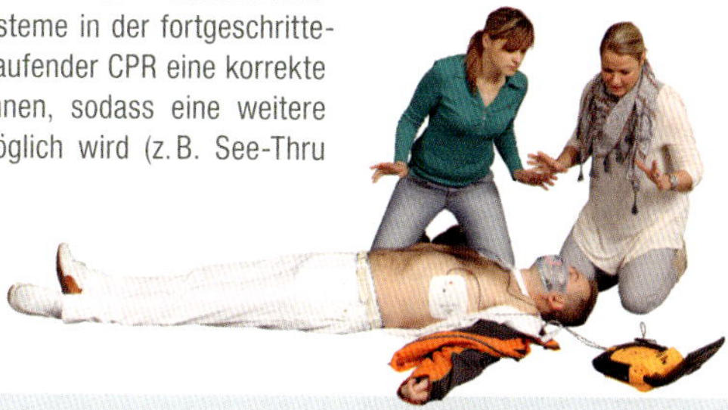

Abb. 2.43 Rhythmusanalyse und Schockabgabe – hier: vollautomatischer Defibrillator

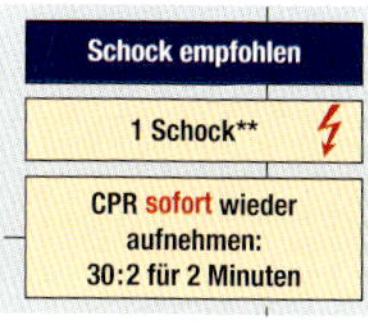

Der nachfolgende Text bezieht sich auf diesen Ausschnitt von Algorithmus 3 (Seite 96)

Wenn der AED während der EKG-Analyse eine VF oder pVT erkannt hat, lädt er sich für die Schockabgabe auf. Nach Abschluss des Ladevorgangs (mehrere Sekunden)

a) fordert der AED den Anwender auf, die Schocktaste zu betätigen (halbautomatischer Defibrillator) → auf sichere Schockabgabe achten (kein Helferkontakt mit Pat. während Schock) und Schock durch Knopfdruck auslösen

oder

b) gibt der AED nach einer Warnung (Patienten nicht berühren) selbsttätig den Schock ab (vollautomatischer Defibrillator).

Sofort nach dem Schock (i. d. R. kurze Muskelzuckung des Patienten im Bereich von Brustkorb und Oberarmen) wird die CPR weitergeführt (der AED fordert auch dazu auf).

Wie in den Leitlinien beschrieben, wäre während des Ladevorgangs prinzipiell die Durchführung von Thoraxkompressionen sinnvoll, um die CPR-Pause vor dem Schock zu verkürzen (längere „Hands-off-Intervalle" ab 5–10 Sekunden von der letzten Kompression vor dem Schock bis zur ersten Kompression nach dem Schock beeinträchtigen den Schockerfolg – Ziel: Pause der Basis-CPR für die Schockabgabe < 5 s). Jedoch ist dies routinemäßig nur für die manuelle Defibrillation möglich (s. S. 146–150), nicht jedoch bei allen AED (z. B. wenn der AED noch während des Aufladens analysiert). Wenn der AED jedoch auf eine Phase mit Thoraxkompressionen zwischen Analyse und Schock ausgelegt ist (z. B. cprMAX® von Medtronic), ist die Durchführung von Thoraxkompressionen bis unmittelbar vor dem Schock empfohlen. Dies gilt insbes. dann, wenn der AED per Sprachanweisung dazu auffordert.

Sobald der Schock erkennbar abgegeben wurde (und der AED zur Fortführung der CPR anweist), wird die CPR sofort wieder mit Thoraxkompressionen begonnen und im Verhältnis 30 : 2 weitergeführt, bis sich der AED nach einem voreingestellten Zeitintervall (2 min) von selbst erneut zur Analyse meldet.

Auch wenn ein Elektroschock erfolgreich ist (De-Fibrillation), ist es unwahrscheinlich, dass die Kreislauffunktion auch unmittelbar zurückkehrt. Meist dauert es einige Zeit, bis das Herz wieder eine ausreichende Pumpleistung erbringen kann. In dieser Zeit ist eine Aufrechterhaltung der Minimaldurchblutung durch CPR notwendig, damit z. B. nicht aufgrund eines Sauerstoffmangels wieder eine VF/pVT auftritt. Auch bei einsetzender Herzfunktion ist nicht von einer schädlichen Wirkung der gleichzeitigen CPR auszugehen; die Wiederherstellung eines Spontankreislaufs wird eher wahrscheinlicher. Sollte der Elektroschock nicht erfolgreich sein, so ist die fortgesetzte CPR notwendig, um optimale Voraussetzungen für die Wirkung des nächsten Schocks zu schaffen. Aus diesen Gründen wird keinerlei Kontrolle nach dem Schock durchgeführt, sondern bis zur nächsten Analyse reanimiert.

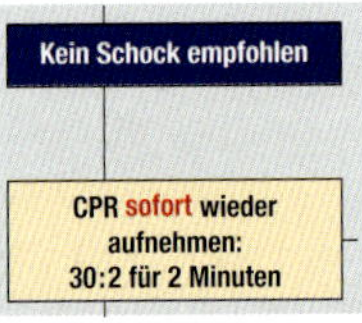
Kein Schock empfohlen
CPR sofort wieder aufnehmen:
30:2 für 2 Minuten

Der nachfolgende Text bezieht sich auf diesen Ausschnitt von Algorithmus 3 (Seite 96)

Wenn der AED während der EKG-Analyse keine VF oder pVT erkannt hat, meldet das Gerät, dass kein Schock empfohlen ist bzw. kein Schock abgegeben wird. Daraufhin wird die CPR (30 : 2) sofort weitergeführt (der AED fordert auch dazu auf).

Wenn der AED keine VF/oder pVT erkannt hat, kann eine Asystolie oder PEA vorliegen oder der Patient hat (wieder) einen normalen Herzrhythmus (z. B. nach erfolgreicher Defibrillation, wobei die Pumpleistung noch unzureichend sein kann). Diese Unterscheidung ist aber für den AED-Anwender ohne praktischen Belang, sondern nur als Hintergrundinformation von Interesse; die CPR wird grundsätzlich im Verhältnis 30 : 2 weitergeführt, bis sich der AED nach einem voreingestellten Zeitintervall (2 min) von selbst erneut zur Analyse meldet. Eine CPR-Pause (No-Flow-Zeit, keine Sauerstoffversorgung) würde eine Verschlechterung der Überlebenschancen bedeuten.

Ausnahmsweise könnte bei einer fehlenden Schockempfehlung auch ein Zustand mit Bewusstlosigkeit und Atemstillstand aus anderen Gründen zugrunde liegen (z. B. Opioidvergiftung), der aber wohl nur von professionellen Helfern zuverlässig erkannt und nach den Grundsätzen des ALS behandelt werden kann.

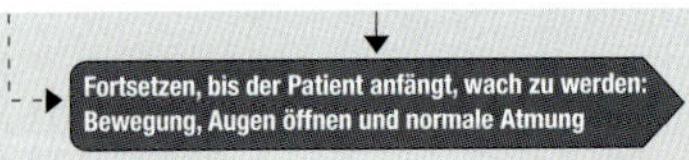

Der nachfolgende Text bezieht sich auf diesen Ausschnitt von Algorithmus 3 (Seite 96)

Nur, wenn der Patient anfängt, wach zu werden, ist für den AED-Anwender eine ausreichende Herzfunktion mit Auswurfleistung anzunehmen. In diesem Fall kann die CPR beendet werden.

Der Helfer sollte sich aber davon überzeugen, dass die Lebensfunktionen tatsächlich zurückgekehrt sind und nicht durch zufällige Bewegungen während der CPR vorgespiegelt wurden (Kontrollen gemäß BLS-Algorithmus: Prüfen der Reaktion auf Ansprache und vorsichtiges Rütteln, Atemkontrolle). Außerdem muss der Helfer damit rechnen, dass der Patient instabil ist und erneut einen Herz-Kreislauf-Stillstand erleiden kann, der eine Wiederaufnahme der CPR erfordert. Daher sollte der Patient kontinuierlich überwacht werden (ggf. Atemweg offenhalten, ggf. Stabile Seitenlage) und der AED sollte angeschlossen bleiben (i. d. R. überwacht der AED weiter den Herzrhythmus und meldet sich, wenn er wieder ein Kammerflimmern oder eine Kammertachykardie erkennt).
Solange der Patient nicht wach wird, ist die CPR und die AED-Anwendung fortzuführen, bis qualifiziertere Helfer die Reanimation übernehmen oder bis der Helfer erschöpft ist.
Wenn der Rettungsdienst eine Reanimation von Laien übernimmt, die bereits einen AED eingesetzt haben, soll nach ERC nicht sofort bei Eintreffen ein routinemäßiger Wechsel auf den Defibrillator des Rettungsdienstes erfolgen. Je nachdem, in welcher Zyklusphase sich die Reanimation befindet, könnte die nächste anstehende Defibrillation verzögert werden. Stattdessen sollte sich das Rettungsdienstpersonal zunächst z. B. um Atemweg und i. v.-Zugang kümmern und den Gerätewechsel unmittelbar nach der folgenden Analyse bzw. – wenn indiziert – nach dem nächsten Schock vornehmen. Bei Gerätekompatibilität können die AED-Elektroden idealerweise auch mit dem Rettungsdienstgerät weiterverwendet werden.
Warum im Original-ERC-Algorithmus 2010 (wie auch bereits 2005) das Handlungsfeld „Fortsetzen, bis der Patient anfängt, wach zu werden" nur mit dem Handlungsstrang „Kein Schock empfohlen" in Verbindung steht, erschließt sich den Autoren von „Reanimation kompakt" nicht. Auch der Strang „Schock empfohlen" wird ggf. beendet, wenn der Patient anfängt, wach zu werden.

2.5 Reanimation im Rettungsdienst und in der Klinik

Prinzipiell gelten die Grundsätze und Prioritäten des BLS auch für die professionelle Reanimation! Jedoch werden die BLS-Maßnahmen – je nach Anzahl, Ausbildung und Ausrüstung der Helfer – modifiziert und optimal durchgeführt (z. B. Reanimation als Zwei-Helfer-Methode, Beatmung mit Beatmungsbeutel und Sauerstoffzufuhr statt Mund-zu-Mund-Beatmung). Darüber hinaus (aber nicht stattdessen!) werden im professionellen Kontext sobald wie möglich erweiterte lebensrettende Maßnahmen (ALS) durchgeführt, die ab S. 132 ff. beschrieben werden. Sowohl in der Klinik als auch im Rettungsdienst ist der Übergang vom BLS zum ALS fließend und hängt auch von der Situation und vom Ort des Geschehens ab (z. B. Notaufnahme, Röntgenabteilung, Toilette, Eingangshalle, Rettungswagen, Patientenwohnung, Straße).
Die erweiterten Reanimationsmaßnahmen (ALS) können umfangreich und komplex sein. Daher ist die Zusammenarbeit im Team eine wichtige Voraussetzung für eine effektive Reanimation, z. B. um das Ziel minimaler Unterbrechungen der Thoraxkompressionen zu

erreichen. Auf die Teamarbeit bei der professionellen Reanimation wird ebenfalls im Folgenden näher eingegangen.

Auch die Situation und Infrastruktur (Rettungsdienst oder Klinik) kann zu Besonderheiten bei der Durchführung von Reanimationsmaßnahmen führen.

Die CPR-Leitlinien betonen – gerade im professionellen Bereich – die Bedeutung der Prävention von Herz-Kreislauf-Stillständen. Dabei geht es zum einen um die Verhinderung sowie die frühzeitige Erkennung und Behandlung von Erkrankungen, die mit einem erhöhten Risiko eines plötzlichen Herztodes einhergehen (z. B. koronare Herzkrankheit) – dies ist Anspruch jeder entsprechenden medizinischen Versorgung. Zum anderen geht es aber auch darum, dass auch „plötzlichen" und „unerwarteten" Herz-Kreislauf-Stillständen regelmäßig Frühwarnsymptome unmittelbar vorausgehen, deren rechtzeitiges Erkennen oft eine Reanimationssituation abwenden könnte. Die Leitlinien 2010 betonen, dass

- inner- und außerklinisch eine stärkere Sensibilisierung für Warnzeichen eines drohenden, plötzlichen Herz-Kreislauf-Stillstandes gefördert werden muss (z. B. nicht pleuritischer Thoraxschmerz, kritische Verschlechterung eines Patienten),
- innerklinisch der Gebrauch evaluierter Überwachungs- und Beurteilungsprozesse (mit definierten Auslöseschwellen für ein Einschreiten – z. B., wann das Notfallteam zu alarmieren ist) voranzutreiben ist, um kritisch kranke Patienten bzw. eine Verschlechterung rechtzeitig zu erkennen und sofort adäquat zu behandeln („Track-and-Trigger-Systeme", „Early-Warning-Scores").

Bei kritisch Kranken muss versucht werden, potenziell reversible Ursachen zu beheben, bevor sie zu einem Herz-Kreislauf-Stillstand führen. Das Vorgehen nach dem ABCDE-Schema kann helfen, dabei die richtigen Prioritäten zu setzen.

Das ABCDE-Schema zum Vorgehen bei kritisch kranken Patienten

Das ABCDE-Schema ist eine Strategie, ein geordneter Denk- und Handlungsablauf, zur Beurteilung und Versorgung kritisch kranker und verletzter Patienten, das nicht nur in viele Schulungskonzepte integriert (z. B. ALS/ERC, ACLS/AHA, PHTLS, ATLS, ETC; wobei geringfügige Modifikationen vorkommen), sondern auch fester Bestandteil der Leitlinien bei der Behandlung lebensbedrohlich Erkrankter ist.

Der Grundgedanke ist, dass bei einem potenziell vital bedrohten Patienten rasch und gezielt nach Prioritäten vorgegangen werden muss. Die traumatologischen Merksätze „Treat first what kills first." (zuerst das behandeln, woran der Patient als erstes sterben könnte) oder konkreter „Life before limb." (Lebensrettung vor Rettung einzelner Körperteile) können auch auf internistische Notfallbilder übertragen werden. Ferner darf ein eindrucksvoller Befund (z. B. periphere Wunde) nicht dazu führen, dass eine Vitalbedrohung übersehen oder zu spät erkannt wird.

Anwendung des ABCDE-Schemas

Bei der Beurteilung des Patienten wird schrittweise von der Priorität A bis zur Priorität E vorgegangen. Wird auf einer bestimmten Prioritätenebene (z. B. A) ein Problem erkannt, muss dieses sofort gelöst (und kontrolliert) werden, bevor zur nächsten Prioritätenebene (z. B. B) übergegangen wird.
Einfache Maßnahmen wie rasche HWS-Immobilisierung (A), Freimachen des Atemwegs (A), Sauerstoffgabe (B) oder Blutstillung (C) können für die Prognose entscheidend sein und sind vor genauer Diagnostik (D, E) indiziert. Dabei kann der Teamleiter Aufgaben zur gleichzeitigen Ausführung auf mehrere Helfer delegieren. Die strukturierte und vollständige Abarbeitung des ABCDE-Schemas muss jedoch klar kommuniziert werden.
Nicht nur bei traumatologischen Notfällen muss die präklinische Versorgungszeit begrenzt werden, insbesondere, wenn die erforderliche Diagnostik und/oder effektive Therapieverfahren nur in der Klinik möglich sind (z. B. operative Blutstillung). Die Notfalltherapie am Einsatzort muss sich auf Maßnahmen beschränken, für die eine Outcome-Verbesserung nachgewiesen wurde oder unterstellt wird. Die Forderung nach der Begrenzung der Versorgungszeit gilt ggf. auch in entsprechenden innerklinischen Situationen (z. B. Schockraum).
Das ABCDE-Schema wird nicht nur zur ersten Beurteilung eines vital bedrohten Patienten verwendet. Es soll darüber hinaus regelmäßig und bei jedem neu festgestellten Problem durchlaufen werden (Reevaluation), um eine Veränderung des Patientenzustandes schnellstmöglich zu erkennen (Wirkung der Therapie, Verschlechterung). Bei weiteren Durchläufen des ABCDE-Schemas wird insbes. in der Klinik i. d. R. – abhängig von bisherigen Befunden und vom Zustand des Patienten – die Präzision und Invasivität der Untersuchungen gesteigert (z. B. Röntgen-Thorax zur „B-Beurteilung", arterielle Druckmessung zur „C-Beurteilung", Labor- und CT-Diagnostik zur „D-Beurteilung").

Das ABCDE-Schema wird schnellstmöglich durch eine fokussierte Notfallanamnese ergänzt, insbes. wenn eine Narkoseeinleitung geplant ist (zur Not oder ergänzend: Fremdanamnese). Im Vordergrund stehen (geordnet nach dem sog. (S)AMPLE-Schema):

- Symptomatik (subjektives Hauptproblem; Beginn, Lokalisation, Dauer/Verlauf, Veränderung durch äußere Einflüsse, Art/Qualität, Ausprägung/Stärke)
- Allergien, soweit bekannt
- Medikation/Drogen, ggf. auch einmalige Einnahme in den letzten Stunden/Tagen
- Patientengeschichte: wesentliche Vorerkrankungen
- Letzte Nahrungsaufnahme (wann, was, wieviel)
- Ereignisse, die dem Notfall/Unfall vorausgegangen sind

Das ABCDE-Schema eröffnet die Möglichkeit, eine zielgerichtete Diagnostik mit schneller – anfangs symptomorientierter – Therapie zu kombinieren. Somit wird eine schnelle notfallorientierte Behandlung der Vitalfunktionen möglich, ohne das Gesamt-Krankheitsbild zu vernachlässigen. Das traditionelle medizinische Vorgehen (1. Symptome/klinische Untersuchung, 2. Diagnose, 3. Differenzialdiagnosen, 4. Therapie) wäre in einer zeitkritischen Notfallsituation nicht adäquat.

ABCDE-Schema			
	Vorgehen/Prioritäten	**Mögliche Probleme (Bsp.)**	**Problemlösung (Bsp.)**
A	**Atemweg und ggf. HWS-Immobilisierung** - Unfallmechanismus? - Atemwege frei? (Ggf. Atemweg freimachen) - Atemwegssicherung notwendig? (Ggf. Atemwegssicherung)	- Schädel-Hirn-Trauma - Bewusstlosigkeit mit zurückgefallener Zunge in Rückenlage - Atemwegsverlegung durch Fremdkörper - Stridor, Dyspnoe	- HWS-Immobilisation (manuell, HWS-Stützkragen) - Fremdkörperentfernung - Kopf überstrecken/Kinn nach vorne ziehen - Esmarch-Handgriff - Stabile Seitenlage - Guedel-Tubus - Atemwegssicherung (z. B. Intubation)
B	**Beatmung bzw. Spontanatmung** - Ggf. Sauerstoffgabe - Inspektion - Auskultation - Perkussion - Palpation - Pulsoxymetrie - Kapnometrie - Belüftung? - Oxygenierung? - Tubuslage? - Atemwegssicherung notwendig?	- Pathologisches Atemmuster (zu schnell, zu langsam, flach, paradoxe Atmung, inverse Atmung) - Zentrale Zyanose - Gestaute Halsvenen, einseitig abgeschwächtes Atemgeräusch, steigender Beatmungsdruck, hyposonorer Klopfschall, Hautemphysem, Kompressionsschmerz - S_pO_2-Abfall, fehlender CO_2-Nachweis	- Sauerstoffgabe - Ggf. (assistierte) Beatmung - Frühzeitige Entlastung eines Spannungspneumothorax (klinische Diagnose – DD: Obstruktion, Perikardtamponade, Schock) - Atemwegssicherung (z. B. Intubation, ggf. nach Narkoseeinleitung), ggf. PEEP - Ggf. Korrektur der Tubuslage
C	**Circulation (Kreislauf) und Blutungskontrolle** - Erkennbare Blutung? (Ggf. Blutstillung) - 2 sichere i. v.-Zugänge - Hinweise auf Thorax-, Abdominal- oder Beckentrauma? - Hinweise auf Schock, Synkope, Myokardischämie oder Myokardinsuffizienz? - EKG, Blutdruck? - Medikamente indiziert?	- Schockzeichen (Verwirrtheit, Somnolenz, Tachykardie, verzögerte Rekapillarisierung/Zentralisation, Kaltschweißigkeit) - Herz-Rhythmusstörung	- Blutstillung - Venenzugang - Ggf. Medikamente (z. B. Volumensubstitution, Antiarrhythmika, Katecholamine) - Schocktherapie, ggf. CPR
D	**Disability/Defizit, neurologisches*** - Bewusstseinszustand? - Glasgow-Coma-Scale, Pupillen, - orientierender neurologischer Status	- Hinweise auf Schädel-Hirn-Trauma, intrakranielle Blutung, Wirbelsäulentrauma, Intoxikation, Hypoglykämie	- Ggf. endotracheale Intubation (ggf. nach Narkoseeinleitung) - Behandlung der mutmaßlichen Ursache - Geeignete Zielklinik auswählen (z. B. Neurochirurgie)
E	**Exposure/Environment/Exploration/Examination** - Ggf. Wärmeerhalt - Untersuchung des möglichst komplett entkleideten Patienten (rascher, systematischer Bodycheck von Kopf bis Fuß), Inspektion/Palpation des Rückens bei Drehen des Pat. „en bloc" (4 Helfer) - Besonderheiten in der Umgebung erfassen	- Weitere Verletzungen (z. B. Prellmarken, Frakturen) - Unfallmechanismus (z. B. Unfallfahrzeug inspizieren) - Hinweise auf äußere Einwirkungen oder Intoxikation - Reversible Ursachen eines Herz-Kreislauf-Stillstandes	- Bei Traumapatienten: strikte Vermeidung von Hypothermie! - Gezielte Versorgung von Verletzungen nach Prioritäten - Geeignete Zielklinik auswählen

* Die AHA nutzt den Buchstaben „D" auch für „Differenzialdiagnose".

Reanimation als Teamaufgabe

Funktion und Struktur eines Teams

In Klinik und Rettungsdienst können aufgrund der Anwesenheit mehrerer kompetenter Helfer oft verschiedene Maßnahmen parallel durchgeführt werden. Damit aber auch das Richtige im richtigen Moment getan wird, ist eine Koordination der Maßnahmen unabdingbar. Zu diesem Zweck muss sichergestellt sein, dass zu jedem Zeitpunkt ein Teamleiter festgelegt ist und von allen Anwesenden akzeptiert wird. Dies sollte i. d. R. die notfallmedizinisch höchst qualifizierte und/oder erfahrenste Person sein, nicht zwingend der (Dienst-) Älteste.

Wichtigste Aufgaben des Teamleiters

1. **Überblick über die Lage behalten:** Zusammenfluss und Auswertung aller Informationen, insbes. Zustand des Patienten; zeitliche Abfolge, Einhaltung von Zeitintervallen (z. B. CPR für 2 Minuten, Intubationsversuch über max. 30 Sekunden), Vollständigkeit und Erfolgskontrolle der durchgeführten Maßnahmen, regelmäßiges Auswechseln des Helfers, der Thoraxkompressionen durchführt.
2. **Festlegung der nächsten Aufgaben:**
   - Erkennen von Erfordernissen gemäß Algorithmus und Situation: Welche Gefahren und Notwendigkeiten sind aktuell vorhanden?
   - Setzen von Prioritäten: Was muss als erstes angegangen werden?
     Abwägung der Möglichkeiten, um das Ziel zu erreichen: Welche ist jetzt die geeignetste Methode?
   - Planung: Wer macht was wann womit?

   Bei der Aufgabenzuteilung sind die Eignung und die Kompetenzen der anwesenden Helfer zu berücksichtigen (z. B. stärkste Helfer: Thoraxkompressionen und manuelle Defibrillation. Wer ist am geschicktesten im Zugang legen, am Geübtesten in der Intubation?)
3. **Aufgaben verteilen sowie deren Ausführung und Effekt kontrollieren:** vorausschauendes Ankündigen und klare Anweisungen zu allen Maßnahmen (Wer macht was wann womit?). Bei genügend anwesenden Helfern (in Rettungsdienst und Klinik oft nach wenigen Minuten der Fall), kann sich der Teamleiter darauf beschränken, den Überblick zu behalten und Anweisungen zu geben, ohne sich selbst durch Maßnahmen abzulenken (z. B. Intubation). Ggf. kann er helfend eingreifen.

Jeder Helfer soll getroffene Feststellungen und sinnvolle Vorschläge laut und klar kommunizieren und erledigte Aufträge oder Schwierigkeiten bei der Ausführung melden (z. B. Medikament X ist aufgezogen, Intubation ist vorbereitet, Defibrillator ist geladen, Intubation fehlgeschlagen, das Herzkatheterlabor steht bereit, die Intensivstation hat ein freies Bett und kann den Patienten sofort aufnehmen), damit alle Beteiligten auf demselben Informationsstand sind und damit der Teamleiter auf dieser Informationsbasis seine Entscheidungen treffen kann. Dies gilt auch für Probleme bei der Umsetzung von Aufgaben.

Wenn eine höher qualifizierte oder erfahrenere Person eintrifft, ist schnell zu entscheiden, ob diese nun die Leitung übernimmt (setzt eine Übergabe voraus), oder ob diese unter Leitung des bisherigen Teamleiters andere Aufgaben übernimmt, für die sie besonders geeignet ist (z. B. Atemwegssicherung, Medikation, erweiterte Diagnostik, Kommunikation mit anderen Abteilungen wie Intensivstation oder Radiologie). Eine kollegiale Zusammenarbeit kann über das Wohl des Patienten entscheiden.
Die Optimierung der Abläufe bedarf einer Sensibilisierung aller Teammitglieder (z. B. gibt ein gutes Teammitglied unaufgefordert Rückmeldung über erhobene Informationen, erledigte Aufgaben oder bemerkte Schwierigkeiten) und eines kompetenten Teamleiters mit Führungsqualitäten. Die entsprechenden Kompetenzen (z. B. Kommunikation, Teamtraining, Teams führen, Debriefing) gewinnen daher in der Aus- und Fortbildung weiter an Bedeutung [AHA-Klasse I, LOE B für die Implementierung solcher Lerninhalte in ALS-Kurse].

Optimierung von Abläufen – Minimierung von Pausen

Pausen der Thoraxkompressionen sollen in Anzahl und Dauer minimiert werden. Pausen (< 5–10 s!) sind nur notwendig für
- Rhythmusanalyse
- Defibrillation
- schwierige Intubation
- ggf. Kreislaufkontrolle (Puls, Atmung) bei Auftreten von Lebenszeichen

Wenn eine notwendige Pause ansteht, sollte sie möglichst mehrfach genutzt werden, z. B. kann bei guter Koordination während der Rhythmusanalyse gleichzeitig ein Helferwechsel und/oder eine Echokardiografie (s. S. 183) durchgeführt werden, ohne dass sich die Maßnahmen gegenseitig stören und ohne dass die Pause verlängert wird! Dazu gehört eine vorausschauende Planung aller Maßnahmen, die im Algorithmus ausdrücklich gefordert wird. Die Zuweisung von Aufgaben, die während der nächsten Pause erledigt werden sollen, erfolgt rechtzeitig durch den Teamleiter, ggf. notwendige Vorbereitungen werden getroffen. Eine „Synchronisation" aller Beteiligten kann beispielsweise durch lautes Zählen der TK und Beatmungen erreicht werden – Pausen können durch einen „Countdown" des Teamleiters den Überraschungseffekt verlieren.

Kommunikation: Übergabe

Mit dem Ziel effektiver Kommunikation empfiehlt der ERC, Übergabe-Gespräche nach einem festen Standardablauf durchzuführen, z. B. nach dem Schema RSVP oder SBAR (s. Tab. 2.4). Eine solche Übergabe findet beispielsweise statt zwischen dem Alarmierenden und dem Alarmierten, zwischen Rettungsdienst und Notaufnahme, bei der Aufnahme des Patienten in der Intensivstation oder bei der Anforderung eines klinischen Konsils.

Tab. 2.4 Ablauf einer Übergabe*

SBAR-Schema	RSVP-Schema	Mögliche Übertragung ins Deutsche	Wichtige Aspekte
Situation	Reason	Anlass, Situation	- Vorstellung der eigenen Person - Angaben zur Person des Patienten - Vordringliches Problem - Grund, warum Hilfe angefordert wurde
Background	Story	Anamnese, Hintergrund	Informationen über - Patientengeschichte, - Vorerkrankungen, - Aufnahmegrund
Assessment	Vital Signs	ABCDE: Symptome und Untersuchungsbefunde	Aktuelle Vitalzeichen und relevante klinische Zeichen
Recommendation	Plan	Absicht, Planung des weiteren Vorgehens	- Bereits durchgeführte Maßnahmen und getroffene Vorbereitungen - Ausdrückliche Formulierung, was von der hinzugezogenen Person erwartet wird

* Modifiziert nach ALS-Provider-Manual, ERC, 2010

Kommunikation und Qualitätssicherung: Einsatznachbesprechung

Eine strukturierte Einsatznachbesprechung, möglichst in einer ruhigen positiven Atmosphäre unter Moderation durch den Teamleiter oder eine andere erfahrene Person, ist unter mehreren Aspekten sinnvoll, insbesondere zur Verbesserung der Leistung bei zukünftigen Einsätzen [AHA-Klasse IIa, LOE C]: Teamarbeit, Einhalten der Leitlinien, Materialvorhaltung, Kenntnisse und Fertigkeiten der Helfer, Beseitigen von Sicherheitsrisiken und Fehlerquellen.

Aus unserer Sicht sind weitere wichtige Bestandteile und Effekte einer Einsatznachbesprechung die Bestätigung guter Arbeit (Motivation) und die Bestätigung eines vertrauensvollen, korrekten und respektvollen Umgangs miteinander (Teambildung, Sicherheit für den nächsten Einsatz).

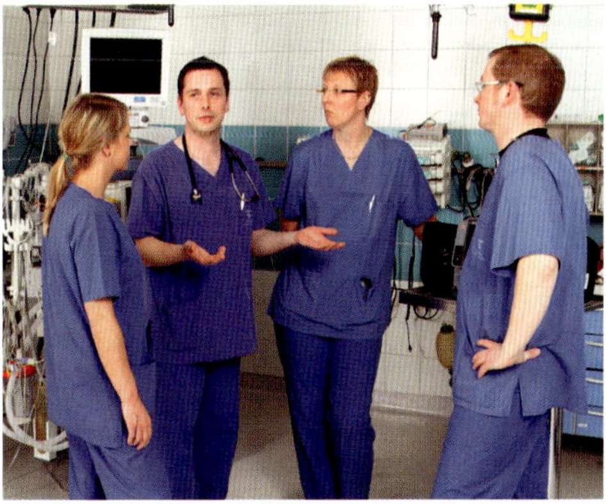

Abb. 2.44 Teambesprechung nach dem Einsatz

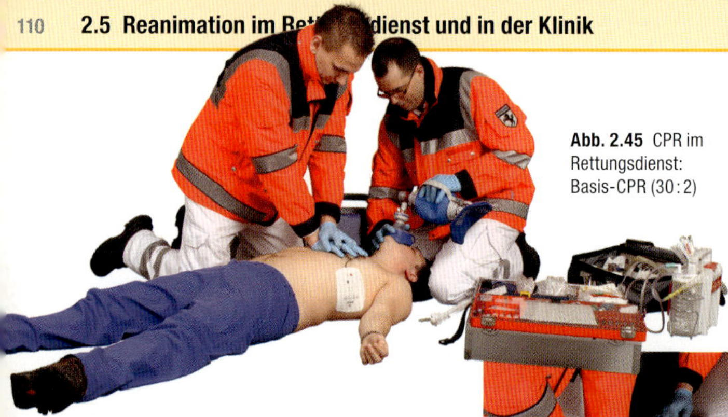

Abb. 2.45 CPR im Rettungsdienst: Basis-CPR (30 : 2)

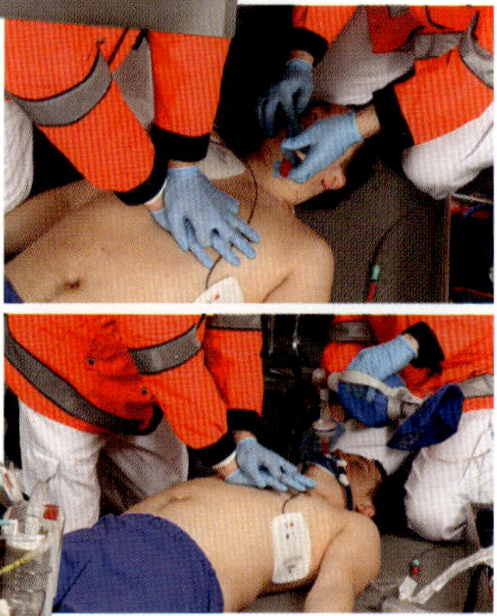

Abb. 2.46 a+b Frühzeitiges Einlegen einer supraglott. Atemwegshilfe, hier: Beatmung über Larynxtubus, Einsatz der Kapnographie (z. B. Qualitätskontrolle der CPR)

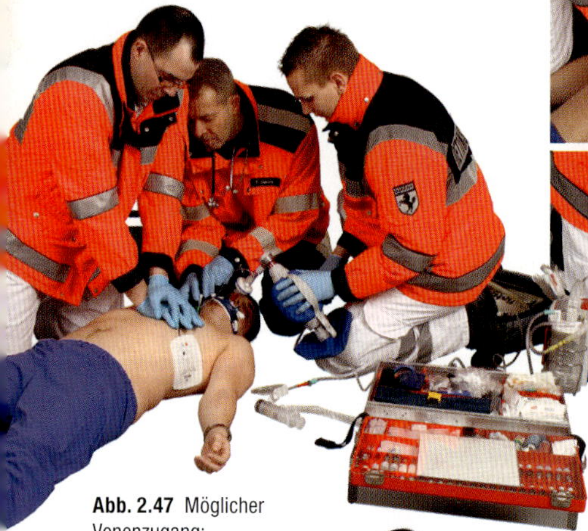

Abb. 2.47 Möglicher Venenzugang: Vena jugularis externa

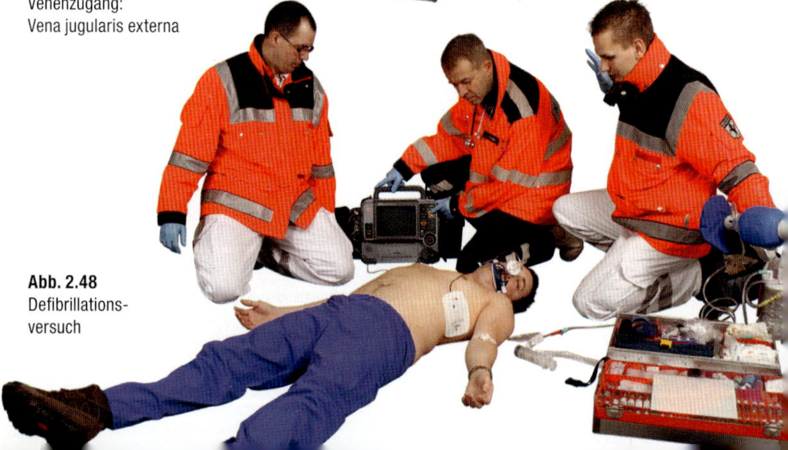

Abb. 2.48 Defibrillationsversuch

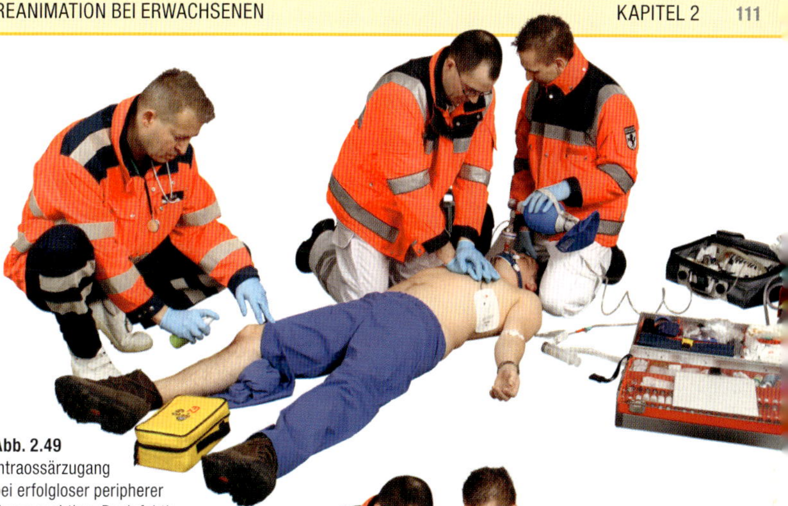

Abb. 2.49 Intraossärzugang bei erfolgloser peripherer Venenpunktion; Desinfektion – während Einwirkzeit Material vorbereiten

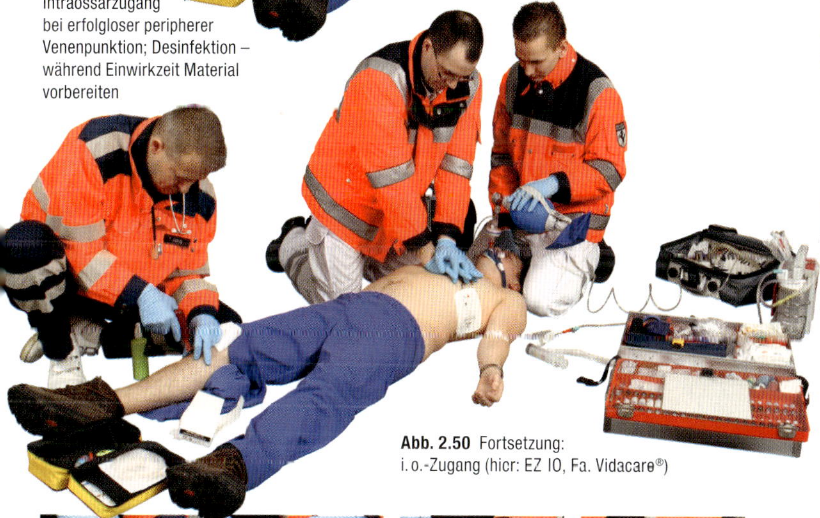

Abb. 2.50 Fortsetzung: i. o.-Zugang (hier: EZ IO, Fa. Vidacare®)

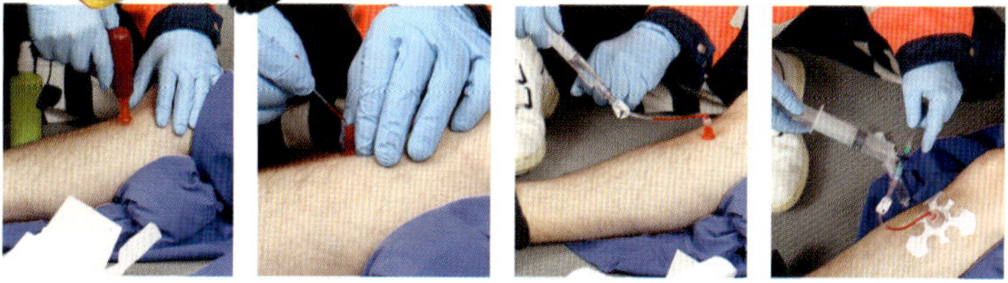

Abb. 2.51 a–d Fortsetzung: i. o.-Zugang Einbohren (hier: in die proximale Tibia, Stahlmandrin entfernen, Aspirations-/Injektionsprobe, Fixieren und Freispülen

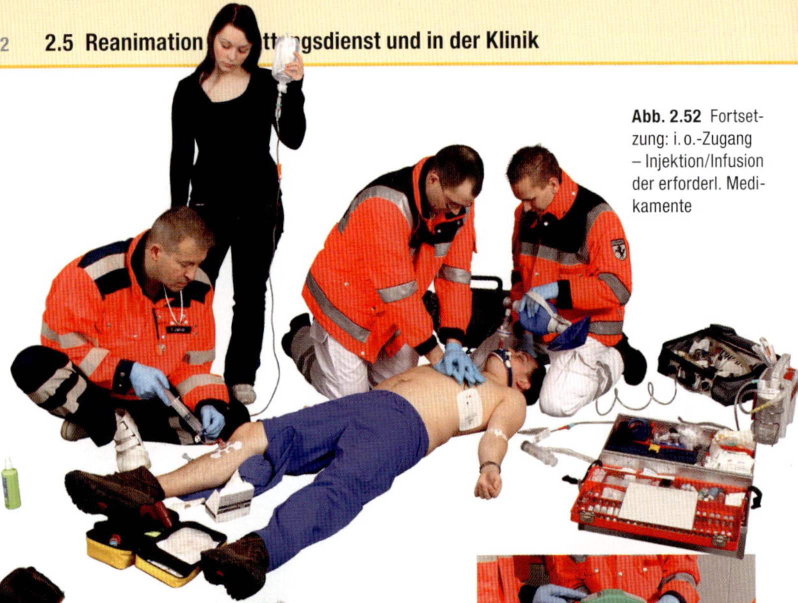

Abb. 2.52 Fortsetzung: i.o.-Zugang – Injektion/Infusion der erforderl. Medikamente

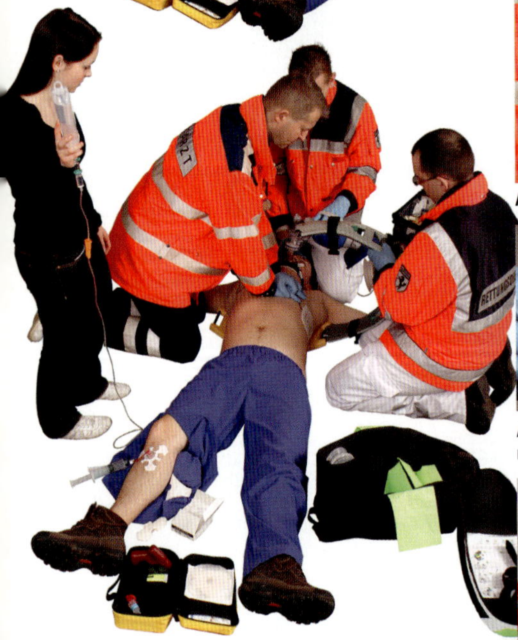

Abb. 2.53 a Ggf. Einsatz eines mechanischen Kompressionssystems (hier: LUCAS®, Fa. Medtronic)

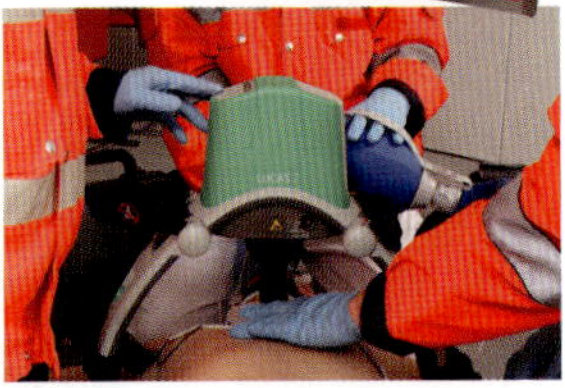

Abb. 2.53 b Kompressionssystem

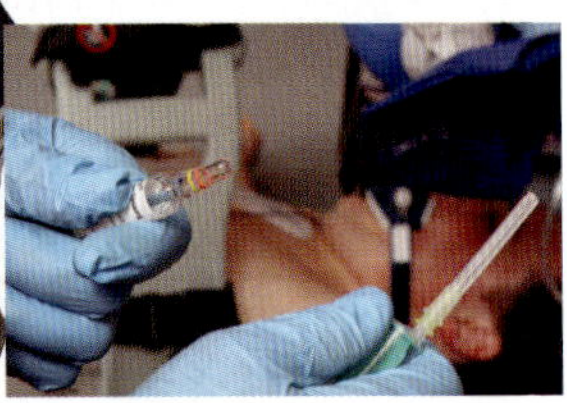

Abb. 2.54 Amiodaron bei therapierefraktärem Kammerflimmern

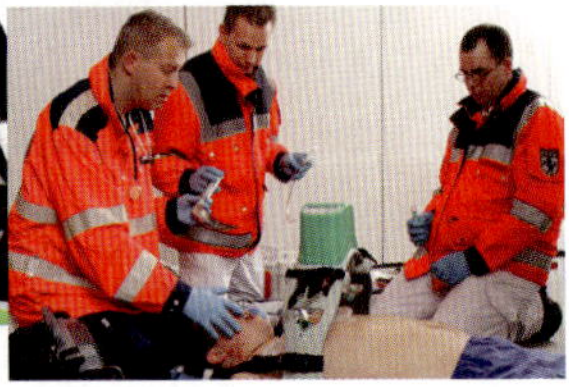

Abb. 2.55 Ggf. endotracheale Intubation

Besonderheiten der Reanimation im Rettungsdienst

Auch bei der Reanimation im Rettungsdienst werden die BLS- und ALS-Algorithmen konsequent angewendet. Die Reanimation im Rettungsdienst unterscheidet sich aber in einigen Besonderheiten von der Reanimation in der Klinik, sodass spezielle Problemlösungsstrategien und praktische Kniffe erforderlich sind. Die Bildserie (Abb. 2.45 bis Abb. 2.55) zeigt Ausschnitte aus dem möglichen Ablauf einer Reanimation im Rettungsdienst. Beispiele für besondere Rahmenbedingungen im Rettungsdienst (nicht in dieser Form in den Leitlinien behandelt, auch wenn einige der folgenden Empfehlungen aus den Leitlinien stammen):

- **Die Einsatzsituation ist sehr variabel,** z. B. verschiedenste Einsatzorte; diverse Gefahren an der Einsatzstelle und beim Patiententransport; Zusammenarbeit mit Ersthelfern und Fachdiensten (Polizei, Feuerwehr); Arbeit unter den Augen von Angehörigen und Schaulustigen; unterschiedliche Witterungsbedingungen
- **Der Patient ist dem Rettungsdienstpersonal i. d. R. nicht näher bekannt,** während in der Klinik in den meisten Fällen bereits die Anamnese und aktuelle Untersuchungsbefunde vorliegen. Aber auch beim Einsatz in einer Klinik außerhalb des eigenen Arbeitsbereichs muss sich ein Reanimationsteam unter laufender CPR erst einen Überblick verschaffen (z. B. Übergabe durch Pflegepersonal vor Ort oder Stationsarzt, Krankenakte).
- **Die benötigten Hilfsmittel müssen i. d. R. aus dem Fahrzeug zum Patienten gebracht werden und die Arbeitsbedingungen müssen zunächst individuell optimiert werden** (Platz schaffen, Zugang zum Patienten, Anordnung und Vorbereitung der Gerätschaften), was aber auch in Situationen in der Klinik eine Rolle spielt (z. B. auf Normalstation, wo das Personal nicht regelmäßig damit konfrontiert ist und die Hilfsmittel wie Beatmungsbeutel und Absaugpumpe nicht an jedem Bettplatz verfügbar sind wie in einer Intensivstation).
- **Der Patient wird im Rettungsdienst häufig auf dem Boden reanimiert,** was mit logistischen Vorteilen verbunden ist, aber auch ein Hindernis bedeuten kann (z. B. ungewohnte Intubationsbedingungen). Dies stellt aber aufgrund der entsprechenden Übung des Rettungspersonals i. d. R. keine besondere Herausforderung dar (zur Bedeutung einer harten Unterlage s. S. 47).
- **In der Regel trifft der Rettungsdienst gestaffelt beim Patienten ein,** meist in Form eines Rettungswagens (RTW: 2 Personen, davon mind. 1 Rettungsassistent, manchmal zusätzlich ein Auszubildender) und eines Notarzteinsatzfahrzeuges (NEF, ebenfalls 2 Personen: Notarzt und Rettungsassistent/-sanitäter, manchmal zusätzlich ein Praktikant). Dies bedeutet, dass in vielen Fällen **zunächst ALS mit nur 2 professionellen Helfern betrieben** wird, bis das zweite Rettungsmittel eintrifft, was mehrere Minuten dauern kann. Um dennoch möglichst früh alle wichtigen Maßnahmen anzuwenden, gibt es verschiedene Strategien, z. B.:
  - Andere Helfer (z. B. Laien, Feuerwehr, Polizei) unterstützen die Reanimation, wenn sie z. B. in der Lage sind, Thoraxkompressionen korrekt durchzuführen (Prüfung durch den Teamleiter), dadurch steht ein qualifizierter Helfer für andere Maßnahmen zur Verfügung.
  - Zwei-Helfer-Methode: ein Helfer führt Thoraxkompressionen durch, der andere Helfer am Kopf beatmet (CPR 30 : 2); während der Thoraxkompressionen hat der Helfer am

Kopf jeweils ca. 15 Sekunden Zeit, insbes. um schrittweise 1. die Defibrillation vorzubereiten und durchzuführen und 2. die Atemwegssicherung (z. B. mit supraglottischer Atemwegshilfe [AHA-Klasse IIa, LOE B]) vorzubereiten und durchzuführen, ohne dass die Qualität der Basis-CPR (30:2) leidet (keine Pausen)! Nach Atemwegssicherung mit supraglottischer Atemwegshilfe kann der Helfer am Kopf z. B. dadurch für andere Aufgaben freigesetzt werden, dass ein geeignetes Beatmungsgerät verwendet wird, vorausgesetzt, es werden effektive Tidalvolumina erreicht [AHA-Klasse IIb, LOE C].
- Auch der Einsatz mechanischer Kompressionssysteme (z. B. Autopulse®, LUCAS®) kann einen Helfer ersetzen; hierzu besteht aber keine Leitlinienempfehlung für den Routineeinsatz (Details s. S. 129 ff.).

- **Die diagnostischen und therapeutischen Maßnahmen sind gegenüber der Klinik eingeschränkt,** wobei die heutige Standardausstattung der Rettungsmittel (insbes. DIN EN 1789 für RTW und DIN 75079 für NEF) i. d. R. die problemlose Anwendung der CPR-Leitlinien im Rettungsdienst erlaubt. Unter seltenen, speziellen Umständen wird eine erfolgreiche Reanimation in der Klinik möglich sein (z. B. Wiedererwärmung mit ECMO bei schwerer Hypothermie).
- **Ein Transport unter laufender CPR ist i. d. R. nicht indiziert** (Qualität der CPR kann während des Transports i. d. R. – zumindest manuell – nicht aufrecht erhalten werden, schlechtere Prognose; Details und Ausnahmen bei Einsatz mechanischer Kompressionssysteme s. S. 129 ff.), sodass eine Reanimation normalerweise an Ort und Stelle bis zur Wiederherstellung eines Spontankreislaufs oder bis zur Feststellung des Todes durchgeführt wird. Zu Kriterien der Unterlassung und des Abbruchs von Reanimationsmaßnahmen s. Kapitel 4.4.
- **Unmittelbar nach Wiederherstellung eines Spontankreislaufs** ist der Transport in die nächste geeignete Klinik zu planen und durchzuführen, während die Postreanimationsbehandlung eingeleitet wird. Die Auswahl der Zielklinik sowie die rasche Organisation und sichere Durchführung des Transportes ist nicht selten anspruchsvoll.

Besonderheiten der Reanimation im Krankenhaus

Outcome

Patienten, die nach einem Herz-Kreislauf-Stillstand im Krankenhaus lebend nach Hause entlassen werden (weniger als 20 %), haben in aller Regel unter EKG-Monitoring plötzlich Kammerflimmern erlitten, dessen Eintritt durch Fachpersonal beobachtet wurde und sofort mit einer Defibrillation behandelt werden konnte. Ursache ist meist eine primäre kardiale Ischämie.

Herz-Kreislauf-Stillstände in Krankenzimmern ohne Monitoring sind meist vorhersehbar und beruhen seltener auf einer Herzerkrankung. Im Gegensatz zum Herz-Kreislauf-Stillstand außerhalb von Krankenhäusern (meist plötzlicher Herztod) resultiert der innerklinische Herz-Kreislauf-Stillstand am häufigsten aus einer langsam fortschreitenden schweren Erkrankung. Der Weg führt regelmäßig über eine Hypoxie und/oder Hypotonie, die nicht erkannt werden oder nicht suffizient behandelt werden (können). Ist der Herz-Kreislauf-Stillstand bei diesen Patienten erst eingetreten, zeigt das EKG beinahe regelhaft einen nicht defibrillierbaren Herzrhythmus und die Überlebensrate ist gering. In einer Studie überlebten nur die Patienten einen innerklinischen Herz-Kreislauf-Stillstand, die durch rechtzeitige Intervention schon bis zum Eintreffen des Reanimationsteams wieder einen Spontankreislauf entwickelt hatten [Soar und McKay, Resuscitation, 1998]. In der ACADEMIA-Studie fanden sich deutliche Vorzeichen in 79 % der Herz-Kreislauf-Stillstände, 55 % der Todesfälle und 54 % der unvorhergesehenen Verlegungen auf Intensivstationen [Kause et al., Resuscitation, 2004]. Als wichtigste Überlebensfaktoren müssen also das frühestmögliche Erkennen und die adäquate Behandlung kritisch kranker Patienten angesehen werden! Auch organisatorische Faktoren beeinflussen das Risiko der Patienten: So wurden bei Aufnahmen auf Normalkrankenstationen nach 17 Uhr, bei Krankenhausaufnahmen an Wochenenden sowie in personell unterbesetzten Krankenabteilungen erhöhte Sterblichkeitsraten festgestellt.

Prävention, EWS

Bei schwerkranken Patienten können manche Herz-Kreislauf-Stillstände, Todesfälle oder unvorhergesehene Intensivbehandlungen durch folgende Maßnahmen vermieden werden:

- Routinemäßige Anwendung standardisierter Frühwarnkriterien (early warning scores = EWS, beruhend auf Vitalzeichen) zur Identifikation kritisch kranker Patienten (inkl. festgelegter Konsequenzen und Notfallpläne, z. B. Kriterien zum Ruf des Stationsarztes oder des Reanimationsteams).
- Frühzeitige und engmaschige Überwachung (mit Schwerpunkt auf den einfachen Vitalzeichen) und Behandlung kritisch kranker Patienten und von Risikopatienten in geeigneten Notaufnahmen bzw. Stationen.
- Ausbildung aller (!) Mitarbeiter in der Erstbehandlung kritisch kranker Patienten und in der professionellen Ersten Hilfe und ggf. Notfalltherapie (z. B. Sauerstofftherapie, Analgesie und spezifische Notfallmedikation, Fragen der Einwilligung) sowie in der Reanimation.

Reanimationsteam oder Notfallteam?

International gesehen, besteht ein Trend, den Aufgabenbereich von reinen Reanimationsteams hin zu medizinischen Notfallteams (medical emergency teams = MET) zu erweitern, die nicht nur gerufen werden, wenn ein Herz-Kreislauf-Stillstand schon eingetreten ist, sondern sobald sich der Zustand eines Patienten akut bzw. in einen kritischen Bereich hinein verschlechtert hat. Die sofortige Anforderung muss durch jede Fachkraft möglich sein, die Anzeichen für einen solchen Zustand bemerkt. Vorsichtig zu ziehende Schlussfolgerungen aus den wenigen hierzu vorliegenden Untersuchungen scheinen diesen Trend zu rechtfertigen. Ein solches medizinisches Notfallteam kann auch dazu beitragen, bisherige Diagnose- oder Behandlungsfehler rechtzeitig zu erkennen, Entscheidungen über einen Behandlungsabbruch zu verbessern und postoperative Todesfälle zu verhindern.

Algorithmus 4 – Reanimation im Krankenhaus

Nach ERC 2010, In-Hospital Resuscitation

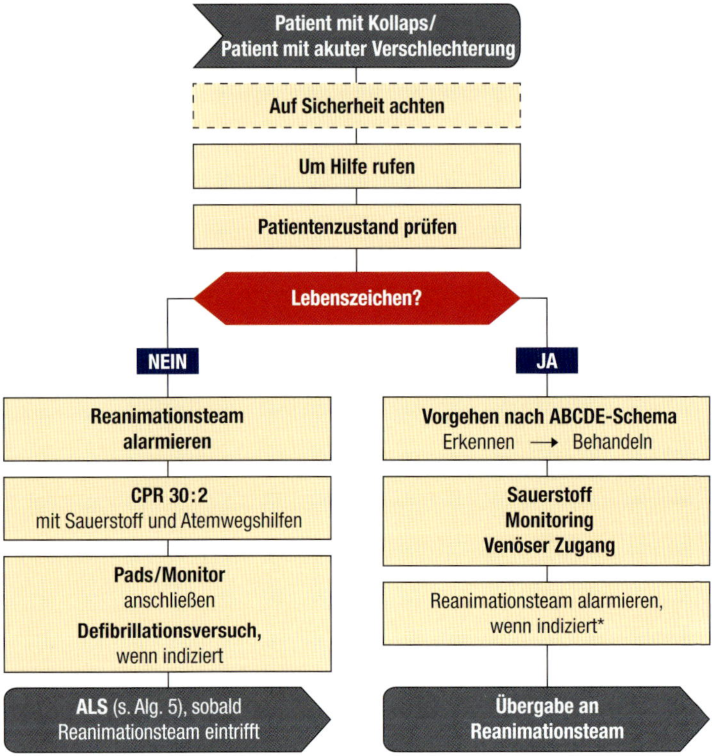

* Alarmierungskriterien des eigenen Krankenhauses beachten!

Ablauf der innerklinischen Reanimation

In jeder Klinik müssen standardisierte Abläufe vorgegeben und trainiert werden sowie die Rahmenbedingungen gegeben sein, damit Herz-Kreislauf-Stillstände und andere Notfälle schnellstmöglich erkannt werden und parallel zur Alarmierung eines Notfall- oder Reanimationsteams die BLS-Maßnahmen sofort begonnen werden (Überbrücken der Zeit bis zum Eintreffen des Reanimationsteams).

Der Algorithmus Nr. 4 zeigt den Beginn der innerklinischen Reanimation. Der Ablauf der innerklinischen Reanimation beginnt mit BLS-Maßnahmen (s. Kap. 2.2), wobei sich geringe Abweichungen z.B. dadurch ergeben können, dass professionelle Helfer im Regelfall schützende Hilfsmittel benutzen und ggf. zusätzliche Maßnahmen durchführen können (z.B. Beatmung mit Beatmungsbeutel und Sauerstoff; Fremdkörperentfernung mit Magill-Zange und Laryngoskop).

Es muss aber betont werden, dass gerade Fachpersonal in der Lage sein muss, im Notfall Erste Hilfe auch ohne Hilfsmittel zu leisten (z.B. Mund-zu-Mund-Beatmung), wenn diese ausnahmsweise nicht sofort zur Verfügung stehen. Eine Erste-Hilfe-Leistung in Notfällen wird – auch juristisch – von Fachpersonal in höherem Maße erwartet als von Laien.

Die Möglichkeiten zur schnellstmöglichen und sicheren Alarmierung des innerklinischen Notfall- oder Reanimationsteams müssen allen Mitarbeitern bekannt sein (z.B. über Telefonzentrale, spezielle klinikinterne Notrufnummer, Notfallknopf am Stationsstützpunkt, Patienten- oder Personalrufanlage – bestimmte Durchsagen). Meist gibt es dazu entsprechende Dienstanweisungen.

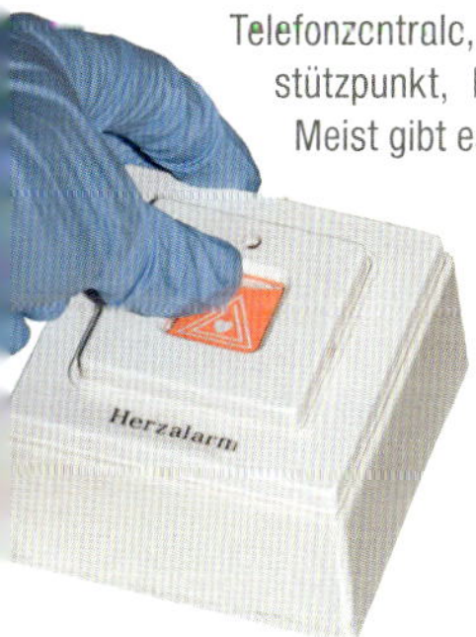

Abb. 2.56 Auslösen des „Herz-Alarms“ in der Klinik per Knopfdruck

Wenn das Reanimationsteam beim Patienten eintrifft, sollen die initial tätigen Helfer keinesfalls mit der Reanimation aufhören, sondern erst, wenn sie dazu aufgefordert oder abgelöst werden. Das Reanimationsteam (insbes. der Teamleiter) muss sich zunächst einen Überblick über die Situation, bereits getroffene Maßnahmen und Prioritäten verschaffen. Ggf. kann das Reanimationsteam erweiterte Maßnahmen nur durchführen, wenn die Basis-CPR durch andere Helfer sichergestellt ist.

Ein indizierter Defibrillationsversuch soll unverzüglich, spätestens aber innerhalb von 3 Minuten nach dem Kollaps, an jedem Ort im Krankenhaus durchgeführt werden können.

Dies ist bei größeren Kliniken, insbes. bei Pavillonbauweise, kaum durch innerklinische Reanimationsteams zu gewährleisten. Voraussetzungen hierfür sind die Vorhaltung von Defibrillatoren an geeigneten Standorten sowie die Ausbildung des Personals.

„Fehlalarme“ ernstnehmen und kritisch hinterfragen

Patienten, bei denen innerklinisch ein „Fehlalarm“ für das Reanimationsteam erfolgte (bei Eintreffen keine CPR erforderlich), sollten anschließend immer überwacht werden. Studien zeigen, dass etwa ein Drittel dieser Patienten nach einem Fehlalarm bald tatsächlich verstirbt.

Eine interessante Beobachtung machte Jeremy Cashman, als er die Fehlalarmierungen von Reanimationsteams in einer Londoner Klinik auswertete, die nach anderen Untersuchungen im Durchschnitt jeden 10. Einsatz betreffen (entweder lag bei Eintreffen am Patienten kein Herz-Kreislauf-Stillstand vor oder das Reanimationsteam wurde noch vor Eintreffen des Reanimationsteams abbestellt; Beobachtungszeitraum 22 Monate, N = 59). Diesen Einsätzen sollte im Nachhinein durch das behandelnde Personal besondere Aufmerksamkeit geschenkt werden, da in dieser Untersuchung jeder Dritte dieser Patienten noch während des Klinikaufenthaltes verstarb und von den verbliebenen Patienten noch die Hälfte während der folgenden 6 Monate. Das Gesamtüberleben ein Jahr nach einem falschen Alarm eines Reanimationsteams war somit vergleichbar mit dem nach einem tatsächlichen Herz-Kreislauf-Stillstand mit VF/VT [Cashman, Resuscitation, 2002].
In einer 2006 veröffentlichten Arbeit aus Schweden war die Prognose von Patienten, zu denen das Reanimationsteam gerufen wurde, ohne dass ein Herz-Kreislauf- oder Atemstillstand vorlag (N = 325, Beobachtungszeitraum fast 8 Jahre), ebenfalls eingeschränkt, allerdings nicht so dramatisch wie in der Untersuchung von Cashman [Hein et al., Resuscitation, 2006]: 23 % der Patienten, die weder einen Herz-Kreislauf- noch einen Atemstillstand hatten, verstarben bis zur Entlassung. Bei Hein et al. machte diese Patientengruppe allerdings 21 % aller Alarmierungen des Reanimationsteams aus, gegenüber nur 7 % bei Cashman (differentes Alarmierungsverhalten, z. B. wurde bei Hein das Reanimationsteam deutlich seltener zu voraussehbar sterbenden Patienten gerufen).

DNAR-/DNR-Anweisungen

Um nicht indizierte Reanimationsmaßnahmen zu vermeiden (Ressourcenverbrauch, Belastung von Personal und ggf. auch Angehörigen, evtl. infauste Prognose), soll der behandelnde Arzt die Herausgabe einer DNAR-Anweisung erwägen, wenn

a) der Patient Reanimationsmaßnahmen wirksam ablehnt und/oder
b) der Patient einen Herz-Kreislauf-Stillstand nicht überleben wird, auch wenn die Reanimation versucht wird (Aussichtslosigkeit).

Mit den Abkürzungen DNAR bzw. DNR ist die Anweisung des behandelnden und verantwortlichen Arztes gemeint, bei einem bestimmten Patienten keinen Reanimationsversuch zu unternehmen, falls dieser einen Herz-Kreislauf-Stillstand erleidet („do not attempt resuscitation" bzw. „do not resuscitate" – Details s. Kapitel 4.5).
Eine solche Anweisung muss nachvollziehbar dokumentiert werden und soll mit allen an der Behandlung beteiligten Personen sowie Angehörigen klar kommuniziert werden.

Indikationen zur Einsatznachbesprechung

Folgende Ereignisse sollen akkurat nachbesprochen und aufgearbeitet werden:

- jeder Notfallalarm „Herz-Kreislauf-Stillstand"
- jeder falsche Alarm „Herz-Kreislauf-Stillstand"
- jeder unerwartete Todesfall
- jede unerwartete Verlegung auf eine Intensivstation

Dabei sollen standardisierte Formulare benutzt und sowohl die Vorgeschichte (Frühwarnzeichen?) als auch die medizinische Erstversorgung kritisch ausgewertet werden.

Herausforderungen der innerklinischen Reanimation

Zwar ist grundsätzlich davon auszugehen, dass die diagnostischen, therapeutischen und personellen Ressourcen im Krankenhaus weit über die Möglichkeiten im Rettungsdienst hinausgehen. Dennoch kann auch eine innerklinische Reanimation gelegentlich mit anspruchsvollen Besonderheiten aufwarten, von denen wir einige nennen wollen (nicht in dieser Form in den Leitlinien behandelt, auch wenn einige der folgenden Empfehlungen aus den Leitlinien stammen):

- Gerade weil eine umfassende Diagnostik und Therapie im Krankenhaus erwartet wird und möglich ist, die aber in der Reanimationssituation nicht geballt zum Einsatz kommen kann, muss der Teamleiter sinnvolle und klare Prioritäten setzen. Die Qualität der Thoraxkompressionen bei innerklinischer Reanimation ist häufig „sub-optimal" (ERC, 2010). Daher kann nicht genug betont werden, dass bei HKS stets eine bestmögliche Basis-CPR durchzuführen ist.
- **Erkennen eines Herz-Kreislauf-Stillstandes:** Bei Patienten in Narkose (Anästhesie, OP) oder tiefer Analgosedierung (Intensivstation, diagnostische Eingriffe) können die im Abschnitt BLS genannten „Zeichen eines Herz-Kreislauf-Stillstandes" (Bewusstlosigkeit und fehlende Spontanatmung) vorhanden sein, ohne dass ein HKS tatsächlich vorliegt. Andererseits können solche Patienten natürlich auch einen HKS erleiden, der dann sofort erkannt werden muss. Eine plötzliche Veränderung des Hautkolorits mag dem erfahrenen Kliniker einen Hinweis geben, ist aber nicht beweisend. Die Pulskontrolle kann auch bei professionellen Helfern nachgewiesenermaßen unzuverlässig sein (s. S. 135 f.). EKG-Veränderungen im Sinne eines Kammerflimmerns oder einer Asystolie sind zwar mögliche und alarmierende Hinweise auf einen HKS, aber nicht beweisend, da diese auch durch zahlreiche Artefakte hervorgerufen werden können (externe Störungen rasch ausschließen – wenn z. B. weiterhin ein adäquates S_pO_2-Signal oder eine normale arterielle Blutdruckkurve vorhanden ist, ist der HKS nahezu ausgeschlossen). Umgekehrt kann bei einem nahezu normalen EKG (organisierter Rhythmus) auch der Auswurf des Herzens fehlen (PEA), sodass auch aus diesem Grund ein zusätzliches Monitoring

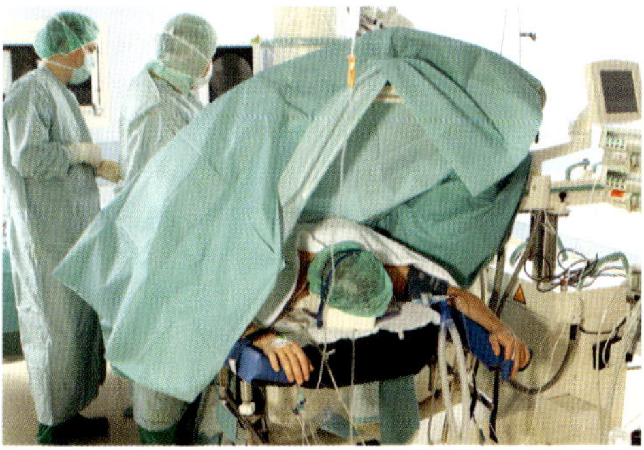

Abb. 2.57 Sonderfall: Bauchlage – ohne Möglichkeit einer raschen Drehung auf den Rücken (Beispiel hier: Vertebroplastie-OP)

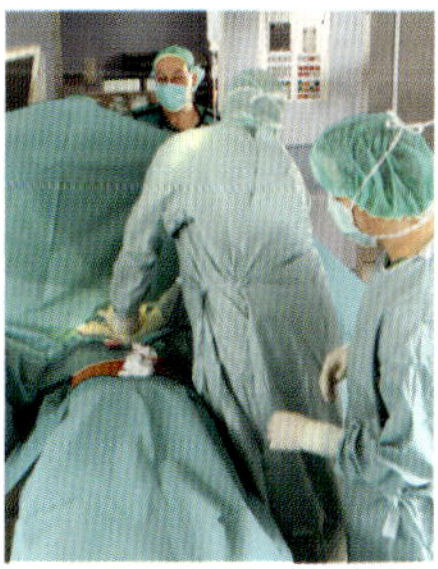

Abb. 2.58 Bei plötzlichem HKS überbrückend Thoraxkompressionen auf den Rücken (hier durch Operateur)

über das EKG hinaus empfehlenswert ist. So lässt beispielsweise auch die endexspiratorische CO_2-Messung (möglichst Kapnografie) Rückschlüsse auf die Kreislauffunktion zu: ein plötzlicher Abfall des $p_{et}CO_2$ weist auf einen akuten Schock oder HKS hin (kann aber auch durch ein technisches Problem bedingt sein). Da alle genannten Verfahren also durch Störeinflüsse einen HKS vorgaukeln oder bei einem HKS zumindest teilweise einen Kreislauf vorspiegeln können, hilft nur die aufmerksame und versierte Zusammenschau, einen HKS bei bewusstlosen, beatmeten Patienten zu erkennen. Störungen eines Monitoringverfahrens sollten umgehend behoben werden, um es als Kontrollparameter nutzen zu können, wenn ein anderes Verfahren einen HKS anzeigt.

- **Die Reanimation bei bestimmten Patientengruppen und in bestimmten Situationen** kann besondere Anforderungen an die Reanimationstechnik und den Reanimationsablauf stellen, z.B. Reanimation bei Schwangeren (s. S. 195 ff.), Reanimation im Herzkatheterlabor (s. S. 124 und S. 231).
- **Ausgewählte Beispiele für die Besonderheiten bei der Reanimation während einer Operation in Allgemeinanästhesie:**
  - Herz-Kreislauf-Stillstände im Rahmen der Allgemeinanästhesie sind seltene Ereignisse mit vielfältigen Ursachen, aber oft guter Prognose
  - Das rasche Erkennen eines HKS kann schwierig sein (s. o.); vor allem fällt es wohl oft schwer, die Möglichkeit eines HKS bei entsprechenden Zeichen im Monitoring in Betracht zu ziehen, weil diese Zeichen viel häufiger durch Artefakte als durch HKS bedingt sind („Desensibilisierung“).
  - Zwar ist in der Regel eine Atemwegssicherung gewährleistet (z. B. endotracheale Intubation), aber es kann vorkommen, dass das Beatmungsgerät (Narkosegerät) wegen der Thoraxkompressionen keine ausreichenden Tidalvolumina verabreicht. In diesem Fall wird das Beatmungsgerät üblicherweise durch einen Beatmungsbeutel ersetzt.
  - Je nachdem, welcher Eingriff gerade durchgeführt wird, ob sich der Eingriff in einem kritischen Stadium befindet und ob chirurgische Maßnahmen den Herz-Kreislauf-Stillstand mitbedingt haben (z. B. Blutung, Einbringen von Knochenzement), muss abgewogen werden, ob der Eingriff sofort zugunsten der CPR abgebrochen werden kann oder ob noch bestimmte operative Schritte parallel zur CPR erforderlich sind (z. B. Stillen einer erheblichen Blutung). Es ist ferner schnellstmöglich mit effektiven Thoraxkompressionen zu beginnen, möglichst unter Wahrung der Sterilität des OP-Feldes und der Instrumente (ggf. abdecken).
  - Je nach Situation und Lokalisation des OP-Feldes kann es sinnvoll sein, dass einer der Operateure die Thoraxkompressionen durchführt. Wenn der Thorax oder das Abdomen bereits ausreichend eröffnet ist, wird eine offene Herzmassage empfohlen (transdiaphragmaler Zugang bei laparotomiertem Patient), da bessere koronare Perfusionsdrücke als bei Thoraxkompressionen erzielt werden können.
  - Wenn sich der Patient (z. B. bei orthopädischen oder neurochirurgischen Eingriffen an der Wirbelsäule) in Bauchlage befindet und nicht rasch umgelagert werden kann, sodass effektive Thoraxkompressionen auf das Sternum möglich sind, sind Thoraxkompressionen auf den Rücken eine Alternative, insbes. wenn der Atemweg gesichert ist [AHA-Klasse IIb, LOE C] (Beispiel hierzu s. Abb. 2.59 bis Abb. 2.63).

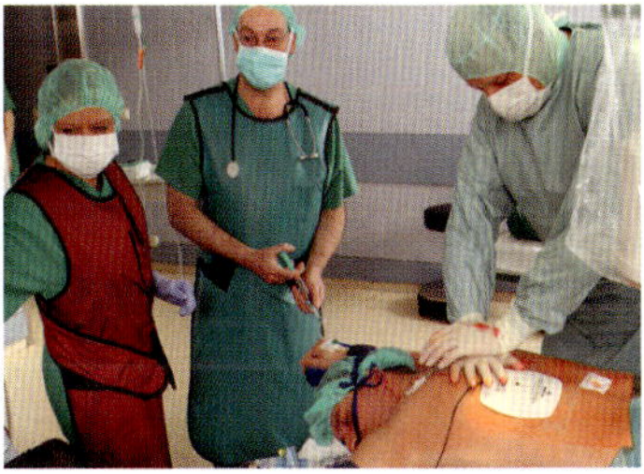

Abb. 2.59 Beachte die alternative Position der Defibrillationselektroden

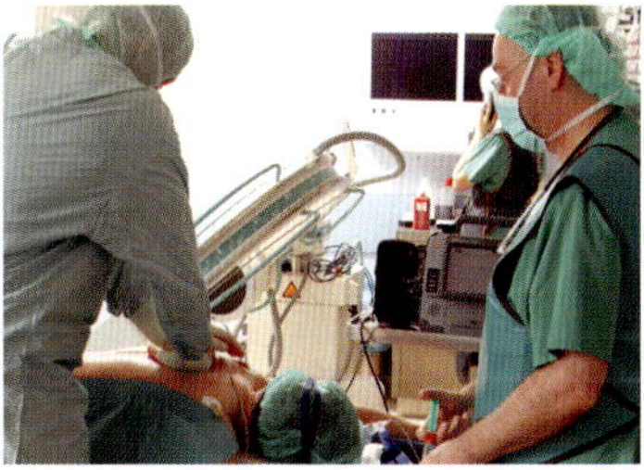

Abb. 2.60 Fortsetzung der CPR (während Möglichkeit der Umlagerung vorbereitet wird)

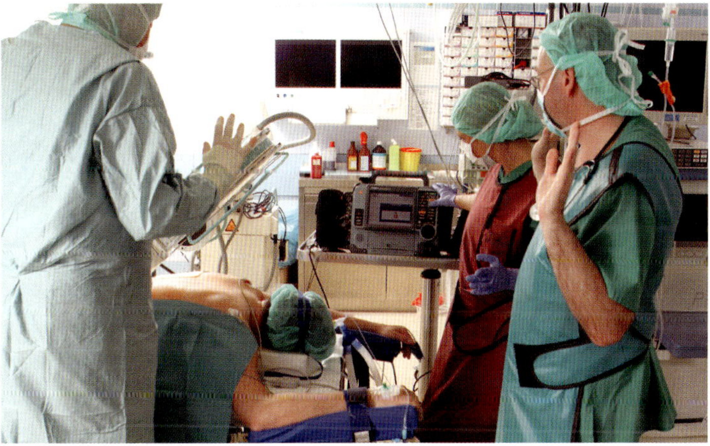

Abb. 2.61 Defibrillation in Bauchlage

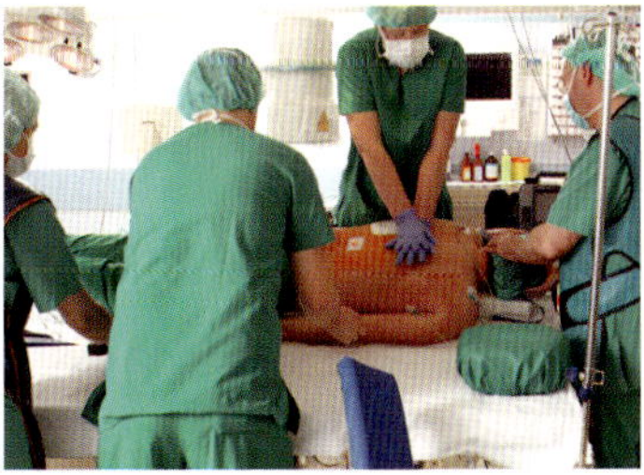

Abb. 2.62 Helferwechsel und Drehung des Pat. in Rückenlage (auf beigestellten 2. OP-Tisch, möglichst kurze Unterbrechung der CPR)

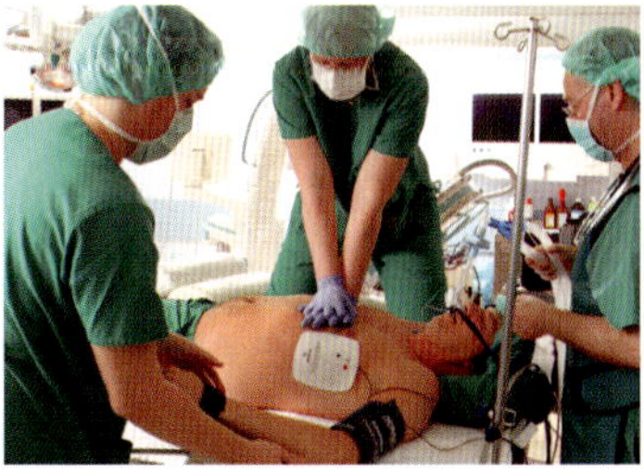

Abb. 2.63 Sofortige Weiterführung der CPR nach Drehung in Rückenlage

Sonderfall: beobachteter Herz-Kreislauf-Stillstand

Sowohl im Krankenhaus (z. B. Intensivstation, Notaufnahme, Herzkatheterlabor) als auch im Rettungsdienst (am Einsatzort, im RTW) kann es vorkommen, dass ein Patient (z. B. mit akutem Koronarsyndrom) vor den Augen des medizinischen Fachpersonals kollabiert oder dass der Eintritt des Herz-Kreislauf-Stillstand an einem EKG-Monitor beobachtet wird (plötzliches Auftreten von Kammerflimmern/pulsloser Kammertachykardie – wobei der Patient noch für wenige Sekunden bei Bewusstsein sein kann, häufig noch Atmung oder Schnappatmung vorhanden). Der Patient hat in solchen Fällen oft sehr gute Überlebenschancen, wenn sofort adäquat gehandelt wird.

Sonderfall – sequenzielle Schocks („stacked shocks")

In bestimmten Fällen eines beobachteten HKS mit initialer VF/pVT wird die sofortige Abgabe von bis zu 3 Schocks in Serie empfohlen:

- im Herzkatheterlabor (während der Herzkatheteruntersuchung),
- in der Frühphase nach Herzchirurgie (etwa 10 Tage) sowie
- wenn der Patient bei Eintritt des HKS bereits mit einem manuellen Defibrillator verbunden ist (Klebepads).

Eine solche 3-Schock-Sequenz zählt für den weiteren ALS-Algorithmus als erster Defibrillationsversuch. Für diese Empfehlung gibt es keine Datengrundlage, jedoch wird in den ERC-Leitlinien davon ausgegangen, dass in diesen Situationen die Erfolgswahrscheinlichkeit einer sofortigen Defibrillation sehr hoch ist und dass Thoraxkompressionen die Wahrscheinlichkeit einer erfolgreichen Defibrillation nicht verbessern können, auch nicht nach ein oder zwei erfolglosen Schocks. Bei Z. n. Herzchirurgie kommt hinzu, dass Thoraxkompressionen zusätzlich schädlich sein könnten. Im Herzkatheterlabor kann die sofortige Durchführung von TK aufgrund der Bedingungen (z. B. Durchleuchtungsanlage, Personalsituation, räumliche Anordnung) schwierig und daher taktisch ungünstig sein (Schock ist schneller).

Der Ablauf bei einem beobachteten HKS in diesen Fällen sollte sein:

1. Herz-Kreislauf-Stillstand rasch klinisch bestätigen (Patient bewusstlos, keine normale Atmung, kein sicher tastbarer Puls)
2. Bei VF/pVT als initialem Rhythmus: sofort bis zu drei unmittelbar aufeinander folgende Schocks (kurze Rhythmuskontrolle nach 1. und 2. Schock, am besten während man bereits sofort wieder auflädt)
3. Sofort nach Abgabe des 3. Schocks: CPR starten (30 : 2) für 2 min
4. Weiteres Vorgehen gemäß ALS-Algorithmus

In früheren Leitlinien wurde nach klinischer Bestätigung des am Monitor beobachteten HKS und dem Hilferuf (Pat. möglichst nicht verlassen) grundsätzlich ein Defibrillationsversuch vor weiteren Maßnahmen für den Fall empfohlen, dass ein Defibrillator „sofort verfügbar" ist und VF/pVT festgestellt wurde. In den aktuellen ERC-Leitlinien findet sich eine Empfehlung zur sofortigen Defibrillation (vor weiteren Maßnahmen) nur für die o. g. 3-Schock-Serie bei Patienten im Herzkatheterlabor, bei frisch kardiochirurgisch operierten Patienten sowie bei Patienten, die explizit schon mit einem Defibrillator verbunden (!) sind (konnektierte Klebeelektroden). Daher verstehen wir die Leitlinien so, dass in allen anderen Fällen der ALS-Algorithmus zur Anwendung kommt. d. h. auch wenn ein Defibrillator in der Nähe ist, aber noch nicht angeschlossen wurde: CPR 30 : 2, bis der Defibrillator (durch einen anderen Helfer) betriebsbereit gemacht wurde – dies wird ebenfalls von der AHA explizit betont [AHA-Klasse I, LOE B]. Die AHA hat die Empfehlung für eine 3-Schock-Strategie („stacked schocks") aufgrund neuerer Studien, die zur Zeit der Leitlinienkonferenz 2010 veröffentlicht wurden, verlassen. Die AHA folgert aus diesen Studien, dass unmittelbar nach einem erfolglosen Schock die Erfolgswahrscheinlichkeit eines zweiten Schocks niedrig ist, und der sofortige CPR-Beginn von größerem Wert ist als ein weiterer Schock [AHA-Klasse II a, LOE B für 1-Schock-Strategie gegenüber 3-Schock-Strategie].

Hustenreanimation

Es existieren Studien aus Herzkatheterlabors, in denen bei zuvor geschulten Patienten mit beobachtet eingetretenem Kammerflimmern durch kräftige, patienteneigene Hustenstöße (ca. alle 1 – 3 s) über bis zu 90 s das Bewusstsein erhalten blieb und ein mittlerer arterielle Blutdruck über 100 mm Hg aufrecht erhalten werden konnte. Die AHA (2010) sieht darin eine überbrückende Behandlungsoption für solche Situationen (Rückenlage, Patient bei Bewusstsein, HKS am Monitor beobachtet), wobei die definitive Behandlung nicht verzögert werden darf [AHA-Klasse II b, LOE C].

Präkordialer Faustschlag

In der Technik geschultes Fachpersonal soll einen einzelnen präkordialen Faustschlag sofort durchführen, wenn der Eintritt eines Herz-Kreislauf-Stillstandes am Monitor beobachtet wird und klinisch bestätigt ist, wobei die Durchführung eines präkordialen Faustschlags den Hilferuf oder das Herbeiholen eines Defibrillators nicht verzögern darf. Daher wird die Durchführung eines präkordialen Faustschlages nur für Situationen empfohlen, in denen im Augenblick des HKS bereits mehrere professionelle Helfer anwesend sind und ein Defibrillator nicht unmittelbar zur Verfügung steht [AHA-Klasse II b, LOE B; nur für VT (pulslos oder instabil)]!

Ein effektiver präkordialer Faustschlag wird kraftvoll mit der Handkante einer geballten Faust aus einer Entfernung von ca. 20 cm federnd auf die untere Sternumhälfte ausgeführt.

Die Wirksamkeit und mögliche Komplikationen des präkordialen Faustschlages wurde bislang nicht prospektiv untersucht. Es liegen Fallberichte über erfolgreiche Konversionen von pVT, VF und auch von supraventrikulären Tachykardien zu einem Herzrhyth-

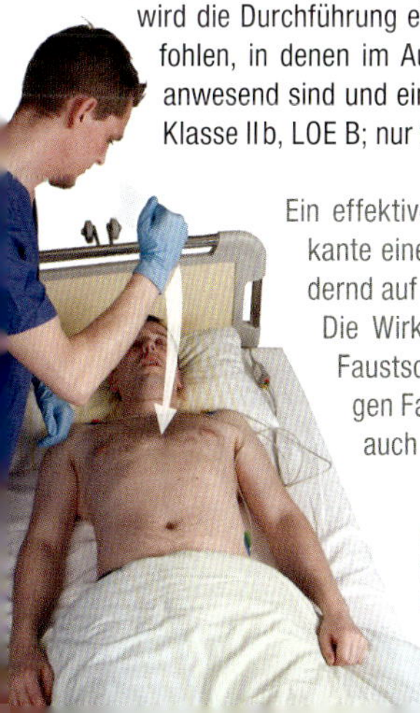

Abb. 2.64 Präkordialer Faustschlag (nur direkt nach beobachtetem Kollaps oder beobachtetem Eintritt von VF/VT auf einem EKG-Monitor nach Feststellung fehlender Kreislaufzeichen)

mus mit Auswurf vor, wenn der Faustschlag kurz nach Eintreten der Herzrhythmusstörung angewendet wird. In allen berichteten Fällen eines erfolgreichen Faustschlags bei VF wurde der Faustschlag innerhalb von 10 s nach Auftreten des Flimmerns durchgeführt. Die Erfolgsaussicht wird in den Leitlinien als eher gering eingeschätzt. Rhythmusverschlechterungen durch einen Faustschlag sind beschrieben (z. B. VT zu VF oder zu Asystolie). Nur in Einzelfällen wurde berichtet, dass ein präkordialer Faustschlag bei schlagendem Herzen einen Herz-Kreislauf-Stillstand auslösen kann (Asystolie, kompletter AV-Block).

Bei **Patienten mit HKS in der Frühphase (bis 10 Tage) nach Herzchirurgie** kann in einer entsprechenden Klinik/Intensivstation eine notfallmäßige Resternotomie indiziert sein [AHA-Klasse II a, LOE B] (insbes. bei bestimmten Ursachen eines HKS, z. B. Herzbeuteltamponade, Blutung). Die erforderliche Ausrüstung ist sofort vorzubereiten, wenn ein HKS bei einem solchen Patienten eintritt (Ziel: 5 min nach HKS, ggf. auch durch hierin ausgebildetes Intensiv- und Notfallpersonal in entsprechenden Kliniken). Bei kollabiertem Patient ohne kardialen Auswurf sind sofort Thoraxkompressionen erforderlich, auch wenn diese nach Herzchirurgie als potenziell gefährlich angesehen werden [AHA-Klasse IIa, LOE C] (Ausnahmen: sofortige Resternotomie indiziert und direkt möglich; Asystolie durch eine Diskonnektion der Schrittmacherkabel, wenn die Schrittmacherfunktion sofort wieder hergestellt werden kann; wenn Defibrillation sofort verfügbar und indiziert, werden 3 Defibrillationsversuche in Serie durchgeführt). Eine notfallmäßige Resternotomie ist insbes. indiziert, wenn andere reversible Ursachen ausgeschlossen sind und die Initialtherapie ohne Erfolg geblieben ist. Ggf. interne statt externer Defibrillation. Ggf. notfallmäßiger kardiopulmonaler Bypass/ECMO bei erfolgloser Standardreanimation [AHA-Klasse II b, LOE B].

Besondere CPR-Techniken; Optimierung der Thoraxkompressionen

Die Zirkulation durch bestmögliche Thoraxkompressionen bei streng minimierten Pausen aufrecht zu erhalten, hat höchste Priorität während der gesamten CPR. Der Nutzen dieser Maßnahme ist zweifelsfrei belegt (s. Kap. 2.2). Dennoch kann hierdurch nur überbrückend ein notdürftiger Minimalkreislauf hergestellt werden (Blutfluss in Gehirn und Herz nur ca. 20–50 % der Ruhenormalwerte [3]). Daher werden in den Leitlinien zahlreiche Empfehlungen ausgesprochen, um manuelle Thoraxkompressionen – die fast in jeder Situation möglich und sofort verfügbar sind – effektiv durchzuführen und dies zu kontrollieren. Ferner wird aber auch intensiv an Techniken und Hilfsmitteln geforscht,

- um die Wirksamkeit von (manuellen) Thoraxkompressionen durch besondere Methoden oder ergänzende Maßnahmen zu steigern und
- um die kontinuierliche Qualität der Thoraxkompressionen durch mechanische Geräte sicherzustellen, die die erforderlichen Arbeitsfrequenzen und die notwendigen Kompressionskräfte kontinuierlich und ermüdungsfrei aufrechterhalten können.

Auch die Gabe von Vasopressoren während der CPR (z. B. Adrenalin) ist letztlich ein Versuch, die Wirkung der Thoraxkompressionen zu verbessern (s. S. 176 ff.).

Die Thoraxkompressionen bei plötzlichem Herz-Kreislauf-Stillstand werden auch im professionellen Bereich zunächst grundsätzlich manuell durchgeführt, wie im Abschnitt BLS (s. Kap. 2.2) näher beschrieben, um jegliche Verzögerung zu vermeiden (es sei denn, es wäre bereits ein mechanisches Kompressionssystem bei Eintritt des HKS platziert, z. B. bei erneutem HKS kurz nach ROSC).

Bei der Anwendung der nachfolgend genannten und auch anderer neuer Techniken ist immer zu bedenken, dass eine solche Methode unter kontrollierten optimalen Studienbedingungen und in Bereichen mit besonders trainierten und erfahrenen Teams, die über besondere Möglichkeiten verfügen, deutlich bessere Ergebnisse als Standard-CPR zeigen kann, aber unter unkontrollierten, klinischen Bedingungen fatale Auswirkungen haben kann, z. B. weil lange CPR-Pausen entstehen, andere Maßnahmen vernachlässigt werden oder das Verfahren nicht korrekt angewendet wird. Daher sollten solche neuen Verfahren nur in überwachten klinischen Programmen eingeführt werden, in denen die Auswirkungen auf die Überlebensraten und Komplikationen frühzeitig erkannt werden können.

Auch wenn manuelle Thoraxkompressionen oft leider qualitativ schlecht durchgeführt werden, hat zum Zeitpunkt der Leitlinien 2010 noch keines der folgenden Verfahren eine generelle Verbesserung der Langzeitüberlebensraten bei routinemäßiger Anwendung zeigen können, sodass die Anwendung bislang speziellen Situationen vorbehalten bleibt.

ACD-CPR (Active Compression-Decompression CPR) ITD/ITV (Inspiratory Impedance Threshold Device/Valve)

Bei der **ACD-CPR** wird für die Thoraxkompressionen eine spezielle Saugglocke mit Griff (z. B. CardioPump®, Fa. Advanced Circulatory Systems, Inc.) auf den Brustkorb (Druckpunkt) gesetzt, über die der Brustkorb manuell komprimiert und zusätzlich in der Entlastungsphase aktiv nach oben gezogen werden kann. Durch den Unterdruck in der aktiven Dekompressionsphase kann der venöse Rückstrom zum Herzen gesteigert werden, sodass bei der folgenden Kompression ein größeres Schlagvolumen ausgeworfen wird. Zur korrekten Durchführung, die Koordination, Kraft und Ausdauer verlangt, ist ein intensives Training erforderlich. Die Ergebnisse der durchgeführten Studien sind uneinheitlich, nur ein Teil zeigte verbesserte Langzeitüberlebensraten. In einer Metaanalyse von 10 Studien trat kein Vorteil der ACD-CPR in Bezug auf das Langzeitüberleben zu Tage. Laut AHA nur für adäquat trainierte Helfer in einem überwachten Programm [AHA-Klasse II b, LOE B].
Das sog. **Impedanzventil (ITD oder ITV, ResQPOD®, Fa. Advanced Circulatory Systems, Inc.)** verschließt bei Thoraxkompressionen in der Phase der Entlastung (Unterdruck – 10 cmH_2O) den Atemweg und verhindert somit den Ausgleich des negativen intrathorakalen Drucks durch einströmende Luft. Dadurch kommt es ebenfalls zu einem gesteigerten venösen Rückstrom (s. o.). Beatmung und Exspiration werden durch das Ventil aber nicht behindert. Die Studienergebnisse sind uneinheitlich, manche Untersuchungen zeigten verbesserte Kurzzeitüberlebensraten, aber ein Effekt auf das neurologische Outcome oder Langzeitüberlebensraten konnte nicht gezeigt werden. Der Routineeinsatz

wird vom ERC nicht empfohlen. Nach AHA können trainierte Helfer das ITD als zusätzliches Hilfsmittel bei der CPR erwägen [AHA-Klasse II b, LOE B].

Bei **kombiniertem Einsatz von ACD-CPR und Impedanzventil** wird der Effekt des Unterdrucks in der Dekompressionsphase maximiert (s. Abb. 2.65).

In einer aktuell (2011) publizierten, prospektiven und randomisierten Studie wurde diese Kombination (n = 840) mit der Standard-CPR (n = 813) bei präklinischer Reanimation verglichen. Dabei war die Kombination von ACD-CPR und ITD bezüglich der primären Zielvariable (Krankenhausentlassung mit gutem neurologischem Ergebnis) sowie des 1-Jahres-Überlebens signifikant überlegen [22]. Allerdings wird der vorzeitige Studienabbruch vor Erreichen der statistisch geplanten Zahlen kritisiert (Kommentar Naegle, Lancet 2011).

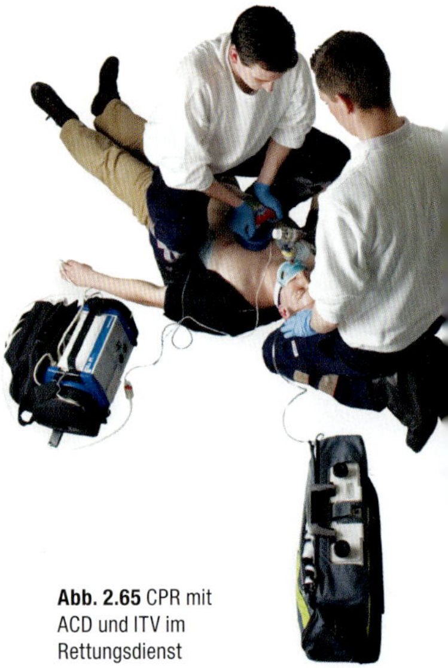

Abb. 2.65 CPR mit ACD und ITV im Rettungsdienst

IAC-CPR (Interposed Abdominal Compression CPR)

Bei dieser CPR-Technik führen zwei Helfer abwechselnd Thorax- und Abdominalkompressionen durch (ein dritter Helfer übernimmt die Beatmung). In der Entlastungsphase der TK wird das Abdomen komprimiert, wodurch der venöse Rückstrom gesteigert werden kann und höhere aortale „diastolische" Drücke resultieren. Dieses Verfahren verlangt ein gutes Training und eine gute Koordination der Helfer. Es ist kein Standardverfahren. Es gab positive Hinweise für die Überlegenheit gegenüber einfachen Thoraxkompressionen (höhere Kurzzeitüberlebensraten bei innerklinischer Anwendung, eine präklinische Studie zeigte keinen Überlebensvorteil), ohne dass eine relevante abdominelle Verletzungsgefahr

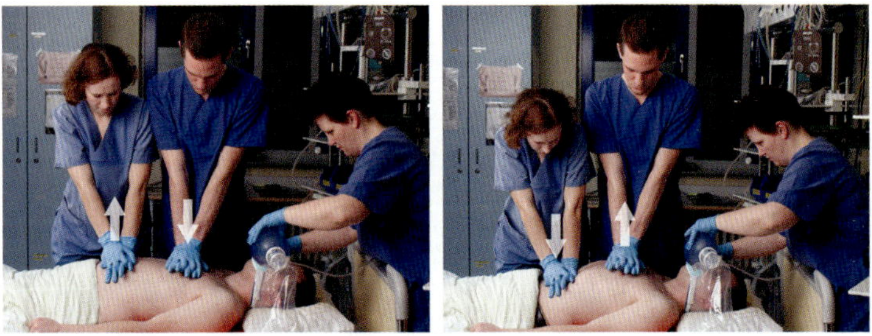

Abb. 2.66 IAC-CPR: links Phase der Thoraxkompression; rechts Phase der abdominellen Kompression

gezeigt wurde. Jedoch wurde das Konzept in den letzten Jahren nicht in größeren Untersuchungen weiterverfolgt.
[AHA-Klasse IIb, LOE B für innerklinische Anwendung, wenn mehrere ausreichend trainierte Helfer anwesend sind; keine Empfehlung für präklinische Anwendung oder Anwendung bei Kindern].

Offene Herzmassage

Die offene Herzmassage kann höhere koronare Perfusionsdrücke erzeugen als Thoraxkompressionen. Sie kann indiziert sein bei traumatischem HKS (s. S. 192 ff.), in der Frühphase nach herzchirurgischen Eingriffen (s. S. 126) und wenn Thorax oder Abdomen während einer Operation bereits eröffnet sind (s. S. 120).

Mechanische Kompressionssysteme

Auch bei gutem Training der Helfer besteht bei manuellen Thoraxkompressionen die Gefahr, dass die geforderten Kriterien (z. B. Kompressionsfrequenz, Kompressionstiefe) nicht oder nicht kontinuierlich eingehalten werden (z. B. Ermüdung, Pausen). Insofern ist der Gedanke naheliegend, optimale und kontinuierliche Thoraxkompressionen durch automatische Geräte sicherzustellen.
Die derzeit verfügbaren Kompressionsgeräte sind AutoPulse® (Fa. Zoll) und LUCAS® (Fa. Medtronic). Bei LUCAS® (Lund University Cardiac Arrest System) werden die Thoraxkompressionen mittels eines Stempels (Piston-CPR) auf den üblichen sternalen Druckpunkt ausgeführt, wobei die Verbindung mit dem Thorax über eine Saugglocke erfolgt, sodass das ACD-Prinzip (s. S. 127 f.) ebenfalls verwirklicht wird. Bei Autopulse® wird ein Gurt um den Thorax geschnallt, der durch rhythmische Verengung Druck auf den gesamten Thorax ausübt (Nachfolger der Westen-CPR). Die Wirkmechanismen beider Systeme unterscheiden sich deutlich von manuellen Thoraxkompressionen. Die Zielwerte der Leitlinien für manuelle Thoraxkompressionen (z. B. Frequenz, Drucktiefe) sind aus verschiedenen Gründen nicht zu 100 % auf diese Systeme übertragbar und eher näherungsweise verwirklicht.
Beide Systeme konnten unter Experimentalbedingungen deutlich bessere hämodynamische Effekte erzielen als manuelle Thoraxkompressionen (wobei bei der Interpretation entsprechender Studien teilweise auch zu beachten ist, dass Blutdruck nicht mit Blutfluss gleichzusetzen ist – vgl. S. 45).
Für beide Systeme liegen vielversprechende Fallberichte und Fallserien vor.
Zu beiden Studien werden derzeit große prospektive, randomisierte multizentrische Studien durchgeführt, deren Ergebnisse mit Spannung erwartet werden.
Mögliche Vorteile mechanischer Kompressionssysteme:

- Kontinuierliche effektive Thoraxkompressionen in gleichbleibender Qualität (solange die Energiequelle hält, i. d. R. Akku – erste LUCAS-Version gasgetrieben)
- Effektive CPR auch unter Transportbedingungen, was mit manuellen Kompressionen im Regelfall leider unrealistisch ist (Transport unter manueller CPR i. d. R. nicht empfohlen, da Outcome-Verschlechterung).
- Ein Helfer weniger durch Thoraxkompressionen gebunden (steht für andere Maßnahmen zur Verfügung)

- Erhöhte Anwendersicherheit (Defibrillation bei kürzestmöglicher Pause – u. U. gar keine Pause nötig bei Schock über Klebeelektroden)

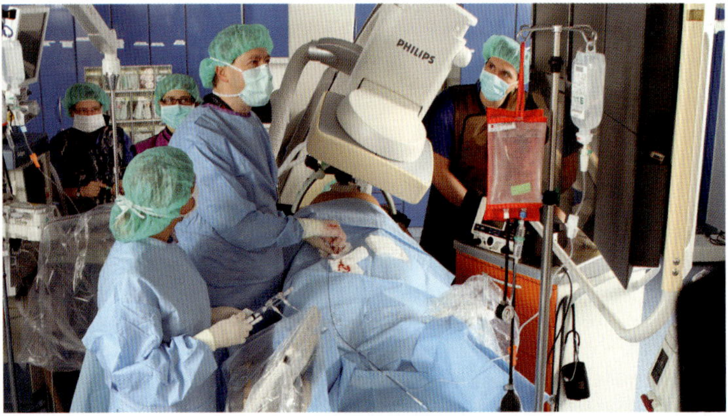

Abb. 2.67 a Situation im Herzkatheterlabor

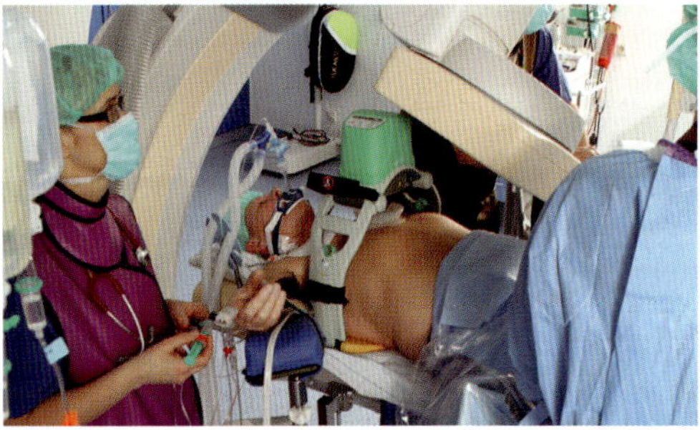

Abb. 2.67 b Möglichkeit zur effektiven CPR während der PCI durch Einsatz eines automatischen Kompressionssystems (hier LUCAS®)

Die Anwendung mechanischer Kompressionssysteme ist aus verschiedenen Gründen nur durch trainiertes Fachpersonal in ausreichender Zahl und unter professionellen Arbeitsbedingungen (Rettungsdienst/Klinik) möglich und erfolgversprechend. Je nach Gerät sind – trotz postulierter und teilweise nachgewiesener Vorteile – aber auch Grenzen und Risiken der mechanischen Thoraxkompressionen zu beachten, z. B.:

- Während des Anlegens und beim Betrieb des Gerätes (z. B. Akku-Wechsel) darf es nicht zu längeren Pausen der Thoraxkompressionen kommen, weil sonst der potenzielle Nutzen zunichte gemacht wird. Daher muss die Anwendung ausreichend geübt sein!
- Je nach Gerät können manche Patienten aufgrund ihrer Thoraxanatomie nicht behandelt werden (Angaben der Gerätehersteller beachten, insbes. zu möglicher Patientengröße und zu Kindern, Thoraxdeformitäten wie Wirbelsäulenverkrümmung oder Trichterbrust, Z. n. thoraxchirurgischen Eingriffen mit Sternotomie).

- Damit keine unnötigen Pausen oder Konflikte mit anderen Maßnahmen entstehen, muss den beteiligten Helfern das abweichende Vorgehen gegenüber manuellen Thoraxkompressionen – je nach verwendetem Gerät – klar sein, z. B. wie bei Bedarf eine minimierte Pause für Rhythmusanalyse/Defibrillationsversuch gewährleistet wird.

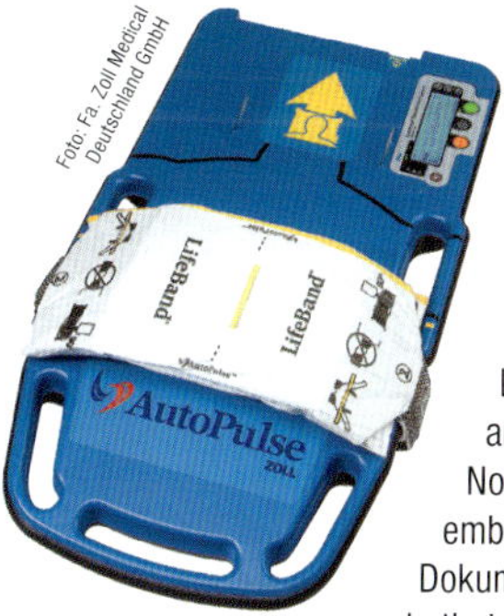

Abb. 2.68 Automatisches Kompressionssystem zur CPR (hier AutoPulse®)

Damit kann der Einsatz automatischer mechanischer Kompressionssysteme bei erwachsenen Patienten nach derzeitiger Datenlage durch gut trainiertes Personal in speziellen Situationen in Betracht gezogen werden, insbes. bei Bedingungen, unter denen manuelle Kompressionen nicht in ausreichender Qualität möglich oder erschwert sind [AHA-Klasse IIb, LOE C für LUCAS® und LOE B für AutoPulse®] (z. B. enge räumliche Bedingungen an Einsatzstellen im Rettungsdienst, Transport), ferner bei Notwendigkeit einer prolongierten CPR (z. B. Lyse bei Lungenembolie unter CPR).

Dokumentiert sind erfolgreiche Anwendungen z. B. im Herzkatheterlabor während PCI, bei CT-Untersuchungen sowie zur prolongierten CPR bei Hypothermie. Eine generelle Anwendungsempfehlung geben die Leitlinien derzeit nicht, sie halten vielmehr eine genauere Evaluation der Kompressionssysteme in allen genannten Situationen für erforderlich.

Erst durch die Vorhaltung automatischer mechanischer Kompressionsysteme im Rettungsdienst ergibt sich für den Notarzt die Option, Patienten unter wirksamer CPR in eine Klinik zu bringen, wenn die aussichtsreiche Behandlung der Ursache des HKS nur in der Klinik möglich ist. Die Autoren von „Reanimation kompakt" erlauben sich aber den Hinweis, dass diese Option kein Mittel dazu ist, die Entscheidung über einen CPR-Abbruch grundsätzlich in die Verantwortung eines Klinikarztes zu verlagern und Patienten routinemäßig unter CPR in die Klinik zu befördern. Aus Gründen der Ethik und des Ressourcenverbrauchs muss ein Notarzt in der Lage sein, erkennbar aussichtslose Reanimationen an Ort und Stelle abzubrechen, wenn die Aussichtslosigkeit und/oder der entgegenstehende Patientenwille erkennbar sind. Der Transport unter CPR erfordert ein klares Therapieziel.

Wenn während der Reanimation unter Thoraxkompressionen Lebenszeichen auftreten (und wieder während der Kontrolle verschwinden), sollte auch an die Möglichkeit gedacht werden, dass Lebenszeichen auch einmal durch eine effektive CPR hervorgerufen werden können. So wurden insbesondere im Zusammenhang mit dem Einsatz des LUCAS® (s. S. 129) Einzelfälle berichtet, bei denen Patienten unter Reanimation wieder zu Bewusstsein kamen, obwohl ihr eigenes Herz nicht schlug [mdl. Mitteilung Lars Wik, Helsinki].
Manchmal treten unter Reanimation auch Geräusche oder Bewegungen am Patienten auf, die für Lebenszeichen gehalten werden können, aber – rein mechanisch – von den Reanimationsmaßnahmen (z.B. Thoraxkompressionen) verursacht werden.

ECPR/ECLS = Extrakorporale CPR, Extracorporeal Life Support

(ECMO, Herz-Lungen-Maschine; kardiopulmonaler Bypass)
Nicht routinemäßig bei HKS empfohlen. Die ECPR kann in Situationen erwogen werden, in denen

- eine ECPR rasch einsetzbar ist,
- die Zeit ohne Blutfluss kurz ist und
- die Ursache des HKS behandelbar ist (z. B. Hypothermie, Intoxikation), eine Herztransplantation (z. B. Myokarditis) oder eine Revaskularisation (z. B. akuter Myokardinfarkt) in Frage kommt [AHA-Klasse II b, LOE C].

2.6 Erweiterte lebensrettende Maßnahmen (ALS)

ALS = Advanced Life Support

Sobald bei einem Herz-Kreislauf-Stillstand ausreichend qualifiziertes Personal und eine geeignete Ausrüstung am Notfallort verfügbar sind, wird die Basis-CPR (mit oder ohne AED) um die erweiterten lebensrettenden Maßnahmen (ALS) ergänzt. In einem professionellen Kontext, sei es in Klinik, Rettungsdienst oder Arztpraxis, sind jedoch unbedingt die Prioritäten zu beachten: Die Verfügbarkeit erweiterter Maßnahmen darf nicht dazu führen, dass die nachgewiesenermaßen entscheidenden Maßnahmen vernachlässigt werden:

- Basis-CPR (bestmögliche Thoraxkompressionen, minimierte Pausen) und
- Defibrillation (sicher, effektiv, frühestmöglich und ggf. wiederholt zum richtigen Zeitpunkt).

Für andere Maßnahmen wie Medikamente oder Atemwegssicherung wurde bisher kein positiver Effekt auf das Outcome nachgewiesen. Daher sind die erweiterten CPR-Maßnahmen im ALS-Algorithmus in einer gesonderten Box „Während CPR" aufgeführt. Parallel zur Basis-CPR kann die Beseitigung potenziell reversibler Ursachen im Einzelfall hohe Priorität haben. Der ALS-Algorithmus ist prinzipiell auf alle Formen des Herz-Kreislauf-Stillstandes anwendbar. Unter besonderen Umständen kann jedoch eine Modifikation oder Ergänzung notwendig werden (s. Kap. 2.7 und 2.8).

Zum Sonderfall eines beobachteten Herz-Kreislauf-Stillstandes s. S. 124 f.

Algorithmus 5 – Erweiterte lebensrettende Maßnahmen

Nach ERC 2010, ALS – Adult Advanced Life Support

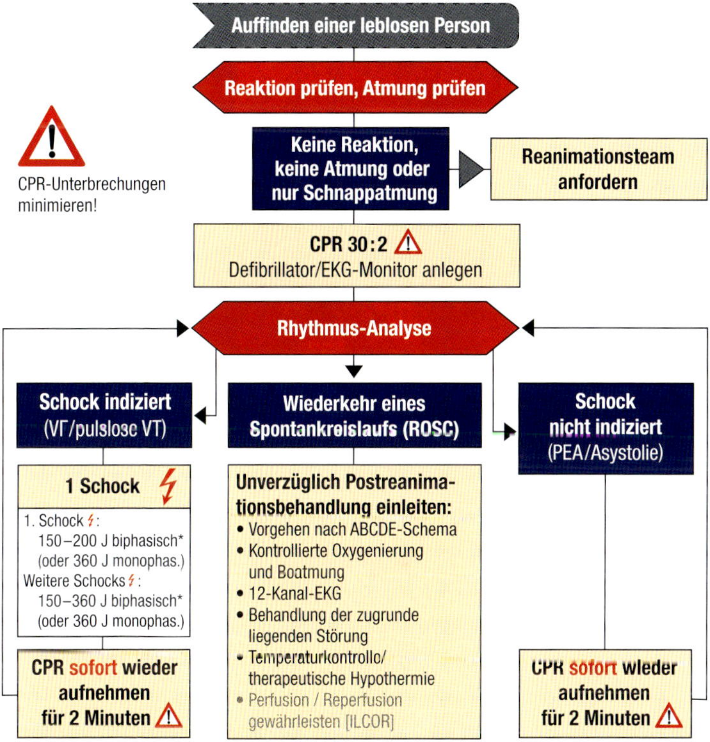

Während CPR:
- Hohe CPR-Qualität sicherstellen (Frequenz, Tiefe, Entlastung)
- Maßnahmen **vor** notwendiger CPR-Unterbrechung planen!
- Sauerstoffzufuhr
- Erwäge Atemwegssicherung und Kapnographie
- Thoraxkompressionen ohne Unterbrechung für Beatmung, sobald Atemweg gesichert
- Gefäßzugang (intravenös/intraossär)
- Adrenalingabe alle 3–5 min (bei VF/VT: erst nach 3. Schock)
- Reversible Ursachen beheben

Potenziell reversible Ursachen:
- Hypoxie
- Hypovolämie
- Hypo-/Hyperkaliämie/ metabolische Störung
- Hypothermie
- Herzbeuteltamponade
- Intoxikation
- Thromboembolie (koronar/pulmonal)
- Spannungspneumothorax

* Empfehlung des Geräteherstellers beachten! Wenn nicht bekannt: maximal mögliche Energie.

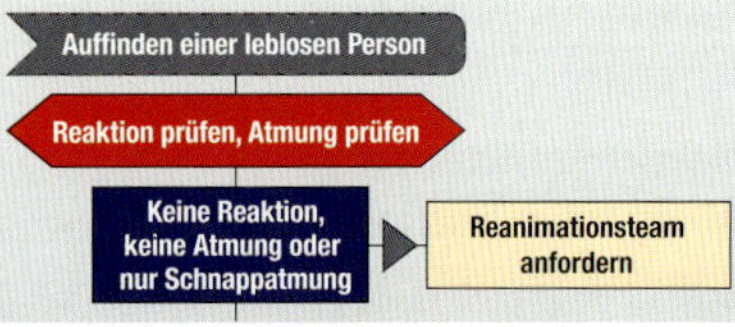

Der nachfolgende Text bezieht sich auf diesen Ausschnitt von Algorithmus 5 (Seite 133)

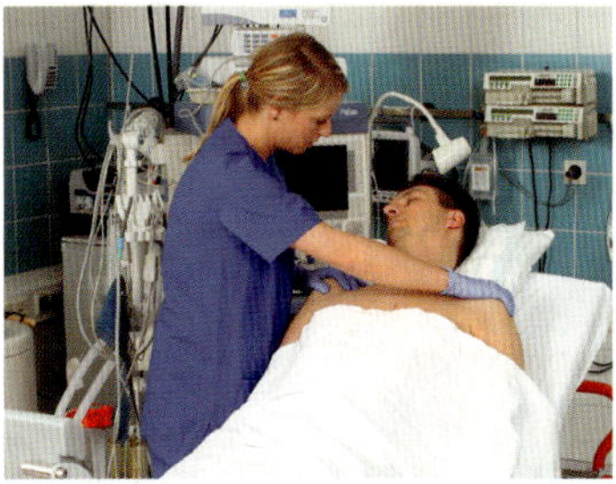

Abb. 2.69 Bewusstsein prüfen: ansprechen und rütteln!

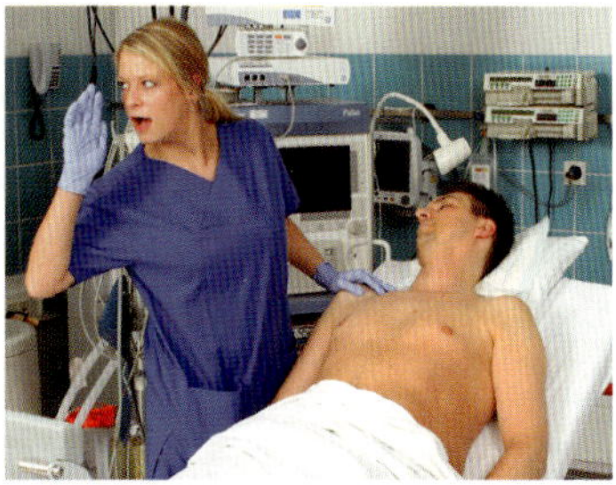

Abb. 2.70 Bei Bewusstseinsstörung/Notfall: Um Hilfe rufen!

Das initiale Vorgehen gemäß ALS-Algorithmus entspricht den Grundsätzen des BLS (Details s. Kapitel 2.1 und 2.2):

1. **Bei jedem Notfall:** Eigenschutz beachten, für die Sicherheit aller Anwesenden sorgen. Nach Feststellen des Notfalls (z. B. beobachteter Kollaps; bewusstlose Person): zunächst um Hilfe rufen.
2. **Für ausreichend qualifizierte Helfer und Ausrüstung sorgen:**
   Bei einem Patienten mit Kollaps, Bewusstseinsverlust oder akuter Vitalbedrohung: sofort um Hilfe rufen, damit weiteres Personal hinzukommt, das sich in der Nähe befindet. Während der Ersthelfer den Pat. weiter versorgt, können hinzugerufene Helfer das Notfallteam verständigen und Notfallausrüstung herbeiholen (insbes. Defibrillator/AED, Notfallkoffer, Sauerstoff, Absaugeinheit, ggf. Reanimationsbrett).
3. **Reaktion prüfen, Atmung prüfen:**
   - Ansprechen und vorsichtig an den Schultern rütteln
   - Bei ausbleibender Reaktion: Patient auf den Rücken drehen und Atemweg freimachen (Kopf überstrecken, Kinn anheben – bei V. a. Halswirbelsäulen-Verletzung: Esmarch-Handgriff und achsengerechte Stabilisierung (vgl. S. 34 ff.); im Gegensatz zum BLS-Algorithmus auch initiale Mundraumkontrolle und ggf. Entfernung von Fremdmaterial unter Sicht mit Magill-Zange oder durch Absaugen; gut sitzendes künstliches Gebiss belassen, da bessere Gesichtsform zur Abdichtung einer Beatmungsmaske)

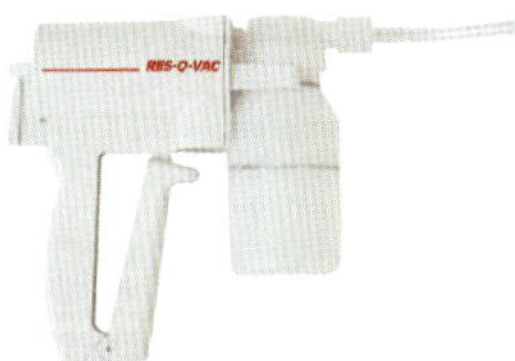

Abb. 2.71 Handabsaugpumpe: Res-Q-Vac (Firma Lifeguard) mit Yankauer-Katheter

- Atemkontrolle bei frei gehaltenem Atemweg, ggf. gleichzeitige Karotispulskontrolle (für beides zusammen max. 10 s)

4. **Verdacht auf Herz-Kreislauf-Stillstand, wenn** keine Reaktion, keine normale Atmung, kein sicher tastbarer Puls, keine anderen Kreislaufzeichen wie Abwehrbewegungen oder Husten (Schnappatmung darf nicht mit normaler Atmung verwechselt werden, sondern indiziert die sofortige CPR, s. Kap. 2.1 und 2.2. Sie kann bei effektiver CPR auch als Zeichen verbesserter zerebraler Perfusion auftreten – kein Kriterium für Spontankreislauf).
   a) Reanimationsteam durch einen weiteren Helfer anfordern lassen, dabei ist auch an das Herbeibringen eines Defibrillators zu denken! Der Helfer am Patienten beginnt sofort mit der CPR.
   b) Wenn auf das „Rufen um Hilfe" noch kein weiterer Helfer eingetroffen ist, muss der erste Helfer den Patienten verlassen, um selbst das Reanimationsteam anzufordern. Danach muss er unverzüglich zum Patienten zurückkehren, um mit der Basisreanimation zu beginnen.

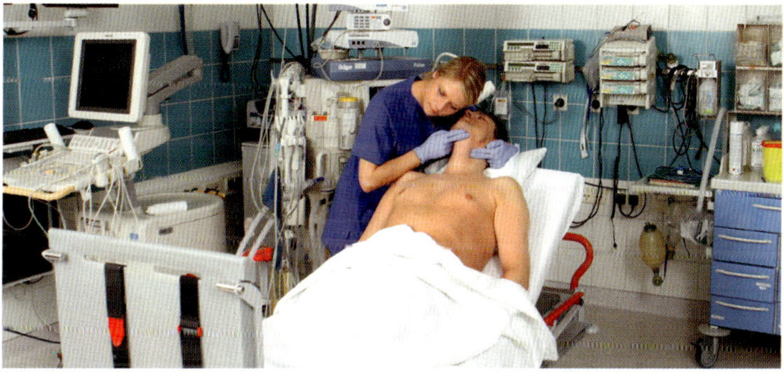

Abb. 2.72 Simultane Atem- und Pulskontrolle nur für darin geübte, professionelle Helfer

Feststellen des Herz-Kreislauf-Stillstandes

Die zuverlässige und schnelle Feststellung eines Herz-Kreislauf-Stillstandes ist allgemein schwierig (s. Kap. 2.1). Sie kann im professionellen Kontext aus anderen Gründen zusätzlich erschwert sein (s. S. 119 f.). Auch professionellen Helfern gelingt es nachgewiesenermaßen oft nicht, eine Pulslosigkeit rasch und zuverlässig festzustellen. Lange Zeit war es völlig akzeptiert und selbstverständlich, dass man mit der Karotispulskontrolle sicher herausfinden könne, ob ein Kreislauf vorhanden ist oder nicht, bis realitätsnahe Studien das Gegenteil gezeigt haben: Die Zuverlässigkeit der Pulskontrolle – unter der Maßgabe Schnelligkeit im Sekundenbereich und bei kritisch kranken Patienten mit potenziell niedrigem Blutdruck – ist sehr eingeschränkt. Hinzu kommt, dass gerade Helfer unter Stress den eigenen Puls in den Fingern pochen spüren können, wenn diese gegen ein Widerlager gedrückt werden. Dabei ist weniger die Sorge von Bedeutung, dass TK bei schlagendem

Herzen durchgeführt würden, sondern vielmehr, dass ein Patient mit Herz-Kreislauf-Stillstand keine CPR erhält, weil der Helfer meinte, einen Puls zu spüren (= sicherer Tod). Die Ergebnisse einer schon fast klassischen Studie zur Pulskontrolle soll hier zur Verdeutlichung des Sachverhaltes dargestellt werden [Eberle et al., Resuscitation, 1996]:
An 16 Patienten, die sich einer Koronarbypass-Operation mit extrakorporalem Kreislauf unterziehen mussten, sollten 206 Notfallhelfer mit unterschiedlichem Ausbildungsstand eine Karotispulskontrolle vornehmen, so schnell und so präzise wie möglich. Die benötigten Zeiten und die Entscheidung (Puls vorhanden/kein Puls vorhanden) wurden festgehalten.
Der Vorteil der Untersuchung an diesen Patienten liegt darin, dass der Puls (Spontanzirkulation) an realen Menschen durch Umstellung auf extrakorporale Zirkulation „abschaltbar" ist (nonpulsatile Perfusion) und die getesteten Notfallhelfer keine anderen „Tricks" zur Entscheidung heranziehen können (Körperwärme, Atmung, Bewusstsein, Bewegungen).

Tab. 2.5 Ergebnisse der Eberle-Studie zur Schnelligkeit und Zuverlässigkeit der Pulskontrolle

Ergebnisse	Puls vorhanden*	Kein Puls vorhanden
korrekt erfasst	81 (55 %) Ø 15 s	53 (90 %) Ø 30 s**
nicht korrekt erfasst	66 (45 %)	6 (10 %)

* Bei allen Tests betrug der systolische Blutdruck zum Untersuchungszeitpunkt mindestens 80 mmHg (was bei vielen Notfallpatienten nicht unterstellt werden kann).
** statistisch signifikant länger als bei korrekter Feststellung eines vorhandenen Pulses ($p < 0.0001$)
Ø Durchschnittlich benötigte Zeit zur Diagnosestellung

Die Ergebnisse sind in Tab. 2.5 dargestellt. Nur 15 % der Teilnehmer schafften eine korrekte Diagnose innerhalb von 10 Sekunden (fast nur Pat. mit Puls). Nur 2 % der Teilnehmer schafften die korrekte Feststellung der Pulslosigkeit innerhalb von 10 Sekunden. Feststellung der Pulslosigkeit mit einer Sensitivität von 90 % bei einer Spezifität von 55 %.
Bei den besser ausgebildeten Notfallhelfern (z. B. Rettungsassistenten) waren die Ergebnisse besser als bei den teilnehmenden Laien-Ersthelfern. Aus dieser und anderen ähnlichen Studien folgte in den Leitlinien die Abschaffung der Pulskontrolle durch Laienhelfer und die Herabsetzung des Stellenwertes für professionelle, hierin geübte Helfer, die die Karotispulskontrolle weiterhin durchführen dürfen, die ihre Entscheidung aber im Zweifelsfalle auch auf die übrigen Lebenszeichen abstellen müssen!

Fazit der aktuellen CPR-Leitlinien

Nur wer in der Karotispulskontrolle geübt ist, sollte diese – simultan zur Atemkontrolle/Suche nach Lebenszeichen – durchführen (ERC: max. 10 s insgesamt; AHA: zusätzlich max. 10 s Pulskontrolle nach der Atemkontrolle). Bei isoliertem Atemstillstand (z. B. Opioidintoxikation) nur Beatmung und Kreislaufkontrolle alle 10 Beatmungen. Im Zweifel, ob Puls vorhanden: CPR beginnen! (Schäden durch Thoraxkompressionen bei schlagendem Herzen unwahrscheinlich).

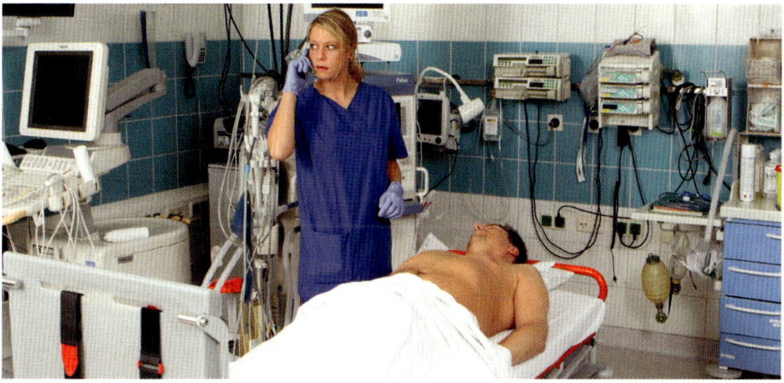

Abb. 2.73 Bei fehlenden Lebenszeichen: Reanimationsteam anfordern

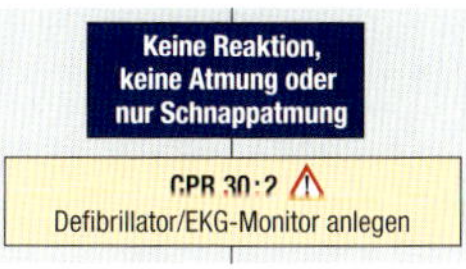

Der nachfolgende Text bezieht sich auf diesen Ausschnitt von Algorithmus 5 (Seite 133)

Sobald ein Herz-Kreislauf-Stillstand festgestellt wurde und i. d. R. durch einen weiteren Helfer die Anforderung eines Reanimationsteams (im Rettungsdienst: Notarztnachforderung) sichergestellt ist, wird die Basis-CPR sofort mit Thoraxkompressionen begonnen (harte Unterlage, z. B. Reanimationsbrett bei Reanimation im Bett, wenn ohne Zeitverzug möglich – vgl. S. 47). Während laufender Basis-CPR (30:2) wird so schnell wie möglich ein Defibrillator geholt, angeschlossen und betriebsbereit gemacht.

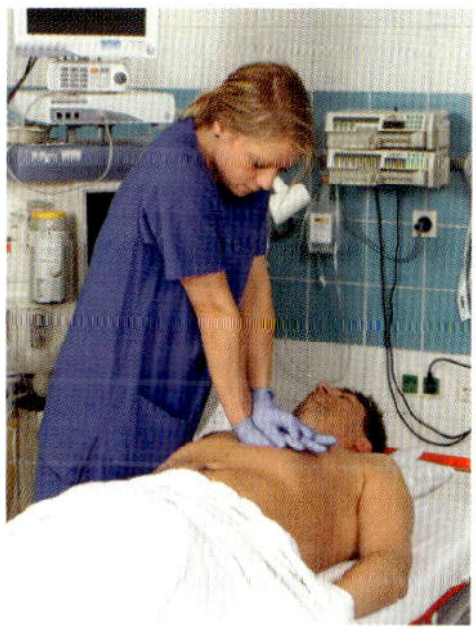

Abb. 2.74 Sofort mit Thoraxkompressionen beginnen

Basis-CPR, Thoraxkompressionen

Die Basis-CPR ist ausführlich in Kapitel 2.1 und 2.2 dargestellt, die BLS-Grundsätze gelten auch für professionelle Helfer. Dies wird ausdrücklich betont, da Studien bei innerklinischer Reanimation häufiger eine unzureichende Qualität der Thoraxkompressionen festgestellt haben, obwohl diese für den Reanimationserfolg entscheidend ist. Der Helfer, der die Thoraxkompressionen durchführt, soll alle 2 Minuten ausgetauscht werden, um Qualitätseinbußen durch Ermüdung zu verhindern. Dazu ist es geschickt, wenn der Helferwechsel möglichst jeweils am Ende des 2-minütigen CPR-Zyklus stattfindet: Während ein dritter Helfer die Rhythmuskontrolle und ggf. den Defibrillationsversuch durchführt

- tritt der Helfer, der zuletzt Thoraxkompressionen durchgeführt hat, zurück
- nimmt der nächste Helfer – unter Beachtung der Sicherheit – seinen Platz ein, um unmittelbar nach Rhythmuskontrolle bzw. Schockabgabe mit den Thoraxkompressionen fortfahren zu können (keine unnötigen Pausen).

In einem professionellen Kontext kann und soll die Basis-CPR jedoch durch zusätzliche Maßnahmen optimiert werden (z. B. Sauerstoffgabe bei Beatmung). Alternative Techniken der Thoraxkompressionen (mit und ohne Hilfsmittel – s. S. 126 ff.) sowie der Beatmung (s. u.) können abhängig von der Situation sowie von Ausbildung, Anzahl und Ausrüstung der Helfer zum Einsatz kommen, entweder mit dem Ziel, einen Helfer unter Beibehaltung der CPR-Qualität für andere Aufgaben freizusetzen oder um die Wirkung der CPR zu verbessern.

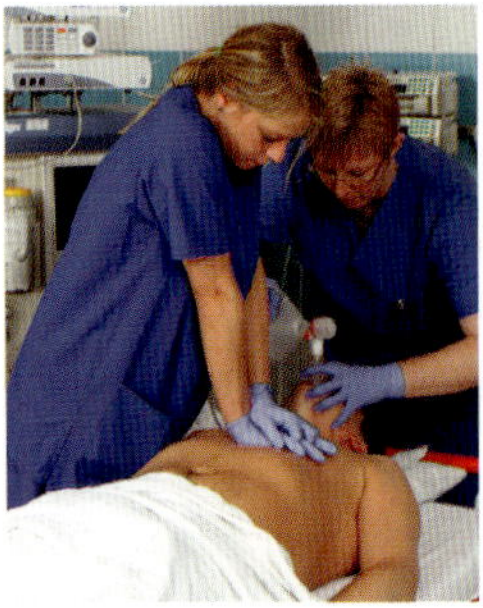

Abb. 2.75
Basisreanimation 30 : 2

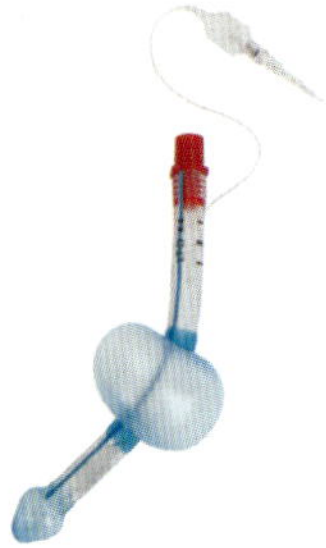

Abb. 2.76 Larynxtubus LT-D (Gr. 4) in geblocktem Zustand; Fa. VBM Medizintechnik

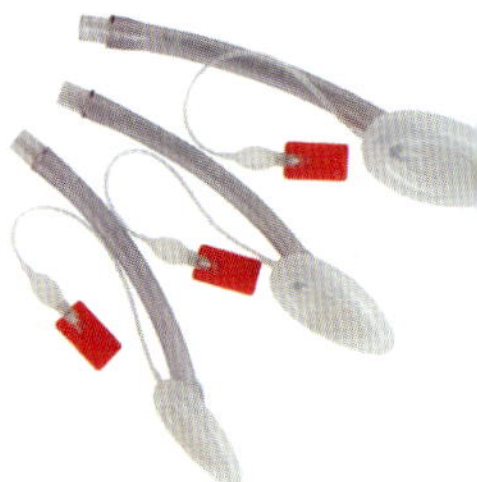

Abb. 2.77 Larynxmaske LMA-Unique™, Größen 3, 4, 5; Fa. The Laryngeal Mask Company

Basis-CPR – Beatmung

Als initiale Beatmungstechnik kommen – je nach Verfügbarkeit, Ausbildung und lokalen Standards – folgende Verfahren in Frage (zunächst für CPR 30 : 2):

a) **Taschenbeatmungsmaske** (Mund-zu-Masken-Beatmung; wenn technisch möglich, auch mit Sauerstoffzufuhr, ggf. auch mit Guedel-Tubus)

b) **Atemwegssicherung mittels supraglottischer Atemwegshilfe** (und Beatmung mit aufgestecktem Beatmungsbeutel):
   - Larynxtubus (Abb. 2.76)
   - Larynxmaske (Abb. 2.77)
   - I-gel (Abb. 2.78)
   - Kombitubus (wird in der Praxis zunehmend durch die vorgenannten Hilfsmittel ersetzt)

c) **Gesichtsbeatmungsmaske mit aufgestecktem Beatmungsbeutel** (Beutel-Masken-Beatmung), die durch verschiedene Handgriffe und Hilfsmittel erleichtert und verbessert werden kann.

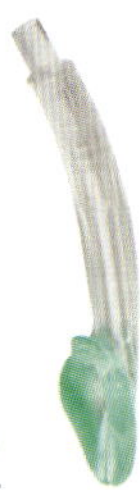

Abb. 2.78
i-gel Gr. 4;
Fa. Intersurgical

d) Wenn kein Hilfsmittel verfügbar: Mund-zu-Mund-Beatmung; bei erhöhtem Infektionsrisiko oder Unwillen des Helfers: nur Thoraxkompressionen, bis Hilfsmittel verfügbar sind.

Die Beatmung mit Beatmungsbeutel und Maske ist für (notfall-) medizinisches Fachpersonal meist die initiale Methode der Wahl (Beutel in kritischen Bereichen stets griffbereit in Patientennähe, z. B. in Notaufnahme, Intensivstation, Aufwachraum, Rettungswagen, Notfallkoffer). Die Beutel-Masken-Beatmung ist aber – entgegen vielfacher Auffassung – relativ anspruchsvoll und setzt eine entsprechende Ausbildung an Trainingsphantomen und/oder in der klinischen Anästhesie voraus, damit sie im Notfall sicher und effektiv angewendet werden kann. Sie soll nur im Rahmen der Zwei-Helfer-Methode angewendet werden.

Sobald verfügbar, soll bei jeder Reanimation zusätzlicher Sauerstoff verabreicht werden! (Möglichst $F_iO_2 = 1{,}0$) [AHA-Klasse II a, LOE C].

Die zusätzliche Sauerstoffgabe wird i. d. R. durch den Anschluss einer Sauerstoffzuleitung an den Beatmungsbeutel mit hohem Flow erreicht (10–15 L/min, AHA: 10–12 L/min); die inspiratorische Sauerstoffkonzentration kann durch ein Sauerstoffreservoir weiter erhöht werden. Alternativ kann ein sog. Demand-Ventil auf den Beutel gesteckt werden, durch das sich der Beutel bei der Entfaltung nur mit reinem Sauerstoff aus der Druckgasflasche füllt und keine Luft mit hineinziehen kann. Es gibt Hinweise (tierexperimentelle Daten und Daten von klinischen Beobachtungen), dass im Rahmen des Reperfusionsgeschehens **nach** erfolgreicher Wiederkehr des Kreislaufs hohe Sauerstoffkonzentrationen schädliche Effekte haben können (s. S. 207). Dies gilt jedoch ausdrücklich **nicht** für die Phase des Herz-Kreislauf-Stillstands – im Gegenteil: hier ist nach wie vor die höchstmögliche inspiratorische Sauerstoffkonzentration empfohlen.

Durchführung Beutel-Masken-Beatmung

- Kopfposition (freier Atemweg): Kopf überstrecken und Unterkiefer nach vorne ziehen, so dass sich möglichst die untere Zahnreihe vor der oberen befindet (Esmarch-Handgriff)
- Abdichtung der Maske mittels C-Griff mit der dominanten Hand
- Ausdrücken des Beatmungsbeutels mit der anderen Hand über ca. 1 s, sodass sich der Brustkorb sichtbar hebt
- Wenn ausreichend Helfer vorhanden sind, sollte bevorzugt eine Zwei-Helfer-Technik angewendet werden (ein Helfer hält den Kopf/Unterkiefer in Position und dichtet die Maske mit 2 Händen ab, der andere Helfer drückt den Beutel über ca. 1 Sekunde aus). Dies erhöht die Effektivität.

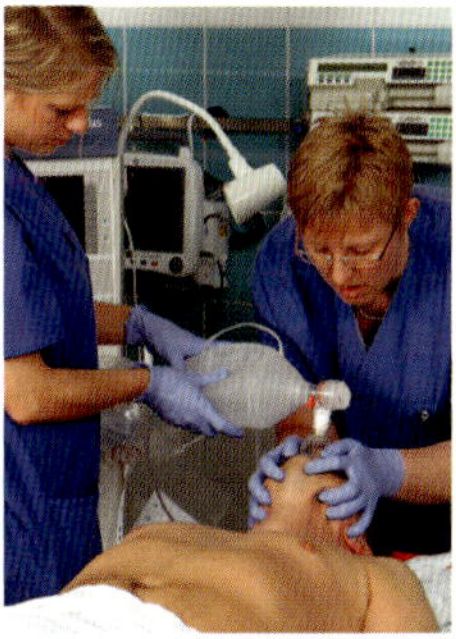

Abb. 2.79
Beatmung mit 2 Helfern

Handgriffe und Hilfsmittel zur Beutel-Masken-Beatumung

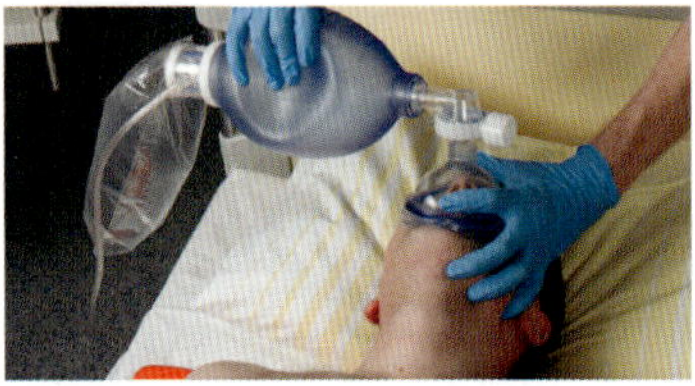

Abb. 2.80 a Beatmung mit Beatmungsbeutel (ideal mit Sauerstoffanschluss und Reservoirbeutel oder Demand-Ventil → inspiratorische O_2-Konzentration 85–100 %!)

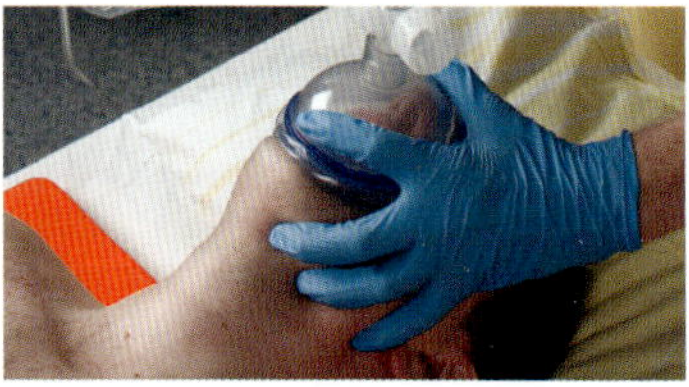

Abb. 2.80 b C-Griff zur Beatmung mit Beatmungsbeutel

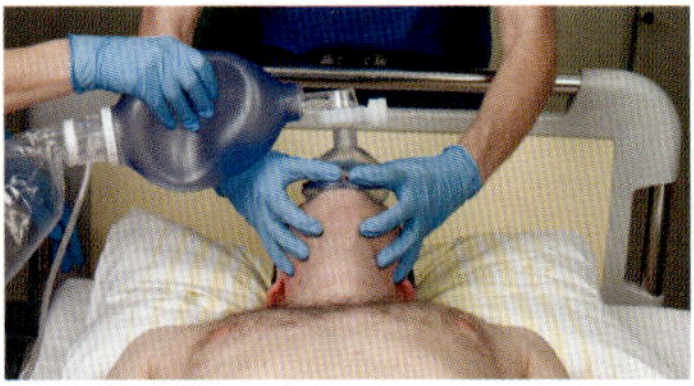

Abb. 2.80 c Beutel-Masken-Beatmung mit zwei Helfern (Doppel-C-Griff, nicht nach ERC)

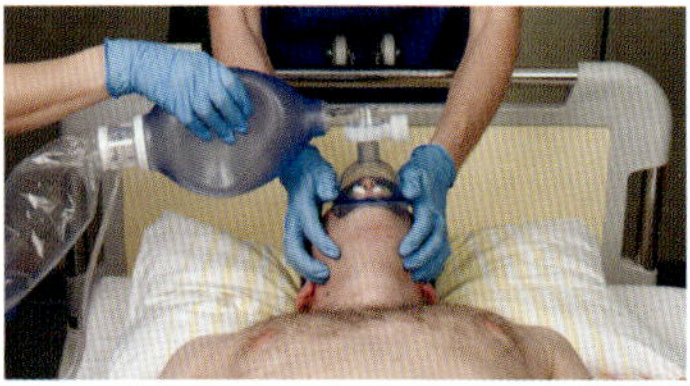

Abb. 2.80 d Beutel-Masken-Beatmung mit zwei Helfern (Handhaltung nach ERC)

Abb. 2.81 Nasopharyngeal-Tuben (Wendl, CH 26 und 30, Fa. Rüsch)

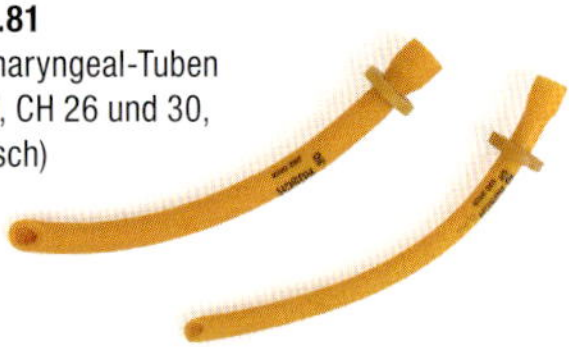

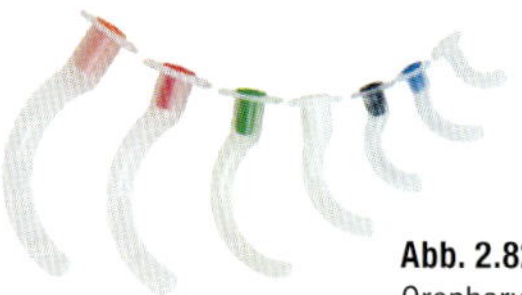

Abb. 2.82 Oropharyngealtuben (Guedel, Fa. Helbig)

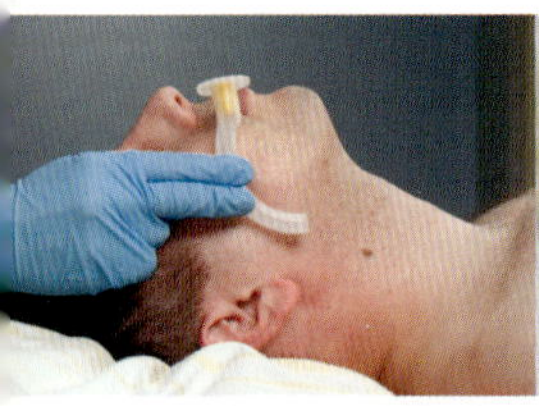

Abb. 2.83 a Auswahl eines passenden Guedeltubus: Länge = vertikaler Abstand Schneidezähne bis Kieferwinkel

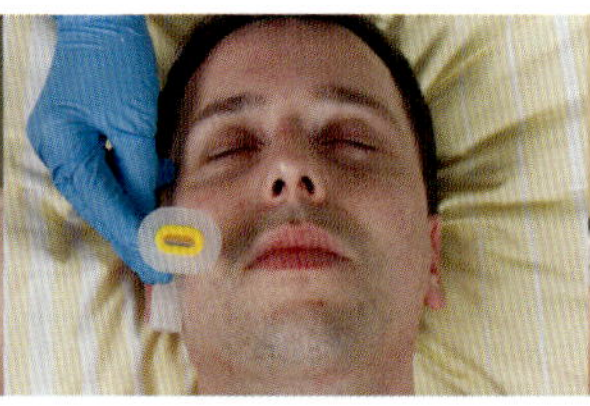

Abb. 2.83 b Auswahl eines passenden Guedeltubus

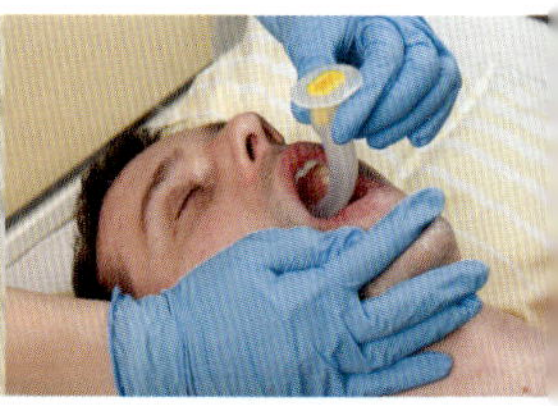

Abb. 2.83 c Einlegen eines Guedeltubus: zuerst „verkehrt herum", bis Anstoß am harten Gaumen, dann um 180° drehen und weiter vorschieben

Optimierung der Beutel-Masken-Beatmung

Das Freihalten des Atemwegs (Kopf überstrecken und Unterkiefer nach vorne ziehen; ggf. Esmarch-Handgriff) kann insbes. bei gleichzeitiger Beutel-Masken-Beatmung schwierig sein.

- Ggf. kann die Beatmung durch Einlegen eines passenden (!) **Oropharyngeal-Tubus (Guedel-Tubus)** verbessert werden [AHA-Klasse IIa, LOE C], der den Atemweg zwischen Zunge und Rachenhinterwand frei hält (s. Abb. 2.82 und 2.83). Verschlechtert sich die Beatmung nach Einlegen des Guedel-Tubus, ist dieser zu entfernen und ggf. eine besser passende Größe auszuwählen. Das Auswählen der zum Patienten passenden Größe und das Einlegen sollten vor dem Ernstfall praktisch geübt werden (Trainingsphantome, unter Anleitung in der Anästhesie). Anwendung des Guedel-Tubus nur bei komatösen Patienten (sonst Provokation von Erbrechen oder Laryngospasmus möglich).
- Ein **Nasopharyngeal-Tubus (Wendl-Tubus)** kann eingesetzt werden, wenn der Oropharyngeal-Tubus nicht toleriert wird oder seine Einlage unmöglich ist (z. B. Kieferklemme, Verletzungen/Schwellungen im Mundbereich). Nasopharyngeal-Tuben können Nasenbluten auslösen (bis 30 %) und selten – insbesondere bei Trauma – auf falschen Wegen abgleiten (Schädelhöhle bei Schädelbasisfraktur). Dennoch kann – wenn ein Guedel-Tubus nicht anwendbar ist – die vorsichtige Einlage eines Wendl-Tubus lebensrettend und im Rahmen einer Nutzen-Risiko-Abwägung gerechtfertigt sein.
  Der Wendl-Tubus kann auch bei bewusstseinsgetrübten, nicht komatösen Patienten eingesetzt werden, da er besser toleriert wird als der Guedel-Tubus. Auch beim Wendl-Tubus ist das Abmessen der korrekten Größe und Einlegen praktisch einzuüben (Befeuchten, Einführrichtung, Drehbewegung, Einführtiefe, Lagekontrolle)!
- **Beutel-Masken-Beatmung mit zwei Helfern** (zu bevorzugen, wenn genügend Helfer anwesend sind): ein Helfer sorgt für eine Kopfposition mit freiem Atemweg (überstrecken und Kinn vorziehen) und fixiert mit zwei Händen die Maske durch Doppel-C-Griff oder Handhaltung nach ERC – s. Abb. 2.80 a–d. Ein zweiter Helfer komprimiert den Beutel einhändig (!). Hierdurch gelingt die Beatmung sicherer und effizienter; die Maskenabdichtung und Kopfhaltung des Patienten gelingen deutlich leichter, gerade bei kleinen Helferhänden oder bei schwierigen Gesichtsverhältnissen (großer Unterkiefer, Bart).
- **Supraglottische Atemwegshilfen** (LT, LMA, I-gel) sind akzeptable Alternativen zur Beutel-Masken-Beatmung für Helfer, die im Umgang mit diesen Hilfsmitteln gut ausgebildet und erfahren sind [AHA-Klasse IIa, LOE B].

Sellick-Handgriff (Krikoiddruck) – nicht mehr routinemäßig empfohlen!

Aspirationen unter Reanimation sind nicht selten, wobei der passive Rückfluss von Mageninhalt und das Eindringen in die Lunge nicht immer bemerkt wird und – wenn auch selten – trotz endotrachealer Intubation vorkommen kann (z. B. wenn der Cuff unzureichend abdichtet). Gefürchtet ist eine Aspirationspneumonie (Mendelson-Syndrom) als potenziell lebensbedrohliche Komplikation, wenn der Patient nach CPR zunächst überlebt hat. Die oft in der Literatur zu findenden Grenzwerte, ab wann eine Aspirationspneumonie wahrscheinlich werden soll (z. B. Magensaftvolumen ≥ 0,4 mL/kg), beruhen auf älteren, zunächst nicht veröffentlichen Versuchen am Rhesusaffen, deren Aussagekraft und Übertragbarkeit auf den Menschen zumindest fragwürdig ist.

Das Aspirationsrisiko steigt mit zunehmender Dauer und bei forcierter Ausführung der Beutel-Masken-Beatmung sowie bei nicht freiem Atemweg, weil dadurch auch Luft in den Magen gelangt (erniedrigter Sphinktertonus) und der Druck im Magen steigt. Die Folge kann ein Rückfluss (passive Regurgitation) von Mageninhalt sein, der bei weiteren Atemhüben (u. U. wiederholt in kleinen Portionen) in die Lunge getragen wird.
Der Umfang der Magenblähung und das Risiko eines passiven Rückflusses mit Aspiration von Mageninhalt bei Beutel-Masken-Beatmung soll vermindert werden können, indem ein trainierter Helfer kontinuierlich während der Reanimation mit zwei oder drei Fingern dosierten Druck auf den Ringknorpel in Richtung Wirbelsäule ausübt, wodurch der Ösophagus verschlossen wird. Ein technisch nicht korrekter Sellick-Handgriff (z. B. zu wenig Druck) kann die Beatmungssituation verschlechtern. Der Sellick-Handgriff ist nur durchführbar, wenn ein zusätzlicher Helfer verfügbar ist, oder die Beatmung mit einem automatischen Beatmungsgerät über Maske durchgeführt wird (hierfür als Option in den ERC-Leitlinien erwähnt). Insbesondere, wenn der Krikoiddruck nach Sellick unpräzise oder mit zu hohem Druck ausgeführt wird, kann die Beatmung bzw. die Intubation erschwert bis unmöglich werden, sodass der Handgriff dann korrigiert oder ganz unterlassen werden muss. Bei Einsetzen von Erbrechen ist der Krikoiddruck sofort zu beenden. Die Anwendung des Sellick-Handgriffs bei HKS wurde bisher nicht untersucht. Eine routinemäßige Anwendung des Krikoiddrucks wird in den aktuellen CPR-Leitlinien nicht mehr empfohlen [AHA-Klasse III, LOE B]. Auch in der Anästhesiologie ist der Sellick-Handgriff aufgrund häufiger Ineffektivität und Komplikationen überwiegend verlassen worden.
Anmerkung der Autoren von „Reanimation kompakt“: Eine ähnlich erscheinende, aber doch entscheidend abweichende Technik ist das sog. BURP-Manöver [Knill, Can J Anaesth, 1993], welches nachweislich bei der Laryngoskopie zur endotrachealen Intubation die Sicht in den Larynx verbessern kann: ein trainierter Helfer verschiebt (nach Anweisung des Intubierenden) den Kehlkopf am unteren Schildknorpel zuerst nach dorsal (backwards), dann nach kranial (upwards) und zuletzt nach rechts (rightwards), mit dosiertem Druck (pressure).

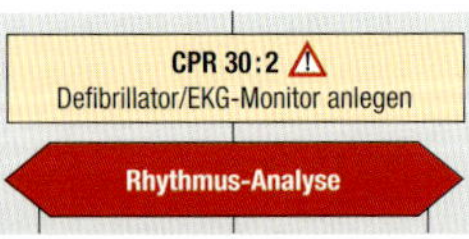

Der nachfolgende Text bezieht sich auf diesen Ausschnitt von Algorithmus 5 (Seite 133)

Der Defibrillator wird grundsätzlich
1. so rasch wie möglich und
2. während der bereits laufenden CPR (!)

betriebsbereit gemacht (einschalten, Brustkorb vorbereiten, Elektroden aufkleben, Kabel anschließen, Voreinstellungen – z. B. Schockenergie). Der Helfer, der den Defibrillator bedient, meldet unverzüglich, dass der Defibrillator einsatzklar ist, damit der Teamleiter zum nächstmöglichen Zeitpunkt eine Rhythmusanalyse (und ggf. Schockabgabe) bei kürzest möglicher CPR-Pause anweisen kann (koordinierter Ablauf).

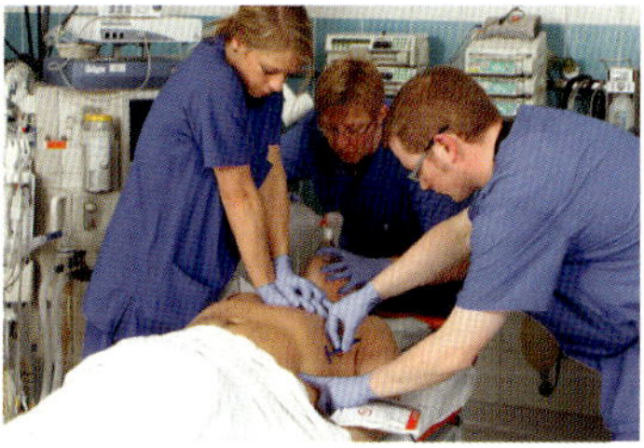

Abb. 2.84 Rasches Rasieren vor Anbringen der Defi-Klebeelektroden

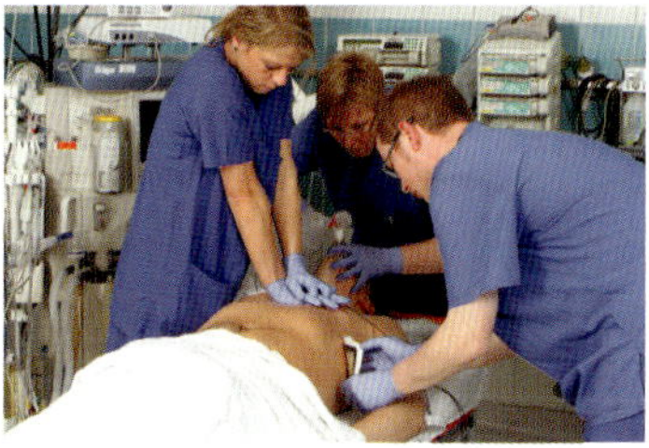

Abb. 2.85 Anbringen der Defi-Klebeelektroden

Die entscheidende Frage ist, ob ein Schock zur Defibrillation indiziert ist (VF/pVT) oder nicht. Diese Frage wird bei einsatzbereitem Defibrillator frühestmöglich gestellt, da die Defibrillationswahrscheinlichkeit mit zunehmender Reanimationsdauer abnimmt (vgl. S. 86): frühestmögliche Defibrillation bei **defibrillierbarem Rhythmus!**

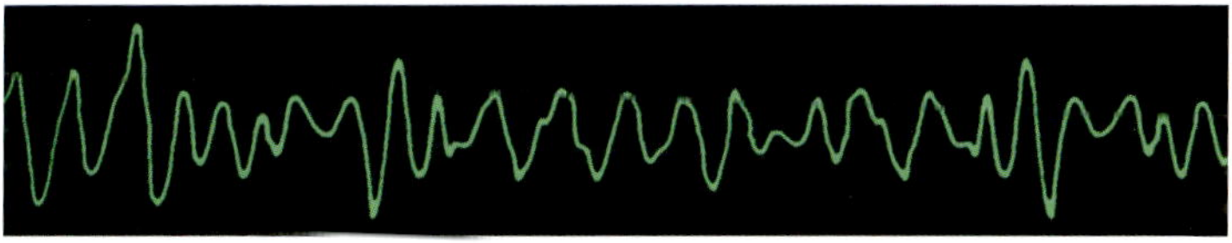

Abb. 2.86 a Defibrillierbarer Rhythmus: Kammerflimmern (VF)

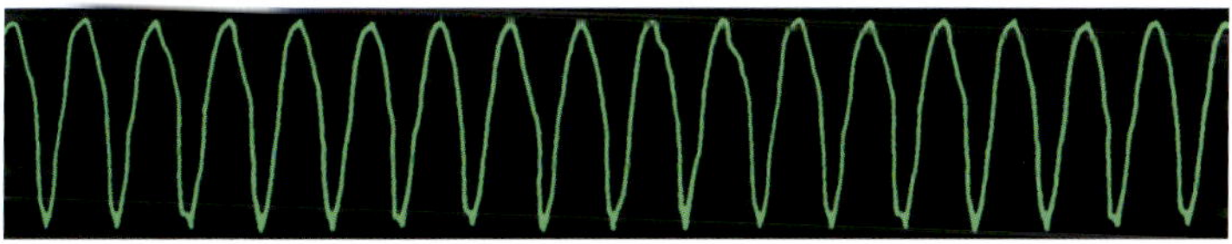

Abb. 2.86 b Defibrillierbarer Rhythmus: monomorphe Kammertachykardie (VT)

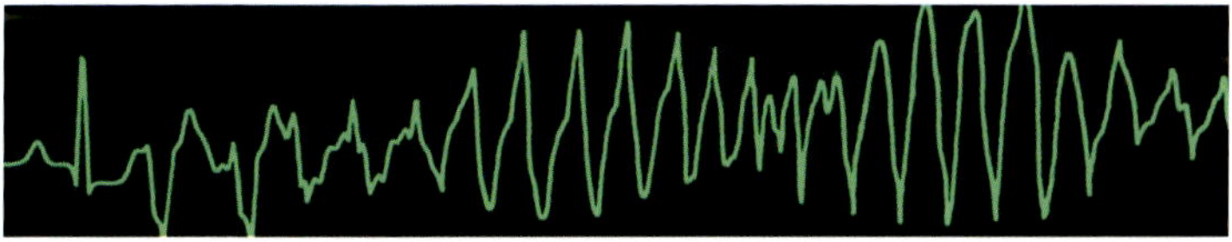

Abb. 2.86 c Defibrillierbarer Rhythmus: polymorphe Kammertachykardie (Typ „Torsade de pointes“)

Falls bei HKS ein **nicht defibrillierbarer Herzrhythmus** vorliegt, kann durch ein Intervall adäquater CPR u. U. ein Kammerflimmern induziert werden, welches dann erfolgreich defibrilliert werden kann. Daher erfolgt auch bei nicht defibrillationswürdigem Rhythmus eine erneute Rhythmusanalyse nach jeweils 2 min. Es ist auch denkbar, dass eine Asystolie oder PEA wieder in einen Rhythmus mit Auswurf übergehen kann, wenn die zugrunde liegende Ursache früh und wirksam behandelt werden kann. Eine Asystolie wird jedoch meist nicht als plötzlicher initialer Rhythmus bei HKS beobachtet, sondern stellt oft das Endstadium eines unbehandelten, immer feiner werdenden Kammerflimmerns oder einer unbehandelten PEA dar (schlechte Prognose).

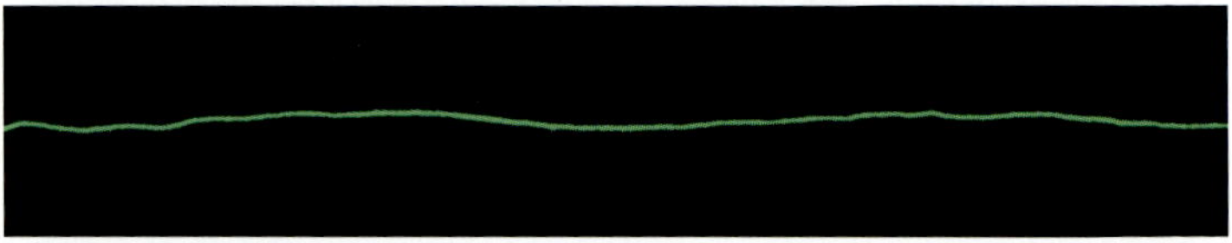

Abb. 2.87 a Nicht defibrillierbarer Rhythmus: Asystolie

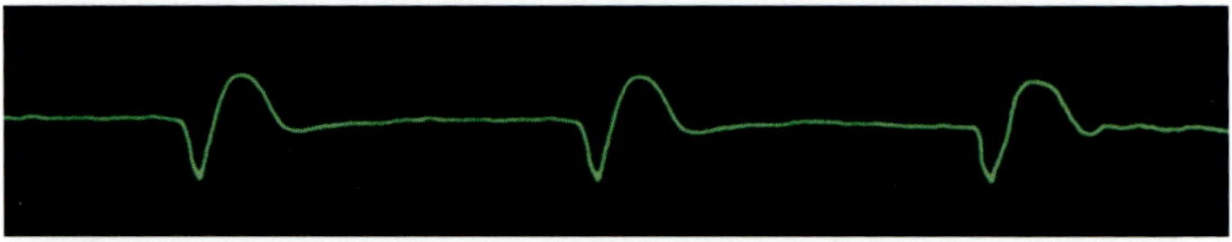

Abb. 2.87 b Nicht defibrillierbarer Rhythmus: Mögliches EKG-Bild bei PEA: elektrische Aktivität, aber kein tastbarer Puls

Als dritte Möglichkeit kann bei einer Rhythmusanalyse ein organisierter Rhythmus festgestellt werden (schmale oder regelmäßige QRS-Komplexe), der mit einem kardialen Auswurf vereinbar ist. In diesem Fall könnte der Spontankreislauf zurückgekehrt sein, sodass nur bei organisiertem Rhythmus eine kurze Pulskontrolle (< 10 s – Suche nach eindeutigen Lebenszeichen) durchgeführt wird (nicht bei der ersten Analyse, wenn unmittelbar zuvor der Herz-Kreislauf-Stillstand klinisch bestätigt wurde):

a) Wenn Puls sicher vorhanden (= ROSC; ggf. auch arterielle Blutdruckkurve und $p_{et}CO_2$ beurteilen): adäquate Postreanimationsbehandlung einleiten.
b) Wenn bei organisiertem Rhythmus ein Kreislauf nicht sicher detektierbar ist (im Zweifelsfall), wird sofort weiter reanimiert! Hierbei wird also eine PEA angenommen.

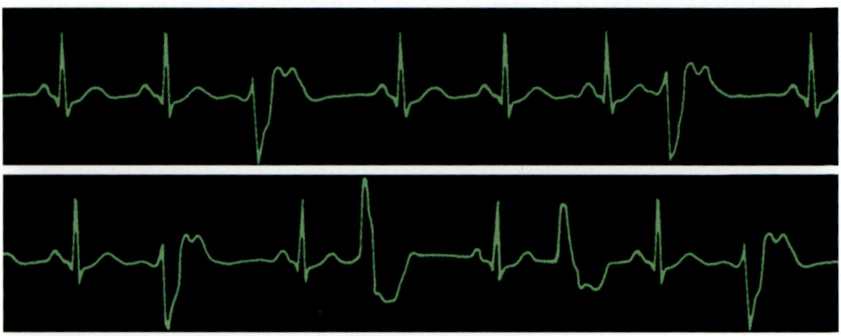

Abb. 2.88 a Organisierter Rhythmus: ROSC, wenn Puls vorhanden (sonst PEA)

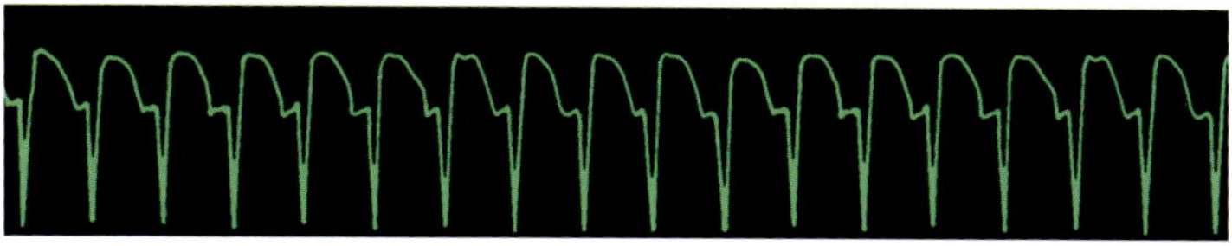

Abb. 2.88 b Organisierter Rhythmus: ROSC, wenn Puls vorhanden (sonst PEA)

CPR und Defibrillation gehören untrennbar zusammen! Effektive CPR (insbes. Frequenz, Tiefe, Entlastung und Fraktion der TK), schon durch Augenzeugen eines HKS, erhöht die Überlebenswahrscheinlichkeit und senkt die Wahrscheinlichkeit bleibender Schäden bei den Überlebenden. Bei VF/pVT von kurzer Dauer ist die rasche Defibrillation die entscheidende lebensrettende Maßnahme [AHA-Klasse I, LOE A]. Aber relativ jung ist die Erkenntnis, dass die Wirkung des Schocks auch **maßgeblich** von der CPR abhängt, insbes. von der CPR-Qualität und von den CPR-Pausen kurz vor und nach der Defibrillation – bereits einzelne Sekunden sind relevant! Dies gilt auch bei rascher Verfügbarkeit eines Defibrillators, z.B. in der Klinik. Diese zunächst in Tierexperimenten eindrucksvoll dokumentierte Beobachtung wurde mittlerweile auch beim Menschen belegt (wichtige Arbeiten zur Relevanz einer möglichst kurzen CPR-Pause vor/nach Schock sind [23] und [46]). Ferner wurde gezeigt, dass der Schockerfolg von der Kompressionstiefe der Thoraxkompressionen beeinflusst wird: So betrugen beispielsweise in einer Untersuchung von Edelson et al. die Erfolgsraten der Defibrillation (> 5 s kein VF) und die zugehörigen Kompressionstiefen (in den vorangehenden 30 s):
100 % Defibrillationserfolg bei Kompressionstiefe > 50 mm (N = 5)
ca. 90 % Defibrillationserfolg bei Kompressionstiefe 39 – 50 mm (N = 17)
60 % Defibrillationserfolg bei Kompressionstiefe 26 – 38 mm (N = 15) und
50 % Defibrillationserfolg bei Kompressionstiefe < 26 mm (N = 10), p = 0,008 [23].

Grundsätzlich soll CPR durchgeführt werden, während der Defibrillator schnellstmöglich einsatzbereit gemacht wird [AHA-Klasse I, LOE B] (evtl. Ausnahmen s. S. 124 f.). Ein festes CPR-Intervall vor CPR („CPR first") wird nicht (mehr) empfohlen.

Bei VF/pVT sinkt die Erfolgswahrscheinlichkeit eines Elektroschocks mit zunehmender Dauer (vgl. S. 86). Vor einigen Jahren ergaben jedoch Studien Hinweise darauf, dass im Falle eines Herz-Kreislauf-Stillstands ohne Ersthelfer-CPR bis zum verzögerten Eintreffen eines Defibrillators (durchschnittliche Reaktionszeit im Rettungsdienst > 4 – 5 min) ein gewisses festes Zeitintervall Basis-CPR vor Analyse/Defibrillation (2 oder 3 min) das Outcome verbessern könnte [z.B. Wik, 2003; Cobb et al, JAMA, 1999; Stotz et al, Resuscitation, 2003]. Daraufhin wurde in den Leitlinien 2005 eine entsprechende Empfehlung ausgesprochen. Die intensive Neubewertung dieser Frage im Rahmen des Leitlinienprozesses 2010 ergab, dass 2005 die Evidenz für eine derart deutliche und konkrete (Zeitintervall-) Empfehlung dieser Behandlungsoption zu schwach war. Auch neuere Untersuchungen und eine Metaanalyse konnten bisher keine Outcomeverbesserung (allenfalls einen positiven Trend) nachweisen [24]. Die Empfehlung für „CPR first" mit einem fixen Zeitintervall vor dem ersten Schock gilt daher derzeit nicht mehr. Es soll aber ausdrücklich Basis-CPR durchgeführt werden, während der Defibrillator vorbereitet wird (hierfür gibt es Evidenz) – der Defibrillator soll aber auch so schnell wie möglich zum Einsatz kommen. In den Leitlinien wird jedoch ausdrücklich akzeptiert, dass Rettungsdienste, die ein fixes CPR-Intervall vor Defibrillation aufgrund der Leitlinien 2005 bereits eingeführt hatten, dieses beibehalten können [AHA-Klasse IIb, LOE B]. Diese Aussage ist nach Auskunft von Leitlinienautoren eine Art „politischer Kompromiss" im Sinne der Leitlinienakzeptanz (Kontinuität, Konsistenz). Ohne den in diesem Punkt vielleicht etwas voreiligen Leitlinientext 2005 würde „CPR first" in den Leitlinien 2010 wohl nicht diese Rolle spielen.

Vorgehen bei Kammerflimmern/pulsloser Kammertachykardie

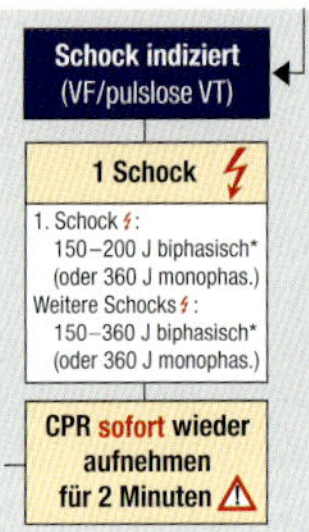

Der nachfolgende Text bezieht sich auf diesen Ausschnitt von Alg. 5 (Seite 133)

Wenn die EKG-Analyse während einer minimalen CPR-Pause (visuell oder durch AED-Modus) die Diagnose VF/pVT ergibt: sofort wieder Thoraxkompressionen während der folgenden Aufladephase durchführen (auch bei AED, wenn für das verwendete Gerät vorgesehen). Ziel: CPR-Pause zur Defibrillation < 5 s (Unterbrechung der Thoraxkompressionen vor und nach Schock minimieren [AHA-Klasse IIa, LOE B]).
Nach kurzem Sicherheitscheck (Warnung + Rundumblick, keiner berührt den Patient): Abgabe eines Schocks und sofort Basis-CPR für 2 min fortführen – Beginn mit Thoraxkompressionen. (Zur Anwendung dieser Strategie bei AED s. S. 91 und S. 101 f.)

Je kürzer die Pause zwischen Thoraxkompressionen und Schock, desto höher ist nachgewiesenermaßen die Chance einer erfolgreichen Defibrillation (bereits > 5–10 Sekunden Pause reduzieren die Erfolgswahrscheinlichkeit nachweisbar deutlich [23, 46]). Dies kann auch die Überlebensrate und die Myokardfunktion nach ROSC maßgeblich verbessern. Jede Analyse und Schockabgabe unterbricht die Minimalperfusion durch TK (no-flow-time), deren Bedeutung für den Defibrillationserfolg und auch für die Prognose

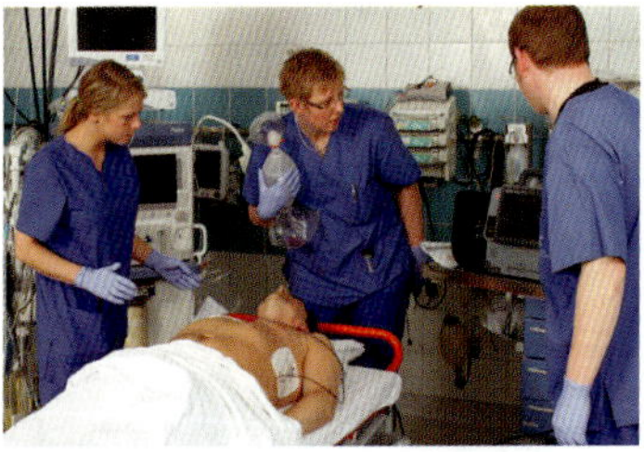

Abb. 2.89 Kurze Analyse (< 5 Sekunden): Kammerflimmern!

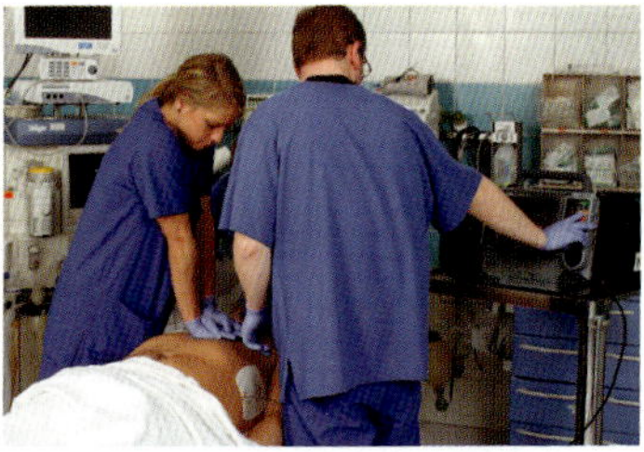

Abb. 2.90 Sofort weiter Thoraxkompressionen – währenddessen (!) Defibrillator aufladen

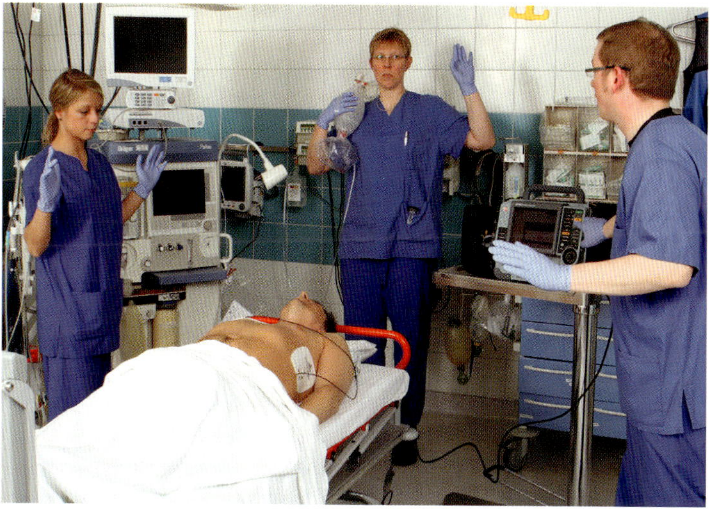

Abb. 2.91 Sichere Schockabgabe – nach Schock sofort wieder CPR!

des Patienten nicht hoch genug bewertet werden kann. Im Fall eines erfolglosen Elektroschocks (initiale Erfolgsrate biphasischer Stromkurvenforen bereits > 90 %!) ist ein weiterer Elektroschock aussichtsreicher, wenn zwischen den Schocks für eine gewisse Zeit CPR durchgeführt wurde, als wenn weitere Schocks unmittelbar hintereinander in Serie abgegeben werden (mögliche Ausnahme bei beobachtetem HKS s. S. 124 f.), da die längere Unterbrechung des Blutflusses durch weitere Defibrillationsversuche (Ladevorgänge, Kontrollen) die Erfolgsrate folgender Schocks rapide vermindert. Im Falle eines erfolglosen Schocks bei VF ist in vielen Fällen zu unterstellen, dass die myokardialen Sauerstoff- und Substratreserven durch mehrminütiges Flimmern (anhaltender Energieverbrauch!) aufgebraucht sind, sodass 2 min effektive Basisreanimation die Herzmuskelzellen wieder mit Energieäquivalenten versorgen und die Erfolgswahrscheinlichkeit für den nächsten Defibrillationsversuch dadurch erhöht wird.

Demzufolge wird unmittelbar nach einem einzigen Schock die CPR (30:2) für 2 Minuten fortgesetzt (ohne weitere Unterbrechung für Patientenkontrollen), bevor eine erneute Analyse (mit Defibrillationsversuch, wenn angezeigt) unternommen wird. Bei diesem Vorgehen wird ausdrücklich in Kauf genommen und verlangt, dass trotz der Möglichkeit der Wiederherstellung eines Spontankreislaufs bis zu 2 Minuten Thoraxkompressionen (und Beatmung) durchgeführt werden, bevor der ROSC bei der nächsten Rhythmusanalyse und/oder bei wiederkehrenden Lebenszeichen erkannt wird. Allerdings ist die Wahrscheinlichkeit für einen direkt nach Defibrillation zurückkehrenden Kreislauf extrem gering und TK würden in diesem Fall auch nicht schaden:

- Eine schnelle Wiederkehr eines perfundierenden Kreislaufs ist – auch bei erfolgreicher Defibrillation und bei bereits konvertiertem Herzrhythmus im EKG – unwahrscheinlich, eine Suche nach Zeichen für einen Kreislauf würde im Regelfall nur die Zeit ohne Sauerstoffversorgung (Myokard, Gehirn) verlängern und die Gefahr der Refibrillation für ein gerade defibrilliertes Herz erhöhen. Es ist durchaus üblich, dass eine VF/VT durch den Schock zunächst in eine Asystolie konvertiert („myocardial stunning") und erst mit Verzögerung von 30 oder mehr Sekunden in einen organisierten Rhythmus übergeht oder durch Thoraxkompressionen in ein erfolgreich defibrillierbares Kammerflimmern überführt werden kann. Selbst ein organisierter Rhythmus (geordnete elektrische Aktivität) unmittelbar nach Defibrillation führt nur selten unmittelbar zu tastbaren Pulsen (in einer Studie zeigte sich in 2,5 % der Fälle ein tastbarer Puls unmittelbar nach Abgabe des ersten Schocks bei einer Reanimation, wobei nach einiger Zeit, aber noch vor dem zweiten Schock, bei 24,5 % dieser Patienten der Puls nachweisbar wurde [Rea et al., Ann Emerg Med, 2005]). Falls ein Schock erfolglos ist oder ein Nicht-VF/VT-Rhythmus zunächst keinen Auswurf produziert, wird bei Puls- und Rhythmuskontrollen unnötig Zeit verloren, in der z. B. das Myokard nicht durchblutet wird.
- Bislang wird angenommen, dass Thoraxkompressionen unter Herzrhythmus mit Spontankreislauf die Rückfallrate für Kammerflimmern nicht erhöhen. Natürlich ist hin und wieder zu beobachten, dass ein wieder hergestellter Herzrhythmus erneut zu Kammerflimmern degeneriert, dieser Vorgang wird aber wohl kaum durch Thoraxkompressionen ausgelöst. In einer Untersuchung von Hess und White zeigte sich kein Hinweis darauf, dass Thoraxkompressionen nach Defibrillation und Rückkehr eines Kreislaufes wieder Kammerflimmern provozieren würden, eher bestünde eine erhöhte Chance, eine Post-Schock-Asystolie wieder in ein defibrillierbares Kammerflimmern zu überführen [Hess und White, Resuscitation, 2005].

Auch wenn während eines zweiminütigen CPR-Intervalls – trotz Artefakte durch CPR und weitere Maßnahmen – ein organisierter Herzrhythmus im EKG wahrgenommen werden sollte (schmale oder regelmäßige QRS-Komplexe), wird also das zweiminütige CPR-Intervall zu Ende geführt, bevor eine erneute kurze Analyse erfolgt.
Daher muss sich das Reanimationsteam angewöhnen, den EKG-Monitor während des zweiminütigen CPR-Intervalls zwischen den Rhythmusanalysen (und ggf. Schocks) nicht zu beachten (es wird quasi im Geiste ein Vorhang vor den EKG-Monitor gelegt). Eine erfolgreiche Rhythmuskonversion wird man getrost bei der nächsten Rhythmusanalyse feststellen. Diese Vorstellung erfordert insbes. für Fachpersonal, das nach früheren Leitlinien (vor 2005) ausgebildet wurde, ein Umdenken – man hoffte indes auf die baldige Entdeckung eines EKG-Signals, welches die vermutlich erfolgreiche Lebensrettung anzeigt und hatte gleichzeitig Angst, durch fortgesetzte Thoraxkompressionen das wieder schlagende Herz zu gefährden. In diesen Punkten ist durch die Leitlinien 2005 und nochmals auf besserer Grundlage 2010 ein entscheidender Paradigmenwechsel eingetreten!

Um diese Strategie praktisch umzusetzen, empfehlen die Leitlinien folgenden Ablauf:

CPR

▼

Kurze CPR-Pause (< 5 s): Rhythmusanalyse

▼

Sofort wieder TK (Helfer A) +
gleichzeitig Energieeinstellung und Laden des Defibrillators (Helfer B)
(während des Aufladens Warnung aussprechen, dass alle – außer Helfer A – zurücktreten sollen sowie offene Sauerstoffquellen mind. 1 m vom Thorax des Patienten entfernen)

▼

Sobald Defibrillator geladen ist:
Kurze CPR-Pause (< 5 s – Helfer A tritt zurück): Sicherheitscheck + Schock auslösen

▼

CPR sofort wieder mit TK fortsetzen (für 2 min)

Auch wenn die Länge der CPR-Pause vor und nach dem Schock den Defibrillationserfolg stark beeinflusst (Nutzen für den Patienten), soll dabei aber auch kein Sicherheitsrisiko für Helfer entstehen. Nach früheren Leitlinien wäre der Ladevorgang eines Defibrillators aus Sicherheitsgründen (zum Schutz der Helfer) keinesfalls während der laufenden CPR in Frage gekommen. Manuelle Paddles sollten sich während des Ladevorgangs aus Sicherheitsgründen immer auf dem Brustkorb des Patienten befinden und nicht in geladenem Zustand bewegt oder abgelegt werden.

Das Sicherheitsrisiko für den Helfer wird aber mittlerweile neu bewertet und – vor allem aus zwei Gründen – geringer eingestuft:

1. Zum einen soll die Defibrillation heutzutage grundsätzlich mit Defi-Klebeelektroden (Klebepads) stattfinden und nicht mehr mit manuellen Paddles. Die Schockabgabe wird dabei aus der Distanz heraus durch Knopfdruck am Gerät ausgelöst, was sicher und schnell möglich ist, während niemand den Patienten berührt. Bei manuellen Paddles könnte leichter aus Versehen – insbesondere bei Bewegung im geladenen Zustand – ein versehentlicher Schock zu einem ungünstigen Zeitpunkt ausgelöst werden. Die Leitlinien 2010 gehen nur noch von der Defibrillation mit Klebepads aus!
2. Zum anderen gibt es Hinweise darauf, dass die Gefahr durch Elektroschocks für Helfer wahrscheinlich deutlich geringer ist, als bisher angenommen. So zeigten z. B. Lloyd et al. in einer realistischen Versuchsanordnung (Kardioversion von Patienten mit 100, 200 und 360 J mit BTE-Wellenform, freiwillige Helfer berühren den Thorax wie bei Thoraxkompressionen, tragen dabei aber Einmalschutzhandschuhe), dass der Stromfluss durch einen reanimierenden Helfer (Hand-Hüfte) bei einem Elektroschock mit durchschnittlich 283 μA und 5,8 V (Standardabweichungen ± 140 μA, ± 5,77 V; 19–907 μA, 0,3–14 V) meist deutlich unterhalb von Sicherheitsgrenzwerten technischer Normen liegt (IEC 950: 750 μA bzw. 3500 μA; IEC 60601-1: 500 μA – zum Vergleich: auch Geräte zur Bestimmung des Körperfettanteils mit Hautwiderstandsmessungen erzeugen Stromstärken um 500 μA) [25]. Kein Helfer hat diese Schocks gespürt. Allerdings ist einschränkend unbedingt anzumerken, dass Helfer bei anderen Szenarien als in dieser

Studie deutlich höheren Stromflüssen ausgesetzt sein könnten! Beispielsweise, wenn die Helfer keine oder defekte Schutzhandschuhe tragen, wenn Funkenüberschläge durch schlecht haftende Elektroden oder manuelle Paddles auftreten (insbes. bei enger Nähe zu den Händen des Helfers), wenn die Kleidung oder Unterlage des Patienten nass ist oder wenn eine andere als die in der Studie verwendete Stromkurvenform benutzt wird. Auch wenn in der Literatur Berichte über „Defibrillationsunfälle" existieren [auch durch ICD, z. B. Stockwell et al., Resuscitation, 2009; Siniorakis et al., Resuscitation, 2009], konnten z. B. Hoke et al. in der Literatur nur 29 Fälle finden, von denen aber keiner für Helfer lebensbedrohlich oder mit dauerhaften Folgeschäden verbunden war [Hoke et al., Resuscitation, 2009]. Eine direkte Schockabgabe mit Pads/Paddles auf den Körper eines Menschen mit schlagendem Herzen kann selbstverständlich tödlich sein.

Zusammenfassend kann festgestellt werden, dass eine Minimierung der CPR-Pause zur Defibrillation machbar und auch bezüglich der Sicherheit vertretbar ist, wobei auch in den aktuellen Leitlinien ein kurzer Sicherheitscheck vor Schockabgabe (niemand berührt den Patient) empfohlen wird. Mit Blick auf die Sicherheit der Helfer wird dabei zum einen vorausgesetzt, dass Klebeelektroden korrekt benutzt werden, und zum anderen empfohlen, dass Helfer Einmalschutzhandschuhe tragen sollen und auch nicht durch nasse Kleidung/nassen Untergrund mit dem Patienten in Kontakt stehen sollten.

Schockenergien

Erster Schock: 150–200 J biphasisch (nach Empfehlung des Herstellers [AHA-Klasse I, LOE B]; wenn nicht auf dem Gerät angegeben und nicht bekannt: maximal mögliche Energie [AHA-Klasse IIb, LOE C]) oder 360 J monophasisch.
Zweiter Schock und weitere Schocks: 150–360 J biphasisch oder 360 J monophasisch.

Die AHA gibt für den ersten Schock eine Bandbreite von 120–200 J an und erfasst damit auch eine recti-linear-biphasische Stromkurve, für die der ERC dies ebenfalls vorsieht, aber 150 J als „ideale" Dosis empfiehlt. Wenn möglich, sind biphasische Defibrillatoren gegenüber monophasischen zu bevorzugen (s. folgende Seiten). Wenn ein biphasischer Defibrillator nicht vorhanden ist, ist ein monophasischer Defibrillator immer noch eine akzeptable Alternative [AHA-Klasse IIb, LOE B].

Die Hersteller biphasischer Defibrillatoren, die eine manuelle Energieeinstellung ermöglichen, sollen gemäß Leitlinienempfehlung einen für den Anwender sofort erkennbaren Hinweis auf dem Gerät anbringen, der die empfohlenen Energiestufen für die jeweilige Stromkurvenform angibt.

Im Algorithmuskasten „1 Schock" ist für die biphasische Defibrillation 150–360 J angegeben, wodurch die Energiebereiche sowohl für den ersten, als auch für weitere Schocks erfasst sind; beim zweiten Schock und bei weiteren Schocks soll die Energie mindestens genauso hoch sein wie beim ersten Schock, sie kann auch gesteigert werden [AHA-Klasse IIb, LOE B].

Schock-Art (Stromkurvenform)

Die Erfolgsrate, aber auch die Schädlichkeit von Elektroschocks hängen von verschiedenen Faktoren ab, die im Folgenden kurz beleuchtet werden.
Eine erfolgreiche Defibrillation bedeutet in Studien meist die Abwesenheit von VF für mind. 5 Sekunden; in der Praxis muss es natürlich das Ziel sein, einen Spontankreislauf anhaltend wiederherzustellen. Für eine erfolgreiche Defibrillation muss ein ausreichend hoher elektrischer transmyokardialer Stromfluss erzeugt werden, um eine minimale „kritische Masse" des Myokards zu depolarisieren und damit deren Reizleitung auszuschalten, sodass die Wellenfront der kreisenden Erregung bei VF/pVT abbricht und die Herzmuskelzellen wieder synchronisiert im Rhythmus eines übergeordneten Reizbildungszentrums (Sinusknoten) arbeiten können. Der optimale Stromfluss liegt bei 30–40 Ampère (monophasisch, s. u.) bzw. bei 15–20 Ampère (biphasisch, s. u.). Die Wiederaufnahme der Herzfunktion nach Schockabgabe bei VF/pVT setzt aber auch eine gewisse Oxygenierung und Substratversorgung der Herzmuskelzellen voraus, sonst bewirkt der Defibrillationsversuch lediglich den Übergang in eine schwerer therapierbare Asystolie/PEA.
An derzeit erhältlichen manuellen Defibrillatoren kann jedoch nicht die transmyokardiale Stromstärke, sondern nur eine Energiedosis in Joule (J) eingestellt werden, deren Abgabe je nach physikalisch-technischer Bauart verschieden ist. Eine zu hohe Energiedosis ist für den Herzmuskel schädlich, eine zu niedrige nicht effektiv. Eine angemessene Energie soll aber auch die Zahl weiterer Schockversuche minimieren, da wiederholte Schocks ebenfalls schädlich sind.
Daher stellt sich die Frage nach der optimalen Dosis. Diese Frage ist nicht einfach zu beantworten, da die Wirkung einer bestimmten Energie von veränderlichen physikalischen Bedingungen der Stromanwendung abhängt: Bei einem Elektroschock kann der Stromfluss zum einen über eine unterschiedlich lange Zeit stattfinden (in derzeit verwendeten Defibrillatoren zwischen 8 und 30 Millisekunden). Zum anderen kann in der Zeit des Stromflusses auch die angelegte Spannung bzw. die Höhe des Stromflusses variiert werden. Aus der jeweils anliegenden Spannung ergibt sich in Verbindung mit dem Widerstand zwischen den Elektroden die Stromstärke. Je länger Strom mit einer bestimmten Stromstärke bei einer bestimmten Spannung fließt, umso höher ist die angewendete Energie, die am Defibrillator in der Einheit Joule (J) ausgewählt werden kann oder voreingestellt ist (1 J = 1 Ampère x 1 Volt x 1 Sekunde = 1 Coulomb x 1 Volt).
Die verschiedenen Hersteller von Defibrillatoren haben für ihre Geräte unterschiedliche Verläufe der Stromkurven (engl. waveforms = Wellenformen) entwickelt und zumeist patentrechtlich geschützt. Bei früher gebräuchlichen Defibrillatoren steigt der Stromfluss zu Beginn rasch an und fällt dann je nach Stromkurve unterschiedlich schnell wieder auf Null ab (z. B. MDS- und oder MTE-Wellenform, s. u.). Bei modernen Stromkurvenformen wechselt – nach dem Abfall der Kurve auf Null – die Polarität der Elektroden und es wird ein erneuter Stromstoß in umgekehrter Richtung abgegeben (sog. biphasische Defibrillation, z. B. BTE- oder RLB-Stromkurvenform, s. u.). Die herkömmlichen (= monophasischen) Stromkurvenformen kommen in neueren Geräten nicht mehr zur Anwendung, sind aber bei älteren Geräten noch oft in Gebrauch.

Bei länger anhaltender VF/VT ist die Erfolgsrate biphasischer Schocks höher als die monophasischer Schocks. Aus diesen und anderen Gründen wird empfohlen, wenn möglich biphasisch zu defibrillieren. Biphasische Stromkurvenformen sind i. d. R. bei niedrigerer Energie mindestens gleich effektiv, aber weniger schädlich als monophasische und daher zu bevorzugen.

Direkte Vergleichsuntersuchungen zur Effektivität oder Schädlichkeit unterschiedlicher biphasischer (sowie neuerer triphasischer, quadriphasischer bzw. multiphasischer) Stromkurvenformen sind bisher nicht bekannt. Bei der Anschaffung eines neuen Gerätes sollte darauf geachtet werden, dass der Hersteller die Effektivität seiner Stromkurvenform in Studien an Menschen mit VF/pVT sowohl unter kurzen (z. B. Herzkatheterlabor) als auch unter längeren Kreislaufstillstandszeiten (z. B. Rettungsdienst) getestet hat und nachweisen kann.

Schockenergien abhängig von der Stromkurvenform

(Nach ERC, sofern keine anderslautende Empfehlung des Herstellers vorliegt)

<table>
<tr><th colspan="3">Stromkurvenform</th><th>1. Schock</th><th>2. und weitere Schocks</th></tr>
<tr><td rowspan="3">biphasisch</td><td>biphasic rectilinear (RLB)*</td><td>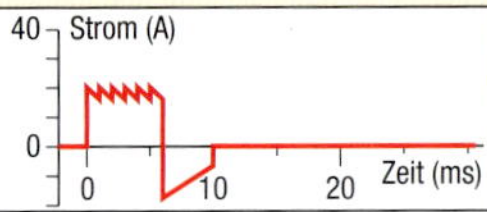
</td><td>mind. 120 J (bis 200 J) ideal mind. 150 J</td><td rowspan="3">mind. 150 J (bis 360 J)***</td></tr>
<tr><td>biphasic truncated exponential (BTE)**</td><td>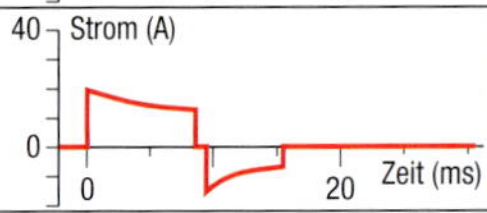
</td><td>mind. 150 J (bis 200 J)</td></tr>
<tr><td colspan="2">biphasisch, andere</td><td>mind. 150 J (bis 200 J)***</td></tr>
<tr><td rowspan="2">monophasisch</td><td>monophasic damped sinusoidal (MDS)</td><td>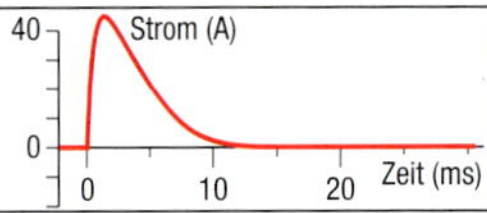
</td><td rowspan="2">360 J</td><td rowspan="2">360 J</td></tr>
<tr><td>monophasic truncated exponential (MTE)</td><td>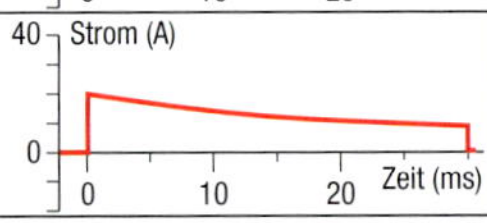
</td></tr>
</table>

* Beispielhersteller: Zoll ** Beispielhersteller: Philips/Laerdal

*** wenn nicht vom Hersteller angegeben oder nicht bekannt: maximal mögliche Energie

Die angeführten Energie-Empfehlungen des ERC basieren auf Expertenkonsens über die derzeit vorliegenden Untersuchungsergebnisse, die zwar die Effektivität von Elektroschocks mit bestimmten physikalischen Charakteristika in definierten Situationen belegen, aber nicht ausreichen, um die optimale Energie schlechthin festzulegen.

Hersteller von Defibrillatoren, deren Energie vom Anwender wählbar ist (monophasische und biphasische Geräte, ggf. auch AED), werden in den Leitlinien aufgefordert, die Art der Stromkurvenform (mono- oder biphasisch) und die empfohlene Energie (Energiebereich) für Defibrillationsversuche auf der Frontseite deutlich erkennbar auszuweisen.

Die Frage, ob bei biphasischer Stromkurvenform die Energie zunächst niedrig gewählt werden (eher geringer Myokardschaden) und bei erfolgloser Schockabgabe gesteigert werden soll (= eskalierende Energiestufen, weniger Schäden durch geringere Energie, falls erfolgreich) oder gleich mit einer eher hohen Energie begonnen werden soll (möglicherweise früherer Defibrillationserfolg mit früherem Spontankreislauf, weniger schädliche Schocks) ist auf der bisherigen Datengrundlage nicht zu beantworten. Beide Strategien werden daher von den Leitlinien z. Zt. als akzeptabel bezeichnet. Wenn aber der erste Schock nicht erfolgreich ist und das Gerät eine höhere Energie zulässt, halten die Leitlinien eine Erhöhung der Energie für weitere Schocks für zweckmäßig und vertretbar.
Die gerätebezogenen Empfehlungen bei biphasischen Geräten unterscheiden sich abhängig von Studienergebnissen mit der jeweils verwendeten Stromkurvenform (stromkurvenabhängiges Optimum).
Moderne biphasische (auch triphasische, quadriphasische, multiphasische) Defibrillatoren messen die Thoraximpedanz des Patienten und passen trotz Einstellung einer bestimmten Energie die Stromkurvencharakteristika (z. B. Höhe und Dauer des Impulses) an den elektrischen Widerstand des Patienten an.
Für Defibrillationsversuche bei Erwachsenen mit monophasischen Geräten wird für alle Schocks eine Energie von 360 J empfohlen, da bei niedrigeren Schockenergien auch die Erfolgsraten deutlich niedriger sind (erster Schock erfolgreich, z. B. 54–63 % bei 200 J MTE; 77–91 % bei 200 J MDS) und dadurch Patienten ein höheres Risiko für wiederholte Schocks hätten (Schäden durch wiederholte Schocks, geringere Erfolgsaussichten bei späteren Schocks, spätere erfolgreiche Defibrillation mit späterer Wiederherstellung eines Spontankreislaufs).

Sonderfall – persistierendes Kammerflimmern:

Wenn VF durch mehrfache Schocks nicht durchbrochen werden kann, müssen folgende Möglichkeiten in Betracht gezogen werden:

a) Ineffektive Defibrillationstechnik (z. B. Paddle-Position korrigieren/ändern, Energiewahl prüfen, Leitmedium erneuern)
b) Anhaltendes arrhythmogenes Substrat (Herzinfarkt, Lungenembolie oder andere potenziell reversible Ursache wie Hypothermie): z. B. Indikation zur Koronarintervention bzw. Lysetherapie unter CPR prüfen. Zur prolongierten Aufrechterhaltung hochqualitativer Basis-CPR kann in diesen Fällen ein mechanisches CPR-Gerät (z. B. AutoPulse®, LUCAS®) sinnvoll sein (s. S. 129 ff.). U. U. kommt auch ECLS in Betracht (s. S. 132).

Sicher und effektiv defibrillieren

Die Defibrillation ist bei VF/pVT die einzige definitiv lebensrettende Maßnahme [AHA-Klasse I, LOE A]. Vier Gefahren müssen dem Anwender eines Defibrillators jedoch bewusst sein:

1. Gefahren durch fehlerhafte Indikationsstellung
2. Gefahren durch ineffektive Schockabgabe
3. Gefahren durch Elektrounfall (Anwender, Anwesende)
4. Brandgefahr

Zu 1. Gefahren durch fehlerhafte Indikationsstellung

Eine Schockabgabe ist bei fehlender Indikation für den Patienten gefährlich (mehrere Tausend Volt bei mehreren Ampère Stromstärke); z. B. kann bei vorhandenem Spontankreislauf durch eine Schockabgabe ein Herz-Kreislauf-Stillstand ausgelöst werden. Daher ist vor der Schockabgabe die sichere Diagnose einer VF oder pVT im EKG notwendig (zur diagnostischen Sicherheit von AED s. S. 91). Beachte, dass EKG-Bilder, die einer VF/pVT ähneln, durch externe physikalische Störeinflüsse hervorgerufen werden können (z. B. Bewegungen des Patienten/der Paddles, pulsierende elektrische Felder). Auch eine falsche Ableitungswahl und andere Fehler können fälschlicherweise zur Diagnose eines Kammerflimmerns führen, obwohl der Patient eine Asystolie oder einen normalen Herzrhythmus hat.

Zu 2. Gefahren durch ineffektive Schockabgabe

Der Strom soll durch den gesamten Herzmuskel fließen, dazu muss der Herzmuskel möglichst im Stromfeld zwischen den beiden Elektroden liegen. Dabei soll die Thoraximpedanz (elektrischer Widerstand) möglichst niedrig sein. Ein Patient, der zur Lebensrettung bei VF/pVT auf eine Defibrillation angewiesen ist, kann sterben oder mit vermeidbaren Folgeschäden reanimiert werden, wenn der Strom den Herzmuskel aufgrund falscher Defibrillationstechnik nicht erreicht, z. B. weil:

- die Elektroden nicht korrekt platziert sind, um dem Strom den Weg durch das Herz zu ermöglichen,
- der Widerstand zwischen Elektrode und Herz zu hoch ist (z. B. ausgetrocknete Klebepads; mangelnder Hautkontakt/Lufteinschlüsse bei Klebepads durch starke Brustbehaarung; PEEP/auto-PEEP; Inspirationsstellung des Thorax; ungleichmäßiges oder zu schwaches Anpressen manueller Paddles auf die Haut),
- der Strom den direkten Weg über eine Leitbrücke zwischen den Elektroden an der Thoraxoberfläche nimmt (Schweiß, Wasser, verschmiertes Leitgel) anstatt über das Herz zu fließen,
- durch fehlerhafte Gerätebedienung eine zu geringe Energie abgegeben wird.

Da eine effektive Schockabgabe nicht direkt messbar oder sichtbar ist, muss der Anwender höchsten Wert auf eine technisch korrekte Defibrillatoranwendung legen. Fehler bei der Schockabgabe oder technische Defekte müssen während einer Reanimation insbesondere dann in Betracht gezogen werden, wenn trotz mehrerer Defibrillationsversuche laut EKG weiter VF/pVT besteht.

Empfohlene Maßnahmen zur effektiven Defibrillation:

- **Korrekte Elektrodenpositionen**
  a) **Bei VF und VT** (mit/ohne Puls) sollen die Herzkammern im Zentrum des elektrischen Feldes liegen. Alle der folgenden vier Positionen sind gleichermaßen effektiv [AHA-Klasse II a, LOE B]:
  Üblich bei CPR (anterior-apikal/„sternal-apikal"/antero-lateral):
  - rechte Elektrode („Sternum"): rechts neben dem Sternum und unterhalb der Clavicula

- linke Elektrode („Apex"): linke mittlere Axillarlinie auf Höhe der EKG-Elektrode V_6 bzw. auf Höhe der weiblichen Brust (keine Elektroden über Brustdrüsengewebe platzieren, sonst höhere Impedanz). Auch bei Männern unbedingt ausreichend seitlich ansetzen!

Alternativen:

- biaxillär (linke Elektrode wie „Apex Standard", rechte Elektrode spiegelbildlich auf der rechten Brustwand)
- apikal-posterior (linke Elektrode wie „Apex Standard", andere Elektrode auf dem Rücken oben rechts, nach AHA: unterhalb der rechten Scapula) – anterior-posterior (a.-p.; eine Elektrode auf der linken Brustwand vorne über Herzen, andere Elektrode auf dem Rücken unterhalb der linken Scapula)

b) **Zur Kardioversion** bei supraventrikulären Herzrhythmusstörungen sollten sich die Vorhöfe im Stromweg befinden.

Der ERC gibt sowohl die anterior-posteriore als auch die anterior-apikale Positionen als Möglichkeiten an. Welche Elektrode (Plus/Minus) auf welche Elektrodenstelle aufgebracht wird, spielt bei allen Platzierungsvarianten keine Rolle. Eine asymmetrisch geformte Apikalelektrode sollte – sofern für die Apikalposition verwendet – mit ihrer langen Achse entlang der Körperlängsachse angebracht werden (geringere Impedanz).

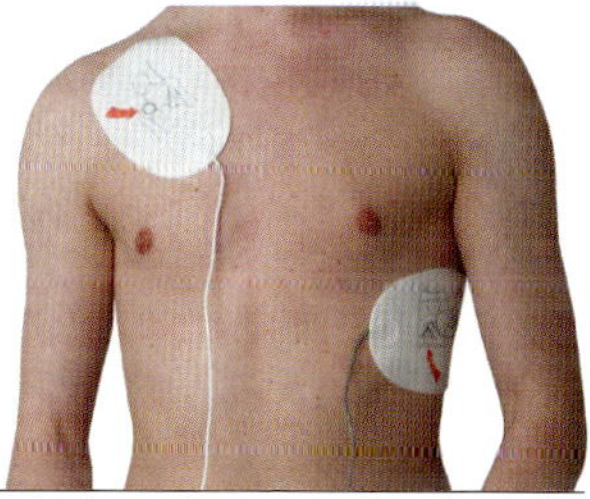

Abb. 2.92 a Standard-Elektrodenposition zur Defibrillation (anterior-apikal)

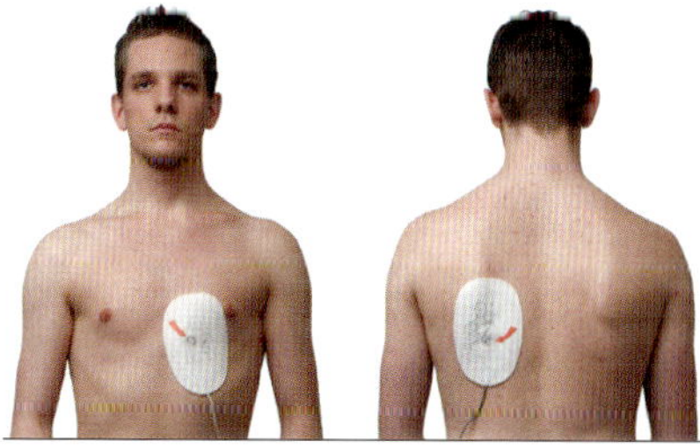

Abb. 2.92 b Alternativ-Elektrodenposition zur Defibrillation (anterior-posterior)

- **Kein körperfremdes Material zwischen Paddles und Herz!**
  - Transdermale Medikamentensysteme entfernen und Haut darunter rasch abwischen, sofern die Schockabgabe dadurch nicht verzögert wird [AHA-Klasse II b, LOE C].
  - Schnelle Rasur der Elektrodenpositionen, wenn nötig und möglich: Eine üppige Behaarung kann – vor allem bei Klebepads – durch unzureichenden Elektrodenkontakt und Lufteinschlüsse zu einer Impedanzerhöhung, fehlenden Wirksamkeit des Schocks, lokalen Verbrennungen und Funkenbildung (Elektrode zu Haut und Elektrode zu Elektrode) führen. Jedoch keine Verzögerung des Defibrillationsversuches, wenn ein Rasierer nicht sofort verfügbar ist. Bei biphasischer impedanz-kompensierter Defibrillation scheint die Reduktion der Impedanz durch Rasur eine etwas geringere Rolle zu spielen als bei monophasischer Defibrillation.

- Abstand zu Aggregaten von permanenten Herzschrittmachern (SM) oder automatischen implantierten Defibrillatoren (AICD) halten [AHA-Klasse IIb, LOE C], die sich meist subkutan unterhalb einer Clavicula befinden. Dafür ggf. eine der Alternativ-Elektrodenpositionen wählen (s. o.). Eine Schockabgabe über SM- oder AICD-Aggregaten kann zur Beschädigung des Aggregates oder Verbrennungen des Herzmuskels an der SM-Elektrodenspitze führen. Abstand halten (nach ERC mind. 8 cm) oder alternative Elektrodenposition.

Aus unserer Sicht sollte auch bei anderen Gegenständen, die nicht rasch aus dem Stromweg entfernt werden können (z. B. Port-Systeme, Piercings) ein entsprechender Abstand eingehalten werden.

- Die Schockabgabe soll möglichst in end-exspiratorischer Thoraxstellung erfolgen, zu welcher auch ein Anpressdruck bei manuellen Paddles beitragen kann. Daher soll auch der PEEP vor Schock minimiert werden (Patienten, die während einer Intensivbehandlung zur Oxygenierung auf PEEP angewiesen sind, ggf. PEEP während Schockabgabe belassen, bes. bei Kardioversion – ggf. höhere Energie erforderlich).
- Pat. die im Wasser aufgefunden werden, sollen vor der Defibrillation aus dem Wasser gezogen werden und im Thoraxbereich rasch abgetrocknet werden [AHA-Klasse IIb, LOE C]. Patienten, die im Schnee oder auf einer Eisfläche liegen, können in dieser Situation defibrilliert werden [AHA-Klasse IIb, LOE C].

Zu 3. Gefahren für Helfer und Anwesende (vgl. S. 149 f.)

Eine Schockabgabe kann auch für Helfer und andere Anwesende gefährlich sein (Elektrounfall), wenn das Herz des Helfers in den Stromweg gerät (z. B. Auslösen von VF mgl.). Daher ist eine Warnung durch den defibrillierenden Helfer rechtzeitig vor der Schockauslösung auszusprechen (bei Aufladung). Unmittelbar vor Schockabgabe muss sich der defibrillierende Helfer aber erneut durch einen Rundumblick vergewissern, dass weder er selbst noch andere Personen Kontakt zum Pat. haben, sei es direkt oder über elektrisch leitende Gegenstände oder Flüssigkeiten.

Zu 4. Brandgefahr

Ein Zündfunke, z. B. durch Elektroschockabgabe, kann einen Brand auslösen, wenn brennbares Material und genügend Sauerstoff in der Umgebung vorhanden sind. In einigen Fallberichten zur Defibrillation mit manuellen Paddles wurden Branderscheinungen durch Defibrillationsversuche mit Funkenschlag beschrieben, bei denen Patienten teilweise schwere Verbrennungen erlitten haben. Bei Defibrillationsversuchen kann es leicht zu kleinen Funken kommen, die auf blitzartigen Stromüberschlägen durch hochohmige Medien (z. B. kurze Luftbrücken) auf gut leitendes Material (z. B. Kontaktgel, Schweiß, Piercing) beruhen.

Weitere Beispiele sind: unzureichender Elektrodenkontakt (ungleichmäßig oder zu schwach angedrückte manuelle Paddles, verknitterte Klebeelektroden), fehlendes/ausgetrocknetes Leitgel, defekte Elektroden, Schockabgabe über thorakalen transdermalen Medikamentensystemen (z. B. zur Schmerztherapie). Diese Medikamentenpflaster sind z. T. hautfarben oder transparent und somit schlecht erkennbar (z. B. Nitropflaster, die auch durch den Wirkstoff zu Verpuffungen/Mikroexplosionen führen können).

In Gegenwart von höheren Sauerstoffkonzentrationen können zahlreiche – sonst kaum brennbare – Substanzen (z. B. Kleidungsstücke) schneller und heftiger Feuer fangen als in Raumluft (man erinnere sich an das Brennen von Eisenspänen im Chemieunterricht). Die Diskonnektion am Beatmungstubus vor Schockabgabe wurde für die gravierendsten Zwischenfälle in den Fallberichten verantwortlich gemacht. In einem Abstand von mehr als 50–100 cm von einem Sauerstoffausströmpunkt medizinischer Geräte ist die Sauerstoffkonzentration selten deutlich erhöht (dies gilt auch für die erste Generation des mechanischen Kompressionssystems LUCAS®, der noch mit Sauerstoff betrieben wurde); nach Abstellen einer Sauerstoffquelle sinkt die Sauerstoffkonzentration in der Umgebung durch Verteilung meist rasch ab. Leicht entzündliche Substanzen (z. B. alkoholische Desinfektionsmittel) hingegen erhöhen die Brandgefahr zusätzlich.
Fallberichte über eine Brandauslösung im Zusammenhang mit Defi-Klebeelektroden liegen bislang nicht vor.

Zur Verminderung der Brandgefahr wird empfohlen:

- Defibrillation bei hohen Sauerstoffkonzentrationen in der Umgebung vermeiden [AHA-Klasse II b, LOE C]. Laufende Sauerstoffquellen (Masken, Nasensonde) sollen vor einem Defibrillationsversuch mindestens 1 Meter vom Brustkorb des Patienten entfernt werden.
- Bei Patienten mit Atemwegssicherung sollen während der Schockabgabe die Verbindungen zwischen Trachealtubus bzw. supraglottischer Atemwegshilfe und Beatmungsbeutel/Beatmungsgerät nicht gelöst werden, um eine Anreicherung der Umgebungsluft mit Sauerstoff zu vermeiden (alternativ nach Diskonnektion die Sauerstoffaustrittsstelle mind. 1 m vom Brustkorb des Patienten entfernen; diskonnektiertes Beatmungsgerät ausschalten, da teilweise sehr hoher Flow möglich).
- Das Risiko einer Funkenbildung wird durch die Verwendung von Defi-Klebeelektroden (statt manueller Paddles) verringert.

Defi-Klebeelektroden (Klebepads) oder manuelle Paddles?

Mittlerweile wird die Anwendung von Defi-Klebeelektroden gegenüber Hardpaddles eindeutig bevorzugt und empfohlen (sichere, schnelle und effektive Defibrillation bei minimaler CPR-Pause). Die Verwendung von Klebeelektroden ermöglicht von Beginn an eine störungsfreie EKG-Analyse, wenn der Patient nicht berührt wird. Ferner ist ggf. auch eine Schrittmacherstimulation möglich.
Wenn ausnahmsweise doch noch manuelle Paddles verwendet werden:

- Für manuelle Metallelektroden (Paddles) muss ein Leitmedium benutzt werden (sonst erhöhte Impedanz, ineffektive Schockabgabe mit schwereren Verbrennungen und Funkenbildung mit Brandgefahr). In Bezug auf die Reduktion der Thoraximpedanz erscheint kein verfügbares Leitmedium den anderen überlegen. Selbsthaftende Auflagen (Gel-Pads oder flächige Haftelektroden mit Kontaktfläche für Hardpaddles) sind gegenüber Pasten/Gelen aus Gründen der Sicherheit, Effektivität und Praktikabilität vorzuziehen [AHA-Klasse II b, LOE C], insbes. weil verschmiertes Gel aus der Tube leicht zwischen den Paddles Gelbrücken bilden kann, die zu gefährlichen Spannungsbögen und ineffektiver Stromabgabe führen können. Keine anderen, weniger leitenden oder sonst ungeeigneten Substanzen verwenden (z. B. Ultraschallgel). Wird entgegen den Leitlinien Leitgel aus der Tube verwendet, so sollte dies aus Sicherheitsgründen (noch während laufender CPR) auf die angedachten Elektrodenpositionen aufgetragen und durch festes Aufsetzen der Paddles (kein Helfer mehr am Patienten) verteilt werden (kein Verreiben zwischen den Paddles).

- Bei der ersten EKG-Beurteilung über die Paddles (ruhig halten, sonst Artefakte ähnlich wie VF möglich) ist unbedingt sicherzustellen, dass die Ableitungswahl des EKG-Gerätes auf die Paddles geschaltet ist, da sonst – je nach Schaltung, Anschluss und Bewegungen des EKG-Kabels – zumindest bei älteren Geräten fälschlicherweise Asystolie, Kammerflimmern und andere Rhythmusstörungen diagnostiziert werden können! Wenn bereits zum Zeitpunkt des Kollapses ein geeignetes EKG-Monitoring vorhanden ist, so kann dieses Monitor-EKG zur ersten Rhythmusanalyse benutzt werden (in diesem Fall am schnellsten verfügbar).
- Nach der ersten EKG-Analyse und ggf. Schockabgabe mit manuellen Paddles (Paddle-Ableitung schneller als EKG-Kabel-Ableitung) sollen weitere, artefaktfreie EKG-Analysen über EKG-Elektroden durchgeführt werden. Dies gilt besonders bei der Verwendung von Gel-Pads als Leitmedium, da diese durch Schockabgaben polarisiert werden können und eine Scheinasystolie vortäuschen können (noch bis zu 3–4 min nach dem letzten Schock). Dies wurde bisher nicht bei Klebeelektroden berichtet.
- Manuelle Paddles müssen mit der gesamten Metallfläche gleichmäßig aufliegen (nicht nur an der Kante). Um die Thoraximpedanz zu verringern, sollen die Paddles fest angedrückt werden, bei Erwachsenen (und Kindern älter als 8 Jahre) soll der Anpressdruck der Gewichtskraft einer Masse von 8 kg auf die Fläche der Paddles entsprechen (zum Anpressdruck bei kleineren Kindern s. S. 264 f.). Der ERC erwähnt, dass die korrekte Ausübung des Anpressdrucks u. U. nur für den stärksten Helfer im Reanimationsteam erreichbar ist.

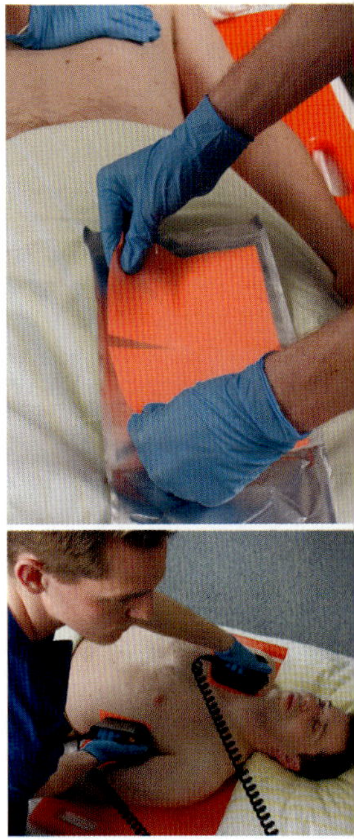

Abb. 2.93 a + b Leitmedium zur Defibrillation mit Hand-Paddles (hier: Defib-Pads, Fa. 3M Healthcare)

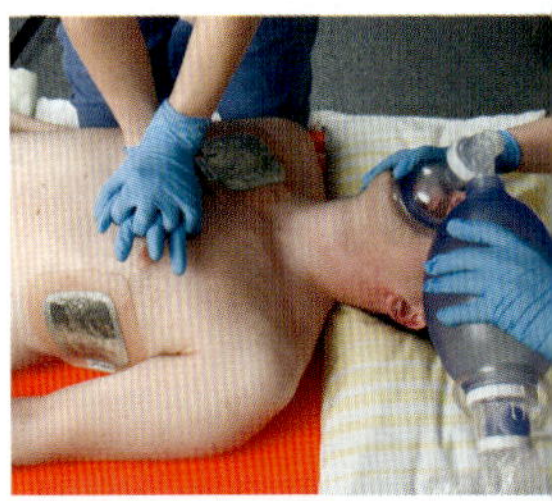

Abb. 2.94 Leitmedium für Defibrillation mit Hand-Paddles (hier: Defibrillations-Eelektroden, ganzflächig klebend und leitend, Fa. P. J. Dahlhausen)

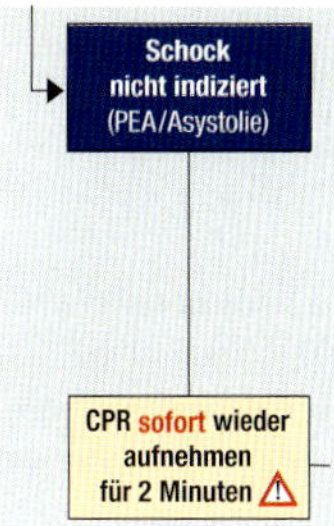

Der nachfolgende Text bezieht sich auf diesen Ausschnitt von Alg. 5 (Seite 133)

Vorgehen bei Asystolie/PEA

Ergibt die Rhythmusanalyse zu einem Analysezeitpunkt laut Algorithmus eine pulslose elektrische Aktivität (PEA) oder Asystolie, dann ist ein Elektroschock **nicht** indiziert [AHA-Klasse III, LOE B]. Sofort die CPR (beginnend mit Thoraxkompressionen) weiterführen. Nach Ablauf von 2 Minuten CPR wird eine erneute Rhythmusanalyse durchgeführt.

Pulslose elektrische Aktivität (PEA) bedeutet eine nachweisbare, geordnete elektrische Herzaktivität im EKG ohne kreislaufwirksamen Auswurf des Herzens, woraus ein funktioneller Herz-Kreislauf-Stillstand resultiert (keine Lebenszeichen, kein Puls). Wenn noch Herzkontraktionen nachweisbar sind (Echokardiografie – s. S. 183), die aber nicht zu einer nachweisbaren Blutzirkulation führen, spricht man auch von einer Pseudo-PEA (extrakardiales Problem in Betracht ziehen, welches eine wirksame Pumpleistung verhindert, z. B. Spannungspneumothorax, starker Blutverlust).

Wenn bei einer Asystolie oder PEA nicht rasch eine reversible Ursache gefunden und wirksam behandelt werden kann, ist ein Überleben des Patienten unwahrscheinlich (zu den 4 x H + HITS s. S. 182 ff.). Bis dahin ist eine effektive Basis-CPR notwendig, wenn auch bei PEA bis zur Beseitigung der Ursache manchmal unzureichend wirksam. Damit in dieser Zeit mit Thoraxkompressionen bestmögliche Perfusionsdrücke erzielt werden können, wird

1. frühestmöglich Adrenalin eingesetzt, sobald ein geeigneter Gefäßzugang verfügbar ist (1 mg alle 3–5 min i. v./i. o. bis ROSC, auch wenn der Rhythmus zwischendurch in VF/pVT wechseln sollte) und
2. möglichst früh durch eine Atemwegssicherung gewährleistet, dass die Thoraxkompressionen nicht mehr zur Beatmung pausiert werden müssen (Minimierung der „No-Flow-Zeit").

Asystolie und PEA können plötzlich und reversibel auftreten (z. B. Asystolie nach Defibrillation), sind aber häufig auch Ausdruck des unumkehrbaren Terminalstadiums eines Krankheitsverlaufes (z. B. länger andauernder Sauerstoffmangel).
Bei Feststellung einer Asystolie sollte stets darauf geachtet werden, ob noch P-Wellen vorhanden sind (sog. Kammerasystolie mit noch vorhandener regelmäßiger Vorhofaktivität): In diesem Fall ist der Einsatz eines externen Herzschrittmachers erfolgversprechend und indiziert. Dagegen ist der Versuch einer Schrittmachertherapie bei kompletter Asystolie nicht von Nutzen und nicht empfohlen [AHA-Klasse III, LOE B].

Ein sehr feines Kammerflimmern kann für eine Asystolie gehalten werden und umgekehrt. Früher setzte man auf eine frühestmögliche Defibrillation auch bei feinstem Kammerflimmern (hierzu wurde gefordert, zur Detektion von feinem Flimmern das EKG in zwei Ableitungen – sog. „Cross-Check" mit Paddles – bei maximaler Amplitudeneinstellung

zu beurteilen). Heute wird ein kaum erkennbares Kammerflimmern wie eine Asystolie behandelt, da ein längeres Diagnoseintervall ohne CPR die Chance auf eine erfolgreiche Defibrillation und den Reanimationserfolg insgesamt verschlechtern würde und da man mittlerweile weiß, dass ein derart feines Kammerflimmern kaum defibrillierbar ist. Hingegen kann eine sofort fortgesetzte CPR die Amplitude und Frequenz des Kammerflimmerns verbessern und die Defibrillationswahrscheinlichkeit nach einem CPR-Intervall (2 min) erhöhen. Feines Kammerflimmern zu „übersehen", schadet also nicht. Vielmehr verstärken unnötige Defibrillationsversuche bei sehr feinem Kammerflimmern den Herzschaden durch die Stromeinwirkung und CPR-Pausen sogar.
Auch wenn während eines 2-min-CPR-Intervalls das Auftreten eines defibrillationswürdigen Kammerflimmerns beobachtet werden sollte, raten die Leitlinien von einer sofortigen Defibrillation ab, sondern empfehlen die komplette Durchführung des 2-min-CPR-Intervalls, damit keine unnötige, potenziell schädliche CPR-Pause gemacht wird.
Bei der Wahrnehmung des EKG-Bildes „Asystolie" („Nulllinie") sollte insbes. bei älteren EKG-Monitoren immer auch die Möglichkeit einer Fehldiagnose (Scheinasystolie) durch technische Defekte und Bedienungsfehler bedacht und ggf. schnellstmöglich korrigiert werden! Eine völlig gerade EKG-Linie muss den Verdacht auf eine Scheinasystolie hervorrufen, da bei einer echten Asystolie normalerweise durch Umgebungseinflüsse meist fein gezackte Unregelmäßigkeiten (DD: VF runde Kurven) oder ein langsames Undulieren mit kleiner Amplitude um die gedachte Horizontale auftreten! Neuere Geräte erkennen es, wenn die Elektroden nicht am Patienten angeschlossen sind und zeigen dann z. B. eine punktierte Nulllinie.
Insbesondere, wenn sich während der CPR keine typischen EKG-Artefakte im Rhythmus der Thoraxkompressionen zeigen, sondern weiterhin eine Asystolie sichtbar ist, dann ist ein Fehler der Kabelverbindung und/oder Geräteeinstellung wahrscheinlich (z. B. Amplitude zu niedrig eingestellt, nicht angeschlossene Ableitung gewählt, ausgetrocknete Elektroden, Kabelbruch, Kabel nicht eingesteckt, während der Reanimation unbemerkt gelöste Elektrode/Kabelverbindung).
Eine Gabe von Atropin bei Asystolie oder PEA wird nicht mehr empfohlen, da aufgrund der verfügbaren Evidenz ein Nutzen durch die Atropingabe unwahrscheinlich ist [AHA-Klasse II b, LOE B].

Auch im ALS-Algorithmus haben die BLS-Maßnahmen (Thoraxkompressionen, Beatmung) sowie Maßnahmen zur Sicherstellung des Defibrillationserfolgs Priorität vor anderen Maßnahmen!

Während CPR:
- Hohe CPR-Qualität sicherstellen (Frequenz, Tiefe, Entlastung)
- Maßnahmen **vor** notwendiger CPR-Unterbrechung planen!
- Sauerstoffzufuhr
- Erwäge Atemwegssicherung und Kapnographie
- Thoraxkompressionen ohne Unterbrechung für Beatmung, sobald Atemweg gesichert
- Gefäßzugang (intravenös/intraossär)
- Adrenalingabe alle 3–5 min (bei VF/VT: erst nach 3. Schock)
- Reversible Ursachen beheben

Der nachfolgende Text bezieht sich auf diesen Ausschnitt von Alg. 5 (Seite 133)

Nur für die Basis-CPR und die Defibrillation ist eine Steigerung von Überlebensraten und Lebensqualität unzweifelhaft nachgewiesen. Für Maßnahmen zur Atemwegssicherung und pharmakologische Strategien konnten derartige Effekte bislang nicht aufgezeigt werden. Daher müssen sich alle anderen Maßnahmen dem Rahmenschema unterordnen, das aus effektiver, kontinuierlicher Basis-CPR, Rhythmusanalyse und Defibrillation (bei VF/pulsloser VT) zum richtigen Zeitpunkt besteht. Zur Bedeutung eines Teamleiters bei erweiterten Reanimationsmaßnahmen s. S. 107 ff.

Hohe CPR-Qualität sicherstellen (Frequenz, Tiefe, Entlastung)

Die Anforderungen an die korrekte Durchführung manueller Thoraxkompressionen sind auf S. 44 ff. beschrieben. Es muss immer wieder betont werden, dass kontinuierliche Qualität und minimierte Pausen Priorität haben. Die Überwachung dieser Prioritäten gehört auch zu den Aufgaben des Teamleiters (Helfer ggf. zu festerem oder schnellerem Drücken anhalten; darauf achten, dass der komprimierende Helfer alle 2 min ausgewechselt wird).

Um dem Helfer eine Orientierung für Geschwindigkeit und Drucktiefe zu geben, und damit die CPR-Qualität zu verbessern, können auch im professionellen Kontext **Taktgeber** und **Feedbacksysteme** eingesetzt werden (vgl. S. 51 f.).

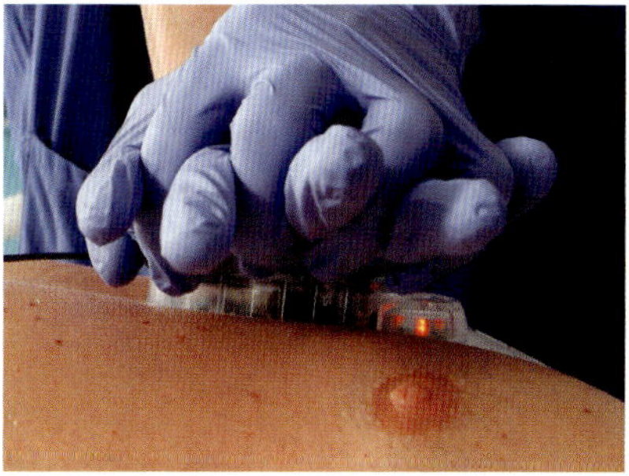

Abb. 2.95 CPR-Qualität sicherstellen: Feedback-System (hier: PocketCPRTM, Fa. Zoll Medical Deutschland GmbH/Fa. Bio-Detek, Inc.)

Außerdem lassen bestimmte **Messungen indirekter Effekte der Thoraxkompressionen** darauf zurückschließen, ob die Thoraxkompressionen effektiv sind (s. Tab. 2.6).

Tab. 2.6 Parameter zum Monitoring der Qualität der Thoraxkompressionen [jeweils AHA-Klasse II b, LOE C]

Messverfahren	Versuch, die Thoraxkompressionen zu verbessern, wenn…	Bemerkung
Kapnographie (nach Intubation)	$p_{et}CO_2$ < 10 mmHg (< 1,4 kPa)	Auch präklinisch möglich!
Invasive Blutdruckmessung	Relaxationsdruck („Diastole") < 20 mm Hg	In der Regel nur in der Klinik möglich, wenn bereits vor CPR installiert (z. B. Intensivstation)
Zentralvenöse Sauerstoffsättigung	$S_{cv}O_2$ < 30 %	

Die invasive Blutdruckmessung und die zentralvenöse Sauerstoffsättigung können auch zur Steuerung einer Vasopressortherapie eingesetzt werden [AHA-Klasse II b, LOE C]. Beachte, dass die Vasopressorgabe z. B. den koronaren Perfusionsdruck erhöht, aber den kardialen Auswurf vermindert (erkennbar z. B. an leichtem Abfall des $p_{et}CO_2$ – dann kein zwingender Hinweis für schlechtere CPR-Qualität).
Ein plötzlicher starker Anstieg der genannten Parameter kann auf einen ROSC hindeuten (z. B. $p_{et}CO_2$ 35–40 mmHg [AHA-Klasse II a, LOE B]; invasive Bludruckmessung oder $ScvO_2$-Messung, jeweils bei Feststellung eines organisierten Rhythmus [AHA-Klasse II b, LOE C]).

Mechanische selbsttätige Kompressionssysteme (LUCAS®, AutoPulse®) sind in der Lage, Kompressionen mit voreingestellten Parametern (z. B. Drucktiefe, Frequenz) ermüdungsfrei und kontinuierlich sicherzustellen (solange die Energiequelle hält, i. d. R. Akku). Die Kompressionen solcher Systeme unterscheiden sich in einigen Faktoren von manuellen Kompressionen (Voraussetzungen und andere Details s. S. 129 ff.). Es ist insbes. darauf zu achten, dass beim Anlegen solcher Systeme keine relevante CPR-Pause entsteht. LUCAS® und AutoPulse® werden derzeit in prospektiven randomisierten Multicenterstudien untersucht. Nach bisherigen Daten kann ihr Einsatz insbes. dann sinnvoll sein, wenn eine prolongierte CPR aussichtsreich erscheint und über längere Zeit eine gleichbleibend hohe CPR-Qualität gewährleistet werden muss (z. B. Thrombolyse bei Lungenembolie unter CPR, PCI unter CPR – vgl. Abb. auf S. 130).

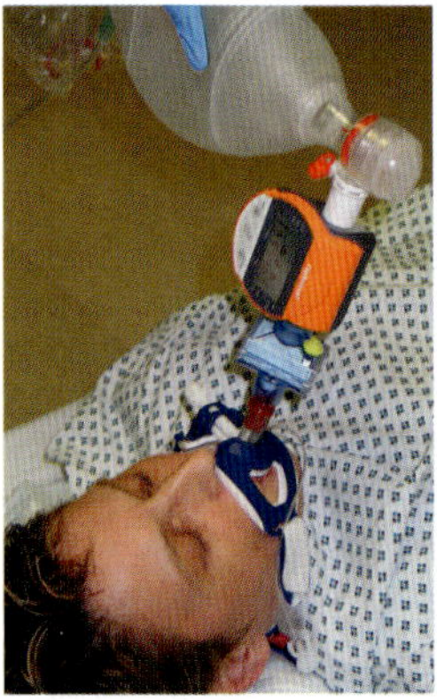

Abb. 2.96. Kapnographie mit dem CapRescue (Fa. Bytec/Fa. Meduc)

Maßnahmen vor notwendiger Unterbrechung planen!

Notwendig sind Unterbrechungen der Thoraxkompressionen für

- Beatmung (CPR 30:2 solange, bis Atemweg gesichert),
- Rhythmusanalyse (ggf. Pulskontrolle bei organisiertem Rhythmus),
- Schockabgabe,
- schwierige Intubation (Pause nur während Einführen des Endotrachealtubus).

Zum einen müssen diese Pausen so kurz wie möglich gehalten werden (< 5–10 s). Dies erfordert ein koordiniertes Handeln, vorbereitete Hilfsmittel, ggf. Assistenz und sicher beherrschte Handgriffe. Daher muss insbes. der Teamleiter notwendige Pausen vorhersehen, erforderliche Vorbereitungen rechtzeitig anweisen und klare Aufträge geben (Wer macht was wann und womit? – vgl. S. 107 f.). Zum anderen ist rechtzeitig vor einer notwendigen Pause zu überlegen, ob man in dieser Pause noch eine andere sinnvolle Maßnahme durchführen kann, ohne die Pause zu verlängern (z. B. Helferwechsel bei den Thoraxkompressionen, Echokardiografie).

Sauerstoffzufuhr

Die zusätzliche Sauerstoffgabe ist so früh wie möglich während der CPR empfohlen (möglichst $F_iO_2 = 1{,}0$) [AHA-Klasse II a, LOE C].

Erwäge Atemwegssicherung und Kapnographie

Die verschiedenen Methoden der Atemwegssicherung dienen dazu, den Atemweg dauerhaft freizuhalten, vor dem Eindringen von Mageninhalt und Blut zu schützen und eine optimale Beatmung, Oxygenierung und CO_2-Elimination zu ermöglichen. Nach heutiger Auffassung liegt aber der wesentliche Wert der Atemwegssicherung im Rahmen der CPR darin, dass Pausen der Thoraxkompressionen zur Beatmung entfallen können, in denen der für den Reanimationserfolg entscheidende koronare und auch der zerebrale Perfusionsdruck drastisch abfällt (erst nach einigen Kompressionen steigt der Druck wieder auf das Niveau vor der Pause an). Die Atemwegssicherung soll also die CPR verbessern und keinesfalls zu einer Verzögerung der initialen CPR oder der Defibrillation führen [AHA-Klasse I, LOE C]. Wenn die Atemwegssicherung zu einer Unterbrechung der Thoraxkompressionen führen würde, ist es zu erwägen, die Atemwegssicherung aufzuschieben und erst durchzuführen, wenn initiale CPR-Anstrengungen inkl. Defibrillationsversuch erfolglos geblieben sind oder bis wieder einen Spontankreislauf eingesetzt hat [AHA-Klasse II b, LOE C]. Ferner werden durch die Atemwegssicherung Risiken und Komplikationen der Beutel-Masken-Beatmung verringert und eine adäquate Ventilation kann leichter sichergestellt werden.

Als Verfahren zur Atemwegssicherung unter CPR kommen im Wesentlichen die endotracheale Intubation sowie der Einsatz supraglottischer Atemweghilfen (Larynxtubus = LT, Larynxmaske = LMA, I-gel) in Frage. Der sog. ösophagotracheale Kombitubus wird u. a. aufgrund seiner relativ komplizierten Anwendung und erhöhter Verletzungsgefahren zunehmend von den supraglottischen Atemweghilfen verdrängt (daher gehen wir nicht mehr näher auf dieses Hilfsmittel ein). Zu Details der Atemwegssicherung (z. B. Arbeitstechniken, Hilfsmittel) müssen wir auf einschlägige Lehrbücher, z. B. der Anästhesiologie und der Notfallmedizin, verweisen. Im Folgenden geben wir einige grundsätzliche Hinweise für die Atemwegssicherung in Reanimationssituationen.

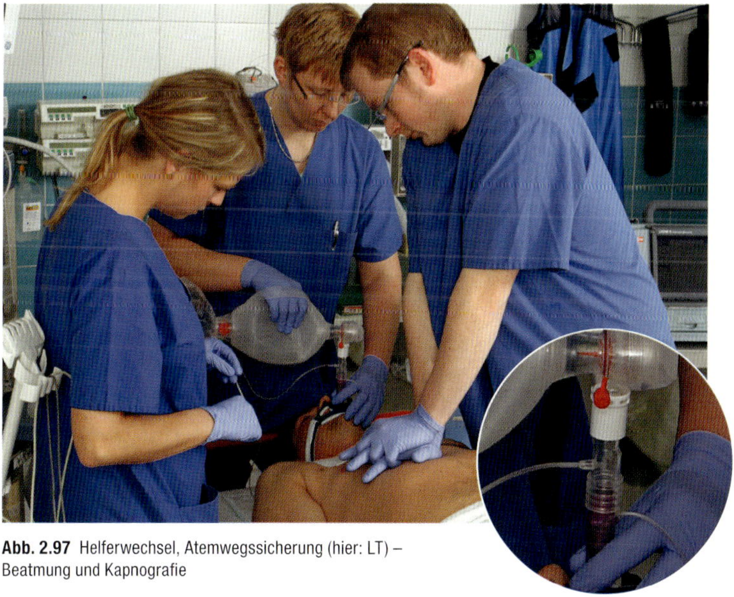

Abb. 2.97 Helferwechsel, Atemwegssicherung (hier: LT) – Beatmung und Kapnografie

Supraglottische Atemwegshilfen (vgl. S. 138) sind für darin ausgebildete und geübte Helfer akzeptable Alternativen zur Beutel-Masken-Beatmung [AHA-Klasse IIa, LOE C] und zur endotrachealen Intubation [AHA-Klasse IIa, LOE A], bes. wenn Letztere mangels hierin versierten Personals nicht in Frage kommt. Die Auswahl des optimalen Alternativverfahrens richtet sich nach den Fähigkeiten des Anwenders und den speziellen Einsatzbedingungen.
Bisher wurde keineswegs gezeigt, dass eine bestimmte Technik der Atemwegssicherung unter CPR die Überlebensraten erhöhen kann. Die Datenlage ist unzureichend, um die Überlegenheit eines bestimmten Verfahrens zu untermauern. Im Allgemeinen ist die Atemwegssicherung mit einer supraglottischen Atemwegshilfe effektiv und einfach, verglichen mit der Beutel-Masken-Beatmung. Für supraglottische Atemwegshilfen wurde gezeigt, dass sie auch einfacher einzulegen sind als ein Endotrachealtubus und dass ihre Anwendung meist problemlos ohne Unterbrechung der Thoraxkompressionen erfolgen kann (Reduktion der No-Flow-Zeiten). Die verschiedenen supraglottischen Atemwegshilfen besitzen unterschiedliche Vor- und Nachteile (z. B. Grad des Aspirationsschutzes) sowie besondere Modifikationen (z. B. mit der Möglichkeit, eine Magensonde einzulegen bei LTS-D, ProSeal LMA = PLMA/Supreme LMA = SLMA oder I-gel; besonders gute Abdichtung/höhere mögliche Atemwegsdrücke bei LT, PLMA/SLMA oder I-gel; Intubations-Larynxmaske = ILMA/LMA Fasttrach, mit der ein Endotrachealtubus ohne Laryngoskopie eingeführt werden kann). Aufgrund der einfachen und effektiven Anwendung empfehlen die Leitlinien eine frühe Atemwegssicherung mit einer supraglottischen Atemwegshilfe. Welche supraglottische Atemwegshilfe die Beste ist, hängt u. a. von den Umständen im Einzelfall und von der Kompetenz des Anwenders ab. Die Größenauswahl, das Einlegen und Benutzen der Hilfsmittel, Sicherheitsvorkehrungen (Lagekontrolle, Fixierung), Erkennen und Management von Komplikationen müssen in praktischem Unterricht erlernt und geübt werden.
Supraglottische Atemwegshilfen bieten keinen sicheren Schutz des Atemwegs vor Aspiration. Allerdings dürfte die Magenblähung bei supraglottischen Atemwegshilfen meist geringer sein als bei der Beutel-Masken-Beatmung, was die Aspirationsgefahr gegenüber der Beutel-Masken-Beatmung reduzieren kann.

Tab. 2.7 Empfehlungsstärken für alternative Atemwegshilfen zur Ventilation bei HKS

	als Alternative zur Beutel-Masken-Beatmung	als Alternative zur endotrachealen Intubation
Larynxtubus	AHA-Klasse IIb, LOE C	AHA-Klasse IIb, LOE C
Larynxmaske	AHA-Klasse IIa, LOE B	AHA-Klasse IIa, LOE C
[Kombitubus (keine supraglott. Atemwegshilfe)]	AHA-Klasse IIa, LOE B	AHA-Klasse IIa, LOE A

Die endotracheale Intubation – bisher oft als Goldstandard der Atemwegssicherung bezeichnet – wird mittlerweile kritischer gesehen. Sie soll ausdrücklich nur noch dann versucht werden, wenn

- der Anwender in der Methode geschult, fähig und sehr erfahren (!) ist [AHA-Klasse I, LOE B] und

- die Thoraxkompressionen zur Intubation nicht länger als 10 s unterbrochen werden (Pause nur während des Passierens der Stimmbänder).

Die endotracheale Intubation gilt weiterhin – vom Prinzip her – als die zuverlässigste Methode der Atemwegssicherung. So kann nach Intubation eine effektive Ventilation beispielsweise auch bei verminderter Lungen- oder Thoraxcompliance sichergestellt werden. Auch das Aspirationsrisiko wird nach Einlage eines Endotrachealtubus erheblich reduziert (ist aber nicht ganz ausgeschlossen). Jedoch ist die endotracheale Intubation im Gegensatz zu früheren Leitlinien nicht mehr per se ein zwingendes Ziel der CPR. Es muss deutlich gesagt werden, dass die endotracheale Intubation – gerade unter Notfallbedingungen – zu einer ernsten Bedrohung des Patienten werden kann! Andererseits ist keineswegs belegt, dass eine routinemäßige endotracheale Intubation das Überleben des Patienten wahrscheinlicher macht.

1. Jüngere Untersuchungen in der Notfallmedizin haben deutlich gezeigt, dass in der Praxis häufig inakzeptabel hohe Raten unerkannter Fehlintubationen (0,5 – 17 %) oder Tubusdislokationen im Verlauf auftreten, abhängig auch von Ausbildung und Training der Anwender), die eine Rettung des Patienten unmöglich machen können.
2. Insbes. wenn zur Durchführung der endotrachealen Intubation CPR-Pausen gemacht werden, ist der Reanimationserfolg hochgradig gefährdet! In früheren Untersuchungen war die die endotracheale Intubation die Ursache für fast ¼ aller CPR-Pausen. Dies gilt wohl speziell für längere Intubationsversuche (schwierige Situationen, Intubierende mit wenig Übung). In Rettungsdienstsystemen mit geringen Einsatzzahlen oder ungeübten Anwendern misslingt der Intubationsversuch in bis zu 50 % der Fälle.

Abb. 2.98 Zubehör zur endotrachealen Intubation:

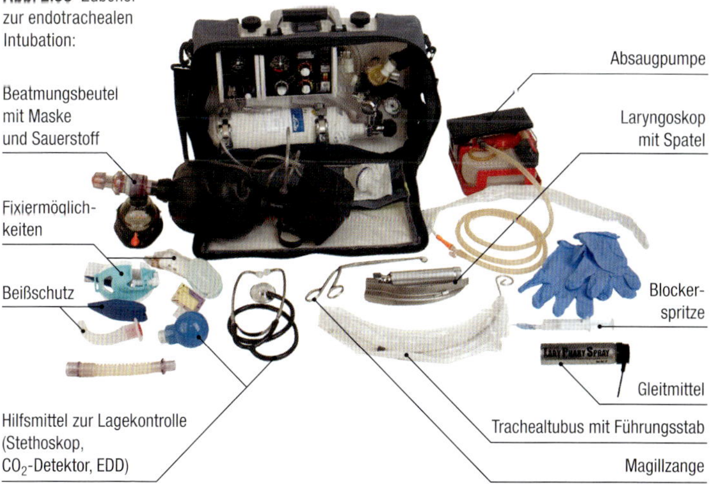

Erfahrung und Übung des Intubierenden wirken sich erheblich auf Schnelligkeit und Erfolgsrate bei der endotrachealen Intubation aus. Dabei erlauben wir uns ergänzend auch einen Hinweis darauf, dass eine Notfallsituation nicht mit einer (geplanten oder auch notfallmäßigen) Intubation in der klinischen Anästhesie vergleichbar ist. Daher kann auch ein geübter klinischer Anästhesist vor ungewohnte Probleme gestellt werden, wenn die Rahmenbedingungen nicht wie in der Klinik optimiert werden können, z. B.:

- Lagerung des Patienten (z. B. Intubation auf dem Boden)
- Erschwerende Licht- und Witterungsbedingungen
- Abweichungen von eingeübten Standards in der Klinik
- Keine gewohnte Assistenz
- Begrenzt zur Verfügung stehende Hilfsmittel/Alternativen (Airway-Management)
- Einschränkungen bei der Überprüfung der Tubuslage (z. B. Umgebungslärm bei Auskultation)
- Gleichzeitige Beachtung vieler weiterer Prioritäten

Grundsätze für die endotracheale Intubation während CPR

- Die endotracheale Intubation kann eine effektive Atemwegssicherung und Beatmung unter CPR gewährleisten.
- Sie soll aber in Reanimationssituationen nur von darin gut ausgebildetem, geübtem und erfahrenem Fachpersonal durchgeführt werden [AHA-Klasse I, LOE B]. Der Intubierende muss eine Abwägung treffen zwischen dem mutmaßlichem Nutzen und dem Risiko für den Patienten (dabei insbes. die Notwendigkeit und den Vorteil ununterbrochener Thoraxkompressionen einbeziehen und das Risiko einer CPR-Unterbrechung für die Intubation bedenken).
- Die Intubation, insbes. die Laryngoskopie, soll ohne Unterbrechung der Thoraxkompressionen durchgeführt werden (i. d. R. ist eine kurze Pause nur erforderlich, wenn der Tubus durch die Stimmritze geführt wird). Kein Intubationsversuch soll die Thoraxkompressionen länger als 10 Sekunden unterbrechen.
- Länger dauernde Intubationsversuche unter CPR sind für den Patienten gefährlich, insbes. wenn dadurch Pausen der Thoraxkompressionen entstehen.
- Nach Intubation muss die Tubuslage immer kontrolliert werden. Der Trachealtubus ist durch eine geeignete Fixierung vor Dislokation zu schützen [AHA-Klasse I, LOE C].
- Wenn Fachpersonal im Rettungsdienst endotracheale Intubationen durchführt, soll dies nur innerhalb strukturierter Trainings- und Überwachungsprogramme zur kontinuierlichen Qualitätssicherung erfolgen [AHA-Klasse II a, LOE B].

Kontrolle der Tubuslage

Primäre = klinische Zeichen für eine korrekte Tubuslage

- Beidseitiges, beatmungssynchrones Heben und Senken des Thorax
- Auskultation beider Lungenseiten axillär (einseitige Intubation?) und epigastrisch bei Beatmung (normalerweise sind dort keine Geräusche zu hören)
- Beschlagen des Tubus im Rhythmus der (Be-) Atmung

Primäre Zeichen sind nur mäßig zuverlässig! (Anteil korrekt erkannter trachealer Intubationen liegt zwischen 74 und 100 %, Anteil korrekt erkannter ösophagealer Intubationen liegt zwischen 66 und 100 %.)

Sekundäre Zeichen für eine korrekte Tubuslage

- **Exspiratorischer CO_2-Nachweis:** qualitativ/quantitativ mit Gerät zur Kapnografie, Kapnometrie oder mit einem Farbindikatorsystem. Ein anhaltender CO_2-Nachweis über mehrere Atemzüge (> 6) spricht sehr für eine tracheale (oder bronchiale) Lage (hoher positiver Vorhersagewert des CO_2-Nachweises). Der CO_2-Nachweis kann bei Kreislauf-Stillstand, Hypothermie und/oder Hyperventilation trotz trachealer Lage negativ sein und ist dann nur bedingt aussagekräftig.
- **Ösophagusdetektor:** (oesophageal/esophageal detection device = ODD/EDD), z. B. Tube-Check B™ (elastischer Kunststoffball) oder PosiTube™ (leichtgängige Spritze). Funktionsprinzip: das EDD wird auf den Tubus aufgesetzt (Ball komprimiert/Spritze entleert) und erzeugt einen Sog (Ball spontan/Spritze unter Aspiration). Der Unterdruck kann bei ösophagealer Lage nicht ausgeglichen werden, da der Ösophagus kollabiert, wobei sich angesaugte Schleimhaut über die Tubusöffnung legt. Bei trachealer Lage kann Luft i. d. R. frei aspiriert werden (Ball füllt sich rasch/Spritzenkolben weicht nach Füllung der Spritze nicht zurück), da das Tracheallumen durch Knorpelspangen offengehalten wird. EDD sind relativ zuverlässig (sensitiv für die ösophageale Fehlplatzierung; möglicherweise weniger sensitiv für tracheale Lage – bei bestimmten Patienten kann die Trachea kollabieren, z. B. bei stark Übergewichtigen, bei Schwangeren, bei schwerem Asthma oder bei starker trachealer Schleimsekretion – ggf. wird ein korrekt platzierter Tubus aus Sicherheitsgründen zu Unrecht entfernt). EDD sind einfach und schnell anwendbar – auch bei Herz-Kreislauf-Stillstand.

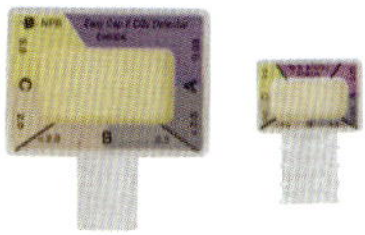

Abb. 2.99 CO_2-Detektoren (semiquantitative Einweg-Farbindikatoren): Easy Cap II® für Pat. ab 15 kg und Pedi-CAP® für Pat. 1–15 kg (Fa. Nellcor), keine Interpretation bei Blau-Gelb-Blindheit möglich

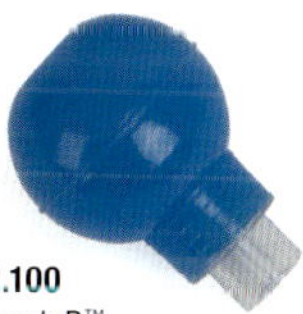

Abb. 2.100 TubeCheck B™ (Firma Ambu®)

Bei sekundären Zeichen sind die variablen Leistungsmerkmale unterschiedlicher Hilfsmittel zu bedenken (z. B. einfache Anwendung, schnelles Ergebnis, Vorbereitungszeit bis zum Einsatz eines Kapnografiegerätes). Sekundäre Zeichen können das Risiko einer unerkannten ösophagealen Fehlintubation senken, decken aber keine zu tiefe Intubation auf (Intubation eines Hauptbronchus, meist rechts – Folge: einseitige Beatmung); daher z. B. zusätzliche Auskultation erforderlich, später in der Klinik ggf. auch Röntgenkontrolle.

Im Fall eines Herz-Kreislauf-Stillstands sind kolorimetrische CO_2-Detektoren, EDD und Kapnometer (ohne Anzeige der

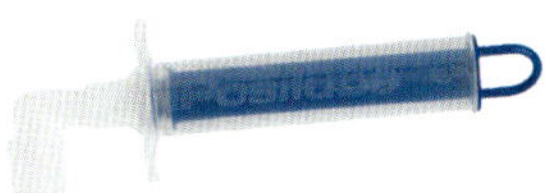

Abb. 2.101 PosiTube™ (Fa. Para Products/ Servoprax, Lifeguard)

CO_2-Kurve) bezüglich ihrer Genauigkeit der Auskultation oder der direkten Laryngoskopie nicht überlegen.

Kapnographie

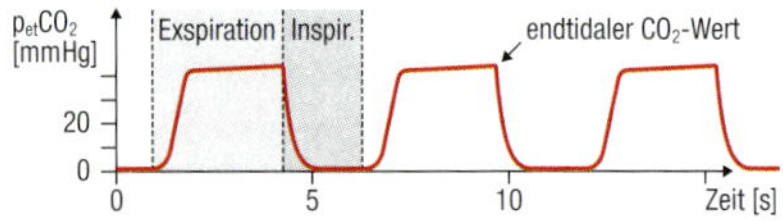

Normales Kapnogramm

Die Kapnographie hingegen gilt nach den aktuellen Leitlinien als die Methode mit der höchsten Sensitivität und Spezifität zum Nachweis und zur kontinuierlichen Überwachung der Tubuslage und sollte grundsätzlich als ergänzende Methode verwendet werden [AHA-Klasse I, LOE A], zusätzlich zu klinischen Zeichen (Auskultation, Laryngoskopie – Tubus eindeutig zwischen den Stimmbändern sichtbar?). Entsprechende Kapnographiegeräte erlauben den Einsatz an jedem Notfallort, präklinisch und klinisch. Die Kapnographie erfüllt noch weitere Zwecke und ist deswegen auch unabhängig von der endotrachealen Intubation als eigener Punkt im Algorithmuskasten „Während CPR“ aufgeführt:

- Überprüfung der Qualität von Thoraxkompressionen (bei $p_{et}CO_2 < 10$ mmHg Möglichkeiten zur Verbesserung der TK-Qualität prüfen [AHA-Klasse IIb, LOE C])
- Feststellung von ROSC (wahrscheinlich bei plötzlichem rapidem Anstieg des $p_{et}CO_2$ in Bereiche von 35–45 mmHg [AHA-Klasse IIa, LOE B]), auch um eine mögliche, potenziell gefährliche Adrenalingabe bei ROSC zu vermeiden
- Kontrolle der Beatmung nach ROSC (weder Hypo- noch Hyperventilation)

Wenn eine Atemwegssicherung indiziert ist, aber keine Kapnografie zur Verfügung steht, ist zu erwägen, einer supraglottischen Atemwegshilfe den Vorzug gegenüber der endotrachealen Intubation zu geben. Die AHA hält bei fehlender Verfügbarkeit der Kapnographie auch ein EDD oder ein Kapnometer für mögliche Alternativen, als obligate Ergänzung zu klinischen Zeichen [AHA-Klasse IIa, LOE B].

Zur Bedeutung der Atemwegssicherung (nach Williamson, 1993)

Patienten sterben nicht daran, dass sie nicht intubiert werden konnten, sondern dass sie nicht beatmet oder nicht effektiv reanimiert/oxygeniert wurden, z. B.

- weil man nicht aufhören konnte, zu intubieren (multiple erfolglose Versuche) oder
- weil eine ösophageale Intubation nicht rechtzeitig erkannt wurde.

In der anästhesiologischen Praxis gilt der Grundsatz:

„If in doubt, take it out!“ – Bei Zweifeln an der korrekten Tubuslage: Extubation, Reoxygenierung (z. B. mit Beutel-Masken-Beatmung oder supraglottischer Atemwegshilfe) und ggf. später erneuter Intubationsversuch unter optimierten Bedingungen.

Ein sicheres Zeichen für die korrekte Tubuslage ist die fiberoptisch durchgeführte Bestätigung nach Intubation (präklinisch meist nicht verfügbar). Ggf. kann auch die direkte Laryngoskopie Klarheit schaffen (Tubus sicher zwischen den Stimmbändern sichtbar?).

Anwendung eines kolorimetrischen CO_2-Detektors

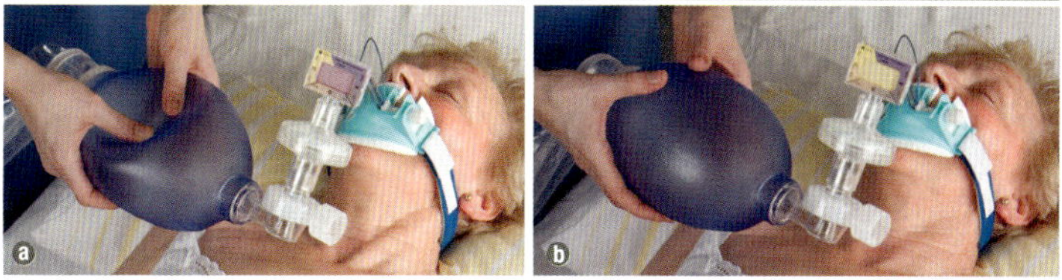

Abb. 2.102 Easy-Cap®: Wenn kein CO_2 nachgewiesen wird, ist der Indikator violett ⓐ (i. d. R. Inspiration bei trachealer Tubuslage oder ösophageale Tubuslage). Wenn CO_2 nachgewiesen wird, ist der Indikator gelb ⓑ (i. d. R. durch Exspiration bei trachealer Tubuslage).

Anwendung eines EDD (TubeCheck B™)

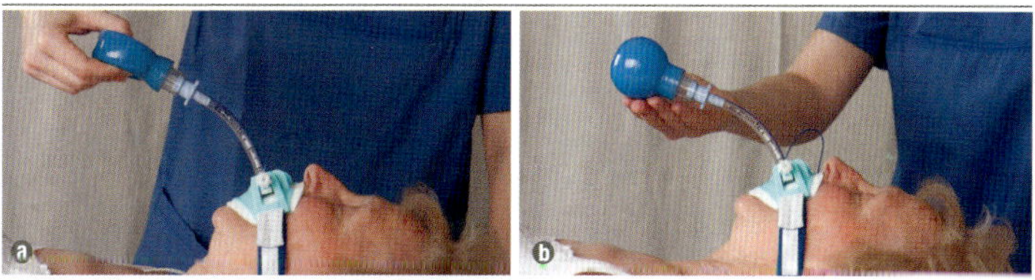

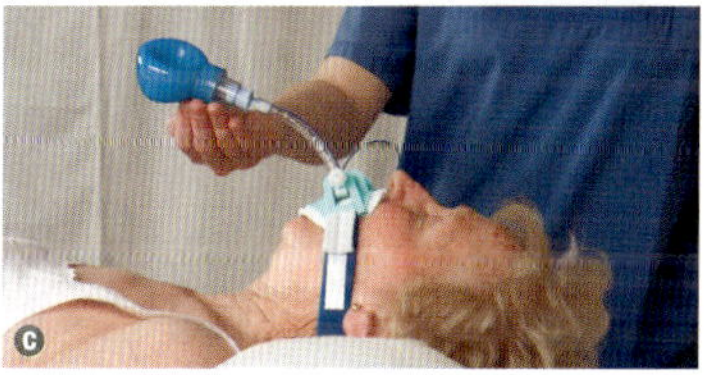

Abb. 2.103 Anwendung des TubeCheck: leergedrückt aufsetzen ⓐ. Beurteilung:
- Der TubeCheck füllt sich rasch → der Tubus liegt wahrscheinlich in der Trachea ⓑ.
  Der TubeCheck füllt sich nicht oder nur langsam → der Tubus liegt am ehesten im Ösophagus ⓒ.

Anwendung eines EDD (PosiTube™)

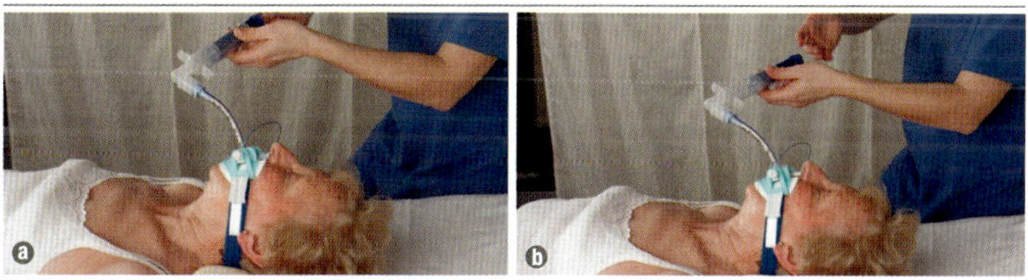

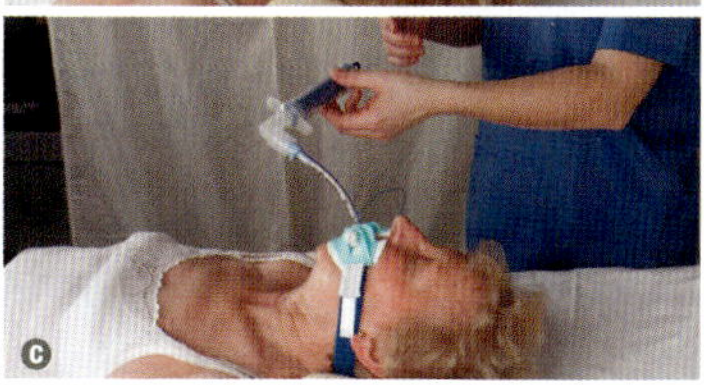

Abb. 2.104 Die Testspritze wird entleert aufgesetzt und dann aufgezogen ⓐ. Ist beim Ziehen kein Widerstand spürbar und weicht der Kolben nach Loslassen nicht zurück, so liegt der Tubus wahrscheinlich tracheal ⓑ. Ist beim Ziehen ein Widerstand spürbar und weicht der Kolben nach Loslassen zurück, so liegt der Tubus am ehesten ösophageal ⓒ.

Sobald Atemweg gesichert: Thoraxkompressionen ohne Unterbrechung für Beatmung

Wenn der Atemweg mittels Intubation oder einer supraglottischen Atemwegshilfe gesichert ist, werden die Thoraxkompressionen kontinuierlich mit einer Frequenz von mind. 100/min durchgeführt, während die Beatmung unabhängig davon erfolgt [AHA-Klasse II a, LOE B, bei LMA: AHA-Klasse II b, LOE C]. Dies führt zu einer verbesserten Durchblutung der kritischen Organe.

- Die Beatmungsfrequenz soll 10/min betragen (AHA: 8-10/min [AHA-Klasse II b, LOE C])
- Eine Hyperventilation (>10 – 12/min) ist unbedingt zu vermeiden [AHA-Klasse III, LOE B]
- Lediglich, wenn ein supraglottischer Atemweg unter CPR nicht ausreichend abdichtet, soll eine Pause für die Beatmung beibehalten werden (abwechselnd 30 Kompressionen – 2 Beatmungen).

Eine Hyperventilation (Atemfrequenz > 10 – 12/min und/oder erhöhtes Atemhubvolumen) ist unnötig und schädlich → schlechtere Überlebensraten! [Aufderheide et al., Circulation, 2004; Aufderheide et al., Crit Care Med, 2004]. Die fatalen Mechanismen der Hyperventilation:

1. Anstieg des intrathorakalen Drucks (verstärkt durch verkürzte Exspirationszeit) Behinderung des venösen Rückstroms, Verminderung der Herzauswurfleistung, Verminderung des koronaren Perfusionsdrucks
2. Magenblähung → erhöhte Regurgitationsgefahr und Aspiration, Zwerchfellhochstand
3. Hypokapnie → zerebrale Vasokonstriktion mit folgender Ischämie (nach ROSC)

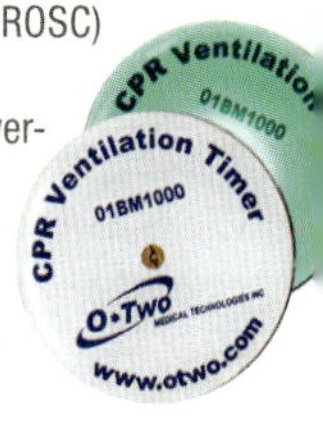

Abb. 2.105
Beatmung nur nach jedem Blinken des Ventilations-Timers: 10-mal pro Minute

Es gibt verschiedene Strategien, eine unbeabsichtigte Hyperventilation zu vermeiden, von denen exemplarisch folgende herausgegriffen werden sollen:

a) Taktgeber für die Beatmung nutzen (s. S. 52)
b) Beatmungsgerät nutzen (s. nächste Seite; auf korrekte Einstellung und Überprüfung des tatsächlich verabreichten Atemzug- und Atemminutenvolumens achten)
c) Auch Hersteller von Beatmungsbeuteln haben Ideen entwickelt, um eine Hyperventilation bei manueller Beatmung zu vermeiden (keine ausdrückliche Leitlinienempfehlung). Als Beispiel sei die Funktion des Beutels Smart Bag® MO kurz beschrieben (in einer Version für Kinder auf S. 248 in Abb. 3.6 zu sehen): Ein spezielles Ventil kontrolliert den Fluss des Atemgases bei der Inspiration. Bei korrekter, langsamer Kompression gelangt das Atemgas ungehindert zum Patienten. Wenn der Helfer den Beutel aber zu schnell oder zu stark komprimiert, wird der Gasfluss gedrosselt (der Anwender kann dies am roten Flow-Anzeiger im Hals des Beatmungsbeutels erkennen – s. Abb. 2.106), sodass ein konstant niedriger Beatmungsdruck resultiert. Bei herabgesetzter Compliance oder erhöhtem Atemwegswiderstand erlaubt das Ventil jedoch einen angepassten, höheren Beatmungsdruck, so dass je nach aktuellem pulmonalen Zustand eine ausreichende Ventilation möglich ist (bei hohem Beatmungsdruck und ungeschütztem Atemweg ist eine Magenblähung möglich).

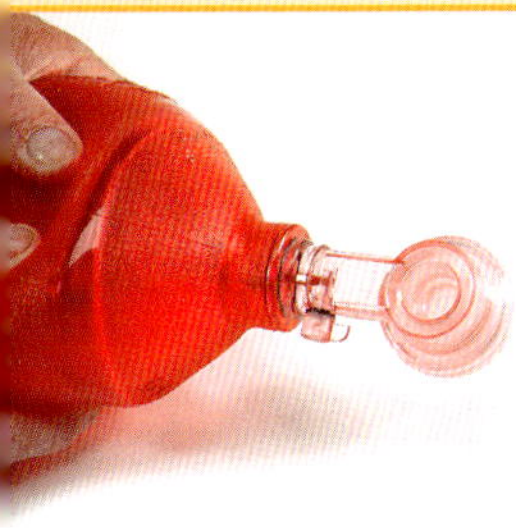

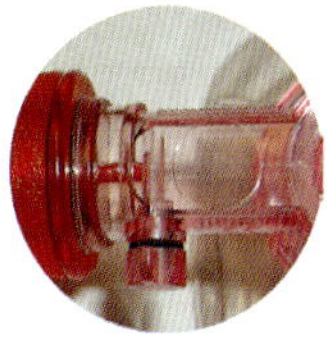

Abb. 2.106 Beatmungsbeutel mit Spezialventil, um eine unbeabsichtigte Hyperventilation zu vermeiden (Smart Bag® Mo, Fa. O-Two Medical Technologies Inc.)

Fotos: Fa. O-Two Medical Technologies Inc.

Beatmung mit Beatmungsgerät bei CPR

Ein Beatmungsgerät kann helfen, korrekt zu beatmen (Vermeiden schädlicher Hyperventilation) und nach Atemwegssicherung einen Helfer ersetzen [AHA-Klasse IIb, LOE C]. Die Möglichkeiten, einen Patienten mit dem Beatmungsgerät sowohl über Gesichtsmaske als auch über eine supraglottische Atemwegshilfe oder über einen Endotrachealtubus zu beatmen, werden erwähnt. Zur initialen Einstellung des Beatmungsgerätes werden ein Tidalvolumen von 6–7 mL/kg sowie eine Beatmungsfrequenz von 10/min angegeben.

Zur Verwendung von Beatmungsgeräten geben die Leitlinien keine detaillierteren Handlungsempfehlungen, da die theoretischen Vor- und Nachteile durch die wenigen vorliegenden Studienergebnisse nicht evidenzbasiert abgewogen werden können. Die ordnungsgemäße Funktion des Beatmungsgerätes und der gewählten Atemwegssicherung muss durch den Anwender sichergestellt und geräteabhängig kontrolliert werden (z. B. tatsächlich verabreichtes Volumen – exspiratorische Messung, Leckage, Stenose, Diskonnektion, Patientenbeobachtung, Auskultation). Dies gilt umso mehr für die Reanimation (nicht alle Geräte haben zuverlässige Alarmfunktionen für CPR-Bedingungen).

Einzelne Untersuchungen, z. T. nur an Übungsphantomen, zeigten mögliche Vorteile manuell getriggerter, sauerstoffgetriebener, flussbegrenzter Beatmungsgeräte bei ungeschütztem Atemweg gegenüber konventioneller Beutel-Masken-Beatmung (z. B. signifikant reduzierte Magenblähung und geringere Spitzenbeatmungsdrücke) [AHA-Klasse IIb, LOE C]. Das verabreichte Volumen hängt von der Inspirationszeit ab. Der automatische Modus dieser Geräte sollte laut AHA wegen des PEEP-Effektes nicht unter CPR eingesetzt werden [AHA-Klasse III, LOE C]. Transportbeatmungsgeräte können eine sichere und effektive Maskenbeatmung zulassen; der beatmende Helfer kann z. B. beide Hände zur Kopfpositionierung und Maskenfixierung benutzen (Doppel-C-Griff, s. S. 140).

Unmögliche Beatmung

Ist die Beatmung eines Patienten mit Atemstillstand erforderlich, aber weder mit optimierter Beutel-Masken-Beatmung noch mit endotrachealer Intubation oder einem alternativen Hilfsmittel zur Atemwegssicherung möglich, kann die lebensrettende Sauerstoffzufuhr ggf. über eine Nadel-Krikothyroidotomie (Trachealkanülierung)
oder eine chirurgische Krikothyroidotomie (Koniotomie) ermöglicht werden (z. B. bei schwerem Gesichtsschädeltrauma oder bei einer nicht zu beseitigenden Verlegung der oberen Atemwege durch Fremdkörper oder Schwellung).

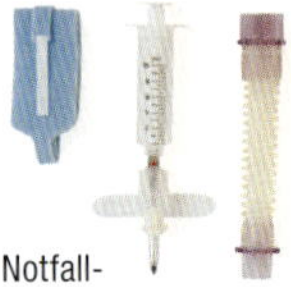

Abb. 2.107 Notfall-trachealpunktionsbesteck (Quicktrach, Fa. VBM Medizintechnik)

Diese Techniken sind in gängigen Lehrbüchern der Notfallmedizin ausführlich beschrieben und gehören zum notärztlichen Repertoire. Ihre sichere Anwendung setzt jedoch Training an Phantomen oder geeigneten Präparaten voraus. Trotz der einfachen Prinzipien von Koniotomie und Trachealkanülierung sind auch bei Verwendung der Fertigsets ernste Komplikationen möglich, die der Anwender kennen, vermeiden und ggf. beherrschen können muss (z. B. Fehllagen, Barotrauma). Auch der Zeitbedarf ist nicht zu unterschätzen (in einer bedrohlichen Situation rechtzeitig an die Bereitstellung dieser Hilfsmittel denken). Der geschilderte Extremfall („cannot ventilate and cannot intubate") gilt als extrem selten und wird zuweilen diagnostiziert, bevor weniger invasive Alternativen überhaupt versucht wurden. Andererseits darf in dieser Situation, wenn sie tatsächlich einmal auftritt, nicht zu viel Zeit mit frustranen Intubations- oder anderen Atemwegssicherungsversuchen vertan werden; die Entscheidung muss dann in 1–2 Minuten fallen (Zeitangabe nach [Schuss/ Henn-Beilharz in Krier/Georgi, Thieme, 2001]).

Ein zeitgerechtes Atemwegsmanagement erfordert klare und trainierte Konzepte (Algorithmen) für den Umgang mit dem vorhandenen Equipment für das Atemwegsmanagement. Mindestens eine Alternative zur Intubation sollte in den entsprechenden Rettungsmitteln und an anderen Intubationsarbeitsplätzen verfügbar sein.

Gefäßzugang (intravenös/intraossär)

Die Evidenz für die Wirksamkeit von Medikamenten unter Reanimation ist gering. Die Basis-CPR (Thoraxkompressionen und Beatmungen, Defibrillation) darf daher nicht durch die Schaffung von Zugangswegen oder für Medikamentengaben unterbrochen oder in ihrer Qualität beeinträchtigt werden.

Im Folgenden geben wir einige ausgewählte Hinweise zu Gefäßzugängen, speziell unter Reanimationsbedingungen. Zur detaillierteren Beschreibung der verschiedenen Zugangswege (Anlagetechniken, mögliche Punktionsorte) verweisen wir auf die einschlägigen Lehrbücher, z. B. der Notfall- und Intensivmedizin.

Unter Reanimationsbedingungen sind die Prioritäten der Zugangswege für Medikamente in den aktuellen Leitlinien nach Abwägung der Zuverlässigkeit, der Risiken und der Schnelligkeit wie folgt angeordnet:

1. Zur Verabreichung von Medikamenten unter CPR ist ein bereits liegender (!) **zentralvenöser Zugang (ZVK)** ideal und einem periphervenösen Zugang zur Medikamentengabe unter Reanimationsbedingungen vorzuziehen (höhere Plasmaspiegelmaxima und schnelleres Erreichen der Zielorgane). Eine ZVK-Anlage unter CPR ist jedoch abzulehnen (z. B. komplexe Technik, Komplikationen und erforderliche CPR-Pause – die AHA erlaubt es dem erfahrenen Anwender, eine ZVK-Anlage bei Ausschluss von Kontraindikationen zu erwägen [AHA-Klasse II b, LOE C]).
2. Die Schaffung eines sicheren **periphervenösen Zugangs** ist der Standardzugang in den meisten Reanimationssituationen, meist schnell und leicht möglich (häufig venöse Stauung bei HKS). Nach Medikamentengabe über einen periphervenösen Zugang unter

CPR-Bedingungen soll jeweils mit mindestens 20 mL Infusion nachgespült werden und die Extremität für 10–20 s hochgehalten werden, um eine schnellere Einschwemmung zu erreichen.

3. Bei schwierigem oder unmöglichem Venenzugang (innerhalb von 2 min nach CPR-Beginn bzw. nach AHA primär, wenn i. v.-Zugang nicht bereits vorhanden [AHA-Klasse IIa, LOE C]) ist – auch bei Erwachsenen – ein **Intraossärzugang** indiziert (Injektion in den Knochenmarkraum).
4. Die intratracheale/endobronchiale Applikation von Medikamenten unter CPR ist angesichts der Verfügbarkeit intraossärer Punktionssysteme und der Nachteile einer trachealen Gabe (z. B. unvorhersehbare Plasmakonzentrationen) nicht mehr empfohlen (die AHA sieht den trachealen Weg noch für den Fall vor, dass weder ein i. v.- noch ein i. o.-Zugang angelegt werden kann [AHA-Klasse IIb, LOE B]). Den Interessierten verweisen wir zu näheren Ausführungen auf die Vorauflage dieses Buches und die früheren CPR-Leitlinien.

Zentralvenöser Zugang (ZVK)

Ein ZVK ist häufig bei hospitalisierten Patienten zu finden, teilweise auch auf Normalstationen. Zunehmende Verbreitung finden auch sog. Portsysteme, z. B. bei ambulanten, chronisch kranken Patienten mit schlechten Venenverhältnissen oder für spezielle Therapieverfahren (z. B. Chemotherapie, parenterale Ernährung). Portsysteme sind vollständig implantierte ZVK mit einer Hohlkammer, die von der Außenatmosphäre durch eine punktierbare Membran und die Haut getrennt ist. Aus Sicht der Autoren von „Reanimation kompakt" ist die Nutzung eines Ports der Nutzung eines ZVK ebenbürtig. Die Portpunktion sollte allerdings durch darin versierte Personen und mit speziellen Portpunktionsnadeln durchgeführt werden (mit den Spezialnadeln wird die Portmembran kaum geschädigt, so dass zahlreiche Punktionen möglich sind, ohne dass der Port undicht wird und potenziell nekrotisierende Substanzen wie Adrenalin, Amiodaron oder hochprozentige Glukose nach subkutan gelangen können). Portnadeln sind mittlerweile auch in einigen Rettungsmitteln und Notfallausrüstungen zu finden. Bei der Punktion sollte auch unter Notfallbedingungen an hygienisches Arbeiten, Lagekontrolle (Aspiration-/Injektionsprobe), Nachspülen sowie Blocken mit 10–20 mL NaCl 0,9 % nach Benutzung gedacht werden, damit der Patient im Falle des Überlebens nicht zusätzlich gefährdet wird.

Die AHA sieht vor, eine ZVK-Anlage unter CPR zu erwägen, wenn nach Defibrillation und Medikation über einen peripheren i. v.- oder einen i. o.-Zugang kein Spontankreislauf auftritt, sofern Kontraindikationen beachtet werden. Die AHA betont, dass der ZVK selbst eine relative Kontraindikation für eine spätere Lysetherapie darstellt.

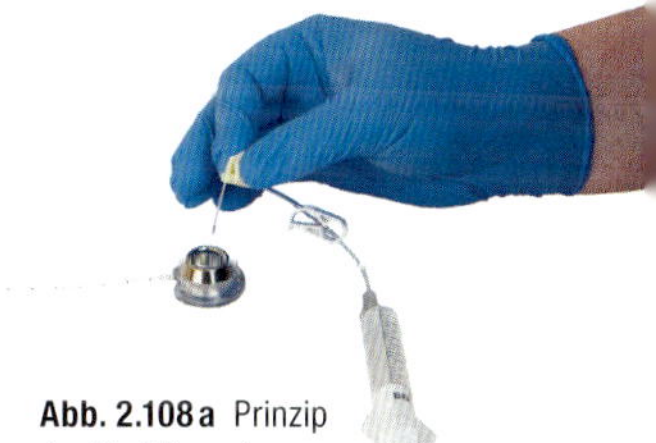

Abb. 2.108 a Prinzip der Punktion eines Portsystems (Fa. Bard) mit spezieller Portnadel

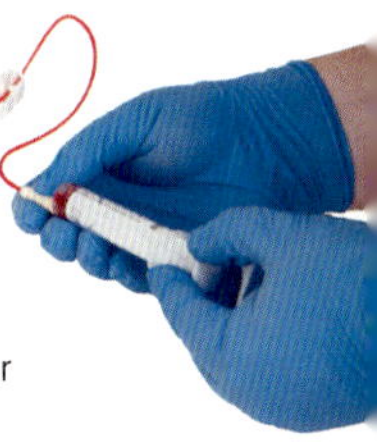

Abb. 2.108 b Simulierte Aspirationsprobe nach erfolgreicher Portpunktion

Periphervenöser Zugang

Die Anlage eines periphervenösen Zugang am Arm wird in der Regel von Mitgliedern jedes Reanimationsteams sicher beherrscht, ggf. kann auch am Bein punktiert werden. Anatomisch ist auch die Vena jugularis externa als periphere Vene anzusehen, die in Reanimationssituationen oft gestaut und für den Versierten leicht punktierbar ist. Auf eine sichere Fixierung venöser Zugänge sollte möglichst schon vor deren Nutzung geachtet werden!

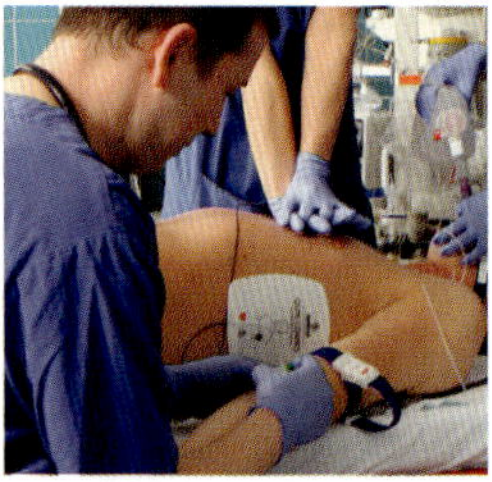

Abb. 2.109 Venöser Zugang

Intraossärer Zugang

Für einen intraossären Zugang sind geeignete Intraossärnadeln zu verwenden, keinesfalls Venenverweilkanülen. Intraossäre Zugänge sollten im Regelfall nicht länger als 24 Stunden belassen werden. Ggf. ist eine single-shot-Antibiose zu erwägen. Wegen eines erhöhten Risikos einer für den Patienten sekundär bedrohlichen Osteitis (oder seltener Osteomyelitis), ist die vorherige Hautdesinfektion auch im Notfall erforderlich (wenn dies der erste Schritt vor dem Auspacken und Vorbereiten des i. o.-Systems ist, entsteht kein relevanter Zeitverzug). Der Anwender muss sich, z. B. um Fehlbedienungen mit Unbrauchbarmachung des Systems zu vermeiden, unbedingt vorher mit dem verwendeten System in seinem Notfallinstrumentarium vertraut machen (z. B. Training an Knochenmodellen). Die Anwendung von Intraossärsystemen erfordert z. B. Kenntnisse über wenige Kontraindikationen und Komplikationen, die anatomisch möglichen Zielregionen und Eindringtiefen (abhängig von Alter, Lokalisation und Fettpolster). Die Abbildungen zeigen einige der derzeit erhältlichen Systeme, die sich durch verschiedene Vor- und Nachteile unterscheiden (z. B. Preis, Schnelligkeit, Sicherheit, Anwenderfreundlichkeit, Präzision, Stabilität und Dichtigkeit). Zum intraossären Zugang s. a. S. 267.

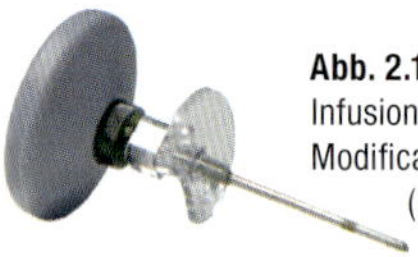

Abb. 2.110 a Intraossäre Infusionskanüle: Dieckmann Modification, 2 Seitenlöcher (Firma Cook®)

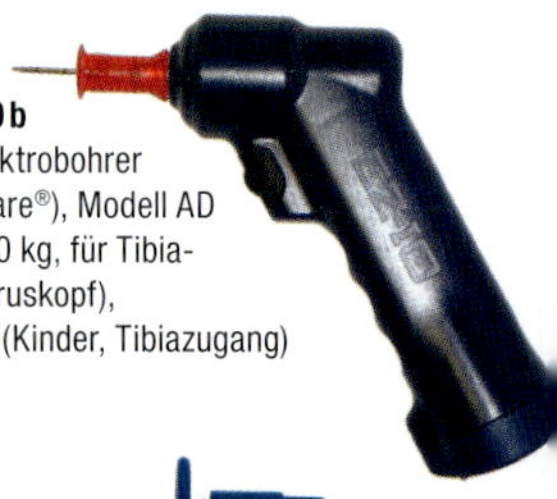

Abb. 2.110 b EZ-IO® Elektrobohrer (Fa. Vidacare®), Modell AD (Erw. ab 40 kg, für Tibia- und Humeruskopf), Modell PD (Kinder, Tibiazugang)

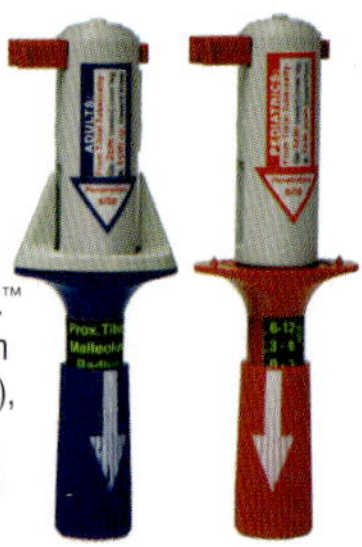

Abb. 2.110 c Mechanisierter i. o.-Zugang: B.I.G.™ Bone Injection Gun (Fa. WaisMed Ltd.), Modell 15 G (blau, Erw.), Modell 18 G (rot, Kinder)

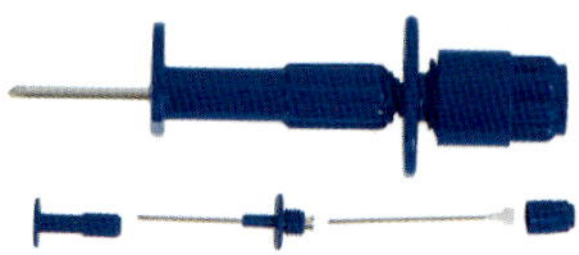

Abb. 2.110 d Intraossäre Einwegnadel: Pharmaseal Illinois, 15 G, verstellbare Länge 10 – 48 mm (Firma Allegiance)

Adrenalin: 1 mg alle 3–5 min i.v./i.o. [AHA-Klasse IIb, LOE A] Andere Medikamente während CPR

Aufgrund bisheriger Daten und pathophysiologischer Überlegungen werden aktuell auf Basis von Expertenmeinungen folgende Medikamentengaben bei CPR empfohlen:

1. **Bei initialer Asystolie/pulsloser elektrischer Aktivität (PEA):** Unmittelbar nach der 1. Rhythmusanalyse (bei fortgesetzter CPR) 1 mg Adrenalin* [Suprarenin®] i.v./i.o., sobald venöser Zugang vorhanden
2. **Bei initialer und anhaltender VF/pulsloser VT:** Unmittelbar nach der 3. Defibrillation (bei fortgesetzter CPR) 1 mg Adrenalin*/** [Suprarenin®] i.v. oder i.o. + 300 mg Amiodaron [Cordarex®] i.v. oder i.o.
3. **Bei initialer VF/pulsloser VT mit Wechsel zu Asystolie/PEA in der 2. oder 3. Analyse:** Unmittelbar nach der Analyse mit Wechsel in Asystolie/PEA (bei fortgesetzter CPR) 1 mg Adrenalin* [Suprarenin®] i.v. oder i.o.

* Nach der ersten Gabe von Adrenalin bei CPR wird die Adrenalingabe alle 3–5 Minuten wiederholt (am besten zu Beginn jedes 2. Zyklus), bis zur Wiederherstellung eines Spontankreislaufs oder bis zum Abbruch der Reanimation – unabhängig von einer eventuellen Rhythmusänderung, d.h. unabhängig von einem eventuellen Wechsel zwischen den beiden Schenkeln des ALS-Algorithmus (VF/pVT oder Asystolie/PEA). Die Adrenalindosis beträgt bei Erwachsenen stets 1 mg bei i.v.- oder i.o.-Gabe; entweder Gabe von 1 mL der Orginallösung 1:1000 (1mg/mL) oder – nach Herstellerangabe – 10 mL einer verdünnten Lösung 1:10 000 (0,1 mg/mL). Bei PEA/Asystolie wird Adrenalin so früh wie möglich verabreicht [AHA-Klasse IIb, LOE B].

** Adrenalin kann den myokardialen Blutfluss erhöhen und so die Chance auf eine erfolgreiche Defibrillation beim folgenden Schock erhöhen. Die Festlegung, Adrenalin bei anhaltender VF/pVT erst nach zwei erfolglosen Defibrillationsversuchen (= Feststellung bei der 3. Analyse) zu verabreichen, wurde von den Leitlinienexperten unter dem Aspekt der proarrhythmogenen Wirkung des Adrenalins getroffen [LOE 8 im CoSTR 2005], die besonders bei Azidose zu Tage tritt. Die Spitzenplasmaspiegel treten etwa 90 s nach der Injektion auf. Wenn also im Verlauf der 2 min CPR nach dem 3. Schock ein Spontankreislauf einsetzt (ROSC) kann Adrenalin (das direkt nach dem 3. Schock gegeben wurde) zu Tachyarrhythmie, Hypertension und erneutem Kammerflimmern führen. Auch die natürlichen Adrenalinkonzentrationen nach ROSC sind erhöht und eine zusätzliche Wirkung exogenen Adrenalins wurde in dieser Situation nicht näher untersucht. Die Kapnografie während CPR kann helfen, die Möglichkeit eines ROSC frühzeitig zu erkennen, ohne die CPR zu unterbrechen, und einen überflüssigen, aber potenziell gefährlichen Adrenalinbolus zu vermeiden.
Die AHA empfiehlt eine Vasopressorgabe (z.B. Adrenalin) bei persistierendem Kammerflimmern (mind. 1 erfolgloser Schock und 2 min CPR, also bereits nach dem 2. Schock), mit dem Ziel, den myokardialen Blutfluss zu erhöhen und einen ROSC zu erreichen [AHA-Klasse IIb, LOE A].

*** Die AHA empfiehlt, Amiodaron zu erwägen, wenn VF/pVT weder auf CPR noch auf Defibrillation und auch nicht auf Vasopressoren anspricht [AHA-Klasse IIb, LOE A/B]. Erneute Amiodarongabe möglich bei andauerndem/wiederkehrendem VF: 150 mg i.v./i.o., ggf. anschließend 900 mg über 24 h i.v. (Bei fehlender Verfügbarkeit von Amiodaron kann Lidocain verwendet werden [AHA-Klasse IIb, LOE B]). Magnesiumgabe nur bei polymorpher VT (im Sinne einer Torsade de pointes [AHA-Klasse IIb, LOE B/C]), Magnesiummangel oder Digitalis-Intoxikation: Magnesiumsulfat (2 g entspr. 8 mmol entspr. 4 mL bei 50 %-iger Lösung i.v./i.o., ggf. wdh., bei Anwendung unter Spontankreislauf langsame Injektion – auf Nebenwirkungen achten, nicht überdosieren).

Eine routinemäßige Gabe anderer Medikamente während CPR verbessert nicht das Outcome und wird ausdrücklich **nicht** empfohlen (z. B. Bikarbonat [AHA-Klasse III, LOE B], Kalzium [AHA-Klasse III, LOE B], Magnesium [AHA-Klasse III, LOE A], Fibrinolyse [AHA-Klasse III, LOE B], Atropin bei Asystolie oder bradykarder PEA [AHA-Klasse IIb, LOE B], größere Infusionsmengen). Nur bei speziellen Umständen und besonderen Ursachen des Herz-Kreislauf-Stillstandes sowie in der Postreanimationsphase (s. Kap. 2.9) können weitere Medikamente indiziert sein.

Adrenalin (und andere Vasopressoren)

Adrenalin wird seit Jahrzehnten zur Anwendung bei Herz-Kreislauf-Stillstand propagiert und in den CPR-Leitlinien empfohlen. Dennoch wurde bisher weder für Adrenalin noch für einen anderen Vasopressor gezeigt, dass hierdurch das Langzeitüberleben nach Herz-Kreislauf-Stillstand (zum Zeitpunkt der Krankenhausentlassung oder später) verbessert werden kann. Es existiert kein strenger Vergleich zwischen dem Outcome von CPR mit und dem Outcome von CPR ohne Adrenalin. Die Empfehlung, Adrenalin bei CPR zu verabreichen, basiert im We-

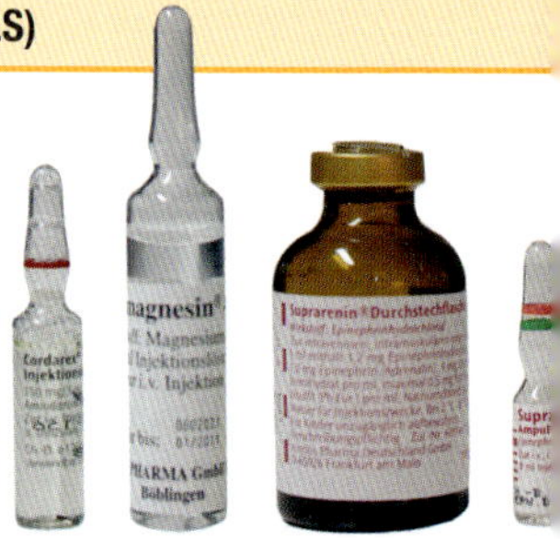

Abb. 2.111 Amiodaron, Magnesium und Adrenalin

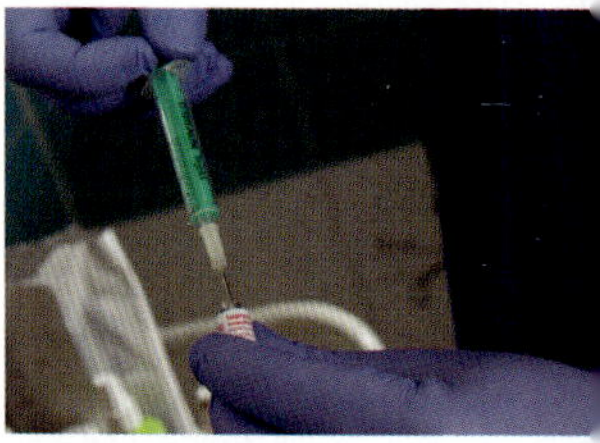

Abb. 2.112 Adrenalin aufziehen (hier Suprarenin®)

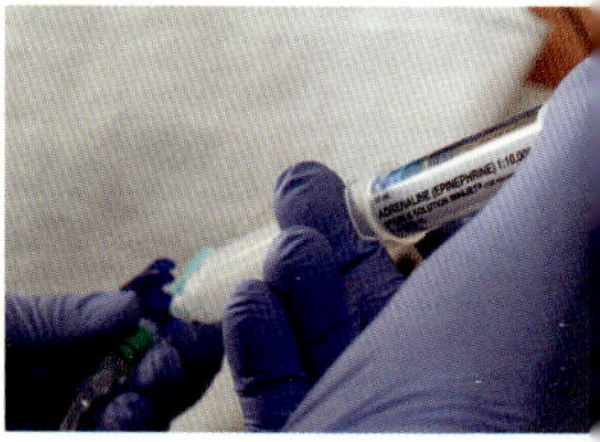

Abb. 2.113 Bei Asystolie/PEA: Adrenalingabe alle 3–5 min (hier: Minijet®-Fertigspritze)

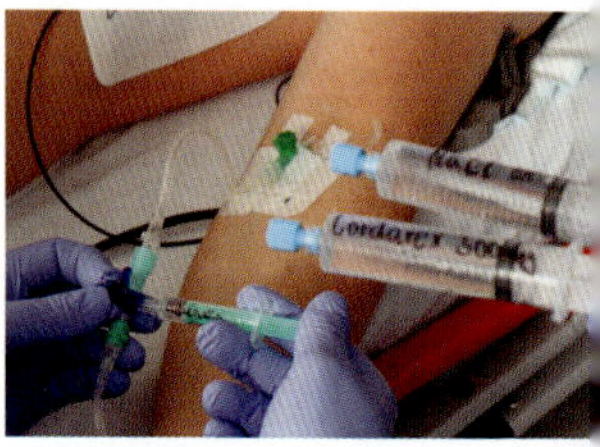

Abb. 2.114 Bei anhaltender VF/pVT: Amiodaron und Adrenalin direkt nach dem dritten Schock

sentlichen auf umfangreichen tierexperimentellen Untersuchungen und wenigen Studien, in denen Adrenalin

- die Wahrscheinlichkeit einer erfolgreichen Defibrillation und des Wiedereinsetzens eines Spontankreislaufs (ROSC) erhöht und
- zu verbesserten Kurzzeitüberlebensraten geführt hat (Krankenhauseinlieferung),

die aber trotz relativ hoher Patientenzahlen bisher kein besseres Langzeitüberleben durch Adrenalin zeigen konnten (z. B. [26 a, 26 b]). Die pharmakologische und pathophysiologische Überlegung, die der Anwendung von Adrenalin zugrunde liegt, ist die Vasokonstriktion, die Adrenalin über α-Rezeptoren auslöst. Dadurch wird der Blutdruck (vor allem „diastolisch" in der Relaxationsphase) bei der Durchführung von Thoraxkompressionen nachweislich erhöht. In der Folge steigen

- der myokardiale und zerebrale Perfusionsdruck (verbesserte Herz- und Hirndurchblutung) sowie
- die Frequenz und Amplitude des Kammerflimmerns (Chance auf erfolgreiche Defibrillation erhöht).

Es werden also durch Adrenalin – eindeutig erwiesen – Messgrößen verbessert, die nach gesicherter Erkenntnis einen positiven Einfluss auf das Reanimationsergebnis haben. Es erscheint zunächst logisch: Wenn

1. A (Adrenalin) nachgewiesenermaßen zu B (besserer Durchblutung usw.) führt und
2. bei Vorliegen von B (bessere Durchblutung usw.) häufiger C (Chance auf Überleben) beobachtet wird,

dann müsste doch A auch häufiger zu C führen. Dennoch legen manche Studienergebnisse nahe, dass A nicht häufiger zu C führt [z. B. 26 c]. Eine plausible Erklärung ist, dass A nicht nur zu B führt, sondern auch zu Nebenwirkungen (N), die die Chance einer erfolgreichen Reanimation später wieder zunichte machen können. Als mögliche unerwünschte Effekte des Adrenalins werden aufgrund der bisherigen Forschung angeschuldigt: Beeinträchtigung der Mikrozirkulation, Zunahme des myokardialen Sauerstoffverbrauchs (Zunahme ischämischer Myokardschäden), vermehrter pulmonaler arteriovenöser Shunt, arrhythmogene Effekte unmittelbar nach ROSC sowie die Verstärkung einer myokardialen Dysfunktion. Hierfür wurde vor allem die β-mimetische Wirkung des Adrenalins verantwortlich gemacht, insbes. da z. B. in Tierexperimenten unter β-Blockade vor oder während CPR erhöhte ROSC-Raten und eine verbesserte Myokardfunktion nach ROSC nachgewiesen werden konnten [Cammarata et al., Crit Care Med, 2004]. Dennoch hat der nicht β-mimetische Vasokonstriktor Vasopressin (ADH) im Vergleich zu Adrenalin (trotz zunächst vielversprechender tierexperimenteller Daten) in umfangreichen Untersuchungen am Menschen keine generelle Verbesserung des Überlebens nach HKS zeigen können (die AHA sieht jedoch vor, dass die erste oder zweite Adrenalingabe durch eine Gabe von 40 U Vasopressin i. v./i. o. ersetzt werden kann [AHA-Klasse II b, LOE A].

Obwohl Adrenalin also die Chance auf die Wiederherstellung eines Spontankreislaufs verbessert (positive Effekte während CPR), wird der Langzeiterfolg durch Adrenalin eher negativ beeinflusst (vermutlich schädliche Effekte, die sich **nach** ROSC auswirken).

Bei der Einführung von Adrenalin in die CPR wurde nicht (wie heute bei Einführung jedes neuen Medikaments oder Verfahrens gefordert) ein Vergleichstest gemacht, bei dem die (Langzeit- !) Wirkung des neuen Medikaments mit der eines alten Medikaments oder eines Scheinmedikaments (Plazebo) verglichen wird. Nun wird Adrenalin seit vielen Jahren standardmäßig bei der CPR verwendet, in der Überzeugung, dass es hilft. Daher fällt es ethisch und juristisch schwer, heute zur Klärung der Frage eine solche „saubere" plazebokontrollierte Studie durchzuführen. Immerhin wurde sogar schon vor über 10 Jahren ein Arzt vor einem deutschen Gericht verurteilt, weil er bei einer Reanimation in den 1990er Jahren u. a. kein Adrenalin angewendet hatte und die Patientin Folgeschäden zurückbehielt [27]. Adrenalin bei CPR wurde in diesem Verfahren gutachterlich als Stand der medizinischen Wissenschaft angesehen. Obwohl der Zusammenhang zwischen Unterlassung der Adrenalingabe und dem Schaden keineswegs nachzuweisen sondern bestenfalls möglich ist, sieht der Jurist in der Verletzung einer wissenschaftlichen Empfehlung einen ausreichenden Grund, diese Kausalität zu unterstellen, wenn der Betreffende keinen guten Grund zur Unterlassung hatte oder nicht das Gegenteil beweisen kann (Beweislastumkehr). Man würde also bei einer Plazebostudie manchen Patienten eine Therapie vorenthalten, von deren Wirksamkeit man überzeugt war und (überwiegend noch) ist. Daher wird Adrenalin auch heute noch bei CPR – nach dem sog. Großvaterprinzip – empfohlen. Allerdings wird nur bei Asystolie und PEA eine frühestmögliche Gabe empfohlen. Bei Kammerflimmern ist die Chance auf eine rasche Wiederherstellung des Spontankreislaufs bereits durch Basis-CPR und Defibrillation hoch. Daher wäre möglicherweise der Schaden durch Adrenalin nach ROSC größer als der Nutzen durch Adrenalin in der kurzen CPR-Phase. Man fürchtet insbesondere, dass das Adrenalin – während der CPR gegeben – unmittelbar nach einer folgenden erfolgreichen Defibrillation schädlich wirken kann: das frisch defibrillierte, geschädigte Herz wird durch die noch vorhandene Adrenalinwirkung sehr stark belastet (Auslösung von extremer Tachykardie, Hypertonie, Sauerstoffmangel und letztlich erneut VT/VF – bereits bei Dosierungen von 50–100 µg i. v. nach ROSC möglich; daher auch nach ROSC zur Kreislaufstabilisierung nicht mehr als 50 µg verabreichen). Aus diesen Gründen wird Adrenalin bei Kammerflimmern erst nach drei erfolglosen Defibrillationsversuchen empfohlen (mit zunehmender CPR-Dauer wird eine gute Durchblutung für das Überleben des Patienten wichtiger). Als interessanter Ansatz, um dieses Problem zu minimieren, wird in Expertenkreisen die kontinuierliche Gabe von Adrenalin (Spritzenpumpe) während der CPR diskutiert. Dadurch ist die Gefahr, dass ein kürzlich gegebener Adrenalinbolus unmittelbar nach Defibrillation zu Spitzenspiegeln im Blut führt und deletäre Folgen hat, eventuell zu verringern.

Antiarrhythmika

Für den Einsatz von Amiodaron bei therapieresistentem Kammerflimmern (3 erfolglose Schocks, nach dem damaligen Protokoll mit 3 Schocks in Serie) konnte vor etwa 10 Jahren eine verbesserte Kurzzeitüberlebensrate im Vergleich mit Lidocain und Plazebo gezeigt werden (zum Zeitpunkt der Krankenhausaufnahme). Abgesehen von fehlenden Langzeitdaten entsprachen die damaligen Studienbedingungen natürlich nicht den heutigen Leitlinien, sodass die Übertragbarkeit dieser Ergebnisse auf die heutige Situation problematisch ist. Amiodaron wird trotzdem auf Basis eines Expertenkonsens weiterhin bei therapierefraktärem Kammerflimmern (3 erfolglose Schocks) empfohlen, ersatzweise (aber niemals zusätzlich!) auch Lidocain. Amiodaron ist ein membranstabilisierendes Antiarrhythmikum, welches die Aktionspotenzialdauer und die Refraktärzeit in Vorhöfen und Herzkammern verlängert. Es verzögert ferner die AV-Überleitung (und ähnlich auch die Leitung in akzessorischen Bahnen). Die negative Inotropie ist eher gering ausgeprägt. Über eine nicht-kompetitive α-Blockade kann eine Vasodilatation auftreten. Eine Hypotonie bei Injektion (falls Kreislauf vorhanden) ist abhängig von der Injektionsgeschwindigkeit und mehr auf das Lösungsmittel (Histaminliberation) als auf die Wirksubstanz zurückzuführen (in den USA wurde mittlerweile eine nebenwirkungsärmere Präparation auf Wasserbasis zugelassen). Das Risiko der Proarrhythmie ist bei Amiodaron – im Vergleich mit anderen Antiarrhythmika – relativ gering. Bei paravasaler Injektion sind schwere Nekrosen möglich, bei Injektion in kleinere Venen Thrombophlebitiden (ZVK nutzen, wenn vorhanden). Zur Verabreichung von Amiodaron ist eine Verdünnung auf 20 mL mit 5%-iger Glukoselösung vorgesehen. Schwere Nebenwirkungen, die vor allem bei der Langzeitgabe auftreten (z.B. Schäden an Lunge, Leber, Nerven, Cornea; Hyperthyreose), sind bei Herz-Kreislauf-Stillstand und Periarrest-Arrhythmien zu vernachlässigen.

Natriumhydrogencarbonat („Bikarbonat")

Es ist zwar möglich, durch Gabe von Bikarbonat den meist azidotischen pH im Blut bei Herz-Kreislauf-Stillstand zu korrigieren. De facto hat dies jedoch unerwünschte Folgen. Z.B. wird bei der Pufferung CO_2 gebildet, das in die Zellen diffundiert und die – im Alltag nicht messbare – intrazelluläre Azidose verschlimmert. Ferner sind – insbes. bei versehentlicher Überdosierung – ein negativ inotroper Effekt auf das Myokard, die osmotische Natriumlast für das geschädigte Hirn- und Herzgewebe und die Linksverschiebung der Sauerstoffbindungskurve zu bedenken (eine milde Azidose führt zu einer verbesserten Sauerstoffabgabe im Gewebe). Blutgasanalysen (BGA) unter CPR sind unzuverlässig in Bezug auf die Beurteilung des Säure-Basen-Status im Gewebe und zur Steuerung der Ventilation bei CPR nicht geeignet (arteriell eher niedrigerer pH als im arteriellen Blut; am ehesten ist noch eine zentralvenöse BGA zu verwerten) – der Wert einer routinemäßigen BGA bei CPR ist fraglich [AHA-Klasse IIb, LOE C]. Die beste Therapie der Azidose bei Herz-Kreislauf-Stillstand ist eine wirksame CPR! Die Routineanwendung von Bikarbonat bei CPR ist explizit nicht empfohlen. Spezielle Indikationen für eine Bikarbonatgabe sind die lebensbedrohliche Hyperkaliämie bzw. Hyperkaliämie bei HKS (s. S. 201 ff.) sowie eine Intoxikation mit trizyklischen Antidepressiva.

Fibrinolyse während CPR

Bei Herz-Kreislauf-Stillständen, die nicht selten durch Herzinfarkt oder Lungenembolie ausgelöst werden, sollte nach theoretischen Überlegungen die Gabe eines Fibrinolytikums während CPR eine wirksame Behandlungsoption sein. Trotz entsprechender Hinweise aus experimentellen Arbeiten und kleineren Studien, konnte in groß angelegten Untersuchungen kein Vorteil bei regelhafter Fibrinolyse während CPR gefunden werden (zuletzt [28]).
Jedoch treten mit einer erhöhten Wahrscheinlichkeit schwere Blutungskomplikationen auf. Eine routinemäßige Lyse während CPR ist daher ausdrücklich nicht empfohlen. Lediglich bei Patienten mit gesicherter oder vermuteter Lungenembolie gibt es deutliche Anhalts-

punkte für erhöhte Überlebensraten und ein verbessertes neurologisches Langzeitergebnis. In diesen Fällen ist eine Lysetherapie bereits während CPR zu erwägen [AHA-Klasse IIa, LOE B]: z. B. Tenecteplase oder Alteplase (r-tPA). Patienten überlebten mit gutem neurologischen Ergebnis bei mehr als 60 min CPR-Dauer. Um den wahrscheinlich verzögerten Effekt des Lysemedikaments auch tatsächlich erreichen zu können, ist im Fall einer Lyse während CPR eine fortgesetzte CPR für weitere 60–90 min empfohlen (zum kontinuierlichen Aufrechterhalten einer hohen CPR-Qualität: mechanisches, automatisiertes Kompressionssystem erwägen, s. S. 129 ff.). Eine chirurgische Embolektomie sollte aufgrund der sehr hohen Letalität in dieser Situation eher vermieden werden. Für Patienten mit Kontraindikationen gegen eine Lyse (auch fortgesetzte CPR ist keine Kontraindikation) sollte eine perkutane Embolektomie erwogen werden.

Die Chance auf eine erfolgreiche CPR steigt bzw. besteht erst dann, wenn die Ursache erkannt und therapiert wird. Typische reversible Ursachen sind im ALS-Algorithmus aufgeführt („4 x H + HITS") und müssen während der CPR ausdrücklich bedacht werden. Eine fokussierte Echokardiographie kann während CPR zum Nachweis bzw. Ausschluss reversibler Ursachen dienen (z. B. Herzbeuteltamponade, Lungenembolie, Myokardischämie, Aortendissektion, Hypovolämie, Pneumothorax). Dies ist ohne relevante Beeinträchtigung der CPR möglich und zu fordern (Pausen < 10 s, trainierter Anwender + standardisierte Anlotungen kurz vor Rhythmusanalyse).
Auf potenziell reversible Ursachen und spezielle Reanimationssituationen (z. B. Trauma, Schwangerschaft) wird auf Seite 195 ff. näher eingegangen.

Potenziell reversible Ursachen:
- **H**ypoxie
- **H**ypovolämie
- **H**ypo-/Hyperkaliämie/ metabolische Störung
- **H**ypothermie
- **H**erzbeuteltamponade
- **I**ntoxikation
- **T**hromboembolie (koronar/pulmonal)
- **S**pannungspneumothorax

Der folgende Text bezieht sich auf diesen Ausschnitt von Alg. 5 (Seite 133)

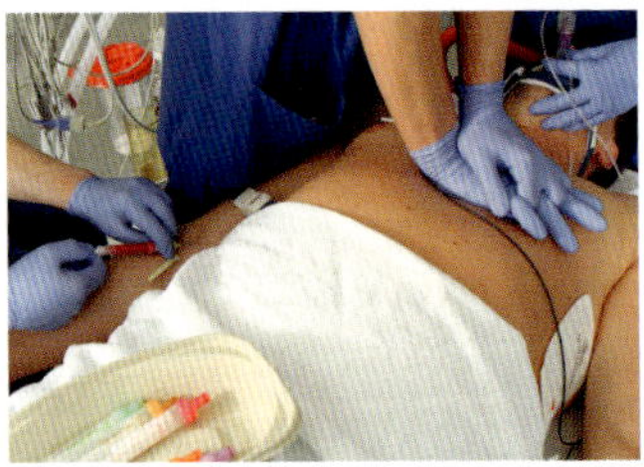

Abb. 2.115 4 x H + HITS – Blutabnahme für BGA und Laboruntersuchungen

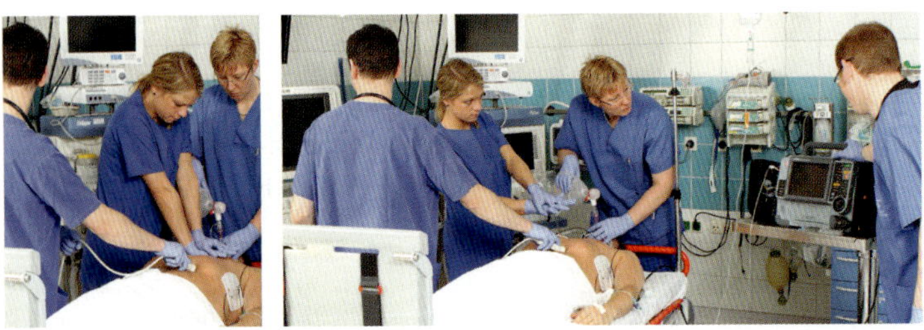

Abb. 2.116 Sonografie – Vorbereitung und Anlotung während CPR, Bildanalyse gleichzeitig mit Rhythmusanalyse

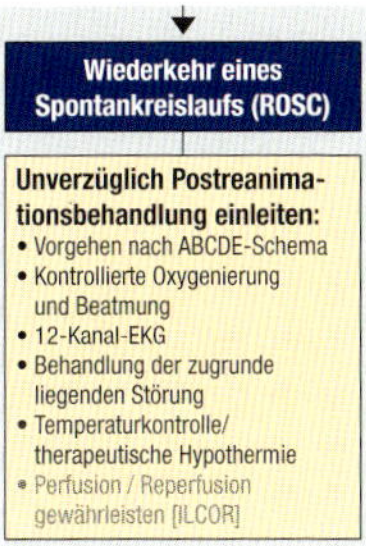

Der nachfolgende Text bezieht sich auf diesen Ausschnitt von Alg. 5 (Seite 133)

Die Wiederkehr eines Spontankreislaufs (ROSC = Return/Restoration of Spontaneous Circulation) markiert den ersten Schritt einer erfolgreichen CPR.

In folgenden Fällen wird geprüft, ob ein ROSC eingetreten sein könnte:

a) In einer EKG-Analyse (zum Zeitpunkt gemäß ALS-Algorithmus) wird ein „organisierter Herzrhythmus" festgestellt (schmale/regelmäßige QRS-Komplexe, mit Kreislauf vereinbar).

b) Der Patient zeigt „Lebenszeichen" während CPR (z. B. Abwehrbewegungen, Augenöffnen) oder einen plötzlichen rapiden endtidalen CO_2-Anstieg während CPR.

In diesen Fällen wird eine Karotispulskontrolle für max. 10 s durchgeführt (oder Beurteilung einer arteriellen Druckmessung, wenn vorhanden). Bei eindeutig tastbarem Puls (oder typischer arterieller Druckkurve) wird der ROSC festgestellt und die Postreanimationsbehandlung eingeleitet (s. Kapitel 2.9).

Jedoch im Zweifel, ob wirklich ein ROSC eingetreten ist: weiter CPR!

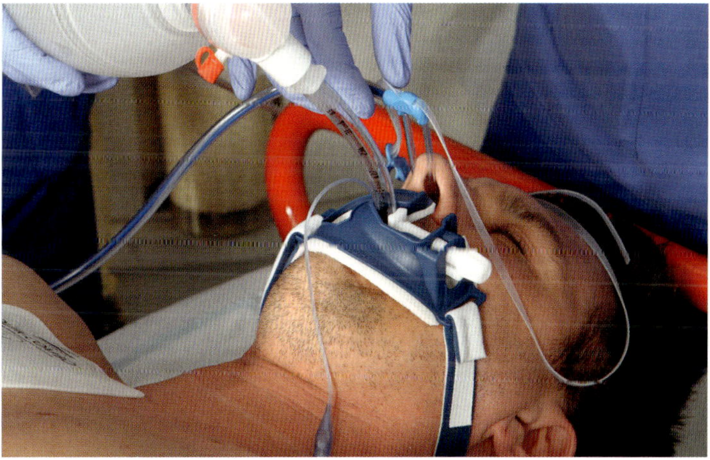

Abb. 2.117 Beginn der Postreanimationsbehandlung, insbes. therapeut. Hypothermie (Bsp. hier: Platzierung eines nasalen Kühlsystems – RhinoChill®, Fa. BeneChill)

Wenn der Patient nach primär erfolgreicher CPR (ROSC) zur Weiterversorgung an ein neues Team (z. B. Intensivstation) übergeben wurde (oder wenn die CPR abgebrochen wurde), sollte eine konstruktive Einsatznachbesprechung in ruhiger Atmosphäre stattfinden, ggf. auch terminiert zu einem späteren Zeitpunkt (vgl. S. 109).

2.7 Potenziell reversible Ursachen (4 x H + HITS)

Potenziell reversible Ursachen

Auch bei besonderen Ursachen eines Herz-Kreislauf-Stillstandes wird die CPR zunächst einheitlich nach BLS- bzw. ALS-Algorithmus begonnen. In vielen Fällen kann aber eine kardiopulmonale Reanimation letztendlich nur dann erfolgreich sein, wenn die Ursache oder zusätzliche ungünstige Einflussfaktoren des Herz-Kreislauf-Stillstandes – unter laufender CPR – rechtzeitig erkannt und spezifisch behandelt werden. Besonders bei Asystolie und PEA ist es unwahrscheinlich, dass der Patient überlebt, wenn die Ursache nicht gefunden und effektiv therapiert wird. So muss besipielsweise eine PEA mit schmalen QRS-Komplexen inbesondere an eine Hypovolämie, eine Herzbeuteltamponade, eine Lungenembolie oder an einen Spannungspneumothorax denken lassen (Herzfrequenz meist erhöht, bei Hypoxie eher niedrig).

Unter Reanimationsbedingungen ist – präklinisch und innerklinisch – das Spektrum diagnostischer Möglichkeiten eingeschränkt. Auch wegen des Zeitfaktors (z. B. Abwarten von Laborbefunden) müssen Therapieentscheidungen während CPR z. T. mit einem geringeren Grad diagnostischer Sicherheit getroffen werden, als üblicherweise gefordert. Dies gilt auch für einige invasive Maßnahmen, die – wenn überhaupt – die letzte und einzige Chance auf Rettung des Patienten darstellen. Eine solche ärztliche Ultima-Ratio-Therapieentscheidung muss ggf. rasch und beherzt – bereits bei hinreichendem Verdacht – getroffen und umgesetzt werden. Eine solche Notfalltherapie ist aufgrund der Situation und des Zeitfaktors häufig nicht unter gewohnten Rahmenbedingungen zu verwirklichen (z. B. trainiertes Personal, Sterilität).

Erkennen potenziell reversibler Ursachen: 4 x H + HITS

Um das Merken und Abrufen (im Notfall daran denken) der acht häufigsten und typischen, potenziell reversiblen Ursachen eines Herz-Kreislauf-Stillstandes zu erleichtern, wurde in den Leitlinien eine Merkregel anhand der Anfangsbuchstaben aufgestellt. Sobald im Notfall die Routinemaßnahmen der Reanimation etabliert sind (Thoraxkompressionen, Beatmung, Defibrillation), empfiehlt es sich, unter Fortführung der CPR diese „4 x H + HITS" systematisch anzusprechen („lautes Denken des Teamleiters"). Manchmal ist auch eine bereits vor Eintritt des Herz-Kreislauf-Stillstandes erkannte Symptomatik oder durchgeführte Untersuchung (z. B. EKG, Labor) wegweisend. Dennoch sollten grundsätzlich die „4xH + HITS" komplett bedacht werden, um nicht voreilig „auf das falsche Pferd zu setzen". Ein Anfangsverdacht entsteht oftmals aufgrund

- der Symptomatik vor dem Herz-Kreislauf-Stillstand (ggf. Bericht durch Augenzeugen),
- der Situation und Umgebung (z. B. Unfall, Exposition gegenüber physikalischen oder chemischen Gefahren, wahrscheinlicher Suizidversuch) sowie
- der (Fremd-) Anamnese (Vorerkrankungen, Risikofaktoren für einzelne Ursachen).

Innerklinisch sollte schnellstmöglich die Krankenakte zur Verfügung stehen und auf mögliche Anhaltspunkte überprüft werden.

Zunächst geht es bei der Suche nach potenziell reversiblen Ursachen vorrangig um eine rasche und strukturierte gedankliche Abwägung von Wahrscheinlichkeiten und Risikofaktoren (z. B. Alter des Patienten, Situation). In manchen Fällen kann der Anfangsverdacht dann während CPR durch gezielt erhobene Informationen oder körperliche Untersuchungsbefunde (z. B. Auskultation) oder apparative Diagnostik (z. B. Blutgasanalyse, Echokardiographie) erhärtet oder widerlegt werden.
Es sollte ferner bedacht werden, dass auch Komplikationen therapeutischer Interventionen einen Herz-Kreislauf-Stillstand auslösen oder die Behebung des Herz-Kreislauf-Stillstandes verhindern können (z. B. Anaphylaxie nach Medikamentengabe, Hypoxie durch Fehlintubation, Spannungspneumothorax unter Beatmung). Auch ist es möglich, dass Reanimationmaßnahmen selber „H's" und „HITS" auslösen können (z. B. Spannungspneumothorax bei Rippenfraktur, Hypoxie durch Fehlintubation).

Fokussierte Ultraschalluntersuchung während CPR

Für die Nutzung von Ultraschall bei Herz-Kreislauf-Stillstand wurde bislang keine Outcome-Verbesserung bei Herz-Kreislauf-Stillstand nachgewiesen. Dennoch kann die Sonografie, insbes. die Echokardiografie (transthorakal = TTE oder transösophageal = TEE) helfen, potenziell reversible Ursachen zu identifizieren oder auszuschließen (z. B. Herzbeuteltamponade, Lungenembolie, Aortendissektion, Pneumothorax, Hypovolämie, kardiale Ischämie/regionale Wandbewegungsstörungen). Dazu ist jedoch ein trainierter Anwender erforderlich und die Basis-CPR darf nicht beeinträchtigt werden (keine zusätzlichen Pausen). Die TTE oder TEE kann unter diesen Voraussetzungen nach den aktuellen Leitlinien zur Detektion behandelbarer Ursachen und zur Ableitung von Therapieentscheidungen erwogen werden (AHA-Klasse IIb, LOE C). Bei der TTE wird empfohlen, während laufender CPR (Thoraxkompressionen/Beatmung) eine standardisierte subxiphoidale Anlotung vorzunehmen. Während der nächsten Pause zur Rhythmusanalyse im EKG kann ein geübter Anwender innerhalb von weniger als 10 Sekunden (!) die erforderlichen Bildinformationen erhalten und dokumentieren. Eine völlig fehlende Herzbewegung hat einen hohen Vorhersagewert für die Erfolglosigkeit der Reanimationsbemühungen (in einer Untersuchung nur 2 ROSC bei 218 Fällen), wobei Sensitivität und Spezifität dieses Zeichens unbekannt sind. Eine Sonografie des Abdomens und der Pleura, z. B. zur Feststellung größerer Blutungen, dürfte im Regelfall auch ohne Beeinträchtigung der CPR möglich sein.
Die Übersichten auf den folgenden Seiten listen – ohne Anspruch auf Vollständigkeit – wichtige diagnostische und therapeutische Ansätze zu einigen potenziell reversiblen Ursachen auf. Die Leitlinien gehen teilweise noch stärker ins Detail. Wer sich aufgrund einer besonders spezialisierten Tätigkeit häufiger mit einer bestimmten Gruppe potenziell reversibler Ursachen konfrontiert sieht (z. B. Intensivtherapie bei speziellen Vergiftungen, Traumaversorgung im Schockraum, Versorgung von Lawinenopfern in der Bergrettung), dem sei die vertiefende Lektüre der entsprechenden Abschnitte in den Leitlinien besonders empfohlen. Im Folgenden haben wir wesentliche Besonderheiten zu ausgewählten Themenschwerpunkten nach den Leitlinien 2010 zusammengestellt (Ertrinkungsunfälle, traumatischer Herz-Kreislauf-Stillstand, Herz-Kreislauf-Stillstand bei Schwangeren, Anaphylaxie, Hyperkaliämie).

Hypoxie

Mögliche Ursachen (Beispiele)	**Verdachtsmomente** (Situation, Anamnese, Klinik – Beispiele)	**Gezielte Anamnese/Diagnostik** (Beispiele)	**Mögliche Therapieansätze (unter CPR-Bedingungen), ggf. Prophylaxe**
Allgemein	S_pO_2 vor HKS erniedrigt, Zyanose, petechiale Erstickungsblutungen in den Augenbindehäuten	Blutgasanalyse	$F_iO_2 = 1{,}0$ unter CPR; regelmäßige Kontrollen der Tubuslage und der effektiven Lungenbelüftung (sichtbares Heben und Senken des Thorax, beidseitiges Atemgeräusch, Kapnographie, evtl. EDD), korrektes Atemwegsmanagement
Atemwegsverlegung (z. B. Fremdkörper, Schwellung, zäher Schleim, Blutkoagel)	Erstickungsanfall beim Essen oder beim Spielen mit kleinen Gegenständen (Kleinkinder), Stridor	FBAO-Management, Laryngoskopie,	Fremdkörperentfernung (z. B. laryngoskopisch, endoskopisch); Absaugen, ggf. invasive Atemwegssicherung (z. B. Trachealkanülierung, Koniotomie)
Tubusfehllage (ösophageale Intubation, sekundäre Dislokation), **Beatmungsfehler**	Fehlender CO_2-Nachweis, Auskultationsbefund	Laryngoskopie, Auskultation, evtl. EDD	Lagekorrektur, Extubation und Ventilation, ggf. neuer Intubationsversuch
Diverse Störungen der Atmung, z. B. pulmonal (z. B. COPD, Asthmaanfall, ARDS, Pneumonie), kardial (z. B. Lungenödem), neurogen (z. B. Myasthenie), zentral (z. B. Apoplex, SHT) sowie **durch weiter unten beschriebene reversible Ursachen** (wie Spannungspneumothorax, Lungenembolie oder Intoxikationen); Gewalteinwirkung gegen den Hals, z. B. Strangulation (Hängen, Würgen, Drosseln)	Anamnese, Symptome, Auskultationsbefund, bei Strangulation evtl. Strang-, Würge- oder Drosselmale am Hals; Hinweise auf kriminelles Delikt oder Suizidabsicht	Vorbefunde, Krankenakte	Effektive Beatmung. Gezielte Therapie je nach Ursache

Hypovolämie

Mögliche Ursachen (Beispiele)	Verdachtsmomente (Situation, Anamnese, Klinik – Beispiele)	Gezielte Anamnese/Diagnostik (Beispiele)	Mögliche Therapieansätze (unter CPR-Bedingungen), ggf. Prophylaxe
Allgemein	Schocksymptomatik vor Herz-Kreislauf-Stillstand	Schocksymptome, Blutungen, Echokardiographie (Hypovolämiezeichen, Nachweis einer Aortendissketion)	Blutstillung, Schocktherapie, Volumensubstitution (initial gewärmte Kristalloidlösung – bis zur schnellstmöglichen Blutungskontrolle Bolusgaben von 250 ml, bis Radialispuls tastbar); ggf. Transfusion
Offene Gefäßverletzung	Sichtbare Blutung		Gezielte Blutstillung (lokale Kompression), operative Versorgung
Gastrointestinale Blutung	Anamnese (z. B. Einnahme von Kumarinen, ASS, NSAID, Kortison, Leberzirrhose), Klinik (z. B. Bluterbrechen)	Je nach vermuteter Blutungsquelle und Stabilität des Patienten, z. B. Endoskopie, Sonographie, CT, Angiografie. Bei dringendem Verdacht ggf. schnellstmöglich Notfall-Laparotomie bzw. -Thorakotomie.	Rasche endoskopische, radiologisch-interventionelle oder operative Versorgung (je nach vermuteter oder bekannter Blutungsquelle). Bei instabiler Beckenfraktur Beckenzwinge anlegen.
Intraabdominelle oder intrathorakale Blutung nach OP oder nach Trauma (z. B. zweizeitige Milzruptur), **innere Blutungen aus Frakturen** (Becken, Femur, Humerus)	Unfallmechanismus, Prellmarken/Wunden, instabiles Becken, Frakturzeichen, Blutung aus Thorax- oder Abdominaldrainage		
Intraabdominelle Blutung aus innerer Ursache (z. B. rupturiertes Bauchaortenaneurysma, Extrauteringravidität, Arrosionsblutung bei Tumorerkrankung)	Anamnese (z. B. mögliche Schwangerschaft, Vorerkrankungen), Schmerzsymptomatik (Verlauf)		
Flüssigkeitsverluste anderer Ursachen (z. B. Dehydratation/Exsikkose), **Kreislaufinsuffizienz bei Vasodilatation** (anaphylaktischer, septischer oder neurogener Schock)	Anamnese/Klinik (z. B. schwere Diarrhö, anhaltendes Erbrechen, starkes Schwitzen, mangelnde Flüssigkeitszufuhr, Infektion, allergische Reaktion)	Körperliche Untersuchung, Labor	Flüssigkeitssubstitution, ggf. Vasokonstriktoren, Ursache behandeln (z. B. Infektion, Anaphylaxie)

Hypo-/Hyperkaliämie und andere Elektrolytstörungen und metabolische Störungen

Mögliche Ursachen (Beispiele)	**Verdachtsmomente** (Situation, Anamnese, Klinik – Beispiele)	**Gezielte Anamnese/Diagnostik** (Beispiele)	**Mögliche Therapieansätze (unter CPR-Bedingungen), ggf. Prophylaxe**
Hypokaliämie, v.a. bei gastrointestinalen oder renalen Verlusten, endokrinen Störungen, Medikamenteneinnahme und metabolischer Alkalose	Diarrhö, Diuretika, Steroide, während/kurz nach Dialyse, Cushing-Syndrom, Hyperaldosteronismus	Muskelschwäche, Wadenkrämpfe, EKG-Veränderungen (z. B. T-Wellenabflachung, U-Wellen), Blutgasanalyse mit Kaliumbestimmung, Labor	Kaliumsubstitution (max. 20 mmol/h); bei drohendem Herz-Kreislauf-Stillstand 2 mmol/min über 10 min, danach 10 mmol über 5–10 min; ggf. auch begleitenden Magnesiummangel substituieren! Die AHA spricht sich gegen eine Bolus-Gabe von Kalium bei HKS durch vermutete Hypokaliämie aus [AHA-Klasse III, LOE C]
Hyperkaliämie, v. a. bei mangelnder Ausscheidung über die Niere, massivem Zelluntergang (z. B. Tumorlysesyndrom, Rhabdomyolyse, Hämolyse) sowie KCl-Überdosierung und metabolischer Azidose	Herzrhythmusstörungen, dialysepflichtige Niereninsuffizienz (Diätfehler, versäumter Dialysetermin), Medikamente (z. B. ACE-Hemmer, AT-II-Blocker), ausgedehnte Gewebeschäden, KCl-Substitutionstherapie	EKG-Veränderungen (z. B. T-Wellenüberhöhung: T>R in mind. 2 Ableitungen; verbreiterter QRS-Komplex), Blutgasanalyse mit Kaliumbestimmung, Labor	Bei Herz-Kreislauf-Stillstand: zunächst 5–10 ml Calciumchlorid 10 % oder 15–30 mL Calciumgluconat 10 % als Bolus i. v. (Kardioprotektion, AHA-Klasse II b, LOE C); dann 50 mmol Natriumhydrogencarbonat i. v.; Glukose (25 g) + Normalinsulin (10 IE) i. v.; bei schwerer Azidose oder Nierenversagen Akutdialyse unter CPR erwägen.
Andere Elektrolytstörungen (z. B. Hypo-/Hyperkalzämie, Hypo-/Hypermagnesämie) und **metabolische Störungen**	Nierenerkrankungen, Medikamente, endokrine Erkrankungen (z. B. Diabetes mellitus), akzidentelle Überdosierung (z. B. Magnesium zur Tokolyse); Bewusstseinsstörungen, neuromuskuläre Symptome	EKG-Veränderungen, Blutgasanalyse mit Bestimmung weiterer Elektrolyte (z. B. Kalzium, Magnesium), Labor	Ggf. gezielte Substitution bei Elektrolytmangel. Bei Hyperkalzämie: Flüssigkeitssubstitution, Furosemid, Hydrokortison, Pamidronate, kausale Therapie. Bei Hypomagnesämie und Zeichen der Kardiotoxizität/HKS: Magnesiumsulfat als Bolus (1–2 g; AHA-Klasse I, LOE C). Bei Hypermagnesämie: Calciumchlorid oder Calciumgluconat (AHA-Klasse II b, LOE, C), ggf. Beatmung, Furosemid und NaCl 0,9 % i. v., ggf. Hämodialyse.

Hypothermie

Mögliche Ursachen (Beispiele)	**Verdachtsmomente** (Situation, Anamnese, Klinik – Beispiele)	**Gezielte Anamnese/Diagnostik** (Beispiele)	**Mögliche Therapieansätze (unter CPR-Bedingungen), ggf. Prophylaxe**
Plötzliche starke Kälteexposition	Ertrinkungsunfall, Lawinenunfall, übertriebene Kühlung bei Schwerbrandverletzten	J-Wellen im EKG; Körperkerntemperatur-Messung (Ösophagus, Blase, Rektum, evtl. Trommelfell), Thermometer mit niedrigem Messbereich verwenden (28–42 °C, RTW-Ausstattung nach DIN EN 1789)	Weitere Auskühlung verhindern; adäquate Wiedererwärmung nur in der Klinik möglich (z. B. ECMO): ggf. ausnahmsweise Transport unter CPR!
Allmähliches Auskühlen bei Versagen der Thermoregulation	Polytrauma, komatöse oder sonst hilflose Patienten im Freien oder in kühler Wohnung (z. B. Wohnungsöffnung), bei Alkoholintoxikation, Vergiftungen, Blutzuckerentgleisung, Apoplex, Behinderung.		Unterhalb einer Körperkerntemperatur von 30 °C: keine Reanimationsmedikamente (bei Erreichen von 30 °C dann zuerst doppelte Intervalllänge) und nicht mehr als 3 Defibrillationsversuche. AHA: Vasopressorgabe gemäß ALS-Algorithmus [AHA-Klasse IIb, LOE C]

Herzbeuteltamponade (schwierige Diagnose)

Mögliche Ursachen (Beispiele)	**Verdachtsmomente** (Situation, Anamnese, Klinik – Beispiele)	**Gezielte Anamnese/Diagnostik** (Beispiele)	**Mögliche Therapieansätze (unter CPR-Bedingungen), ggf. Prophylaxe**
Thoraxtrauma Details s. S. 192 ff..	Stich-/Schussverletzung, Z. n. Herzchirurgie, Halsvenenstauung	Bei penetrierendem Thoraxtrauma mit Herz-Kreislauf-Stillstand hohe Wahrscheinlichkeit für Herzbeuteltamponade (Indikation zur Entlastung gegeben). Wenn vorhanden: Diagnosesicherung mit Echokardiographie	Entlastungspunktion möglichst unter Ultraschallkontrolle und ggf. Perikarddrainage; unter Reanimation bei fehlender Ultraschallmöglichkeit Notfallperikardiozentese auch ohne sonografische Kontrolle (AHA-Klasse IIa, LOE C); bei traumatisch bedingter Herzbeuteltamponade unter Reanimationsbedingungen im Schockraum oder OP: Notthorakotomie, insbes. wenn Blutkoagel eine Perikardiozentesenadel verstopfen (AHA-Klasse IIb, LOE C;). Bei Patienten mit HKS in der Intensivstation nach herzchirurgischem Eingriff: Resternotomie (AHA-Klasse IIa, LOE B) und ggf. auch Wiederanschluss HLM (AHA-Klasse IIb, LOE B).
Aus innerer Ursache	Z. n. Herzinfarkt (Myokardruptur, meist in der 1. Woche), Perikarditis		

Intoxikation

Mögliche Ursachen (Beispiele)	**Verdachtsmomente** (Situation, Anamnese, Klinik – Beispiele)	**Gezielte Anamnese/Diagnostik** (Beispiele)	**Mögliche Therapieansätze (unter CPR-Bedingungen), ggf. Prophylaxe**
Arzneimittel (z. B. Sedativa, Analgetika, Kardiaka, trizyklische Antidepressiva), **Rauschmittel** (z. B. Alkohol, Opioide), **Industrie- und Haushaltschemikalien** (z. B. Pflanzenschutzmittel, Reinigungsmittel), **Rauchgase** (z. B. Kohlenmonoxid, Zyanid), **Giftpflanzen und -tiere**	Hinweise auf Suizidversuch, leere Verpackungen, Anhaltspunkte für Drogenkonsum, Unfälle mit Austritt/Aufnahme von Chemikalien, Inhalation von Rauchgasen, Vergiftungssymptome nach einer Mahlzeit; Umgebung (z. B. Terrarium)	Identifikation des Giftstoffs anhand sichergestellter Überreste oder Patientenproben durch Experten (z. B. Feuerwehr, toxikologisches Labor, Giftpflanzenbestimmung)	Symptomatische Therapie, insbes. Atemwegsmanagement und Aspirationsprophylaxe, ggf. Kreislaufunterstützung, Aufrechterhaltung/Wiederherstellung der Homöostase (z. B. Temperatur, Blutzucker, Elektrolyte). Expertise eines Giftinformationszentrums nutzen! Ggf. gezielte Therapie, abhängig z. B. von Substanz, Menge, Zeitpunkt und Art der Verabreichung. Wenn vorhanden und indiziert: medizinische Kohle p. o. (ggf. über Magensonde nach Intubationsschutz), Gifteliminationsverfahren und/oder spezifische Antidottherapie*.

*** Beispiele für Antidotempfehlungen in den aktuellen Leitlinien:**

- Kokain-Intoxikation – zur Kontrolle von Hypertension, Tachykardie und Agitation: α-Blocker (Phentolamin), Benzodiazepine (Lorazepam, Diazepam), Kalziumkanalblocker (Verapamil), Morphin oder Glyceroltrinitrat (jeweils AHA-Klasse II b, LOE B; im Falle von ACS oder Hypertension gilt für Benzodiazepine, Gylyceroltrinitrat oder Morphin AHA-Klasse II a, LOE B). Die Evidenz zu β-Blockern ist widersprüchlich, sie sind im Kontext von Kokain nicht empfohlen (AHA-Klasse II b, LOE C).
- Zyklische Antidepressiva: Natriumhydrogencarbonat erwägen (AHA-Klasse II b, LOE C).
- Lokalanästhetika-Intoxikation (versehentliche intravasale Gabe): 1,5 mL/kg 20 %ige Lipidemulsion (AHA-Klasse II b, LOE C).
- Kohlenmonoxid-Intoxikation: Hyperbare Sauerstofftherapie (HBO) bei schweren Vergiftungszeichen (AHA-Klasse II b, LOE C).
- Zyanid-Intoxikation: 100 % Sauerstoff und Hydroxocobalamin mit oder ohne Natriumthiosulfat (AHA-Klasse I, LOE, B).
- Opioid-Intoxikation mit Atemdepression (noch kein HKS): assistierte Beutel-Masken-Beatmung, Naloxongabe sowie Atemwegssicherung, falls keine Besserung durch Naloxon (AHA-Klasse I, LOE A).
- β-Blocker-Intoxikation mit kardiovaskulärer Instabilität, refraktär auf Standardmaßnahmen (z. B. Vasopressoren): Glukagon (AHA-Klasse II b, LOE C), bei therapierefraktärem Schock kann auch eine Kalziumzufuhr sowie eine Hochdosis-Insulin-Gabe (+ Glukose!) unter engmaschiger Elektrolytkontrolle erwogen werden (jeweils AHA-Klasse II b, LOE C).
- Kalziumkanal-Blocker-Intoxikation mit refraktärem Schock: Kalziumgabe (AHA-Klasse IIb, LOE C), Hochdosis-Insulin-Gabe (+ Glukose!) unter engmaschiger Elektrolytkontrolle (AHA-Klasse II b, LOE B).
- Digitalis-Intoxikation (lebensbedrohlich): Antidigoxin Fab-Antikörper (AHA-Klasse I, LOE B).
- Unklares Koma: die Gabe von Flumazenil zur Differenzialdiagnose ist aufgrund möglicher Risiken nicht empfohlen (AHA-Klasse III, LOE B).

Thromboembolie

Mögliche Ursachen (Beispiele)	**Verdachtsmomente** (Situation, Anamnese, Klinik – Beispiele)	**Gezielte Anamnese/Diagnostik** (Beispiele)	**Mögliche Therapieansätze (unter CPR-Bedingungen), ggf. Prophylaxe**
Herzinfarkt Details s. S. 230 ff..	Symptomatik vor dem Herz-Kreislauf-Stillstand (Akutes Koronarsyndrom); Risikofaktoren für koronare Herzkrankheit	EKG und Labor kurz vor CPR oder nach ROSC (Differenzialdiagnosen der ST-Hebungen und Herzenzymerhöhungen beachten) Echokardiographie (regionale Wandbewegungsstörungen)	Primäre PCI (perkutane Koronarintervention), ggf. auch unter fortgesetzter CPR (mit mechanischen Thoraxkompressionssystemen – AHA-Klasse II a, LOE C; mit kardiopulmonalem Notfallbypass – AHA-Klasse II b, LOE C). Auch unabhängig von EKG und Symptomatik Angiographie und ggf. PCI nach ROSC erwägen, insbes. wenn Risikofaktoren für eine KHK vorliegen.
Lungenembolie (schwierige Diagnose)	Anhaltende Zyanose trotz korrekter CPR (Thoraxkompressionen und Beatmung); Risikofaktoren für Thrombose (Virchow-Trias); Symptomatik vor Herz-Kreislauf-Stillstand (Synkope, plötzlich einsetzende Atemnot, gestaute Halsvenen, Zyanose); Achtung: gestaute Halsvenen/obere Einflussstauung während HKS ist/sind auch bei kardialer Ursache vorhanden – sie sind kein pathognomonisches Zeichen für eine Lungenembolie	Hinweise im EKG möglich Echokardiographie, [TEE]	Bei wahrscheinlicher oder gesicherter Lungenembolie als Ursache des HKS: sofortige Fibrinolyse erwägen (AHA-Klasse II a, LOE B)**, anschließend CPR ausreichend lange (60–90 min) in hoher Qualität fortsetzen. HKS durch Lungenembolien wurden auch mit perkutaner mechanischer Thrombektomie oder chirurgischer Embolektomie erfolgreich behandelt (ERC-Leitlinien mahnen zur vorsichtigen Indikationsstellung).

** **Eine routinemäßige Fibrinolyse bei HKS während CPR hat in großen Untersuchungen keinen Überlebensvorteil gezeigt und wird nicht empfohlen (AHA-Klasse III, LOE A).**

Spannungspneumothorax

Mögliche Ursachen (Beispiele)	**Verdachtsmomente** (Situation, Anamnese, Klinik – Beispiele)	**Gezielte Anamnese/Diagnostik** (Beispiele)	**Mögliche Therapieansätze (unter CPR-Bedingungen), ggf. Prophylaxe**
Z. n. ZVK-Anlage, Thoraxtrauma, beatmeter Patient. Auch Spontanpneumothorax bei vorbestehenden Bullae möglich.		Primär klinische Diagnose! Einseitig fehlendes/abgeschwächtes Atemgeräusch (nach Ausschluss einseitiger Intubation), Perkussion (Seitendifferenz), Trachealdeviation, Halsvenenstauung, Zyanose, hoher Beatmungsdruck nach Intubation (nach Ausschluss extra-/intrathorakaler Obstruktion); vor HKS schwere respiratorische Störung mit Blutdruckabfall [Sonographie/ Echokardiographie]	Zunächst rasche Entlastung (z. B. Punktion mit großlumiger Kanüle oder speziellem Katheter im 2./3. Interkostalraum in Medioklavikularlinie, 3 Querfinger lateral des Sternalrandes – Ineffektivität/Rezidiv z. B. bei Fehllage oder Verstopfung!), dann Thoraxdrainage. Bei Schwerverletzten mit Herz-Kreislauf-Stillstand evtl. zuverlässigere und schnelle Entlastung eines vermuteten Spannungspneumothorax durch bilaterale Mini-Thorakotomie (Hautschnitt und danach stumpfes Vorgehen bis Eröffnung Pleura), danach Anlage einer Thoraxdrainage möglich (Orte nach Bülau oder Monaldi). (Das beim ERC für den Spannungspneumothorax erwähnte Verfahren der schnellen Thorakotomie durch Schnitt mit dem Skalpell bis in die Pleurahöhle sehen die Autoren kritisch und als nicht evidenzbasiert an).

2.8 Besondere Situationen – spezielle Strategien und Maßnahmen

Ertrinkungsunfälle (inklusive begleitende Hypothermie)

Der Herz-Kreislauf-Stillstand bei Ertrinken ist i. d. R. eine Folge der Hypoxie. Daher ist die Hypoxie-Dauer nach dem Akutereignis der maßgebliche kritische Faktor für das Outcome. Im Falle eines Herz-Kreislauf-Stillstandes hat somit die schnellstmögliche Wiederherstellung von Oxygenierung (Beatmung) und Durchblutung (Thoraxkompressionen) höchste Priorität, sobald das Opfer aus dem Wasser gerettet wurde (AHA-Klasse I, LOE C). Es ist zu bedenken, dass sich Ertrinkungsunfälle oft in einem problematischen Kontext ereignen, z. B. Suizidversuche, Verkehrsunfälle, Alkohol- und Rauschmittelvergiftungen.

Zunächst ist bei der Rettung Ertrinkender auf die **Sicherheit aller Beteiligten** zu achten. Bei der Rettung des Patienten aus dem Wasser sollten die Helfer nur, wenn absolut notwendig, selbst ins Wasser gehen (je nach Gewässer/Situation vorhandene Hilfsmittel und Sicherheitsvorkehrungen benutzen, z. B. Schwimmwesten; nicht mit Kopfsprung zur Rettung Ertrinkender in unbekannte Gewässer springen).

Die Rettung des Patienten aus dem Wasser sollte schnellstmöglich erfolgen, insbes. bei offensichtlichem Atemstillstand bzw. Pulslosigkeit, da eine effektive CPR häufig erst an Bord eines Wasserfahrzeugs bzw. am Ufer möglich ist. Eine **HWS-Immobilisierung ist nicht routinemäßig indiziert (AHA-Klasse III, LOE B), sondern nur dann,** wenn ein spinales Trauma sicher oder wahrscheinlich ist. Zum einen ist ein Wirbelsäulen-Trauma sehr selten (0,009 % nach AHA), zum anderen drohen durch Bemühungen der Immobilisierung Zeitverlust sowie mögliche Atemwegsobstruktion durch HWS-Stützkragen. Zudem ist ein Immobilisierungsversuch im Wasser oft insuffizient. Bei der Rettung sollte aber darauf geachtet werden, die **Halswirbelsäule möglichst in Neutralposition** zu halten (weder Flexion, noch Extension), wobei der Atemweg offen sein soll.

Wenn ein professioneller Ersthelfer (z. B. ausgebildeter Rettungsschwimmer) auf sich alleine gestellt ist, wird empfohlen, dass er bei Ertrinkungsopfern zunächst 5 Beatmungen gefolgt von 1 min CPR (30 : 2) durchführt, bevor er den Notruf tätigt, (AHA 2010: 5 Zyklen 30 : 2 entspr. ca. 2 min CPR).

In flachem Gewässer kann die Beatmung sofort begonnen werden, sofern keine Gefahr für den Helfer droht. Die Beatmung während der Rettung **in tiefem Gewässer** bleibt speziell ausgebildeten Rettungsschwimmern vorbehalten (AHA-Klasse II b, LOE C):

1. Zunächst 10 – 15 Beatmungen über 1 min
2. Wenn daraufhin keine Spontanatmung einsetzt:
   a) Rettung an Land braucht voraussichtlich > 5 min: erneut 10 – 15 Beatmungen über 1 min, dann Pat. schnellstmöglich an Land retten (ohne weitere Beatmungsversuche)
   b) Rettung an Land voraussichtlich in < 5 min möglich: weitere Beatmungen, während der Patient an Land gezogen wird

Thoraxkompressionen im Wasser sind i. d. R. ineffektiv (feste Unterlage notwendig). Sobald an Bord bzw. an Land, wird bei Herz-Kreislauf-Stillstand die CPR im Verhältnis 30 : 2

durchgeführt. Da der Herz-Kreislauf-Stillstand bei Ertrinkungsopfern i.d.R. sekundär durch Hypoxie eingetreten ist, müssen bereits in der Initialphase zwingend Beatmungen durchgeführt werden. Die Reanimation nur auf Thoraxkompressionen zu beschränken, ist in diesem Fall wahrscheinlich fatal.
Da Ertrinkende häufig große Mengen Wasser schlucken, ist eine **Regurgitation unter CPR häufig.** Beatmungsversuche sollen trotzdem unter allen Umständen weitergeführt werden. Ggf. Flüssigkeit aus dem Mund-Rachen-Raum rasch durch Seitenlagerung ablaufen lassen oder absaugen. Wasser in den tiefen Atemwegsabschnitten soll (und kann) nicht durch Helfer entfernt werden (Resorption, verstärkt unter PEEP).
Sobald Helfer mit entsprechender Ausrüstung und Ausbildung verfügbar sind, wird frühestmöglich **Sauerstoff** gegeben und die Beatmung durch **spezielle Hilfsmittel** optimiert (ggf. endotracheale Intubation, ausreichend hoher PEEP 5–20 cmH_2O, Ziel-S_aO_2 94–98%). Ggf. Volumensubstitution.

Im Falle einer schweren begleitenden **Hypothermie,** die sich bei schlagartigem Eintritt in eiskaltem Wasser protektiv auswirken kann, ist eine effektive Wiedererwärmung präklinisch nicht möglich. Bei einer Körperkerntemperatur unter 30 °C sollen maximal 3 Defibrillationsversuche bei VF/VT durchgeführt werden (AHA: max. 1 Schock) und keine Reanimationsmedikamente verabreicht werden (nach Erreichen von 30 °C bei Wiedererwärmung zuerst mit doppelter Intervalllänge bei der Medikamentengabe agieren). Die AHA erlaubt während der Wiedererwärmung bereits unterhalb von 30 °C die Gabe von Vasopressoren nach ALS-Algorithmus [AHA-Klasse IIb, LOE C] (bessere Koronardurchblutung in tierexperimentellen Untersuchungen). Transport unter effektiver, ununterbrochener CPR in die nächste geeignete Klinik. Dort invasive Wiedererwärmung (z.B. ECMO), zunächst bis in die Zone der therapeutischen Hypothermie (32–34 °C) und Intensivtherapie (z.B. Therapie eines ARDS, einer Pneumonie).
Durch weitere Diagnostik müssen möglicherweise **dem Ertrinkungsunfall vorangehende Ursachen** identifiziert werden (z.B. plötzlicher Herztod während des Schwimmens; im Todesfall ohne morphologisch fassbare Ursache genetische Analyse erwägen, auch zur Prävention bei Angehörigen). Ggf. spezifische Therapie. Auch wenn sich der Patient nach Reanimationsmaßnahmen noch am Notfallort rasch erholen sollte, ist eine weitere klinische Beobachtung und Abklärung indiziert [AHA-Klasse I, LOE C].
Spezielle Differenzierungen (Salzwasser vs. Süßwasser) spielen in der Akutversorgung keine Rolle. Begrifflichkeiten wie trockenes oder nasses Ertrinken, stilles Ertrinken, Beinahe-Ertrinken, aktives oder passives Ertrinken sollen laut ILCOR nicht mehr verwendet werden.

Traumatischer Herz-Kreislauf-Stillstand

Zwar ist die Überlebensrate verletzungsbedingt eingetretener Herz-Kreislauf-Stillstände eher niedrig, doch wurden **in den letzten Jahren höhere Überlebensraten** berichtet (bis zu 17%, durchschnittlich um 5,6%), als früher angenommen (teilweise < 1%). Es muss jedoch auch bedacht werden, dass in manchen Studien Patienten nicht berücksichtigt wurden, die bereits am Notfallort für tot erklärt wurden.

Die **Ursachen** des traumatischen Herz-Kreislauf-Stillstandes sind vielfältig, z. B. Verbluten oder Herzkontusion mit mechanischen Schäden (z. B. Herzklappenabriss, Intimadissektion der Koronararterien, Perikardtamponade) oder Auslösung maligner Arrhythmien (VF) in der vulnerablen Phase (typischerweise beim Baseball-Spiel). Jedoch ist bei Herz-Kreislauf-Stillständen im Rahmen von Unfällen/Verletzungen immer auch zu prüfen, ob nicht der Unfall Folge eines primär internistischen Geschehens war (z. B. Arrhythmie mit Synkope, Hypoglykämie, Krampfanfall).

Es gibt **keine verlässlichen Prognose-Kriterien,** um vorherzusagen, welche Patienten einen traumatischen Herz-Kreislauf-Stillstand voraussichtlich überleben oder nicht überleben werden.

Zur CPR-Behandlung des traumatischen Herz-Kreislauf-Stillstandes muss eine **hohe Qualität von BLS und ALS** sichergestellt werden. Auch wenn Thoraxkompressionen evtl. bei Hypovolämie nur begrenzt wirksam sind, haben die meisten Überlebenden eines traumatischen Herz-Kreislauf-Stillstandes gar keine signifikante Hypovolämie, sodass das Standardvorgehen in diesen Fällen lebensrettend sein kann.

Die Standard-CPR soll aber nicht die Identifikation und Behandlung **potenziell reversibler Ursachen** verzögern:

- **Hypoxämie** (Oxygenierung, Belüftung der Lungen/Beatmung, adäquates Atemwegsmanagement, abhängig von Ausbildung und Ausrüstung). Die endotracheale Intubation verlängert i. d. R. die präklinische Versorgungszeit, ist bei Traumapatienten häufig erschwert und führt – insbes. bei wenig trainierten Intubateuren – häufig zu fatalen Komplikationen. **Daher sind unverzüglich einfache Atemwegsmanöver (BLS) und alternative Atemwegshilfsmittel einzusetzen, wenn die Intubation nicht auf Anhieb gelingt** (zur HWS-Immobilisierung im Rahmen des BLS s. S. 36). Wenn auch diese Maßnahmen misslingen, ist eine chirurgische Atemwegssicherung indiziert. Die Beatmung soll **kapnografisch kontrolliert** werden (Ziel: Normokapnie), auch damit eine exzessive Beatmung mit Beeinträchtigung des Herzzeitvolumens vermieden wird (Behinderung des venösen Rückstroms durch Beatmungsdruck).
- **Komprimierbare Blutungen:** Blutstillung durch direkte manuelle Kompression, Druckverbände, geeignete Tourniquets (möglicherweise eher im militärischen als im zivilen Bereich von Nutzen), Hämostyptika zur Notfallanwendung.
- **Nicht-komprimierbare Blutungen:** Stabilisierung von Becken- und Extremitätenfrakturen (z. B. Beckenzwinge, Beckengurt), intravenöse Flüssigkeitssubstitution.
- **Spannungspneumothorax: sofortige Entlastung, klinische Diagnose, primär auch als Mini-Thorakostomie (= Vorgehen wie Anlage Thoraxdrainage – aber erst einmal ohne Einlage derselben) empfohlen,** da wahrscheinlich effektiver als Nadelpunktion
- **Herzbeuteltamponade: schnellstmögliche Thorakotomie erwägen [AHA-Klasse IIb, LOE C für Thorakotomie in der Notaufnahme].**

Zur Notfall-Thorakotomie

Eine Notfallthorakotomie bereits im Schockraum (oder in der Notaufnahme) kann in ausgewählten Fällen indiziert sein. So zeigte sich ein Benefit bei Patienten mit Herzbeuteltamponade sowie bei Erwachsenen und Kindern mit HKS bei penetrierendem Trauma.

Gemäß den Vorgaben traumatologisch ausgerichteter Institutionen (z. B. American College of Surgeons – ATLS; European Trauma Course – ETC) sollte ein entsprechendes Equipment vorgehalten werden. Auch wird die Durchführung durch einen darin erfahrenen Arzt (möglichst Chirurg) empfohlen.
Zum möglichen Vorgehen sei folgende Lektüre empfohlen: Wise D, Davies G, Coats T, Lockey D, Hyde J, Good A: Emergency thoracotomy: "how to do it". Emerg Med J 2005; 22: 22–24 (www.emjonline.de)

Ergänzend berichtet der ERC von publizierten Fallserien mit präklinischer Anwendung. Eine Publikation beschreibt, dass bei penetrierendem Trauma und weniger als 10 min zwischen HKS und Thoraxeröffnung mehrere Patienten überlebten. Eine Empfehlung dazu gibt der ERC nicht. Im CoSTR, beim American College of Surgeons (ATLS) und beim ETC bezieht sich die Notfall-Thorakotomie ausschließlich auf den klinischen Bereich in Notaufnahme und Schockraum (Emergency-Department).

- **Volumensubstitution:** Es ist immer noch nicht endgültig geklärt, ob bzw. wann bei noch nicht kontrollierter Blutung eine Flüssigkeitssubstitution erfolgen soll und mit welcher Infusionsart. Insgesamt tendiert die Meinungsbildung unter den Experten zu einer zurückhaltenden Einstellung: **permissive Hypotension bis zur operativen Blutstillung.** Nach der vom ERC (2010) zitierten NICE-Empfehlung (2004) sollen prähospital – während des schnellstmöglichen Transportes zur Klinik – kristalloide Flüssigkeitsboli in 250 ml-Schritten gegeben werden, bis der Radialispuls tastbar ist.
- Auch die Möglichkeit, dass ein (behandelbares) **internistisches Ereignis** der Auslöser des Unfalls war, muss erwogen werden.
- **Ultraschall** ist grundsätzlich zum Nachweis reversibler Ursachen als wertvolles Hilfsmittel anerkannt und präklinisch anwendbar. Zur präklinischen Anwendung bei Trauma sind jedoch bisher keine Belege einer Outcome-Verbesserung erbracht worden.

Minimierung der präklinischen Versorgungszeit

Verlängerte Reanimationsmaßnahmen und lange prähospitale Versorgungszeiten bei traumatischem Herz-Kreislauf-Stillstand korrelieren mit schlechten Überlebensraten, wobei Ausnahmen von dieser Regel bekannt sind. **Die Notfalltherapie an der Einsatzstelle muss daher unbedingt auf essenzielle, lebensrettende Maßnahmen beschränkt werden.** Unter Reanimationsbedingungen keine Zeit mit Maßnahmen verschwenden, deren Wert nicht belegt ist, z. B. **Wirbelsäulenimmobilisierung mit Hilfsmitteln.** Patienten mit Lebenszeichen müssen schnellstmöglich in die nächste geeignete Klinik transportiert werden.

Aktuell werden die S3-Leitlinien zur Polytrauma-Versorgung in Deutschland publiziert. Diese fokussieren sowohl auf den präklinischen, als auch den klinischen Bereich und sind evidenzbasiert. Die Autoren empfehlen, sich bezüglich aller Belange der Traumaversorgung mit diesen S3-Leitlinien vertraut zu machen!

Reanimation bei Schwangeren

Reanimationssituationen bei Schwangeren sind sehr selten. In Ländern mit einem hochentwickelten Gesundheitssystem verstirbt Schätzungen zufolge eine Schwangere auf etwa 30000 Geburten. Dabei muss die Ursache nicht unbedingt mit der Schwangerschaft selbst in Verbindung stehen. Letztlich sind alle Todesursachen der jeweiligen Altersklasse denkbar (z. B. Verkehrsunfall, Anaphylaxie, Drogenintoxikation).

Häufigere/typische Ursachen für Herz-Kreislauf-Stillstände bei Schwangeren

- Herz-Kreislauf-Erkrankungen, evtl. bereits vorbestehend, aber Manifestation unter den höheren physiologischen Anforderungen der Schwangerschaft (z. B. erhöhtes Blut- und Herzzeit-Volumen). Beispiele: Myokardinfarkt, Aortenaneurysma oder -dissektion, peripartale Kardiomyopathie – insbes. bei Risikofaktoren wie Adipositas, höheres Alter, Rauchen, Diabetes, Bluthochdruck, positive Familienanamnese. Ein Akutes Koronarsyndrom äußert sich bei Schwangeren häufig atypisch mit Schmerzen im Oberbauch (DD HELLP-Syndrom) und Übelkeit/Erbrechen.
- Lungenembolie
- Psychiatrische Erkrankung
- Hypertensive Schwangerschaftserkrankung (SIH)
- Sepsis
- Blutung (z. B. postpartale Uterusatonie, Extrauteringravidität/Eileiterschwangerschaft, vorzeitige Plazentalösung, Placenta praevia, Placenta accreta, Uterusruptur)
- Fruchtwasserembolie

Prävention

Wenn irgend möglich, muss eine vitale Bedrohung rechtzeitig erkannt und therapiert werden, bevor eine Reanimationssituation eintritt. Hierzu gehören folgende **präventive Überlegungen und Maßnahmen:**

- Beurteilung der kritisch kranken Schwangeren und initiale Notfalltherapie nach dem **ABCDE-Schema** (s. S. 104 ff.)
- Die schwangere Gebärmutter kann etwa ab der 20. Schwangerschaftswoche in Rückenlage zu einer Kompression der unteren Hohlvene und anderer Becken- oder Abdominalgefäße führen: **sog. Vena-cava-Kompressionssyndrom** (aortocavales Kompressionssyndrom). Dadurch wird vor allem der venöse Rückstrom gedrosselt, sodass kardialer Auswurf und Blutdruck drastisch absinken können. Viele kardiovaskuläre Probleme bei Schwangeren sind zumindest teilweise darauf zurückzuführen. Daher Lagerung entweder in **Linksseitenlage** (z. B. Keilkissen unter rechtes Becken/rechte Flanke) oder **kontinuierliche manuelle Verlagerung des Uterus zur linken Seite** (vorsichtig durch die Bauchdecke nach links ziehen).
- **Großzügige Sauerstoffgabe** (möglichst Steuerung nach Pulsoxymetrie).
- **Hypovolämie** ist häufig Ursache oder ungünstiger Begleitfaktor: daher Gabe eines **Flüssigkeitsbolus** bei Hypotonie oder Zeichen einer Hypovolämie. Ferner rasch überlegen, ob andere **Notfallmedikamente** indiziert sind.

- **Bei massiver Blutung** – je nach Situation, Möglichkeiten und Expertise: Flüssigkeitssubstitution, Transfusion, Rücktransfusion aufgefangener und aufbereiteter Blutverluste (Spezialsysteme in der Klinik), Oxytocin und Prostaglandinanaloga, Uterusmassage, Behandlung einer Koagulopathie, uterine Ballontamponade, uterine Kompressionsnähte, Angiographie und endovaskuläre Embolisation, Notfall-Hysterektomie, aortales Cross-Clamping bei katastrophaler Blutungssituation.
- **Frühestmöglich Expertenhilfe** hinzuziehen (Gynäkologie/Geburtshilfe, Neonatologie).
- **Identifikation und Therapie der Ursache. Ggf. OP-Vorbereitung (Notfall-Kaiserschnitt).**

Die AHA empfiehlt als Standard-Behandlung bei jeder kritisch kranken Schwangeren (AHA-Klasse I, LOE C):

- Vollständige Drehung der Schwangeren auf die linke Seite zur Prävention eines Vena-cava-Kompressionssyndroms
- Sauerstoffgabe (100 %)
- Venöser Gefäßzugang oberhalb der Zwerchfellebene (Zugänglichkeit auch bei Sectio!)
- Blutdruckmessung, auf eventuelle Hypotonie achten (< 100 mmHg bzw. < 80 % des individuellen Ausgangsblutdrucks: Gefährdung der Plazentadurchblutung), zur Vorlaststeigerung sind Kristalloide und Kolloide effektiv
- Reversible Ursachen und negative Einflussfaktoren schnellstmöglich identifizieren und behandeln

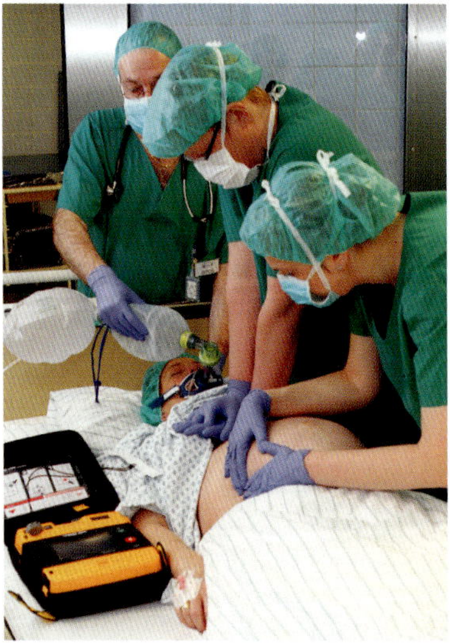

Empfehlungen für die Reanimation bei Schwangeren basieren im Wesentlichen auf dem Studium von Einzelfällen oder kleineren Fallserien, Extrapolation von Daten bei Nichtschwangeren, Experimenten an Modellen sowie auf Expertenmeinungen unter Berücksichtigung der **speziellen Physiologie bei Schwangeren** (z. B. erhöhtes Blut- und Herzzeit-Volumen, vermehrte Atemarbeit und höherer Sauerstoffbedarf). Die Reanimation bei Schwangeren folgt zunächst den Grundsätzen von BLS und ALS bei Nichtschwangeren (Priorität auf Thoraxkompressionen in bestmöglicher Qualität, möglichst ohne Unterbrechungen).

Abb. 2.118 Reanimation bei einer Schwangeren (Notsectio wird vorbereitet)

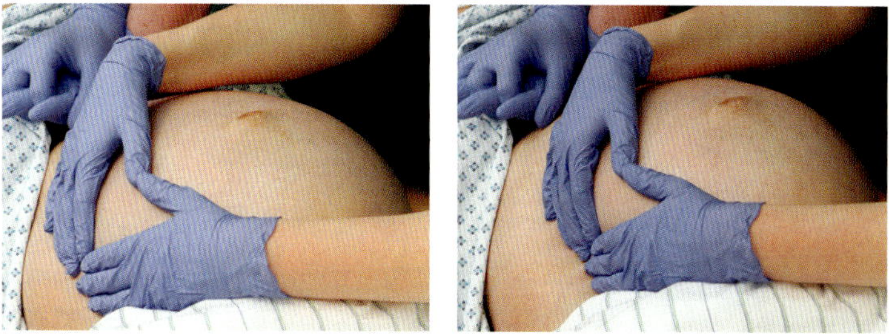

Abb. 2.119 a + b CPR bei einer Schwangeren – manuelle Uterusverlagerung nach links

Wichtige Besonderheiten bei der Reanimation während der Schwangerschaft

- **Wenn bei einer Patientin mit offensichtlich schwangerem Uterus ein Herz-Kreislauf-Stillstand eintritt, ist sofort das Notfallteam zur Kaiserschnittentbindung (Cito-Sectio, Not-Sectio) zu alarmieren (AHA-Klasse I, LOE B). Frühestmöglich Expertenhilfe** hinzuziehen (Gynäkologie/Geburtshilfe, Neonatologie).
- Auch unter CPR wird angenommen, dass ein ein Vena-cava-Kompressionssyndrom (s. o.) den Aufbau eines Minimalkreislaufes (Thoraxkompressionen) einschränken oder verhindern kann. Daher **kontinuierliche manuelle Verlagerung des Uterus zur linken Seite** (AHA-Klasse IIa, LOE C), um die Vena cava zu entlasten. Wenn machbar: zusätzlich **15–30° Linksseitenlage** (von der AHA 27–30° Linksseitenlage nur empfohlen (AHA-Klasse IIb, LOE C), wenn manuelle Verlagerung nicht erfolgreich und geeignetes Unterlegkeilkissen verfügbar, wobei Becken und Thorax der Patientin auf einer harten Unterlage liegen sollen, z.B. Wirbelsäulenbrett). Eine Linksseitenlage unter CPR darf weder dazu führen, dass die Thoraxkompressionen oder ein eventueller Notfall-Kaiserschnitt behindert werden, noch dass die Pat. gefährdet wird, von der Unterlage (z.B. Liege, OP-Tisch) herunterzufallen (Neigungswinkel entsprechend bemessen).
- **Atemwegssicherung:** Wegen eines deutlich erhöhten Aspirationsrisikos und zur Verbesserung der Ventilationsbedingungen wird bei Schwangeren (im Gegensatz zu Nichtschwangeren) weiterhin eine frühestmögliche endotracheale Intubation empfohlen (ERC: unter Krikoiddruck, der aus anästhesiologischer Sicht mittlerweile umstritten ist und bei anderen Patienten mit HKS nicht mehr routinemäßig empfohlen wird – AHA-Klasse III, LOE C). Der Tubus soll im Innendurchmesser 0,5–1,0 mm kleiner sein als sonst für die Patientin angemessen, da bei Schwangeren Ödeme und Schwellungen im Larynxbereich häufig sind. Da die Intubation Schwangerer schwierig sein kann, sollte frühzeitig auch ein erfahrener Intubateur hinzugezogen werden; alternative Hilfsmittel müssen in jedem Falle bereit liegen (z.B. Larynxtubus, Larynxmaske, I-gel und als Ultima Ratio eine Methode zur chirurgischen Atemwegssicherung). Oxygenierung hat Priorität vor frustranen Intubationsversuchen. Da gerade bei Schwangeren bei Atemstillstand die Sauerstoffsättigung des Blutes rascher fällt als bei Nichtschwangeren, betont die AHA ausdrücklich die Notwendigkeit der Beutel-Masken-Beatmung mit 100 % Sauerstoff bis zur Atemwegssicherung/Intubation [AHA-Klasse IIa, LOE B].

- **Zur Defibrillation** Klebepads gegenüber Handpaddles bevorzugen. Sonst keine Änderung der Defibrillationsenergiedosen (AHA-Klasse I, LOE C) sowie der Defibrillationstechnik, die aber etwas erschwert sein kann. Eine mögliche Schädigung des Kindes durch eine Defibrillation der Mutter muss in Kauf genommen werden, hierzu liegen aber keine Studien, sondern nur Einzelfallberichte vor. Ein Spannungsüberschlag auf angeschlossene interne oder externe Fetalmonitore bei einer Defibrillation ist unwahrscheinlich, dennoch dürfte es vernünftig sein, diese zu diskonnektieren [AHA-Klasse IIb, LOE C].
- **Potenziell reversible Ursachen** ausschließen/nachweisen und ggf. behandeln. Hierzu kann eine Ultraschalluntersuchung während der CPR sinnvoll sein, welche aber die CPR nicht einschränken darf. Bei STEMI ist die PCI Strategie der Wahl, zur Not Lyse (erwägen, wenn PCI nicht verfügbar). Bei Lungenembolie Lyse. Bei lebensbedrohlicher Fruchtwasserembolie: extrakorporale Herz-Kreislauf-Unterstützung erwägen (ECMO).

Die **Postreanimationsversorgung** folgt den Regeln für Nicht-Schwangere, auch die therapeutische Hypothermie soll bei komatösen Patientinnen nach ROSC erwogen werden (AHA-Klasse IIb, LOE C); falls sich das Kind noch im Mutterleib befindet, sollte eine Herzfrequenzüberwachung des Kindes erfolgen (cave: Bradykardie) sowie geburtshilfliche und neonatologische Kompetenz einbezogen werden [AHA-Klasse I, LOE C]. Zur Reanimation bei Neugeborenen s. Kap. 3.7.

Notfall-Kaiserschnitt (Not-Sectio, Cito-Sectio)

Die Indikation zum Notfall-Kaiserschnitt ist sofort zu prüfen, wenn eine Schwangere einen Herz-Kreislauf-Stillstand erleidet. Manchmal kann schon nach kurzer CPR ein Spontankreislauf wiederhergestellt werden. Wenn aber die initialen CPR-Maßnahmen erfolglos sind, kann die sofortige Entbindung unter Fortführung der CPR die Überlebenschancen für die Mutter und ggf. auch für das Kind erhöhen. Wenn diese Möglichkeit gewählt wird, lautet das Ziel, die Sectio caesarea nach 4 Minuten mütterlichen Herz-Kreislauf-Stillstandes ohne ROSC zu beginnen (AHA-Klasse IIb, LOE C) bzw. das Kind innerhalb von 5 min nach Eintritt des Herz-Kreislauf-Stillstandes zu entbinden (dieses Ziel ist auch in einer Klinik, die über eine geburtshilfliche Abteilung verfügt, oft nur unter Idealbedingungen und bei Durchführung am Ort des Geschehens/im Krankenbett erreichbar, wenn die innerklinischen Voraussetzungen gegeben sind, z. B. Notfallplan, Absprachen und Training aller beteiligten Fachdisziplinen und Berufsgruppen). Hierfür sind entsprechende interdisziplinäre Vorbereitungen zu treffen [AHA-Klasse I, LOE C]. Die AHA ergänzt für den Fall, dass eine Sectio nicht innerhalb der 5-Minuten-Grenze machbar ist, die mögliche Empfehlung, den Uterus unter fortlaufender Reanimation zu eröffnen [AHA-Klasse IIb, LOE C].

- **Gestationsalter < 20. Schwangerschaftswoche: keinen Notfall-Kaiserschnitt** erwägen, da der schwangere Uterus zu diesem Zeitpunkt wahrscheinlich noch zu keiner Beeinträchtigung des maternalen Herzzeitvolumens führt.
- **Gestationsalter 20.–23. Schwangerschaftswoche: Notfall-Kaiserschnitt** mit dem Ziel, die Überlebenschance der Mutter zu erhöhen (ein Überleben des Kindes ist zu diesem Zeitpunkt noch nicht anzunehmen).

- **Gestationsalter ≥ 24 – 25. Schwangerschaftswoche: Notfall-Kaiserschnitt** mit dem Ziel, die Überlebenschancen für **Mutter und Kind** zu erhöhen.

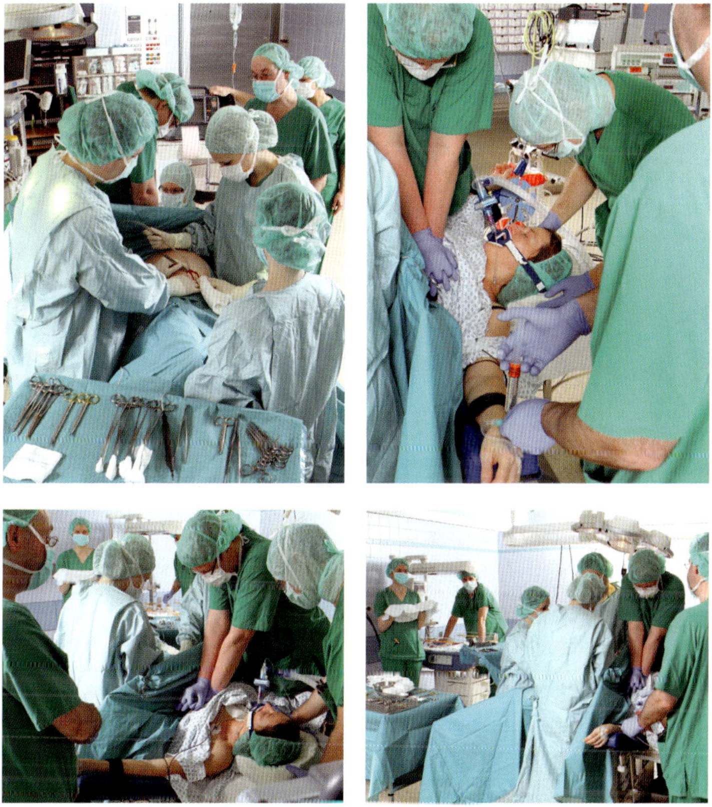

Abb. 2.120 a – d CPR bei einer Schwangeren – Notsectio bei Fortführung der CPR

Anaphylaxie

Für die Anaphylaxie existiert keine einheitliche Definition. Vorschlag des „European Academy of Allergology and Clinical Immunology Nomenclature Committee":
Anaphylaxie ist eine schwerwiegende lebensbedrohliche generalisierte oder systemische Überempfindlichkeitsreaktion. Die Freisetzung von Entzündungsmediatoren (u. a. Histamin) aus Mastzellen und/oder Basophilen, die von einem Allergen getriggert werden, ist verantwortlich für Vasodilatation, Oedem und erhöhte Kapillarpermeabilität.

Gesamthäufigkeit für anaphylaktische Reaktionen: 30–950 Fälle auf 100 000 Personen pro Jahr. Triggersubstanzen: Nahrungsmittel, Medikamente, Insektengifte und Latex! Nahrungsmittel sind der häufigste Auslöser im Kindes-, Medikamente im Erwachsenenalter (v.a. Muskelrelaxantien, Antibiotika, NSAID und ASS). Prognose insgesamt gut, Sterberisiko erhöht bei Patienten mit vorbestehendem Asthma bronchiale.

Diagnose

Anaphylaxie ist die wahrscheinliche Diagnose, wenn ein Patient, der einem Trigger (Allergen) ausgesetzt war, innerhalb von Minuten erkrankt mit

- lebensbedrohlichen Atemwegs- und/oder Atemproblemen und/oder
- Kreislaufproblemen, gewöhnlich in Verbindung mit
- Haut- und Schleimhautveränderungen.

Typische Symptome

- Schwellung der Atemwege mit Heiserkeit/Stridor
- Kurzatmigkeit, Atemnot, Giemen
- Verwirrtheitszustände durch Hypoxie
- Atemstillstand
- Schocksymptomatik
- Herz-Kreislauf-Stillstand
- evtl. Erythem, Uriticaria, Angioödem

Anmerkung: Patienten mit primären allergischen Hautveränderungen entwickeln selten eine Anaphylaxie.

Behandlung

- Erkennung und Behandlung nach dem ABCDE-Schema
- Entfernen/Stoppen des Auslösers (wenn möglich)
- Symptomatische Behandlung der lebensbedrohlichen Störungen:
  - O_2-Gabe
  - Lagerung
  - Atemwegsmanagement/Beatmung (rechtzeitiges Planen des Atemwegsmanagements und Bereitlegen eines chirurgischen Atemwegszugangs, AHA-Klasse I, LOE C)
  - Adrenalingabe
- Flüssigkeitsgabe (fluid challenge – repetitive Boli von 20 ml/kg bei Kindern oder 500–1000 ml bei Erwachsenen; ggf. aggressive Flüssigkeitsgabe, wenn kein Blutdruckanstieg durch Adrenalin, AHA-Klasse II a, LOE C)

Adrenalin

Adrenalin ist das prognostisch entscheidende Medikament. Die beste Wirkung wird bei frühzeitiger Gabe erzielt! Die Adrenalingabe ist indiziert bei allen lebensbedrohlichen Symptomen [AHA-Klasse I, LOE C], insbes. Hypotension, Atemwegsschwellung oder Atembeschwerden.

Verabreichung:

- **i. m.-Injektion** (M. vastus lateralis; anterolateraler Anteil des mittleren Oberschenkeldrittels, auf ausreichende Nadellänge achten. Dosierung s. Tabelle 2.8): empfohlen für alle notfallmedizinisch ungeübten Anwender (u. a. Ärzte ohne Rettungsdienst-/Intensivmedizinerfahrung, Zahnärzte).
- **i. v.-Injektion:** durch den notfallmedizinisch erfahrenen Anwender (zu denen auch Rettungsassistenten gezählt werden, die Adrenalin i. v. im Rahmen der sog. Notkompetenz oder Erweiterten Versorgungsmaßnahmen anwenden). Vorsicht! Unerwünschte Wirkungen, v.a. tachykarde Herzrhythmusstörungen, Myokardischämie). Wegen der Gefahr einer fatalen Überdosierung i. v.-Gabe immer unter engmaschigem hämodynamischen Monitoring [AHA-Klasse I, LOE B], insbes. Pulsoximetrie, RR, EKG. Die AHA sieht den i. v.-Zugang als Alternative zur i. m.-Gabe, wenn der i. v.-Zugang bereits initial vorhanden ist [AHA-Klasse IIa, LOE C]. Dosierung bei i. v.-Gabe:
  - Erwachsene: Gabe von 50 µg – Bolus, titriert nach Wirkung, evtl. besser kontinuierliche Gabe über Spritzenpumpe [AHA-Klasse IIa, LOE C]
  - Kinder: vorsichtig titrierend 1 µg/kg KG – Bolus (hohe Verdünnung, vorsichtige Gabe)

  Bei verzögertem/unmöglichem i. v.-Zugang: Intraossärer Zugang. Keine Verzögerung der i. m.-Adrenalingabe durch i. v.-/i. o.-Punktionsversuche!!!

Eine subkutane oder inhalative Verabreichung wird bei Anaphylaxie ausdrücklich nicht empfohlen.

Tab. 2.8 Adrenalindosierung bei i. m.-Gabe (AHA-Klasse I, LOE C)

> 12 Jahre und Erwachsene	500 µg i. m.	0,5 mL (1:1000)
6–12 Jahre	300 µg i. m.	0,3 mL (1:1000)
6 Monate–6 Jahre	150 µg i. m.	0,15 mL (1:1000)
< 6 Monate	150 µg i. m.	0,15 mL (1:1000)
Wiederholung der Dosis nach jeweils 5 (ERC) – 15 (AHA) min je nach Patientenzustand.		

Medikamente der zweiten Verteidigungslinie (nach erfolgreicher Stabilisierung; AHA-Klasse IIb, LOE C):
- Antihistaminika (v. a. H_1, wenig Evidenz für H_2)
- Kortikoide (i. v.)
- Bronchodilatatoren (inhalativ, i. v.)

Klinische Untersuchungen:
- Standarduntersuchungen für Notfallpatienten
- Mastzelltryptase (zur Diagnosesicherung)

Hyperkaliämie

Bei EKG-Veränderungen, Arrhythmien und Herz-Kreislauf-Stillstand muss immer auch an ursächliche oder mitbestimmende Elektrolytstörungen gedacht werden. Dabei sind Störungen des Kaliumhaushaltes besonders gefürchtet. Am häufigsten wirkt sich die Hyperkaliämie bedrohlich aus ($K^+ > 5,5$ mmol/L), wobei die Schwere mit der Höhe des Kaliumwertes und der Schnelligkeit des Anstiegs zunimmt.

Tab. 2.9 Therapie der Hyperkaliämie (abhängig vom Schweregrad)

	Herzprotektion	**Transport von Kalium in die Zellen** (Umverteilung/Shift)	**Kaliumelimination aus dem Körper** (Ausscheidung)
Leichte Erhöhung (5,5–5,9 mmol/l)			1. Ionen-Austauschharze oder Natriumpolystyrensulfonat (p. o. oder als Einlauf; max. Effekt nach 6 h)
Moderate Erhöhung (6–6,4 mmol/l)		1. Glukose + Insulin i. v. (10 IE Normalinsulin + 25 g Glukose über 15–30 min i. v. – sofortiger Wirkbeginn; max. Effekt nach 30–60 min; engmaschige BZ-Kontrollen)	2. Ionen-Austauschharze oder Natriumpolystyrensulfonat (p. o. oder als Einlauf; max. Effekt nach 6 h)
Schwere Erhöhung (≥ 6,5 mmol/l) **ohne EKG-Veränderungen**		1. Mehrere Angriffspunkte nutzen: - Glukose + Insulin i. v. (s. o.) - Salbutamol inhalativ (5 mg vernebelt; ggf. wdh. bis 20 mg; Wirkungsbeginn nach 15–30 min) - Natriumhydrogencarbonat (bei metabolischer Azidose 50 mmol über 5 min i. v. – wirkt am besten mit den vorgenannten Maßnahmen)	3. Hämodialyse bei Oligurie erwägen (K^+-Senkung um ca. 1 mmol/L in der ersten Stunde; dann 1 mmol/L in den nächsten 2 h; bei hämodynamisch instabilen Patienten eher CRRT/CVVH)
Schwere Erhöhung (≥ 6,5 mmol/l) **mit toxischen EKG-Veränderungen**	1. Calciumchlorid 10 % (10 mL über 2–5 min i. v.; senkt das Risiko von pVT/VF; Wirkung nach 1–3 min; kein Effekt auf die Serumkaliumkonzentration) oder nach AHA auch Calciumgluconat 10 % (15–30 mL)	2. Mehrere Angriffspunkte nutzen (s. o.)	3. Ionen-Austauschharze oder Natriumpolystyrensulfonat (p. o. oder als Einlauf; max. Effekt nach 6 h) 4. Hämodialyse bei Oligurie erwägen (K^+-Senkung um ca. 1 mmol/L in der ersten Stunde; dann 1 mmol/L in den nächsten 2 h; bei hämodynamisch instabilen Patienten eher CRRT/CVVH) 5. Nach AHA ggf. auch forcierte Diurese mit Furosemid (40–80 mg i. v.)
Herz-Kreislauf-Stillstand	1. Calciumchlorid 10 % (s. o.) – AHA-Klasse IIb, LOE C	2. Mehrere Angriffspunkte nutzen (s. o. – Natriumhydrogencarbonat als schneller Bolus) – AHA-Klasse IIb, LOE C	3. Hämodialyse (s. o.)

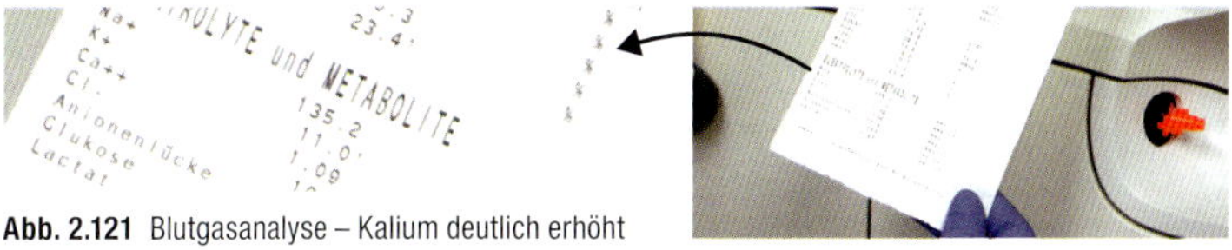

Abb. 2.121 Blutgasanalyse – Kalium deutlich erhöht

Foto: Roman Böhmer

- **Ursachen (oft kombiniert):** (dialysepflichtige) Niereninsuffizienz (fehlende Kaliumausscheidung), Medikamente (z. B. ACE-Hemmer, AT_2-Rezeptorantagonisten, kaliumsparende Diuretika, NSAID), Diätfehler/kaliumreiche Nahrung bei Niereninsuffizienz (z. B. Nüsse), Kaliumüberdosierung bei Substitutionstherapie, metabolische Azidose, endokrine Störungen (M. Addison), Gewebezerfall (Hämolyse, Tumorlyse, Rhabdomyolyse).
- **Symptomatik:**
  schlaffe Lähmungen, abgeschwächte Muskeleigenreflexe, EKG-Veränderungen (z. B. AV-Block I°, flache P-Wellen, hohe T-Wellen ($T > R$ in ≥ 2 Ableitungen), breite QRS-Komplexe, sinusförmige ST-Verschmelzung, bradykarde und tachykarde Herzrhythmusstörungen), plötzlicher Herztod möglich.
  Wenn bei lebensbedrohlichen Symptomen die Anamnese und EKG-Veränderungen eine Hyperkaliämie nahelegen, ist ggf. die Einleitung eine Therapie auch ohne Laborbefund gerechtfertigt und indiziert.
- **Therapie:**
  - Vorgehen nach ABCDE-Schema
    Ursache behandeln, ggf. Kaliumzufuhr stoppen
  - Bei schwerer Erhöhung ($\geq$ 6,5 mmol/l): Expertenhilfe hinzuziehen!
  - Weiteres Vorgehen gemäß Tabelle 2.9

2.9 Postreanimationssyndrom und Postreanimationsbehandlung

Postreanimationserkrankung

Nach primär erfolgreicher CPR (ROSC) durchläuft der menschliche Organismus eine charakteristische und komplexe Pathophysiologie. Die Einleitung einer adäquaten Postreanimationsbehandlung bereits am Notfallort auf Basis eines verständlichen, strukturierten und multidisziplinären Therapieprotokolls kann das Outcome entscheidend beeinflussen und ist daher empfohlen [AHA-Klasse I, LOE B].

Ein Herz-Kreislauf-Stillstand mit nachfolgender Wiederkehr eines Spontankreislaufs (ROSC) führt zu einer phasenhaften Erkrankung, die in Ihrer Gesamtheit als Postreanimationserkrankung oder Postreanimationssyndrom bezeichnet wird. Die Erkrankung führt sekundär zu einer überschießenden globalen Entzündungsreaktion des Organismus, die klinisch dem SIRS (systemic inflammatory response syndrome) ähnelt. Ausmaß und Schwere des Syndroms werden beeinflusst von

- individueller Konstitution,
- zugrunde liegender Erkrankung und Begleiterkrankungen,
- initial vorliegendem Herzrhythmus,
- Hypoxiezeit und Reanimationsdauer,
- therapeutischen und diagnostischen Abläufen der Primärversorgung sowie von
- einer strukturierten, innerklinischen Postreanimationsbehandlung.

Pathophysiologie – Überblick

Im Herz-Kreislauf-Stillstand stellt sich eine Stase mit einem Druck von 6–7 mmHg im gesamten Gefäßsystem ein (No-Flow-Phase). Es kommt zum Zusammenbruch der Autoregulation der Blutgefäße in Gehirn und Niere. Durch den Perfusionsstillstand kommt es auf zellulärer Ebene, analog zur Schockkaskade, zur Unterversorgung der Gewebe mit Sauerstoff (Hypoxie) und metabolischen Substraten sowie zur fehlenden Elimination von (sauren) Stoffwechselmetaboliten. Auch nach Wiederherstellung eines Kreislaufs (ROSC) bleibt die Sauerstoffabgabe an die Gewebe beeinträchtigt; die Gründe liegen in einer Funktionseinschränkung des Herzmuskels (post cardiac arrest myocardial dysfunktion), einer katecholaminpflichtigen hämodynamischen Instabilität sowie in einem Versagen der Mikrozirkulation. Die Störungen der Makro- und Mikrozirkulation führen daneben zu einer krankhaften Gerinnungsaktivität im Gefäßsystem (disseminierte intravasale Gerinnung, DIC).

Sauerstoffmangel im gesamten Körper – nur das kleinere Problem!

Die globale Hypoxämie bzw. ischämische Hypoxie führt zu einer direkten Gewebeschädigung und in der Folge zum **nekrotischen Zelltod** (Nekrobiose). Die Wiederbelebungszeit des Herzmuskels (sog. Anoxieintervall) wird in tierexperimentellen Studien gemeinhin deutlich länger beschrieben als diejenige des Gehirns. Aufgrund der sehr geringen Hypoxietoleranz ist das Ausmaß der Schädigung am Gehirn besonders ausgeprägt, wobei ein plötzlicher Zusammenbruch der Durchblutung (ischämische Hypoxie) schneller bleibende Schäden hervorzurufen scheint als eine langsam entstehende und anhaltende, sehr niedrige Sauerstoffsättigung (hypoxämische Hypoxie) bei erhaltener Durchblutung.
Als wäre dieser initiale hypoxische Zelluntergang nicht schon schlimm genug, tritt die **umfassende Schädigung oft erst in der Phase der Wiederdurchblutung** (Reperfusion) ein: Zunächst unter CPR und später bei ROSC kommt es, immunologisch vermittelt, zum **programmierten Zelltod** (Apoptose), d. h. viele Zellen gehen erst in Folge der Wiederdurchblutung zugrunde! Selbst durch adäquat durchgeführte Reanimationsmaßnahmen sind diese Prozesse nur teilweise reversibel. An der therapeutischen Beeinflussung des Reperfusionsschadens wird intensiv geforscht.

Systemische Mangeldurchblutung und Reperfusionsschaden

Entscheidender Ausgangspunkt für die Zellaktivierung und die folgenden Entzündungs- und Gerinnungsvorgänge sind die **Schädigung und der Untergang von Endothelzellen** (Innenschicht der Blutgefäße). Im Rahmen der Wiederdurchblutung nach Kreislaufstillstand werden vor allem dort **freie Sauerstoffradikale, proinflammatorische Mediato-**

ren und Adhäsionsmoleküle freigesetzt, die über eine Aktivierung von Leukozyten und Thrombozyten eine **generalisierte Entzündungsreaktion im Körper** hervorrufen sowie das **Gerinnungssystem und die endogene Fibrinolyse** aktivieren.
Nachfolgend entstehen ein **Multiorganversagen** und ein **erhöhtes Risiko für Infektionen.** Somit hat die Postreanimationserkrankung viele Gemeinsamkeiten mit einer Sepsis; dies beinhaltet auch Volumenverschiebung und Vasodilatation.
Nach der No-Flow-Periode im HKS und der Low-Flow-Phase während der CPR schließt sich, trotz wiederhergestelltem Spontankreislauf (suffizienter Perfusionsdruck), eine No-Reflow-Phase an. Die DIC (s. o.) führt zu Mikrothromben und Thrombozytenaggregaten im gesamten Gefäßsystem, vor allem im Kapillarstromgebiet Gehirn. Die Qualität der Wiederdurchblutung (Reperfusion) auf Ebene der Mikrozirkulation ist für Gehirn, Herz, Nieren und Darm besonders relevant.

Hypoxie und Reperfusion im Gehirn – hypoxische Enzephalopathie

Zentrale Manifestation der Postreanimationserkrankung sind Koma, Krampfanfälle, Myoklonien, unterschiedliche Stufen von neurokognitiver Dysfunktion bis hin zum Hirntod (vgl. Kap. 4.1). Bei den Patienten, die zwar bis zur Aufnahme auf eine Intensivstation überleben, jedoch dann im Verlauf der innerklinischen Phase versterben, ist die zerebrale Schädigung für 68 % der Todesfälle nach prähospitalem und 23 % der Todesfälle nach innerklinischem Kreislaufstillstand verantwortlich. Die zerebrale Schädigung kann weiter verschlechtert werden durch

- ein andauerndes Ungleichgewicht der Blutgerinnung,
- eine eingeschränkte Selbstregulation der Durchblutung,
- arterielle Hypotonie,
- Hyperkapnie,
- Hypoxie,
- Fieber,
- Hyperglykämie und
- zerebrale Krampfanfälle.

Diese zuletzt genannten Faktoren stehen daher im Mittelpunkt der Behandlung nach primär erfolgreicher Reanimation, teilweise von der ersten Minute an!

Hypoxie und Reperfusion am Herzen – myokardiale Dysfunktion

Ohnehin haben etwa drei von vier reanimierten Patienten eine koronare Herzkrankheit (KHK). Doch unabhängig davon ist eine Funktionsstörung des Herzmuskels (myokardiale Dysfunktion) nach einem HKS häufig; diese kann sich allerdings innerhalb weniger Tage zurückbilden. Bereits die Ischämie während des HKS kann zu einer ventrikulären Dysfunktion führen, ohne dass Schäden am Muskel offensichtlich sind (kein pathomorphologisches Korrelat). Darüber hinaus können Reanimationsmaßnahmen wie Thoraxkompression oder Defibrillation zu einer direkten Schädigung am Myokard führen. Unmittelbar nach der Reanimation kommt es somit häufig zum kardialen Pumpversagen mit Zunahme des peripheren Widerstands. In der Phase der systemischen Inflammation nimmt dagegen der periphere Widerstand ab und es kommt zu einem relativ ausgeprägten Volumenbedarf.

Initiales Vorgehen nach ROSC

Die Wiederherstellung eines Spontankreislaufs (restoration/return of spontaneous circulation, ROSC) ist nur der erste Schritt zur Wiederherstellung der Lebensfunktionen des Patienten. Bereits unmittelbar nach ROSC beeinflussen notfall- und intensivmedizinische Interventionen das endgültige Outcome signifikant. Umfang und Durchführung der möglichen und sinnvollen Maßnahmen unmittelbar nach ROSC hängen vom Ort des Geschehens ab (Notfallort, Rettungsdienst, Intensivstation, OP).

Im Fokus stehen:

- **Sicherstellen der Atemfunktion**
- **Sicherstellen der Kreislauffunktion**
- **Weitere Maßnahmen, die zusätzlich das neurologische Outcome verbessern können** (um zu betonen, dass Reanimationsmaßnahmen – von Anfang an – nicht nur auf die bloße Aufrechterhaltung der Herz- und Atemfunktion ausgerichtet sein sollen, sondern dass eine Reanimation – in allen Phasen – auch auf das Gehirn (Überleben ohne Hirnschäden) abzielen muss, wurde vorgeschlagen, den Begriff CPR = kardiopulmonale Reanimation z. B. durch CCR = kardiozerebrale Reanimation zu ersetzen [z. B. Ewy und Kern, J Am Coll Cardiol 2009]), hierzu gehören die therapeutische Hypothermie, die Diagnostik und Therapie von Krampfanfällen sowie die Vermeidung von Hypo- und Hyperglykämie.

1. Sicherstellen der Atemfunktion

- **Atemwegssicherung, kontrollierte Oxygenierung und Beatmung.** Bei kurzer Stillstandszeit und schneller Erholung zerebraler Funktionen (Erwachen unmittelbar nach ROSC) kann auf eine endotracheale Intubation, Beatmung und Sedierung verzichtet werden (z. B. bei Dauer > 48 h erhöhtes Pneumonierisiko), aber grundsätzlich adäquat dosierte Sauerstoffgabe über Maske (Vermeidung von Hypoxie, Hyperkapnie und erneutem Kreislaufstillstand). Eine **Intubation/kontrollierte Beatmung** ist insbes. bei allen Patienten mit eingeschränkter zerebraler Funktion zu erwägen, falls der Patient nicht ohnehin schon im Rahmen der CPR intubiert wurde. Wenn möglich, sollten für eine (geplante) Intubation nach ROSC die Bedingungen optimiert werden: Ausrüstung, Vorbereitungen, ggf. vorsichtige Narkoseinduktion mit Relaxierung, geübter Intubateur, geübte Assistenz). Ziel: **ausreichende O_2-Sättigung (94–98 %)** durch erforderliche F_iO_2 sicherstellen (Details s. u.).
- Zur kontrollierten Beatmung, aber auch zur Reduktion von Kältezittern (O_2-Verbrauch!) bei Hypothermie, kann (auch fortgesetzt) eine **titrierende Analgosedierung** indiziert sein [AHA-Klasse IIb, LOE C]. Husten führt zu heftigen und schädlichen Hirndruckspitzen (Verminderung des Blutflusses, Ischämie im Gehirn) und ist möglichst zu vermeiden, z. B. keine vermeidbaren mechanischen Provokationen sowie auch hier an eine **ausrei-**

chende Analgosedierung denken (nicht nur bei Intubation); wenn absolut nötig auch Relaxanzien (Letztere nur beim narkotisierten und intubierten Patienten).

- **Normokapnie anstreben:** Eine routinemäßige Hyperventilation mit resultierender Hypokapnie ist auch nach ROSC schädlich und zu vermeiden [AHA-Klasse III, LOE C] (z. B. führt Hypokapnie zu zerebraler Vasokonstriktion mit vermindertem Blutfluss und Verstärkung der Ischämie im Gehirn, hohe Tidalvolumina können bei bestimmten Patienten eine hämodynamische Instabilität verstärken; vgl. a. S. 170). Zielparameter der Beatmung ist ein $paCO_2$ von 40–45 mmHg (BGA) bzw. ein $p_{et}CO_2$ von 35–40 mmHg (Kapnometrie) ohne hämodynamische Beeinträchtigung [AHA-Klasse II b, LOE C].
- **Normoxie anstreben:** Titrierte Sauerstoffgabe – Ziel-S_aO_2 (ersatzweise pulsoxymetrisch bestimmte S_pO_2): 94–98 %. Hintergrund für diese Empfehlung sind ernstzunehmende Anhaltspunkte für **Schäden durch Hyperoxie** (arterieller Sauerstoffpartialdruck = p_aO_2 höher als normal) im Rahmen der ersten Stunde nach Wiederkehr des Kreislaufs (Re-Perfusion). Dazu hat der GRC am 17. 12. 2010 eine offizielle Stellungnahme auf Basis der ERC-Leitlinien 2010 herausgegeben, in der dieser Zusammenhang ausgeführt wird: „[…] Die Ergebnisse einiger tierexperimenteller Untersuchungen weisen darauf hin, dass Hyperoxämie im Gewebe oxydativen Stress verursacht und postischämisch Neurone schädigt. In einer tierexperimentellen Studie konnte gezeigt werden, dass mit der Regulierung der Sauerstoffgabe über die pulsoxymetrisch gemessene Sauerstoffsättigung mit einer Ziel-S_aO_2 von 94–96 % in der ersten Stunde nach Return of Spontaneous Circulation (ROSC) – kontrollierte Reoxygenierung – ein besseres neurologisches Outcome erreicht wird als bei kontinuierlicher (Be-)Atmung mit 100 %-igem Sauerstoff. Eine aktuelle klinische Registerauswertung mit mehr als 6.000 Patienten unterstützt diese Tierversuchsergebnisse. Die Daten zeigen, dass eine Hyperoxämie nach Kreislaufstillstand mit einem schlechteren Outcome einhergeht als unter Normoxämie oder Hypoxämie. Für die klinische Praxis bedeutet dies, dass, sobald die S_aO_2 durch Blutgasanalyse und/oder Pulsoxymetrie bestimmbar ist, die F_iO_2 so angepasst werden soll, dass die S_aO_2 zwischen 94 und 98 % liegt […]" Bei einer S_aO_2 von 100 % liegt der p_aO_2 aufgrund der Sauerstoffbindungskurve des Hämoglobins i. d. R. irgendwo zwischen 80 und 500 mmHg, somit ist eine Normoxämie (80 mmHg) genauso möglich wie eine ausgeprägte Hyperoxämie (500 mmHg). Daher ist in der Praxis folgendes Vorgehen zweckmäßig: Wenn ein Patient, der während CPR noch mit Sauerstoff beatmet wurde, nach ROSC eine Sauerstoffsättigung von 100 % aufweist, wird die inspiratorische Sauerstoffkonzentration schrittweise reduziert, solange die S_aO_2 über 94 % gehalten werden kann (AHA-Klasse I, LOE C).
  Diese Empfehlung gilt aber explizit erst für die Phase **nach** Wiederkehr des Spontankreislaufs (ROSC) und nicht für die Phase der Reanimation selbst. Während der CPR ist – sobald verfügbar – die maximal mögliche inspiratorische Sauerstoffkonzentration anzustreben [AHA-Klasse II a, LOE C für F_iO_2 = 1,0 während CPR].
- **Entlastung des Magens** (Magensonde), um eine Magenblähung durch vorangehende Mund-zu-Mund- oder Beutel-Maskenbeatmung zu entlasten (sonst Lungenfunktion weiter beeinträchtigt und erhöhtes Aspirationsrisiko).

2. Sicherstellen der Kreislauffunktion

- **Venöse Zugänge** prüfen und sicher fixieren, ggf. Neuanlage (Hygiene)
- **Adäquate Therapie einer arteriellen Hypotonie (Low-output-Syndrom), durch angepasste Gabe von Flüssigkeit, Vasokonstriktoren (z.B. Noradrenalin), Inotropika (z.B. Dobutamin) und Inodilatatoren (z.B. Milrinon) [AHA-Klasse I, LOE B].** Bei Linksherzversagen ggf. Vasodilatatoren und/oder Diuretika. Bei niedrigem rechtskardialen Füllungsdruck ggf. Infusion. Aufgrund fehlender definitiver Daten soll der Ziel-MAP so eingestellt werden, dass eine ausreichende Urinproduktion (1 ml/kg KG/h) sowie eine normale oder fallende Plasmalaktatkonzentration erreicht werden. **Beachte: ein ausreichender Blutdruck muss auch zur Versorgung des Gehirns sichergestellt werden!** Normalerweise wird die Weite der zerebralen Blutgefäße abhängig von Blutdruck und Durchblutungsbedarf des Gehirns so geregelt, dass immer genug Blut im Gewebe ankommt. Diese Autoregulation des zerebralen Blutflusses ist (ähnlich wie bei schwerem SHT) initial nach dem Kreislaufstillstand noch gestört, sodass die **Hirndurchblutung nur vom Blutdruck bestimmt** wird (zerebraler Perfusionsdruck = mittlerer arterieller Druck minus intrakranieller Druck). **Minutenlang zu niedrige Blutdrücke bedeuten eine erneute schwere ischämische Hypoxiephase des Gehirns, die angesichts der fortbestehenden Bewusstlosigkeit aber nicht bemerkt wird!** Viele Experten empfehlen, einen mittleren arteriellen Druck (MAP) von mindestens 80 mm Hg anzustreben, wobei ein intrakranieller Druck von 10–20 mm Hg einkalkuliert ist. Ein höherer Zielblutdruck kann bei bekannter Hypertonie oder erhöhtem Hirndruck (geschätzt/gemessen) indiziert sein. Wenn erhöhte Katecholamindosen notwendig werden, ist bei Verfügbarkeit auch der Einsatz eines mechanischen Herzunterstützungsverfahrens zu erwägen (IABP, ECLS). Unmittelbar nach ROSC kommt es zu einer zerebralen Hyperämie. Nach asphyktischem Kreislaufstillstand kann nach ROSC vorübergehend ein Hirnödem auftreten. Dieses ist aber selten mit klinisch relevanten Hirndruckanstiegen verbunden.
- **Volumenkontrolle und -substitution.** Die Infusion von relativ großen Volumenmengen wird von Patienten mit Postreanimationserkrankung erstaunlich gut vertragen. Obwohl die „early goal directed therapy" (nach Rivers) bei der Behandlung der Sepsis etabliert und anerkannt ist und auch als Behandlungsstrategie nach Kreislaufstillstand vorgeschlagen wird, liegen hierfür keine kontrollierten randomisierten Studien vor, die den routinemäßigen Einsatz in der Postreanimationsphase unterstützen.
- **Schnellstmögliche Registrierung eines 12-Kanal-EKG zur Detektion eines STEMI [AHA-Klasse I, LOE B],** ggf. auch serielle 12-Kanal-EKG-Registrierung (z.B. alle 10–30 min, um erst mit Verzögerung auftretende STEMI-Zeichen oder dynamische EKG-Veränderungen zu erfassen)
- Bei **Zeichen eines Myokardinfarktes/ACS:** ggf. Behandlung eines ACS (s.S. 230ff.); insbes. bei STEMI, aber auch bei bekannter/vermuteter KHK grundsätzlich rasch Herzkatheter/PCI erwägen (auch wenn Patient zunächst bewusstlos bleibt und intubiert ist). Bei Patienten mit wahrscheinlicher oder gesicherter **Lungenembolie** ist eine Fibrinolyse zu erwägen [AHA-Klasse IIb, LOE C].
- **Behandlung von Periarrest-Arrhythmien,** s.S. 213ff., ggf. Behandlung einer Hypokaliämie! – Beachte: unmittelbar nach ROSC meist Hyperkaliämie, die aber oft durch

anschließenden Kaliumtransport nach intrazellulär (katecholaminvermittelt) in eine Hypokaliämie umschlägt, woraus eine Gefahr für ventrikuläre Arrhythmien resultiert.

3. Weitere Maßnahmen, um das neurologische Outcome verbessern können

Therapeutisch induzierte moderate Hypothermie
Bewusstlose erwachsene Patienten mit Spontankreislauf nach präklinischem Herz-Kreislauf-Stillstand sollen unabhängig vom initial vorliegenden Herzrhythmus so schnell wie möglich und für 12 bis 24 h auf eine Körpertemperatur von 32–34 °C gekühlt werden (für Patienten mit initialem Kammerflimmern bereits seit 2003 ILCOR-Empfehlung) [AHA-Klasse I, LOE B für initiales Kammerflimmern; AHA-Klasse IIb, LOE B für intiale Asystolie oder PEA]

Studienlage: Der Wert der induzierten Hypothermie nach ROSC wurde in 2 unabhängigen randomisierten Multicenter-Studien (trotz relativ kleiner Fallzahlen (273 und 77 Patienten) und nicht möglicher Verblindung) signifikant und klinisch relevant belegt (häufiger unabhängige Lebensführung und Arbeitsfähigkeit und niedrigere Mortalität). Verglichen mit anderen therapeutischen Interventionen, zeigte die Kühlung sehr niedrige „numbers needed to treat"-Zahlen (nur 6 bis 7 Patienten müssen im Durchschnitt behandelt werden, damit der positive Effekt bei einem zusätzlichen Patienten auftritt). Bei den gekühlten Patienten waren aber Komplikationen wie Pneumonie, Blutungen und Sepsis häufiger [NNT 12, 14 bzw. 16]. Inwieweit das Auftreten möglicher Komplikationen zu einem Abbruch der Kühlung führen muss, ist im Einzelfall durch die behandelnden Ärzte abzuwägen. Prinzipielle Kontraindikationen gegen eine milde Hypothermie sind bei Vorliegen der in der Empfehlung genannten Indikation nicht bekannt. Der Nutzen der therapeutischen Hypothermie nach ROSC wird auch in aktuellen Untersuchungen bestätigt [z. B. 47].

Hypothese: Senkung der zerebralen Stoffwechselrate für Sauerstoff um etwa 6 % pro °C Temperatursenkung. Diese könnte zur verminderten Freisetzung freier Radikale und exzitatorischer Aminosäuren führen. Die Hypothermie blockiert die intrazellulären Folgeerscheinungen der Exzitotoxinbelastung (hohe Kalzium- und Glutamatkonzentrationen, v. a. in der Reperfusionsphase – s. o.) und hemmt die mit der Postreanimationserkrankung verbundene systemische Entzündungsreaktion.

Praktische Durchführung der Hypothermiebehandlung: Gliederung in drei Phasen (ILCOR): 1. Einleitung, 2. Erhaltung und 3. Wiedererwärmung. In allen Phasen können sich Plasmaelektrolyte, Volumenstatus und Metabolisierungsrate rasch verändern, sodass Kühlung und Wiedererwärmen möglichst kontrolliert und gleichmäßig erfolgen sollen. In der Einleitungsphase sollen ausreichende Sedierung und ggf. Muskelrelaxation gewährleistet sein (Kältezittern vermeiden). Es ist bislang nicht belegt, dass ein schnelleres Erreichen der Zieltemperatur zu einem besseren Outcome führt. In der Erhaltungsphase ist eine Kühlmethode mit aktiver Temperaturüberwachung zu bevorzugen, um Temperaturschwankungen zu vermeiden. Innerklinisch können Kühlgeräte verwendet werden, die ein kontinuierliches Temperaturrückkopplungssystem enthalten. Es gibt bislang jedoch

keinen Hinweis für einen Vorteil einer bestimmten Kühlmethode in Bezug auf die Überlebensraten. Die Wiedererwärmung sollte langsam erfolgen (0,25–0,5 °C/h); dabei sind anschließende Hyperthermien zu vermeiden.
Es empfiehlt sich ein standardisiertes Protokoll „Therapeutische Hypothermie Erwachsene“ innerhalb eines Rettungsdienstbereiches (z. B. Vorgabe des ärztlichen Leiters). Idealerweise sollten bei der Festlegung die weiterbehandelnden Intensivstationen eingebunden sein, damit eine leitlinienkonforme Fortführung der Therapie gewährleistet ist.

Mögliche Kühlungsverfahren:
- **Infusion von 4°C kalter kristalloider Infusionslösung** (bis 30 mL/kg über 30 min), die Körpertemperatur fällt dabei regelhaft um etwa 1,5 °C ab. Diese Technik kann insbesondere zur präklinischen Einleitung der Kühlung eingesetzt werden.

Weitere Methoden zur Einleitung und/oder Aufrechterhaltung der Kühlung sind:
- **Externe Kühlung (transdermale Kälteinduktion):** Kühlpackungen (an Hals, Leisten und in den Achselhöhlen), Kühldecken oder Kühlkissen, Decken mit Wasser- oder Luftkreislauf, Gelbeschichtete Kissen mit Wasserkreislauf, Kühlmatten und -zelte. Externe (Haut-) Kühlung scheint gegenüber invasiven Methoden komplikationsträchtiger zu sein, da durch Oberflächenkühlung Kompensationsmechanismen des Patienten stark angeregt werden können (z. B. Kältezittern, Vasokonstriktion mit Umverteilung des Blutvolumens) – ggf. ist eine Analgosedierung indiziert.
- **Nasale Kühlung:** durch spezielle, in die Nasengänge eingeführte Katheter wird mittels einer Pumpe ein Kühlmittel eingesprüht, welches lokal Verdunstungskälte erzeugt. Die relativ rasch einsetzende Kühlung wird zunächst vor allem im Kopfbereich (Gehirn) wirksam, ein systemischer Kühleffekt folgt.
- **Interne/invasive Kühlung:** Kühlkatheter, intravaskuläre Wärmetauscher (eingebracht in Vv. femorales oder Vv. subclaviae); gewährleisten eine präzise Kühlungskontrolle. Auch mit venovenöser Hämofiltration und kardiopulmonalem Bypass wurde die Induktion einer Hypothermie beschrieben.
- In vielen Rettungsdienstbereichen wird präklinisch ein **kombiniertes Kühlprotokoll** beim bewusstlosen Erwachsenen nach ROSC angewendet, z. B. Gabe von 1000 mL 4 °C kalter Vollelektrolytlösung über 30 min + externe Kühlung (Patienten nicht zudecken, Fahrzeugheizung ausschalten, Kältepackungen an Leisten, Achseln und Hals).
- Hämodynamisch stabile Patienten, die bereits **spontan eine milde Hypothermie** (> 33 °C) nach ROSC aufweisen (häufig), sollen nicht aktiv wiedererwärmt werden [AHA-Klasse III, LOE C]. Diese Hypothermie wird meist gut toleriert (kein signifikant erhöhtes Komplikationsrisiko) und verbessert das neurologische Outcome.

Komplikationen: Kältezittern (Metabolismus ↑, Sauerstoffverbrauch ↑, Wärmeproduktion ↑); Arrhythmien (v. a. Bradykardie); Elektrolytstörungen (Kalium ↓, Kalzium ↓, Magnesium ↓, Phosphat ↓); Insulinsensitivität ↓, Insulinsekretion ↓, insulinpflichtige Hyperglykämie; ggf. Blutgerinnung ↓ (Blutungsgefahr). Physiologische Effekte: Diurese ↑, peripherer Gefäßwiderstand ↑

Temperaturkontrolle: Fieber (Hyperpyrexie) wird häufig in den ersten 48 h nach Herz-Kreislauf-Stillstand festgestellt sowie auch nach Wiedererwärmung nach therapeutischer Hypothermie beobachtet. Jedes Grad Temperaturerhöhung über 37 °C vermindert das neurologische Outcome. Daher sind Hyperpyrexien in den ersten 72 h nach ROSC konsequent mit Antipyretika oder aktiver Kühlung zu behandeln [AHA-Klasse I, LOE C].

Behandlung von Krampfanfällen: Bei 5–15 % der Patienten mit ROSC (Erwachsene) treten Krampfanfälle auf, bei Patienten, die komatös bleiben, noch häufiger (10–40 %). Krämpfe führen zu einer starken Erhöhung des zerebralen Metabolismus und weiteren neuronalen Folgeschäden. Zur Detektion (subklinischer) Krampfanfälle bei komatösen Patienten nach ROSC wird die schnellstmögliche Registrierung und Befundung eines EEG sowie die regelmäßige Wiederholung (oder kontinuierliches EEG-Monitoring) empfohlen [AHA-Klasse I, LOE C]. Die Behandlung richtet sich nach den üblichen Therapieempfehlungen für Krampfanfälle [AHA-Klasse IIb, LOE C], auf mögliche Blutdruckabfälle durch die verwendeten Medikamente ist zu achten (Benzodiazepine, Phenytoin, Propofol, Barbiturate).

Normoglykämie: Hyperglykämien nach ROSC (und übrigens auch Apoplexie) sind mit einer deutlichen Verschlechterung des neurologischen Outcomes und höherer Mortalität vergesellschaftet. Auf Basis gegenwärtiger Daten soll bei diesen Patienten der Blutzuckerwert ≤ 10 mmol/L (≤ 180 mg/dL) betragen. Hypoglykämien müssen verhindert werden. Die AHA empfiehlt einen Zielbereich von 8–10 mmol/L (144–180 mg/dL) [AHA-Klasse IIb, LOE B]. Aufgrund des erhöhten Risikos nicht erkannter Hypoglykämien sollen keine strikten Regime zur Blutzuckereinstellung bei erwachsenen Patienten mit ROSC zur Anwendung kommen [AHA-Klasse III, LOE B für strengen Zielbereich 4,4–6,1 mmol/L (80–110 mg/dL)].

Erstmaßnahmen unmittelbar nach ROSC

Bestimmte Maßnahmen sollten in jedem Fall bereits direkt an Ort und Stelle – unmittelbar nach ROSC – durchgeführt, eingeleitet oder zumindest geplant werden:

- **Vorgehen nach ABCDE-Schema** (s. S. 104 ff.): Überprüfen des Patienten, des bisherigen Monitorings und der bisherigen Maßnahmen auf Vollständigkeit und korrekte Durchführung (z. B. venöse Zugänge, Atemwegssicherung – z. B. Lagekontrolle; Optimierung der Fixierung)
- **Sicherstellen der Atemfunktion** (Details s. S. 206 f.): ggf. Intubation, kontrollierte Oxygenierung und Beatmung (Ziele: Normoxämie, Normokapnie, keine hohen Tidalvolumina). Die AHA empfiehlt zur Beatmung nach ROSC initial einen Frequenzbereich von 10–12/min. Bei erhöhter Resistance („auto-PEEP") sind ggf. niedrigere Frequenzen und längere Exspirationszeiten erforderlich.
- **Sicherstellen der Kreislauffunktion** (Details s. S. 208.): adäquate Blutdruckeinstellung, schnellstmöglich 12-Kanal-EKG (ggf. wiederholt), grundsätzlich PCI erwägen, bei (Verdacht auf) Lungenembolie Fibrinolyse erwägen

- **Behandlung der zugrunde liegenden Störung,** insbes. 4 x H + HITS prüfen (s. S. 182 ff.)
- **Temperaturmessung**
- **Beginn einer therapeutisch induzierten Hypothermie** (nach Standardprotokoll, bei allen bewusstlosen Patienten nach ROSC, die nicht bereits hypotherm sind, Details s. o.)
- **Intensivtherapie einleiten:** zügige Aufnahme/Übernahme in geeignete Intensivbehandlungseinheit anmelden, Transport vorbereiten und durchführen
- **Kontinuierliches Monitoring** der Vitalparameter: Puls, Blutdruck, EKG, S_pO_2, bei Beatmung auch endexspiratorisches CO_2, Körpertemperatur
- **Anamnese: Unterlagen, Arztbriefe, Fremdanamnese** durch Angehörige/Bekannte (Vorerkrankungen, Vormedikation, Prognose/Patientenwille – evtl. Gründe, die Therapie auf ein palliatives Konzept umzustellen? Details s. Kap. 4).

Postreanimationstherapie in der Intensivstation

- Kontrolle und ggf. Vervollständigung der o. g. Erstmaßnahmen nach ROSC.
- **Weiterhin Reanimationsbereitschaft** (z. B. personelle Ressourcen, geeignetes Bett an geeignetem Bettplatz, aufgezogene Notfallmedikamente, Defibrillator)
- Eine bereits prähospital eingeleitete **moderate Kühlbehandlung** soll bei bewusstlosen Patienten nach ROSC fortgeführt bzw. wenn noch nicht geschehen standardmäßig nach Protokoll eingeleitet werden (Details s. o.), auch nach Wiedererwärmung Hyperthermien vermeiden
- **Erweitertes hämodynamisches Monitoring** (invasive Blutdruckmessung, ZVK, PiCCO) zur adäquaten Steuerung der medikamentösen Therapie im Hinblick auf Myokardschäden (z. B. Low-output-Syndrom), SIRS und Multiorganversagen. **Frühzeitige Optimierung der Hämodynamik!** (Volumen- und/oder Katecholamintherapie)
- **12-Kanal-EKG (seriell) und weitere Diagnostik** (Ursachen und begünstigende Faktoren des Herz-Kreislauf-Stillstands; Komplikationen der CPR): z. B. BGA, Labor, Echokardiografie, Abdomensonografie, Röntgen-Tx (Lagekontrolle von Tubus und ZVK; Lungenödem? Pneumothorax? Rippenfrakturen?), ggf. CT
- **Engmaschige Blutzuckerkontrollen** (Blutzuckersenkung bei Werten > 10 mmol/L bzw. > 180 mg/dL; Hypoglykämien vermeiden; Details s. o.)
- **EEG** (wiederholt oder kontinuierlich) zur Detektion und Behandlung (subklinischer) Krampfanfälle (Details s. o. – zur Bedeutung des EEG zur Prognosebeurteilung s. Kap. 4.4)
- **Möglichst frühe interdisziplinäre Zusammenarbeit** (Fachdisziplinen Ärzte, Pflege) zur Risikostratifizierung und Planung einer optimalen Therapie.
- Zur Prognosebeurteilung nach ROSC s. Kap. 4.4.

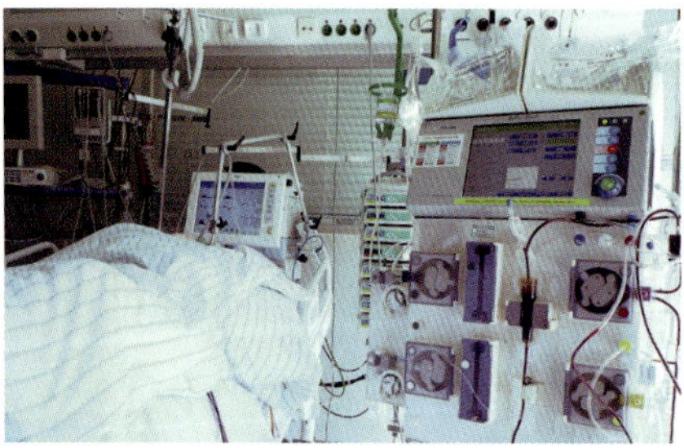

Foto: Roman Böhmer

Abb. 2.122 Intensivtherapie nach primär erfolgreicher Reanimation.

2.10 Periarrest-Arrhythmien

Unter dem Begriff „Periarrest-Arrhythmien" werden gängige Herzrhythmusstörungen (HRST) zusammengefasst, mit denen medizinisches Notfallpersonal bei kritisch kranken Patienten konfrontiert werden kann. Einige diese Rhythmusstörungen sind akut lebensbedrohlich und bedürfen entsprechend einer sofortigen Behandlung. Andere Rhythmusstörungen hingegen können durchaus zunächst unbehandelt toleriert und ggf. gezielt dem Spezialisten vorgestellt werden.

Die Handlungsempfehlungen für Herzrhythmusstörungen in den CPR-Leitlinien sind so einfach und verständlich wie möglich konzipiert, damit nicht spezialisiertes medizinisches Personal einen Patienten im Notfall sicher und effektiv behandeln kann. Möglicherweise wird ein Experte in manchen Fällen – auf anderer Grundlage – vom hier empfohlenen Vorgehen abweichen und Maßnahmen einsetzen, die dem in der Notfallmedizin Tätigen nicht unbedingt vertraut sind, z. B. bestimmte Medikamente oder spezielle Schrittmachertherapie (z. B. „overdrive pacing"). Weiterführende Informationen findet der Interessierte z. B. auf der Homepage der European Society of Cardiology (www.escardio.org).

Grundsätze bei Herzrhythmusstörungen

Maßnahmen bei Vorliegen einer potentiell bedrohlichen Herzrhythmusstörung

- Vorgehen nach ABCDE-Schema, inkl. Sauerstoffgabe, Venenzugang und Monitoring der Vitalfunktionen (insbes. EKG, RR, S_pO_2)
- Frühestmöglich 12-Kanal-EKG, wenn irgend möglich!
  - Genauere Rhythmusdiagnostik vor der Behandlung
  - Das 12-Kanal-EKG kann in manchen Fällen Hinweise auf die Ursache der Rhythmusstörung liefern (z. B. STEMI, Hinweis auf Elektrolytstörung, Schrittmacherfehlfunktion).
  - Ferner kann die genaue Beurteilung des Ereignisses durch einen Experten im Nachhinein – anhand des ersten 12-Kanal-EKG vor Therapie – dem Patienten unangenehme oder risikoreiche Untersuchungen ersparen (z. B. Elektrophysiologie), früher oder überhaupt zu einer wirksamen Therapie bzw. Rezidivprophylaxe führen (z. B. ICD-Implantation). Das rasche Terminieren einer Rhythmusstörung ohne genaue Diagnose kann durch unspezifische Maßnahmen indiziert sein; ein ohne Not unterlassenes 12-Kanal-EKG kann jedoch für den Patienten einen erheblichen Nachteil bedeuten.
- Rechtzeitig Reanimationsbereitschaft herstellen (Monitoring, Personal, Defibrillator, Beatmungsbeutel)

Faktoren für die Festlegung der Therapie-Strategie

Jede Herzrhythmusstörung immer im klinischen Kontext betrachten! Nicht unüberlegt jede Herzrhythmusstörung beheben!

1. **Ursache der Herzrhythmusstörung.** Grundsätzlich ist immer zu überlegen, ob die dargebotene Herzrhythmusstörung tatsächlich Ursache oder womöglich Folge der klinischen Beschwerden ist. Sofern eine nicht-kardiale Ursache der Grund für die Herzrhythmusstörung ist, sollte diese Ursache schnellstmöglich behoben werden.

Beispiele: Elektrolytstörungen (insbesondere Hypo-/Hyperkaliämie), Hypoxie, Ischämie, Azidose, Fieber, Volumenmangel, Stress. So reagiert der Körper bei einem akuten Volumenmangel (Blutverlust durch Trauma, postoperative Nachblutung o. ä.), mit einer „Bedarfstachykardie“: In dieser Situation ist der Körper auf eine hohe Herzfrequenz angewiesen, um ein ausreichendes Herzminutenvolumen aufrechtzuhalten. Der Körper kann durch diese physiologische Anpassung einen Blutverlust in gewissen Grenzen kompensieren. Würde man in dieser Situation die Tachykardie „behandeln“, hätte das fatale Folgen (Kompensationsmechanismus blockiert, Kreislaufzusammenbruch).

2. **Patientenzustand** (stabil oder instabil): Behandlungsdringlichkeit festlegen! So früh wie möglich muss eingeschätzt werden, ob der Patient durch die Rhythmusstörung akut gefährdet ist oder nicht. Liegen Zeichen klinischer Instabilität, **(Instabilitätskriterien)** vor, ist von einer akuten Gefährdung auszugehen:
   a) **Schock** – typische Schockzeichen (z. B. Blässe, Kaltschweißigkeit), Hypotonie/RR systolisch < 90 mmHg, Bewusstseinstrübung
   b) **Bewusstlosigkeit (Synkope)** → verminderte Durchblutung des Gehirns
   c) **Zeichen der akuten Herzinsuffizienz** – z. B. Symptome der Linksherz-(Lungenödem – Dyspnoe mit feuchten Rasselgeräuschen) und/oder Rechtsherzinsuffizienz (gestaute Halsvenen, Leberstauung und möglicherweise ausgeprägte periphere Ödeme).
   d) **Myokardischämie/ACS:** Wenn der myokardiale Sauerstoffbedarf – z. B. im Rahmen einer Herzrhythmusstörung – das Sauerstoffangebot übersteigt, kann eine Unterversorgung des Herzmuskels resultieren (bis hin zum Herzinfarkt, s. S. 230 ff.).

Behandlungsprinzipien bei Herzrhythmusstörungen

- Elektrische Therapie (Kardioversion, Schrittmacher)
- Physikalische Maßnahmen (z. B. vagale Manöver, „fist-pacing“)
- Medikamentöse Therapie (Antiarrhythmika, Chronotropika)

I. d. R. sind Antiarrhythmika und physikalische Maßnahmen weniger zuverlässig und bzgl. Nebenwirkungen schwerer zu beeinflussen als die elektrische Therapie. Daher gilt:

Periarrest-Arrhythmie + Lebensgefahr

- **Primär Strom** (Kardioversion bzw. Schrittmacher), jeweils unter Präoxygenierung und Analgosedierung/Kurznarkose
- Wenn erfolglos: Expertenhilfe und/oder Medikament

Periarrest-Arrhythmie ohne Lebensgefahr

- **Primär Medikament und Expertenhilfe, keine Experimente**
- Ggf. Strom (in besonderen Fällen)

Antiarrhythmika sind auch Proarrhythmika und Kardiodepressiva!

- Medikamente verwenden, mit denen der Anwender vertraut ist und deren Wirkungen und Kontraindikationen er kennt
- Immer mit Komplikationen rechnen!
- Nie mehrere Antiarrhythmika gleichzeitig (kardiodepressive Wirkung wird potenziert)

Algorithmus 6 – Tachykardie 1/4 (Triage/Übersicht)

Nach ERC 2010, Tachycardia Algorithm

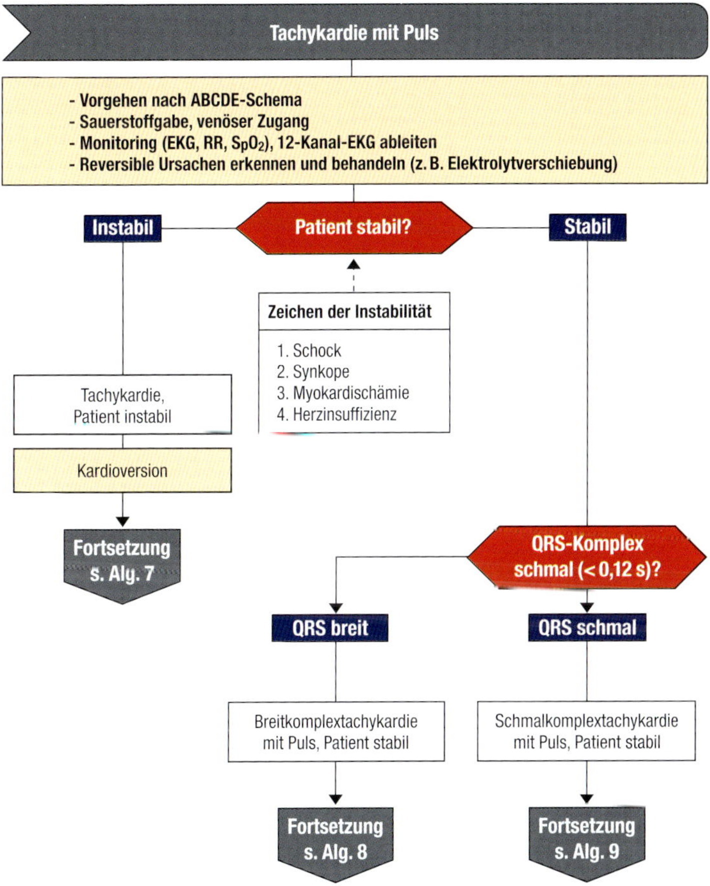

Algorithmus 7 – Tachykardie 2/4 (Instabilität)

Nach ERC 2010, Tachycardia Algorithm

Tachykardie mit Puls

- **Vorgehen nach ABCDE-Schema**
- **Sauerstoffgabe, venöser Zugang**
- **Monitoring (EKG, RR, S_pO_2), 12-Kanal-EKG ableiten**
- **Reversible Ursachen erkennen und behandeln (z. B. Elektrolytverschiebung)**

Patient stabil?

Instabil

Synchronisierte Kardioversion (DC)* bis zu 3x
Immer unter Analgosedierung oder Kurznarkose.

Amiodaron
300 mg i.v. über 10 – 20 min

Weitere synchronisierte Kardioversionen (DC)*, wenn indiziert
Immer unter Analgosedierung oder Kurznarkose.

Amiodaron
900 mg i.v. über 24 h

Stabil

Fortsetzung s. Alg. 6

Zeichen der Instabilität

1. Schock
2. Synkope
3. Myokardischämie
4. Herzinsuffizienz

Elektrodenposition

a) **für VF und VT (mit/ohne Puls)**
Standard: anterior-apikal/„anterior-anterior"
Alternativen:
- biaxillär
- apikal-posterior
- anterior-posterior

b) **für supraventrikuläre Herzrhythmusstörungen**
- empfohlen: anterior-posterior
- alternativ: anterior-apikal

Während der Vorbereitung zur Kardioversion ist bei paroxysmaler supraventrikulärer Tachykardie ein Therapieversuch mit Adenosin statthaft.

***Energiestufen für die erste Kardioversion**

	biphasisch	monophasisch
Vorhofflattern, paroxysmale supraventrikuläre Tachykardie	70 – 120 J	100 J
Vorhofflimmern, Breitkomplex-Tachykardie	120 – 150 J	200 J

Weitere Kardioversionen mit höheren Energien möglich. Energiedosen bei AHA geringfügig abweichend.

Keine Kardioversion (elektrisch oder medikamentös) ohne Antikoagulation oder TEE-Kontrolle bei Vorhofflimmern, das länger als 48 h besteht.

Algorithmus 8 – Tachykardie 3/4 (Breitkomplex-Tachykardie)

Nach ERC 2010, Tachycardia Algorithm

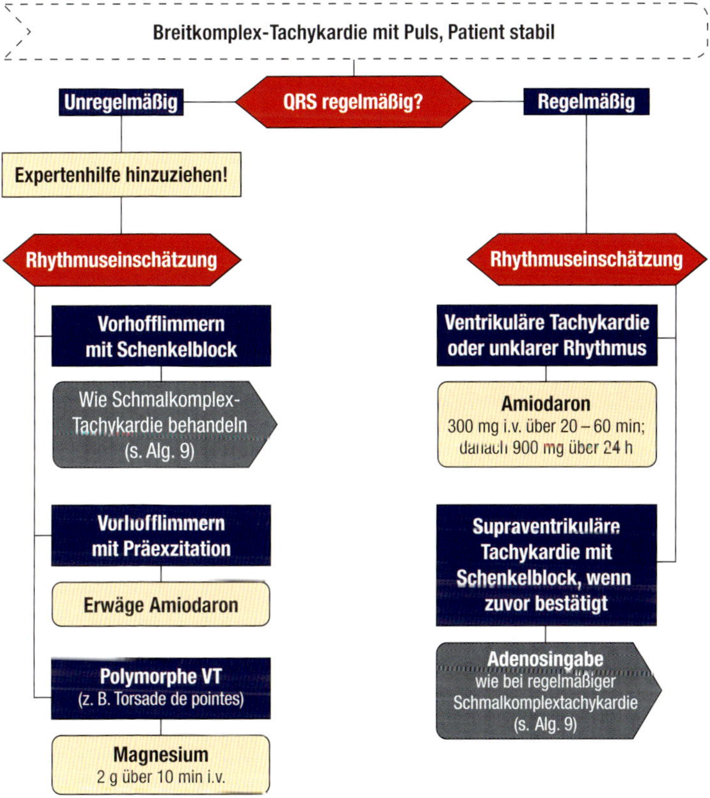

Algorithmus 9 – Tachykardie 4/4 (Schmalkomplex-Tachykardie)

Nach ERC 2010, Tachycardia Algorithm

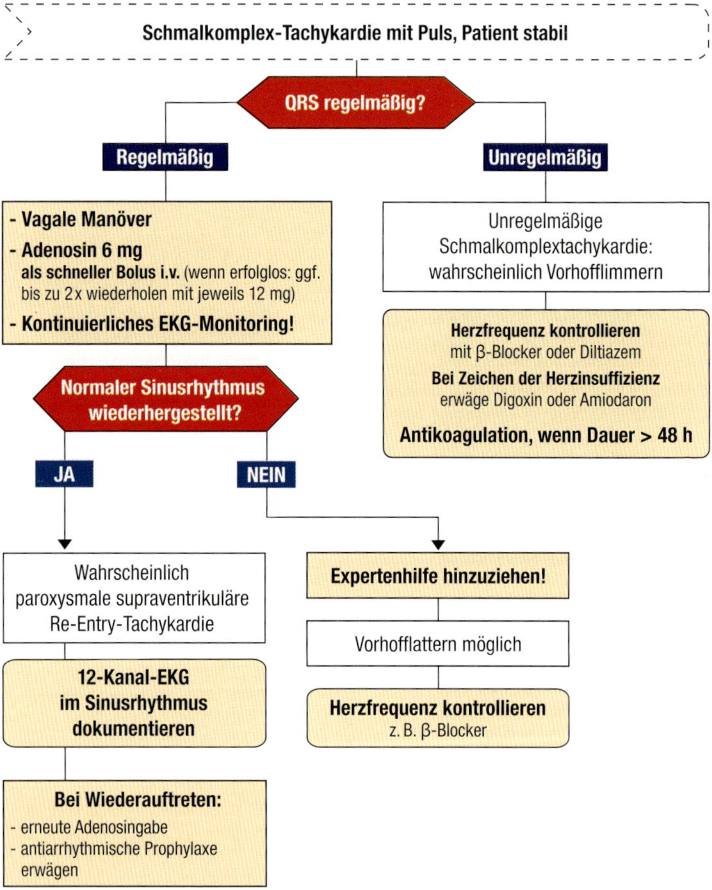

Tachykarde Herzrhythmusstörungen

Tachykardie – Patient instabil (Algorithmus Nr. 7 s. S. 216)

Bei einer Herzfrequenz oberhalb der Normgrenze (100/min) liegt eine Tachykardie vor. Wenn zusätzlich mindestens ein Instabilitätszeichen vorliegt, so ist der Patient als klinisch instabil einzuschätzen und sofort zu behandeln. Therapie der Wahl ist die **elektrische Kardioversion** (unter Analgosedierung/Kurznarkose) [AHA Klasse I, LOE B]. Bei ausbleibendem Erfolg kann diese direkt zweimal wiederholt werden. Lässt sich dadurch kein Sinusrhythmus wiederherstellen, sollten 300 mg Amiodaron innerhalb von 10–20 min intravenös verabreicht werden („loading dose" – Aufsättigungsdosis). Im Anschluss können ggf. weitere elektrische Kardioversionsversuche unternommen werden. Weitere 900 mg Amiodaron können kontinuierlich in den folgenden 24 h verabreicht werden. U. U. kann auch bei regelmäßiger Schmalkomplextachykardie mit Instabilitätszeichen ein Therapieversuch mit Adenosin (s. S. 223) unternommen werden, während (!) die Kardioversion ohne Zeitverzug vorbereitet wird, wenn der Patient nicht hypotensiv ist [AHA-Klasse IIb, LOE C]. Bei **herzgesunden** Menschen ist ein lebensbedrohliches klinisches Erscheinungsbild, das ausschließlich durch eine Tachykardie verursacht wird, bei einer Herzfrequenz unter 150/min ungewöhnlich. In diesem Fall sollte sich der Behandler fragen, ob die tachykarde Rhythmusstörung tatsächlich Ursache der Beschwerden ist, oder ob sie nicht möglicherweise eher Ausdruck einer anderen zugrunde liegenden Erkrankung ist (Stichwort „Bedarfstachykardie). Im Gegensatz dazu können schwer kranke **Patienten mit eingeschränkter Herzfunktion** durchaus schon bei einer Herzfrequenz zwischen 100–150/min instabil werden.

Technik der Kardioversion

Eine Kardioversion sollte immer nach ausreichender Präoxygenierung und in Analgosedierung/Kurznarkose durchgeführt werden. Bei einer Kardioversion muss der Schock – im Gegensatz zur Defibrillation – immer „R-Zacken-getriggert" abgegeben werden („synchronisiert"). Trifft der Schock zu einem anderen Zeitpunkt innerhalb des Herzzyklus auf das Myokard, können lebensgefährliche Arrhythmien (z. B. VF) resultieren [29]!

In aller Regel muss die Synchronisationsfunktion durch Tastendruck am Defibrillator separat eingeschaltet werden. Bei aktivierter Funktion werden die vom Gerät erkannten R-Zacken auf dem Monitor markiert. Dazu verlangen gängige Geräte zwingend eine EKG-Ableitung über das 3- oder 4-Pol-Kabel. Sollte das Gerät die Markierungen nicht oder an der falschen Stelle im EKG setzen, muss möglicherweise eine andere Ableitung gewählt oder die Amplitude erhöht werden.

Nach Drücken des Auslöse-Knopfs wird der Schock auf die R-Zacke des nächsten Herzschlags abgegeben. Anders als bei einer konventionellen Defibrillation kann es dadurch zu einer kurzen Verzögerung bis zur Schockabgabe kommen: Im Falle der Verwendung von manuellen Paddles (primär Klebepads empfohlen!), diese keinesfalls direkt nach Tastendruck vom Thorax entfernen!

Nach erfolgter Schockabgabe schaltet sich die Synchronisationsfunktion bei gängigen Geräten automatisch ab. Um einen weiteren synchronisierten Schock abzugeben, muss die Funktion erst wieder eingeschaltet werden. Vorsicht: Dieser kleine, aber essentielle Schritt kann in der Praxis schnell vergessen werden – Gefahr des Kammerflimmerns!
Prinzipiell sollte ein moderner Defibrillator mit biphasischem Stromimpuls zur Kardioversion benutzt werden. Im Vergleich zu herkömmlichen monophasischen Geräten gelten diese als effektiver und verursachen seltener Hautverbrennungen [30, 31].
Eine optimale Kardioversionsenergie (Joule) ist nicht bekannt. Grundsätzlich gilt, dass das beste Energieniveau eine erfolgreiche Kardioversion mit möglichst wenig Myokardschaden ermöglicht [32]. Die Höhe der applizierten Energie richtet sich nach der zugrunde liegenden Rhythmusstörung und nach der Art des Defibrillators (mono- oder biphasisch). Die nach allgemeiner Übereinkunft empfohlenen Energiestufen sind unter dem Algorithmus Nr. 7 auf S. 216 dargestellt.

Praktisches Vorgehen:

- Reanimationsbereitschaft herstellen: ausreichend qualifiziertes Personal, Material bereitlegen (Beatmungsbeutel und -maske, Intubationsset, Medikamente), Ablauf im Team besprechen
- Bei wachem Patienten: kurze Aufklärung
- Präoxygenieren (Sauerstoff mit hohem Flow über dicht aufgesetzte Maske atmen lassen)
- Ggf. Haare auf Brustkorb im Bereich der Elektrodenposition entfernen
- Klebeelektroden aufbringen (empfohlene Positionen s. Tabelle auf S. 216)
- Analgosedierung: z. B. Etomidat (0,1 – 0,3 mg/kg i. v.) oder Midazolam (0,05 – 0,1 mg/kg i. v.), evtl. in Kombination mit einem Opiat (z. B. Fentanyl)
- Synchronisationsmodus aktivieren und wenn möglich EKG-Schreiber starten (Ausdruck der kompletten Kardioversionssequenz (vor, während, nach)
- Warnung aller Anwesenden
- Energie wählen und laden, Sauerstoffquelle (Maske/Beutel) entfernen
- Kardioversion auslösen
- Erfolgskontrolle (Herzrhythmus, Puls, Blutdruck)
- Atmung des Patienten prüfen (Atemstillstand durch Analgosedierung/Kurznarkose möglich), ggf. (assistierte) Beatmung!

Tachykardie – Patient stabil

Bei einer Herzfrequenz > 100/min ohne Instabilitätszeichen bleibt etwas Zeit, um den Herzrhythmus im EKG genauer zu beurteilen.
Bei Patienten mit einer Tachykardie ohne Instabilitätszeichen wird die vorliegende Rhythmusstörung anhand der Breite der QRS-Komplexe und der Regelmäßigkeit weiter differenziert: Ist die Dauer des QRS-Komplexes im EKG kürzer als 0,12 s (3 kleine Kästchen bei einer Schreibgeschwindigkeit von 25 mm/s oder 6 kleine Kästchen bei 50 mm/s), liegt eine **Schmalkomplextachykardie** vor. Bei einer QRS-Dauer ab 0,12 s spricht man von einer **Breitkomplextachykardie,** die z. B. bei einer ventrikulären Tachykardie oder bei einer aberranten Leitung (Schenkelblock) vorliegen kann.

Eine wichtiger Grund, Tachykardien in solche mit gleich langen QRS-Abständen **(regelmäßig)** und mit unterschiedlich langen QRS-Abständen **(unregelmäßig)** einzuteilen, ist der, dass hinter einer unregelmäßigen Tachykardie ein Vorhofflimmern stecken kann, bei dem bestimmte pharmakologische Strategien kontraindiziert sind und ein besonderes Vorgehen erforderlich ist (s. u.).

Regelmäßige Breitkomplextachykardie (Algorithmus Nr. 8 s. S. 217)

Eine regelmäßige Breitkomplextachykardie kann ventrikulären Ursprungs (ventrikuläre Tachykardie – VT) oder supraventrikulären Ursprungs (supraventrikuläre Tachykardie SVT – z. B. mit Schenkelblock) sein. Es ist anzunehmen, dass in der Mehrzahl der Fälle eine VT vorliegt [33]. Bei Unklarheit ist es legitim, Adenosin (s. u.) zu verabreichen [AHA-Klasse II b, LOE B], auch wenn der Algorithmus dies nur für den Fall einer zuvor bestätigten SVT mit Schenkelblock vorsieht. Im Falle einer SVT mit Schenkelblock kann Adenosin in vielen Fällen nebenwirkungsarm einen Sinusrhythmus wiederherstellen. Liegt der regelmäßigen Breitkomplextachykardie ein anderer Rhythmus zugrunde, kann Adenosin diesen möglicherweise demaskieren, d. h. durch kurzzeitiges Verhindern der AV-Überleitung wird die Vorhofaktivität besser beurteilbar (z. B. Sägezahnmuster bei Vorhofflattern). Eine gezielte Therapie ist dann möglich. Eine VT wird i. d. R. nicht durch Adenosin terminiert [34, 35].

Eine ventrikuläre Tachykardie bei stabilem Patienten kann mit Amiodaron i. v. behandelt werden [AHA-Klasse II b, LOE B], der Algorithmus sieht Amiodaron auch bei unklarem Rhythmus bei regelmäßiger Breitkomplextachykardie vor (auch supraventrikuläre Wirkung). Hierzu empfiehlt der ERC, eine Aufsättigungsdosis von 300 mg über einen Zeitraum von 20–60 min zu verabreichen. Anschließend sollten weitere 900 mg kontinuierlich über 24 Std. gegeben werden.

Amiodaron als Klasse-III-Antiarrhythmikum kann bei parenteraler Gabe zu Hypotonie mit Kollaps und Atropin-resistenter Bradykardie führen. Die Intensität dieser Nebenwirkungen korreliert mit der Injektionsgeschwindigkeit. Entsprechend unterscheiden sich die empfohlenen Zeiten, in denen die Aufsättigungsdosis (300 mg) verabreicht werden soll, nach klinischer Dringlichkeit: Unter **CPR** ist naturgemäß eine sofortige Wirkung erwünscht – 300 mg werden unter Hinnahme eventueller Nebenwirkungen als Bolus verabreicht. Im Algorithmus Tachykardie bei instabilem Patienten wird ein 10–20 minütiger Zeitraum für die Gabe empfohlen. Bei klinisch **stabilem** Patienten mit regelmäßiger Breitkomplex-Tachykardie sollte die Gabe vergleichsweise langsam erfolgen (20–60 min)

Unregelmäßige Breitkomplextachykardie (Algorithmus Nr. 8 s. S. 217)

Vielfältige Rhythmusstörungen können sich als unregelmäßige Breitkomplextachykardie manifestieren. Die exakte Bewertung und Therapie kann für den Nicht-Spezialisten schwierig sein. Der ERC empfiehlt daher, bei klinisch stabilem Patienten mit unregelmäßiger Breitkomplextachykardie einen kardiologisch versierten Experten hinzuzuziehen.

Einer unregelmäßigen Breitkomplextachykardie liegt am wahrscheinlichsten Vorhofflimmern (VHF) mit Schenkelblock zu Grunde. Ist man sich dieser Diagnose sicher und liegen keine lebensbedrohlichen Zeichen vor, wird diese Rhythmusstörung wie im Abschnitt „Unregelmäßige Schmalkomplextachykardie" im Tachykardie-Algorithmus behandelt.

Eine andere Möglichkeit ist VHF mit ventrikulärer Präexzitation (Wolff-Parkinson-White (WPW-)-Syndrom). Bei diesem Krankheitsbild erfolgt die elektrische Reizleitung von der Vorhof- in die Kammerebene nicht nur über den AV-Knoten, sondern zusätzlich über eine weitere Leitungsbahn. Vorsicht! In diesem Fall darf die Reizleitung über den AV-Knoten nicht blockiert werden: Über die zusätzliche Leitungsbahn droht sonst eine 1:1-Überleitung des Vorhofflimmerns auf die Kammern mit der Gefahr des Kammerflimmerns. Entsprechend sind Medikamente kontraindiziert, die die Reizleitung auf Höhe des AV-Knotens beeinträchtigen, z. B. [AHA-Klasse III, LOE C für unregelmäßige oder polymorphe Breitkomplextachykardien], Digitalis-Präparate, Verapamil, Diltiazem! Im Algorithmus wird Amiodaron als Therapiemöglichkeit genannt, im Leitlinientext die elektrische Kardioversion.

Eine Spitzenumkehrtachykardie („Torsade de pointes"-Tachykardie) sollte ebenfalls differenzialdiagnostisch bei einer unregelmäßigen Breitkomplextachykardie in Betracht gezogen werden. Therapie der Wahl ist hier die i. v.-Gabe von 2 g Magnesium über 10 min. Die Erfahrung zeigt allerdings, dass Patienten, bei denen eine Torsade de pointes abgeleitet werden kann, häufig klinisch instabil sind. Hier ist dann – entsprechend dem Algorithmus für instabile Patienten mit Tachykardie – die sofortige elektrische Kardioversion indiziert, was aber eine anschließende Magnesiumgabe nicht ausschließt.

Regelmäßige Schmalkomplextachykardie (Algorithmus Nr. 9 s. S. 218)

Zwar können einer regelmäßigen Schmalkomplextachykardie verschiedene Herzrhythmen zugrunde liegen. Der Vorteil im Tachykardie-Algorithmus ist aber, dass sich therapeutisches und diagnostisches Vorgehen bei allen Formen im Wesentlichen gleicht.

Zunächst wird die Anwendung vagaler Manöver empfohlen [36], Methoden s. u. Diese sind nicht besonders effektiv – nur in etwa einem Viertel der Fälle tritt der gewünschte Effekt ein. Da vagale Manöver aber schnell und einfach anzuwenden sind, kommen sie im Tachykardie-Algorithmus frühzeitig zum Einsatz. Ziel des vagalen Manövers ist eine Aktivierung des parasympathischen Teils des vegetativen Nervensystems. Gleichzeitig wird die Sympathikusaktivität vermindert und die Reizleitung über den AV-Knoten gedrosselt. Während des Manövers sollte im Idealfall ein fortlaufendes Mehrkanal-EKG dokumentiert werden, um etwaige Rhythmusänderungen genau erkennen zu können (z. B. Demaskierung des zugrundeliegenden Rhythmus ähnlich wie bei Adenosin möglich). Konnte durch das vagale Manöver keine Wirkung erzielt werden, sollte Adenosin i. v. angewendet werden [AHA-Klasse I, LOE B].

Physikalische Therapie – Vagusstimulation

Praktisches Vorgehen bei der Karotissinus-Massage

Der ERC empfiehlt, die A. carotis auf Höhe des Kehlkopfes aufzusuchen und diesen Bereich mit kreisenden Bewegungen und ausreichendem Druck für 5 Sekunden zu massieren. Sollte der gewünschte Effekt nicht eintreten, kann der Sinus caroticus anschließend auf der anderen Halsseite massiert werden. Vorsicht: Nicht auf beide Karotiden gleichzeitig drücken. Erfahrungsgemäß wird der Sinus caroticus eher aufgefunden und ein Effekt erzielt, wenn der Bereich unterhalb des Kieferwinkels – also etwas kranialer und dorsolateraler als vom ERC beschrieben – massiert wird. Bei bekannter Karotisstenose ist die Karotissinusmassage kontraindiziert. Ggf. beide Karotiden vor der Massage mit dem Stethoskop auf etwaige Strömungsgeräusche abhören (jedoch können auch bei signifikanten Plaques Strömungsgeräusche fehlen).

Praktisches Vorgehen beim Valsalva-Manöver

Bei diesem Vorgehen wird der N. vagus durch die Erhöhung des intraabdominellen und intrathorakalen Drucks aktiviert. Praktikabel ist folgendes Vorgehen: Man bittet den liegenden Patienten, den Kolben einer Spritze durch festes Einblasen in den Auslasskonus zu bewegen (was nicht gelingt, aber zum gewünschten Effekt führt). Das Aufblasen eines Luftballons ist vor allem bei Kindern eine elegante Alternative.

Praktisches Vorgehen bei Anwendung von Adenosin i. v. (z. B. Adrekar®)

- Reanimationsbereitschaft herstellen, Sauerstoffgabe
- Patienten aufklären und informieren, dass nach Injektion für wenige Sekunden unangenehme Beschwerden auftreten können (Herzstolpern, Hitzegefühl, Atemnot, Schwindel, Brustenge, Kollaps u. ä.)
- Essenziell ist die rasche Injektion des gesamten Adenosinbolus (kurze Halbwertzeit < 15 s). Nach Injektion sofort 20 ml vorbereitetes NaCl 0,9 % nachspülen (Dreiwegehahn-Technik).
- Ab Injektionsbeginn 12-Kanal-EKG fortlaufend ausdrucken (vorher prüfen: ausreichend Papier im Gerät?)
- Laut ERC zunächst mit 6 mg Adenosin i. v. beginnen (laut Hersteller niedrigere Dosen)
- Kurz nach Injektion: AV-Blockade für wenige Sekunden (ventrikuläre Asystolie!)
- In dieser Zeit demaskiert sich möglicherweise ein zugrunde liegender anderer Herzrhythmus, oder die Tachykardie konvertiert in einen Sinusrhythmus.
- Sollte sich nach 6 mg kein Effekt einstellen, kann nach frühestens 2 min eine Dosis von 12 mg gegeben werden. Diese Dosis kann bei Erfolglosigkeit nach weiteren 2 min nochmals verabreicht werden.

Durch diese Maßnahmen (vagale Manöver und Adenosin i. v.) lassen sich etwa 90–95 % aller supraventrikulären Tachykardien erfolgreich behandeln [36, 37].

Sollte durch Adenosingabe ein Sinusrhythmus wiederhergestellt worden sein, lag der regelmäßigen Schmalkomplextachykardie mit hoher Wahrscheinlichkeit eine AV-Knoten-Reentry-Tachykardie (AVNRT) oder eine AV-Reentry-Tachykardie mit WPW (AVRT) zugrunde. Beide Rhythmusstörungen sind – sofern keine strukturelle Herzerkrankung vorliegt – zunächst als gutartig anzusehen. Dennoch sollte eine weitere Abklärung erfolgen (ggf. Initiieren einer rhythmusstabilisierenden Therapie).

Falls es nicht gelingt, einen Sinusrhythmus wiederherzustellen, lässt sich während der Adenosingabe bzw. während eines vagalen Manövers häufig eine andere Rhythmusstörung aufdecken (z. B. typisches Sägezahnmuster der P-Wellen bei Vorhofflattern mit einer Frequenz von ca. 300/min) und dann eine gezielte Therapie einleiten. Hier empfiehlt der ERC ebenfalls zum weiteren Vorgehen die Konsultation eines Spezialisten. Zur Frequenzkontrolle kann beispielsweise ein Betablocker verabreicht werden [AHA-Klasse II a, LOE C], z. B. Metoprolol (z. B. Beloc®) initial 5 mg langsam i. v., d. h. 1–2 mg/min.

Unregelmäßige Schmalkomplextachykardie (Algorithmus Nr. 9 s. S. 218)

Mit hoher Wahrscheinlichkeit liegt einer unregelmäßigen Schmalkomplextachykardie ein Vorhofflimmern (VHF) zugrunde – typischerweise mit unregelmäßiger Ventrikelantwort (Tachyarrhythmia absoluta – TAA). VHF ist eine vergleichsweise häufig anzutreffende Herzrhythmusstörung. Entsprechend ausführlich und komplex sind die Behandlungsleitlinien der ESC, auf die der ERC explizit verweist.

Beim **instabilen** Patienten wird entsprechend dem Tachykardie-Algorithmus unverzüglich kardiovertiert. Rezidivierendes VHF bei kritisch kranken Patienten (Intensivstation) ist relativ häufig; eine mehrfach wiederholte Kardioversion wird hier nicht als sinnvoll erachtet – wichtig ist die Therapie des Grundleidens und ggf. eine medikamentöse Therapie.

Der klinisch **stabile** Patient mit Tachyarrhythmia absoluta sollte deshalb von einem Spezialisten behandelt werden, der die passende (ggf. auch langfristige) Therapie nach den neuesten Erkenntnissen auswählen kann. Die wesentlichen Therapieprinzipien sind:

- Rhythmuskontrolle (elektrisch/medikamentös)
- Frequenzkontrolle (medikamentös)
- Verhindern von Komplikationen des VHF (Antikoagulation)

Frequenz- versus Rhythmuskontrolle

Je länger ein Vorhofflimmern besteht, desto höher ist das Risiko einer Thrombenbildung im Vorhof. Besteht Vorhofflimmern länger als 48 h, sollte kein Kardioversionsversuch (elektrisch/medikamentös) unternommen werden. Es besteht sonst die Gefahr, dass nach Wiedereinsetzen des Sinusrhythmus ein Thrombus aus den Vorhöfen embolisiert. Vielmehr sollte durch kontinuierliche Antikoagulation über mindestens 3 Wochen oder mittels TEE ein Vorhofthrombus vor Kardioversion ausgeschlossen werden [38].

Muss wegen klinischer Instabilität dennoch eine Notfall-Kardioversion durchgeführt werden, wird die prophylaktische Gabe eines Heparinderivates unmittelbar vor Kardioversion empfohlen. Im Anschluss muss weiterhin antikoaguliert werden (Experten konsultieren!).

Vorsicht! Nicht selten empfinden Patienten mit bekanntem, gelegentlich auftretendem VHF ein Herzstolpern („Palpitationen"). Es kann beispielsweise vorkommen, dass ein Patient seit wenigen Minuten oder Stunden Palpitationen und unregelmäßigen Herzschlag verspürt. Man sollte sich als ALS-Helfer nicht verleiten lassen, in diesem Fall ein VHF mit weniger als 48 h Dauer zu unterstellen und bei klinischer Stabilität voreilig zu kardiovertieren. Studien mit Langzeit-EKG haben ergeben, dass die Angaben der Patienten zu Beginn und Ende von Palpitationsphasen nicht streng mit VHF-Episoden korrelieren [39]. Es wäre also durchaus möglich, dass das VHF bei obigem Patient schon wesentlich länger als 48 h besteht – allerdings unbemerkt. Eine unbedachte Kardioversion kann in diesem Fall fatale Folgen haben (z. B. Apoplexie).

Im Zweifelsfall ist beim stabilen Patienten von einer Kardioversion (elektrisch/medikamentös) abzusehen und – wenn erforderlich – eine Frequenzkontrolle (Senkung der Herzfrequenz) anzustreben.

Frequenzkontrolle

Ist bei TAA eine Kontrolle (= Senkung/Begrenzung) der Herzfrequenz gewünscht, kann ein Betablocker verabreicht werden, z. B. Metoprolol (Beloc®) zunächst 5 mg langsam i. v., d. h. 1 – 2 mg/min. Das vom ERC ebenfalls empfohlene Diltiazem ist in Deutschland nur als orales Präparat erhältlich. Digitalis-Präparate sind als Zweitlinien-Behandlung anzusehen und können bei Zeichen der Herzinsuffizienz angewendet werden. Auch Amiodaron kann zur Frequenzkontrolle verabreicht werden. Allerdings ist bei Amiodaron auch eine Rhythmuskonversion möglich (Rhythmuskontrolle – Gefahr der Embolisation).
Laut AHA kann bei Kontraindikationen für die Betablockergabe auf Kalziumantagonisten zurückgegriffen werden (AHA-Klasse II a, LOE A), z. B. Verapamil (Isoptin®) 5 mg langsam intravenös über 2 min. Der ERC warnt allerdings explizit vor der Gabe von Kalziumantagonisten (Verapamil), sowie Adenosin, Diltiazem und Digoxin, so lange ein präexzitatorisches VHF oder ein Vorhofflattern vorliegen könnte!

Rhythmuskontrolle

Ist ein Vorhofthrombus sicher ausgeschlossen und eine ausreichende Antikoagulation gewährleistet, stellt eine medikamentöse Kardioversion beim klinisch stabilen Patienten eine Therapieoption dar. Neben Amiodaron (300 mg i. v. über 20 – 60 Minuten, gefolgt von 900 mg über 24 h als Dauerinfusion) kann nach ERC auch der Einsatz von Ibutilid, Flecainid oder Dofetilid erwogen werden (in den kardiologischen Leitlinien sind noch weitere Wirkstoffe vorgesehen, z. B. Propafenon oder Vernakalant). Teilweise lässt sich mit diesen Wirkstoffen eher ein Sinusrhythmus wiederherstellen als mit Amiodaron. Allerdings sind einige dieser Wirkstoffe (z. B. Ibutilid, Dofetilid) in Deutschland nicht (mehr) erhältlich oder nicht zugelassen, wohl aber in anderen europäischen Ländern.
Darüber hinaus sind bei diesen Medikamenten spezielle Kontraindikationen zu beachten. Nicht zuletzt aus diesem Grund sollte zur Kardioversion beim stabilen Patienten generell ein Experte hinzugezogen werden. Zuletzt sei angemerkt, dass die elektrische Kardioversion eher als die medikamentöse Kardioversion einen stabilen Sinusrhythmus wiederherzustellen vermag. Diese sollte aber bei stabilen Patienten nur unter sicheren klinischen Bedingungen erfolgen (Nüchternheit – minimierte Aspirationsgefahr unter Kurznarkose).

Bradykardie

Bei einer Herzfrequenz (HF) < 50 – 60/min liegt eine Bradykardie vor. Wie bei tachykarden Rhythmusstörungen ist auch hier immer das gesamte klinische Bild des Patienten zu betrachten: Ein trainierter Hochleistungssportler wird beispielsweise bei einer HF von 35/min möglicherweise keine Beschwerden haben. Sein Körper ist an diese (Ruhe-) HF angepasst. Die Bradykardie ist dann selbstverständlich nicht therapiebedürftig. Andererseits ist es denkbar, dass ein schwer herzkranker Mensch bereits mit einer HF von 50/min kein ausreichendes Herzminutenvolumen aufrechterhalten kann und lebensbedrohliche Symptome entwickelt (Instabilitätszeichen – s. S. 214).

Algorithmus 10 – Bradykardie

Nach ERC 2010, Bradycardia Algorithm

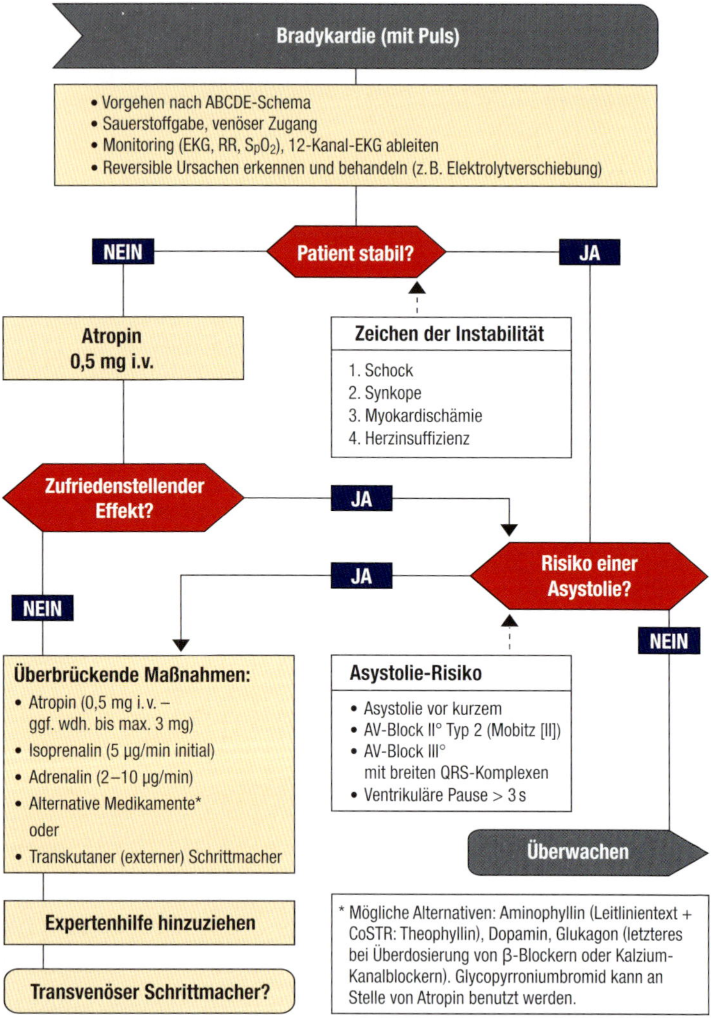

Bradykardie – Patient stabil

Bestehen keine lebensbedrohlichen Symptome, sollte man im nächsten Schritt genauer abschätzen, ob der Patient Risikofaktoren aufweist, eine Asystolie zu entwickeln. Hierfür enthält der Algorithmus vier Leitfragen. Wenn diese verneint werden, besteht zunächst kein akutes Risiko einer Asystolie. Der Patient sollte weiter beobachtet werden. Lässt sich eine Ursache für die Bradykardie finden, sollte diese beseitigt werden, z. B. Überdosierung frequenzsenkender Medikamente, Hypoglykämie, Hypothermie, Hypothyreose, Elektrolytstörungen – insbesondere Hypo-/Hyperkaliämie, vasovagale Ursachen, erhöhter intrakranieller Druck – „Cushing Reflex“ bei intrakranieller Blutung/Raumforderung.

Bradykardie – Patient instabil

Liegt allerdings mindestens ein Instabilitätszeichen vor, ist die Bradykardie unmittelbar behandlungsbedürftig. Zunächst sollte alsbald Atropin (0,5 mg i. v. als Bolus) verabreicht werden [AHA-Klasse IIa, LOE B].

Vorsicht: Atropin nicht unterdosieren! Bei einmaliger Gabe von weniger als 0,5 mg kann es zu paradoxen Bradykardien kommen [40].

Achtung: Im Fall eines Myokardinfarktes kann Atropin die Ischämie verstärken! Bei Patienten nach Herztransplantation darf Atropin nicht gegeben werden (Gefahr einer hochgradigen AV-Blockierung oder Sinusknotenstillstand)!

Falls nach einmaliger Gabe keine Besserung der Beschwerden und des EKG-Befundes eintritt, kann Atropin in 0,5 mg-Schritten alle 3–5 Minuten bis zu einer Gesamtdosierung von 3 mg gegeben werden. Bei höherer Dosierung ist kein weiterer vorteilhafter Effekt zu erwarten [41].

Sollte sich nach 3 mg Atropin i. v. keine Besserung einstellen, können als überbrückende Maßnahmen Medikamente der zweiten Wahl (β-Mimetika als kontinuierliche Infusion) oder eine transkutane Schrittmacherstimulation effektiv sein [AHA-Klasse IIa, LOE B], während Expertenhilfe hinzugezogen wird und ggf. Vorbereitungen für einen transvenösen Schrittmacher getroffen werden:

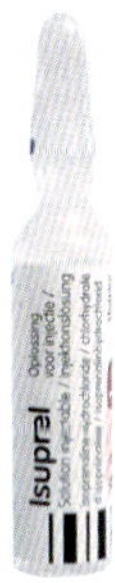

Foto: Roman Böhmer

- Mit **Isoprenalin** [INN] = Isoproterenol [USP] (5 µg/min als Anfangsdosierung) empfiehlt der ERC ein β-Sympathomimetikum, das in Deutschland nicht mehr erhältlich ist. Gegenüber den Leitlinien 2005 ist Isoprenalin im Algorithmus aber „aufgewertet“ worden.
- Alternativ kann **Adrenalin** (Suprarenin® 2–10 µg/min) zum Einsatz kommen [AHA-Klasse IIb, LOE B]. Zwar besitzt Suprarenin® formal keine Zulassung zur Behandlung bradykarder Rhythmusstörungen. Auf Basis der Leitlinienempfehlung und in Abwägung der Alternativen sollte sich eine sorgfältige „off-label“-Anwendung von Adrenalin rechtfertigen lassen.

Anwendungsvorschlag für Adrenalin (Spritzenpumpe):

1. Herstellung der Mischung (20 mL): 1 Amp. Adrenalin (Suprarenin® 1mg/1mL) + 19 mL NaCl 0,9 %
2. Einstellung der Förderrate an der Spritzenpumpe: 2 mL/h; ggf. steigern bis auf 12 mL/h
3. Die angesetzte Menge reicht für mindestens 1,5 Stunden.

- Unter der Bezeichnung „alternative Pharmaka" listet der ERC weitere Medikamente zweiter Wahl zur Behandlung bradykarder Rhythmusstörungen auf. Diese Auflistung ist ebenfalls nicht unproblematisch:
  - **Dopamin** wird mit einer Dosierung von 2–10 µg/kg/min empfohlen [AHA-Klasse IIb, LOE B]. Auch Dopamin besitzt in Deutschland keine Zulassung zur Therapie bradykarder Herzrhythmusstörungen.
  - Desweiteren soll die alternative Gabe von **Theophyllin** (100–200 mg langsam i.v.) erwogen werden, wenn die Bradykardie durch einen inferioren Myokardinfarkt, durch Rückenmarksverletzung oder durch Herztransplantation verursacht wurde. Im Algorithmus Bradykardie steht zwar **„Aminophyllin"** [INN] (= Theophyllin-Ethylendiamin-Hydrat [Ph.Eur./WHO]; 125 mg entspr. 101 mg Theophyllin wasserfrei), das in Deutschland nur als orales Präparat zur Behandlung und Verhütung von Atemnotzuständen bei Asthma bronchiale erhältlich ist, aber im Begleittext wird dies zu „Theophyllin" korrigiert, analog zu den Empfehlungen des CoSTR. Allerdings ist Theophyllin ebenfalls in Deutschland nicht zur Behandlung bradykarder Herzrhythmusstörungen zugelassen.
  - Im Bradykardie-Algorithmus findet sich ferner der Hinweis, dass statt Atropin auch **Glycopyrrolat** [USP] (Glycopyrroniumbromid [INN]) verwendet werden kann. Dieser Wirkstoff ist in Deutschland als Robinul® im Verkehr. Er kann zur Herabsetzung des Vagotonus im Rahmen einer Narkose (verringerter Speichelfluss, Reduktion der Magensaftmenge) eingesetzt werden. Aufgrund der weiten Verfügbarkeit von Atropin in Deutschland dürfte Glycopyrroniumbromid zur Behandlung einer bradykarden Rhythmusstörung keine Rolle spielen. Abgesehen davon wird der Wirkstoff außerhalb des Flussdiagramms Bradykardie im ERC-Text nicht weiter erwähnt. Es bleibt somit beispielsweise unklar, in welcher Dosierung dieser Wirkstoff verabreicht werden sollte. Gleiches gilt für **Glucagon** (in Deutschland keine Zulassung für diese Indikation), welches für den Fall einer ursächlichen Betablocker- [AHA-Klasse IIb, LOE C] oder Kalziumkanalblocker-Überdosierung im Algorithmus als Alternative aufgeführt wird. Anmerkung: Widerspruch zu den Empfehlungen bei Vergiftungen, wo bei Kalziumkanalblocker-Intoxikation mit refraktärem Schock empfohlen wird: Kalziumgabe (AHA-Klasse IIb, LOE C), Hochdosis-Insulin-Gabe (+ Glukose!) unter engmaschiger Elektrolytkontrolle (AHA-Klasse IIb, LOE B).
  - Das früher vielfach verwendete Orciprenalin (Alupent®) besitzt in Deutschland seit 2009 keine Zulassung mehr zur Behandlung bradykarder Herzrhythmusstörungen („off-label-use"), ist bei dieser Indikation sehr kritisch zu sehen und wird auch nicht mehr in den ERC-Leitlinien erwähnt.

Schrittmachertherapie

Lässt sich eine klinisch instabile Bradykardie nicht oder voraussichtlich nicht erfolgreich mit Atropin (oder ggf. mit Medikamenten der zweiten Wahl) behandeln, kommt die transkutane Schrittmachertherapie unverzüglich zur Anwendung [AHA-Klasse IIa, LOE B].

Die Schrittmachertherapie ist bei fehlendem Erfolg einer medikamentösen Therapie oder dem Risiko einer Asystolie indiziert. Dabei ist die (auch präklinisch durchführbare transkutane) von der (ggf. passageren) transvenösen Schrittmachertherapie zu unterscheiden.

Technik der transkutanen Schrittmachertherapie (SM)

- Reanimationsbereitschaft herstellen: Ausreichend qualifiziertes Personal anwesend? Material bereit (Beatmungsbeutel, -maske, -hilfsmittel, Intubationsset, Medikamente etc.)?
- Bei wachem Patienten: kurze Aufklärung
- Präoxygenieren (Sauerstoff mit hohem Flow über dicht aufgesetzte Maske atmen lassen)
- Analgosedierung: z. B. Midazolam (0,05 mg/kg i. v., in 1 mg-Schritten titrieren) in Kombination mit einem Opiat (z. B. Morphin 2–5 mg i. v.)
- Ggf. Haare auf Brustkorb im Bereich der Elektrodenposition entfernen
- (Klebe-)Elektrodenposition entweder anterior-anterior oder anterior-posterior anbringen (Beschreibung der Elektrodenpositionen s. Positionen bei Kardioversion)
- Weiteres Vorgehen je nach SM-Gerät (beispielhaft):
  - Einstellen der Grundfrequenz (z. B. 60–90/min).
  - Wenn das Gerät über eine variabel einstellbare Stromstärke (Milliampere – mA) verfügt, mit der geringsten Stromstärke beginnen.
  - Stromstärke langsam erhöhen (im Notfall schneller). Mit zunehmender Stromstärke kontrahieren die Pektoralmuskeln, und mit jedem Impuls wird ein „Spike" (senkrechter Strich) im EKG sichtbar (ggf. SM-Erkennung im EKG aktivieren). Stromstärke weiter erhöhen, bis jedem Spike ein QRS-Komplex als Ausdruck einer ventrikulären Reizantwort folgt. Erfahrungsgemäß ist bei 50–100 mA mit einer Reizantwort zu rechnen.
- Durch Tasten des Pulses korrekte elektro-mechanische Kopplung prüfen. Je nach notwendiger Schrittmacherimpuls-Stärke kann das Fühlen des Pulses für den ALS-Helfer unangenehm sein. Eine orientierende Alternative ist das Beobachten der S_pO_2-Pulskurve am Monitor.
- Sollte die höchste Stromstärke ohne ausreichenden Erfolg erreicht sein, Elektrodenkontakt/Steckerverbindung prüfen. Ggf. Elektrodenposition ändern. Möglicherweise verhindern etwaige andere Gegebenheiten ein erfolgreiches Pacing (z. B. Elektrolytstörungen) und müssen behoben werden.

„Fist pacing – Faustschlagstimulation"

Sollte ein transkutaner Schrittmacher nicht sofort verfügbar sein, kann bei Instabilität des Patienten durch sog. „fist pacing" die Zeit bis zum Eintreffen eines elektrischen Schrittmachers überbrückt werden [42, 43, 44].

Technik: Mit geschlossener Faust aus ca. 10 cm Höhe rhythmisch auf die linke untere Brustbeinhälfte schlagen, um das Herz mit einer physiologischen Frequenz von ca. 50–70/min zu stimulieren. EKG beobachten: Falls durch die ersten Schläge kein QRS-Komplex ausgelöst wird, Schlagkraft erhöhen und evtl. den Kontaktpunkt auf dem Brustkorb verändern, bis eine ventrikuläre Antwort resultiert.

Zum weiteren Vorgehen soll ein Experte hinzugezogen werden, um die Notwendigkeit eines passageren transvenösen Schrittmachers zu evaluieren, insbesondere, wenn die Bradykardie weder auf Medikamente, noch auf eine transkutane Schrittmachertherapie anspricht [AHA-Klasse II a, LOE C] oder, das Risiko einer Asystolie vorhanden ist.

Abschließende Anmerkung der Autoren von „Reanimation kompakt" zum Bradykardie-Algorithmus (ERC):

Durchläuft man den Algorithmus bei Patienten, die stabil sind, aber ein Asystolierisiko haben, so wäre die komplette geschilderte Abfolge aus medikamentöser und elektrischer Therapie zu durchlaufen. Im Begleittext bezieht sich die geschilderte Abfolge aber nur auf Patienten mit Instabilitätszeichen. Es wird lediglich vermerkt, dass bei Patienten mit Asystolierisiko eine Schrittmachertherapie indiziert sein kann, bzw. dass solche Patienten Experten zugeführt werden sollen, um die Notwendigkeit einer passageren oder dauerhaften Schrittmachertherapie zu evaluieren. Die zwingende Notwendigkeit einer überbrückenden transkutanen Schrittmachertherapie ergibt sich aus dem Begleittext für den stabilen Patienten aber nicht (nach Algorithmus wäre sie indiziert). Dieser Widerspruch bleibt offen. Bei bestimmten stabilen Patienten, die ein Asystolierisiko haben (auch unter Berücksichtigung der Situation/Anamnese) würden wir einen transkutanen Schrittmacher vorbereiten (Elektroden anlegen, konnektieren), sodass im Bedarfsfalle ohne Zeitverzug stimuliert werden kann (ggf. Nutzung der Demand-Funktion = VVI-Modus).

2.11 Akutes Koronarsyndrom (ACS)

ACS = acute coronary syndrome

Hinter dem Begriff „Akutes Koronarsyndrom" verbergen sich die akuten Erscheinungsformen der koronaren Herzkrankheit (KHK), nämlich verschiedene Formen von Herzinfarkten sowie die instabile Angina pectoris. Dies sind die häufigsten Ursachen plötzlicher Herz-Kreislauf-Stillstände. Daher hat das ACS einen festen Platz in den Reanimationsleitlinien.

Das rasche Erkennen und die Notfalltherapie des ACS sind sowohl zur Prävention von Herz-Kreislauf-Stillständen als auch unmittelbar (!) nach Reanimation (ROSC) von großer Bedeutung.
Ein STEMI (Herzinfarkt mit ST-Hebungen im EKG) muss schnellstmöglich mittels 12-Kanal-EKG erkannt werden, dies gilt explizit auch nach ROSC [AHA-Klasse I, LOE A]. Bei STEMI (< 12 h nach Symptombeginn) muss die Wiedereröffnung des verschlossenen Koronargefäßes so rasch wie möglich erfolgen [AHA-Klasse I, LOE A]. Die primäre perkutane Koronarintervention (PPCI, Herzkatheter zur Angiografie und ggf. zur Ballondilatation, ggf. mit Stenteinlage) ist die Reperfusionsmethode der Wahl, wenn zeitgerecht in einem Zentrum möglich [AHA-Klasse I, LOE A]. Wenn die PCI nicht zeitgerecht möglich ist, und keine Kontraindikationen gegen eine Fibrinolyse vorliegen, ist eine sofortige Fibrinolyse indiziert [AHA-Klasse I, LOE A/B].

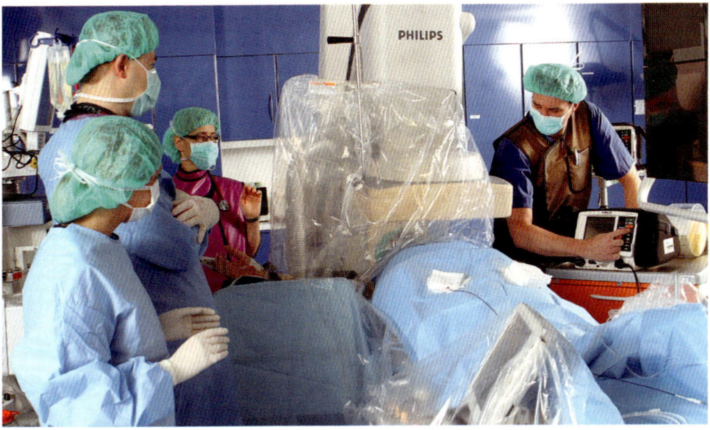

Abb. 2.123 a Angiografie/PCI nach ROSC, Defibrillation im Herzkatheterlabor

Eine Angiografie (und ggf. auch PCI) sollte bei Patienten nach ROSC auch unabhängig von ACS-Symptomen erwogen werden und kann Teil eines Standardprotokolls für die Postreanimationsbehandlung sein [AHA-Klasse IIa, LOE B]; dies gilt auch, wenn der Patient noch nicht bei Bewusstsein ist.
Die Erstversorgung bei ACS, die jedem notfallmedizinisch Tätigen geläufig sein sollte, ist in Algorithmus Nr. 11 auf Seite 232 skizziert.

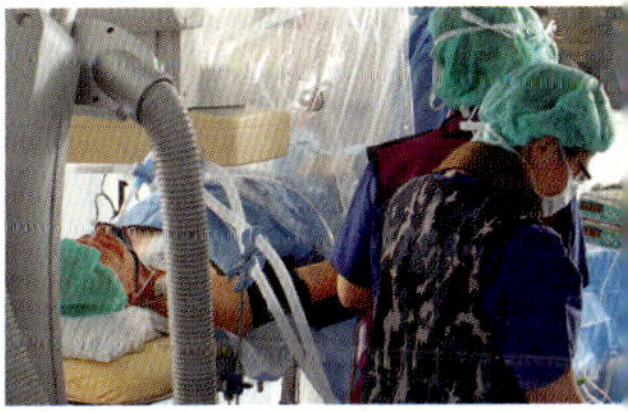

Abb. 2.123 b Der Patient bei PCI

Aufgrund der Bedeutung des ACS und des hierzu betriebenen Forschungsaufwandes, ist der Umfang dieses Themas schon in den CPR-Leitlinien, aber erst recht in den ausführlicheren kardiologischen Leitlinien nur noch für kardiologische Experten vollständig zu überblicken. Aus Platzgründen und weil dieses Büchlein auf die praktische Durchführung der CPR fokussiert, haben wir uns entschieden, Ihnen eine Zusammenstellung wichtiger Empfehlungen für die notfallmedizinische Erstversorgung in einem Download auf der Homepage des Verlages zur Verfügung zu stellen: www.naseweis-verlag.de

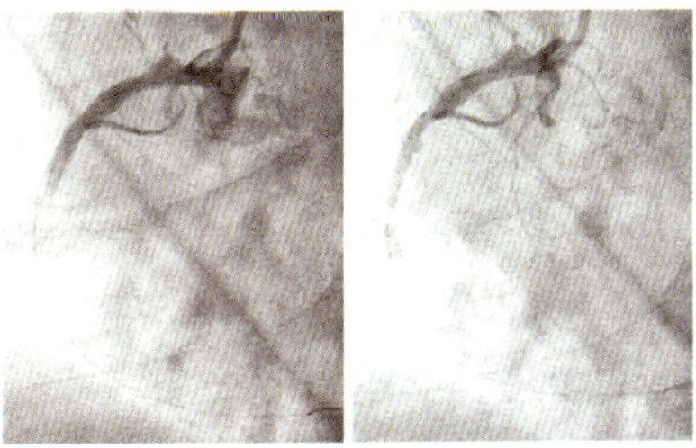

Abb. 2.124 a + b PCI-Befund, Rekanalisierung eines verschlossenen Koronargefäßes

Algorithmus 11 – Akutes Koronarsyndrom, Initialversorgung

Nach ERC 2010, ACS – Treatment Algorithm for Acute Coronary Syndromes

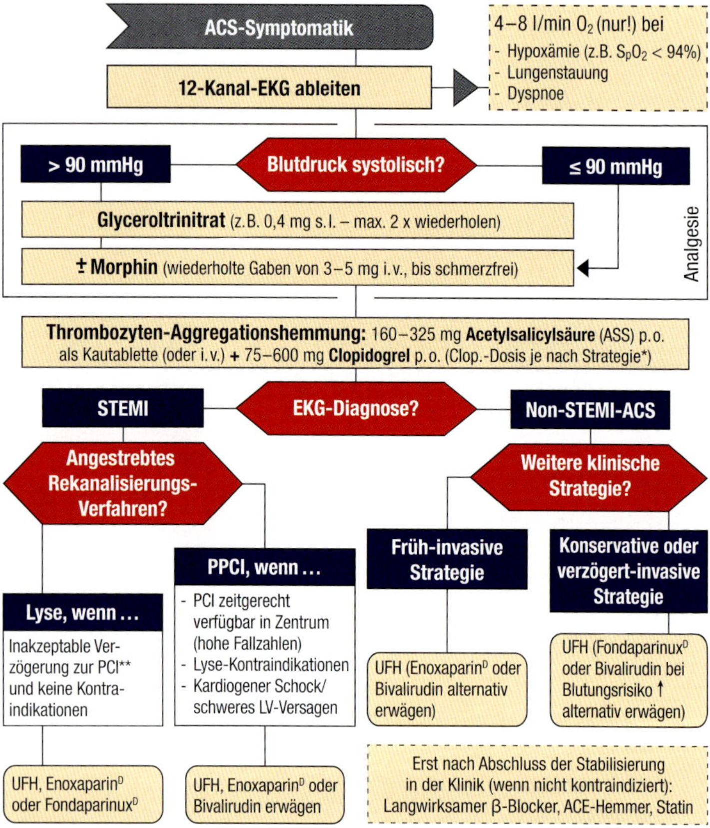

UFH = unfraktioniertes Heparin; (P)PCI = (primäre) perkutane Koronarintervention; LV = linker Ventrikel

* Geplante PCI (600 mg), Fibrinolyse (≤ 75 J.: 300 mg; > 75 J.: 75 mg), konservative Strategie (300 mg). Prasugrel (60 mg) alternativ mgl. bei STEMI + geplanter PPCI, wenn nicht Z. n. Apoplexie/TIA.

** Im Original-ERC-Algorithmus keine festen Zeitgrenzen mehr angegeben. Fibrinolyse erwägen, wenn Zeitersparnis (Intervall „diagnosis-to-balloon" minus „diagnosis-to-needle") voraussichtlich > 45–180 min (abhängig von Alter, Infarktlokalisation und Symptomdauer: > 3 h → eher PPCI).

[D] Ggf. Dosisanpassung! (Enoxaparin: Niereninsuffizienz, Pat. ≥ 75 J., Körpergewicht < 60 kg. Fondaparinux: Niereninsuffizienz) - bei Fondaparinux + PCI zusätzlich UFH indiziert.

2.12 Quellen und weiterführende Literatur

Allgemeine Quellen

European Resuscitation Council Guidelines for Resuscitation 2010
(insbes. Section 2–5 und Section 8–9)
Resuscitation 2010; 81: 1219–1451

2010 American Heart Association Guidelines for Cardiopulmonary Resuscitation and Emergency Cardiovascular Care *(insbes. Part 5–10 und Part 12)*
Circulation 2010; 122 (Issue 18, Suppl. 3): 639–933

2010 International Consensus on Cardiopulmonary Resuscitation and Emergency Cardiovascular Care Science with Treatment Recommendations
(insbes. Part 5–9 und Part 12)
Circulation 2010; 122 (Issue 16, Suppl. 2): 249–581
Resuscitation 2010; 81: e1–e330

European Resuscitation Council, Lockey et al. (Hg.): Advanced Life Support
Course Manual - ERC Guidelines 2010 Edition, ISBN 9789079157280
(Ed. 6, European Resuscitation Council vzw, 2011)

Bundesärztekammer (Hg.): Reanimation – Empfehlungen für die Wiederbelebung.
Deutscher Ärzte-Verlag, Köln, 4. überarbeitete Auflage, 2007
(5. Auflage angekündigt für 2011, zum Zeitpunkt der Drucklegung dieses Buches noch nicht verfügbar)

Paradis NA, Halperin HR, Kern KB, Wenzel V, Chamberlain DA: Cardiac Arrest – The Science and Practice of Resuscitation Medicine.
Cambridge University Press, 2. Auflage, 2007

ABDATA Pharma-Daten-Service (Hg.): Pharmazeutische Stoffliste.
Werbe- und Vertriebsgesellschaft Deutscher Apotheker mbH, Eschborn/Taunus, 16./17. Auflage, 2009/2010

Einzeln zitierte Quellen

[1] Valenzuela TD, Roe DJ, Nichol G, Clark LL, Spaite DW, Hardman RG: Outcomes of rapid defibrillation by security officers after cardiac arrest in casinos. N Engl J Med 2000; 343 (17): 1206–9

[2] Bolte RG, Black PG, Bowers RS, Thorne JK, Corneli HM: The Use of Extracorporeal Rewarming in a Child Submerged for 66 Minutes. JAMA 1988; 260: 377–379

[3] Fischer M, Ihli M, Messelken: Mechanische Kompressionsgeräte. Notfall + Rettungsmedizin, 2010; 13: 189–196

[4] Pressemitteilung des ERC: 100.000 lives can be saved per year in Europe – The new ERC-Guidelines on resuscitation. Download am 18. 10. 2010 von http://www.cprguidelines.eu/2010/ (Press_release_GL_2010_Version_website_20101018.pdf)

[5] Breckwoldt J, Schloesser S, Arntz HR: Perceptions of collapse and assessment of cardiac arrest by bystanders of out-of-hospital cardiac arrest (OOHCA). Resuscitation 2009; 80 (10): 1108–13

[6] Perkins GD, Stephenson B, Hulme J, Monsieurs KG: Birmingham assessment of breathing study (BABS). Resuscitation 2005; 64 (1): 109–13

[7] Clark JJ, Larsen MP, Culley LL, Graves JR, Eisenberg MS: Incidence of agonal respirations in sudden cardiac arrest. Ann Emerg Med 1992; 21: 1464–7

[8] Bobrow BJ, Zuercher M, Ewy GA, et al. Gasping during cardiac arrest in humans is frequent and associated with improved survival. Circulation 2008; 118: 2550–4

[9] Zuercher M, Ewy GA: Gasping during cardiac arrest. Curr Opin Crit Care 2009; 15 (3): 185–8

[10] Bundesnetzagentur: Pressemitteilung – Notrufe von Mobiltelefonen nur noch mit SIM-Karte. Bonn, 26. 6. 2009. Online: http://www.bundesnetzagentur.de/cae/servlet/contentblob/134696/publicationFile/1189/PM20090626Notrufe%20MobiltelefoneId16530pdf.pdf

[11] European Commission, Information Society and Media Directorate-General/Communications Committee, Implementation of the European emergency number 112 – Results of the third data-gathering round (DG INFSO/B2/COCOM10-09 REV_1), Brüssel, 2010

[12] Axelsson C, Holmberg S, Karlsson T, Axelsson AB, Herlitz J: Passive leg raising during cardiopulmonary resuscitation in out-of-hospital cardiac arrest - Does it improve circulation and outcome? Resuscitation 2010; 81: 1615–1620

[13] Perkins GD, Boyle W, Bridgestock H, Davies S, Oliver Z, Bradburn S, Green C, Davies RP, Cooke MW: Quality of CPR during advanced resuscitation training. Resuscitation 2008; 77 (1): 69–74

[14] Christenson J, Andrusiek D, Everson-Stewart S, Kudenchuk P, Hostler D, Powell J, Callaway CW, Bishop D, Vaillancourt C, Davis D, Aufderheide TP, Idris A, Stouffer JA, Stiell I, Berg R; Resuscitation Outcomes Consortium Investigators: Chest compression fraction determines survival in patients with out-of-hospital ventricular fibrillation. Circulation 2009; 120 (13): 1241–7

[15] Hüpfl M, Selig HF, Nagele P: Chest-compression-only versus standard cardiopulmonary resuscitation: a meta-analysis. Lancet 2010; 376 (9752): 1552–7

[16] Kitamura T, Iwami T, Kawamura T, Nagao K, Tanaka H, Nadkarni VM, Berg RA, Hiraide A; implementation working group for All-Japan Utstein Registry of the Fire and Disaster Management Agency: Conventional and chest-compression-only cardiopulmonary resuscitation by bystanders for children who have out-of-hospital cardiac arrests: a prospective, nationwide, population-based cohort study. Lancet 2010; 375 (9723): 1347–54

[17] Bobrow BJ, Clark LL, Ewy GA, Chikani V, Sanders AB, Berg RA, Richman PB, Kern KB: Minimally interrupted cardiac resuscitation by emergency medical services for out-of-hospital cardiac arrest. JAMA 2008; 299 (10): 1158–65

[18] Swor R, Khan I, Domeier R, Honeycutt L, Chu K, Compton S: CPR training and CPR performance: do CPR-trained bystanders perform CPR? Acad Emerg Med 2006; 13 (6): 596–601

[19] Alex Straumann, Markus Salvetti, Alain Schoepfer: Eosinophile Ösophagitis - Eine Krankheit mit schnell wachsender Bedeutung. Schweiz Med Forum 2008; 8 (39): 724–728

[20] Hallstrom AP, Ornato JP, Weisfeldt M, Travers A, Christenson J, McBurnie MA, Zalenski R, Becker LB, Schron EB, Proschan M; Public Access Defibrillation Trial Investigators: Public-access defibrillation and survival after out-of-hospital cardiac arrest. N Engl J Med 2004; 351 (7): 637–46

[21] Bardy GH, Lee KL, Mark DB, Poole JE, Toff WD, Tonkin AM, Smith W, Dorian P, Packer DL, White RD, Longstreth WT Jr, Anderson J, Johnson G, Bischoff E, Yallop JJ, McNulty S, Ray LD, Clapp-Channing NE, Rosenberg Y, Schron EB; HAT Investigators: Home use of automated external defibrillators for sudden cardiac arrest. N Engl J Med 2008; 358 (17): 1793–804

[22] Aufderheide TP, Frascone RJ, Wayne MA, Mahoney BD, Swor RA, Domeier RM, Olinger ML, Holcomb RG, Tupper DE, Yannopoulos D, Lurie KG: Standard cardiopulmonary resuscitation versus active compression-decompression cardiopulmonary resuscitation with augmentation of negative intrathoracic pressure for out-of-hospital cardiac arrest: a randomised trial. Lancet 2011; 377 (9762): 301–11

[23] *Edelson DP, Abella BS, Kramer-Johansen J, Wik L, Myklebust H, Barry AM, Merchant RM, Hoek TL, Steen PA, Becker LB: Effects of compression depth and pre-shock pauses predict defibrillation failure during cardiac arrest. Resuscitation 2006; 71 (2): 137–45*

[24] *Meier P, Baker P, Jost D, Jacobs I, Henzi B, Knapp G, Sasson C: Chest compressions before defibrillation for out-of-hospital cardiac arrest: a meta-analysis of randomized controlled clinical trials. BMC Med. 2010; 8: 52*

[25] *Lloyd MS, Heeke B, Walter PF, Langberg JJ: Hands-on defibrillation: an analysis of electrical current flow through rescuers in direct contact with patients during biphasic external defibrillation. Circulation 2008; 117 (19): 2510–4*

[26a] *Herlitz J, Ekström L, Wennerblom B, Axelsson A, Bång A, Holmberg S: Adrenaline in out-of-hospital ventricular fibrillation. Does it make any difference? Resuscitation 1995; 29 (3): 195–201*

[26b] *Olasveengen TM, Sunde K, Brunborg C, Thowsen J, Steen PA, Wik L: Intravenous drug administration during out-of-hospital cardiac arrest: a randomized trial. JAMA 2009; 302 (20): 2222–9*

[26c] *Holmberg M, Holmberg S, Herlitz J: Low chance of survival among patients requiring adrenaline (epinephrine) or intubation after out-of-hospital cardiac arrest in Sweden. Resuscitation 2002; 54 (1): 37–45*

[27] *OLG Hamm, Urteil v. 27.1.1999, Aktenzeichen 3 U 26/98*

[28] *Böttiger BW, Arntz HR, Chamberlain DA, Bluhmki E, Belmans A, Danays T, Carli PA, Adgey JA, Bode C, Wenzel V; TROICA Trial Investigators; European Resuscitation Council Study Group: Thrombolysis during resuscitation for out-of-hospital cardiac arrest. N Engl J Med. 2008; 359 (25): 2651–62*

[29] *Lown B, Amarasingham R, Neuman J. New method for terminating car-diac arrhythmias. Use of synchronized capacitor discharge. JAMA 1962; 182: 548–55*

[30] *Ambler JJ, Deakin CD. A randomised controlled trial of the effect of biphasic ormonophasic waveform on the incidence and severity of cutaneous burns fol-lowing external direct current cardioversion. Resuscitation 2006; 71: 293–300*

[31] *Koster RW, Dorian P, Chapman FW, Schmitt PW, O'Grady SG, Walker RG. A randomized trial comparing monophasic and biphasic waveform shocks for external cardioversion of atrial fibrillation. Am Heart J 2004; 147: e20*

[32] *Kerber RE: External defibrillation: new technologies. Ann Emerg Med1984; 13: 794–7*

[33] *Zipes DP, Camm AJ, Borggrefe M, et al.: ACC/AHA/ESC 2006 guidelines for management of patients with ventricular arrhythmias and the prevention of sudden cardiac death: a report of the American College of Cardiology/American Heart Association Task Force and the European Society of Cardiology Committee for Practice Guidelines (Writing Committee to Develop Guidelines for Management of Patients With Ventricular Arrhythmias and the Prevention of Sudden Cardiac Death). J Am Coll Cardiol 2006; 48: e247–346*

[34] *Marill KA, Wolfram S, Desouza IS, et al. Adenosine for wide-complex tachycardia: efficacy and safety. Crit Care Med 2009; 37: 2512–8.*

[35] *Rankin AC, Oldroyd KG, Chong E, Rae AP, Cobbe SM. Value and limitations of adenosine in the diagnosis and treatment of narrow and broad complex tachycardias. Br Heart J 1989; 62: 195–203*

[36] *Delacretaz E. Clinical practice. Supraventricular tachycardia. N Engl J Med 2006; 354: 1039–51*

[37] *DiMarco JP, Miles W, Akhtar M, et al. Adenosine for paroxysmal supraventricular tachycardia: dose ranging and comparison with verapamil: assessment in placebo-controlled, multicenter trials. Ann Intern Med 1990; 113: 104-10 [Erratum, Ann Intern Med 1990; 113: 996]*

[38] European Heart Rhythm Association; European Association for Cardio-Thoracic Surgery, Camm AJ, Kirchhof P, Lip GY, Schotten U, Savelieva I, Ernst S, Van Gelder IC, Al-Attar N, Hindricks G, Prendergast B, Heidbuchel H, Alfieri O, Angelini A, Atar D, Colonna P, De Caterina R, De Sutter J, Goette A, Gorenek B, Heldal M, Hohloser SH, Kolh P, Le Heuzey JY, Ponikowski P, Rutten FH: Guidelines for the management of atrial fibrillation: the Task Force for the Management of Atrial Fibrillation of the European Society of Cardiology (ESC). Eur Heart J 2010; 31 (19): 2369–429

[39] Kirchhof P, Auricchio A, Bax J, Crijns H, Camm J, Diener HC, Goette A, Hindricks G, Hohnloser S, Kappenberger L, Kuck KH, Lip GY, Olsson B, Meinertz T, Priori S, Ravens U, Steinbeck G, Svernhage E, Tijssen J, Vincent A, Breithardt G: Outcome parameters for trials in atrial fibrillation: executive summary. Eur Heart J 2007; 28 (22): 2803–17

[40] Dauchot P, Gravenstein JS: Effects of atropine on the electrocardiogram in different age groups. Clin Pharmacol Ther 1971; 12: 274–80

[41] Chamberlain DA, Turner P, Sneddon JM: Effects of atropine on heart-rate in healthy man. Lancet 1967; 2: 12–5

[42] Klumbies A, Paliege R, Volkmann H: Mechanical emergency stimulation in asystole and extreme bradycardia. Z Gesamte Inn Med 1988; 43: 348–52

[43] Zeh E, Rahner E: The manual extrathoracal stimulation of the heart. Technique and effect of the precordial thump (author's transl). Z Kardiol 1978; 67: 299–304

[44] Chan L, Reid C, Taylor B: Effect of three emergency pacing modalities on cardiac output in cardiac arrest due to ventricular asystole. Resuscitation 2002; 52: 117–9

[45] Kramer-Johansen J, Edelson DP, Abella BS, Becker LB, Wik L, Steen PA: Pauses in chest compression and inappropriate shocks: a comparison of manual and semi-automatic defibrillation attempts. Resuscitation 2007; 73 (2): 212–20

[46] Sell RE, Sarno R, Lawrence B, Castillo EM, Fisher R, Brainard C, Dunford JV, Davis DP. Minimizing pre- and post-defibrillation pauses increases the likelihood of return of spontaneous circulation (ROSC). Resuscitation 2010; 81 (7): 822–5

[47] van der Wal G, Brinkman S, Bisschops LL, Hoedemaekers CW, van der Hoeven JG, de Lange DW, de Keizer NF, Pickkers P: Influence of mild therapeutic hypothermia after cardiac arrest on hospital mortality. Crit Care Med 2011; 39 (1): 84–8

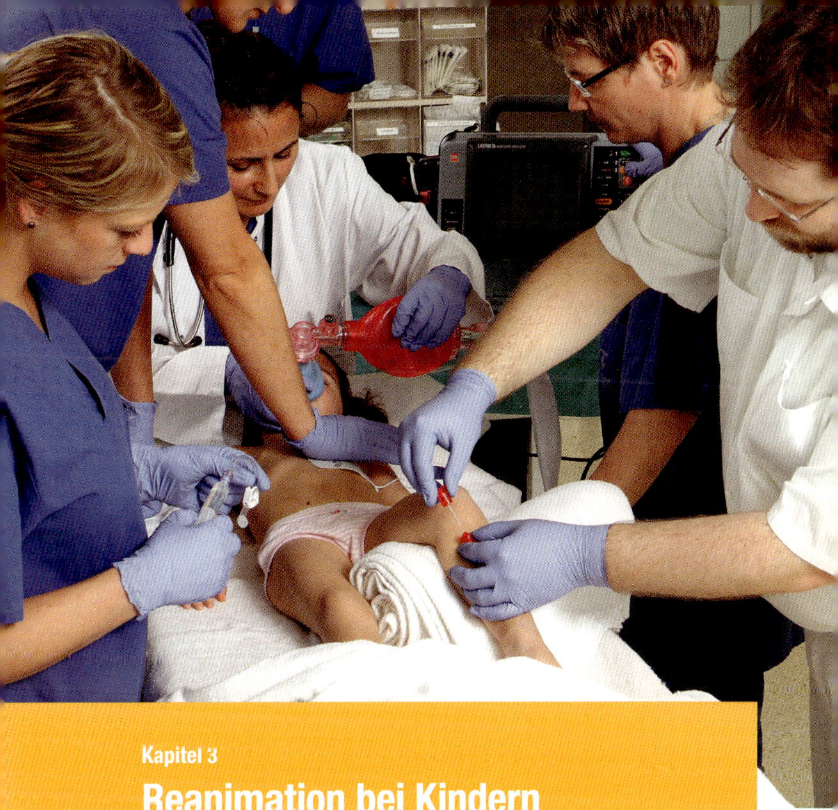

Kapitel 3

Reanimation bei Kindern

R. Böhmer, B. Wolcke, Th. Schneider

3.1 Überblick und Grundlagen

Es ist festzuhalten, dass in der wissenschaftlichen Erkenntnis zur Reanimationsforschung bei Kindern noch deutlich mehr wissenschaftliche Lücken bestehen, als es ohnehin schon bei Erwachsenen der Fall ist. Oft müssen in Ermangelung aussagekräftiger Studien mit Kindern als Patienten Daten aus Erwachsenenstudien oder tierexperimentellen Arbeiten auf Kinder extrapoliert werden, ohne dass die Verlässlichkeit dieses Vorgehens geprüft werden kann. Daher kann der derzeitige Stand wissenschaftlicher Erkenntnis keineswegs als endgültig betrachtet werden.

Unterschiede zwischen Erwachsenen und Kindern

Der CPR-Ablauf ist mittlerweile bei Erwachsenen und Kindern gewollt sehr ähnlich (Vereinfachung). Besonderheiten und Modifikationen ergeben sich aufgrund
1. der kindlichen Anatomie und (Patho-) Physiologie und
2. des Ursachenspektrums.

- **Die kindliche Anatomie und (Patho-) Physiologie** ist nicht einfach nur „kleiner" als die bei Erwachsenen, sondern unterscheidet sich in manchen Punkten erheblich von den Gegebenheiten des Erwachsenen (z. B. hochsitzender Kehlkopf). Während Kinder also medizinisch keinesfalls als „kleine Erwachsene" angesehen werden dürfen, sind andererseits viele Grundprinzipien der Reanimation bei Kindern und Erwachsenen gleich. Um dieses Büchlein „Reanimation kompakt" handlich zu gestalten, haben wir zahlreiche, gleichermaßen gültige Vorgehensweisen und Erklärungen aus dem Erwachsenen-Kapitel hier nicht noch einmal wiederholt (z. B. stabile Seitenlage).
- Auch wenn bei Säuglingen und Kindern prinzipiell dieselben **Ursachen eines Herz-Kreislauf-Stillstandes** wie bei Erwachsenen vorkommen können („4 x H + HITS" – s. ALS-Algorithmen/vgl. S. 182 ff. und S. 274), sind kardiale Ursachen bei Kindern mit 29 % seltener und Störungen der Atmung häufiger (71 %) [1]. Bei Kindern tritt ein unerwarteter Herz-Kreislauf-Stillstand überwiegend durch generalisierten Sauerstoffmangel ein (Asphyxie, Ersticken → sekundäre Kreislaufstörung), während bei Erwachsenen mit zunehmendem Alter der plötzliche Herztod (Herzinfarkt, Herzrhythmusstörungen → primäre Kreislaufstörung) an Bedeutung gewinnt. Als Ursachen eines asphyktischen Herz-Kreislauf-Stillstandes kommen in Betracht:
  - zentrales Atemversagen (langdauernde zerebrale Anfälle, erhöhter Hirndruck, Vergiftungen)
  - pulmonale Erkrankungen (Infektionen wie Pneumonie oder Pseudokrupp, Verlegung der Atemwege durch Fremdkörper)
  - Unfälle (Verkehrsunfälle, Ertrinken)

Die Aussichten von Reanimationsversuchen bei Kindern mit asphyktischem Herz-Kreislauf-Stillstand sind enttäuschend.

Die häufigste Ursache des kindlichen Herz-Kreislauf-Stillstandes im Säuglingsalter war bislang der plötzliche Säuglingstod (SID, genaue Ätiologie immer noch ungeklärt), dessen Häufigkeit aber auch in Deutschland durch Präventionsmaßnahmen (Ausschaltung bekannter Risikofaktoren) in den letzten 10–20 Jahren rückläufig war (2009: 193 Fälle – entspricht 1:3450 Lebendgeborene; 2008: 215 Fälle; 2007: 228 Fälle – zum Vergleich 1990: fast 1300 Fälle [Statistisches Bundesamt – www.destatis.de]).
Auch wenn kardiopulmonale Störungen bei Kindern seltener die Ursache eines plötzlichen Herz-Kreislauf-Stillstands sind, so konnten einige charakteristische Besonderheiten identifiziert werden. So haben Kinder mit plötzlichem Herzstillstand gelegentlich ein kardiales pathomorphologisches Korrelat. Dies kann z.B. ein aberranter Abgang der rechten oder linken Koronararterie (Lage zwischen Aorta und Pulmonalarterie) sein, oder eine Ionenkanalerkrankung (z.B. Long QT-Syndrome), die häufig erblich ist (kann weitere Familienmitglieder betreffen – auch im Todesfall genaue Klärung zum Schutz weiterer Personen anstreben: Familienanamnese, alle verfügbaren EKG-Dokumentationen – auch von Familienmitgliedern, komplette Autopsie). Ferner kommen weitere Herzerkrankungen vor (z.B. Myokarditis, Kardiomyopathien).

Prävention und Prinzipien der Reanimation bei Kindern

Herz-Kreislauf-Stillstände bei Kindern sind i.d.R. sekundär, d.h. Folge eines fortschreitenden Atem- oder Kreislaufversagens. Überlebensraten und Überlebensqualität nach CPR sind oft enttäuschend. Daher müssen bereits erste Anzeichen eines drohenden Atem-/Kreislaufversagens möglichst früh erkannt werden, um einzuschreiten, bevor die Dekompensation eintritt. Oxygenierung hat i.d.R. Priorität. Auch bei Kindern ist die bestmögliche Qualität der Thoraxkompressionen zu fordern. Eine Defibrillation ist seltener indiziert, erfordert jedoch – wie einige andere Interventionen – altersgerechte Modifikationen. Potenziell reversible Ursachen sind gezielt zu therapieren. Eine adäquate Postreanimationsbehandlung wird neuerdings als hoch bedeutsam für den Behandlungsorfolg – bei Erwachsenen und Kindern – stärker hervorgehoben.

„Neugeborenenreanimation" unterscheidet sich in Ziel und Durchführung eklatant von CPR bei Erwachsenen und Kindern und wird daher getrennt in einem eigenen Abschnitt besprochen (s. Kap. 3.7).

Definition der Altersstufen für die Anwendung der Leitlinien

- **Neugeborenes:** die Leitlinien unterscheiden das Neugeborene unmittelbar bei der Geburt („newly born"; siehe Kap. 3.7) und den Neonaten (erste 4 Lebenswochen; s. S. 256)
- **Säugling:** bis 12 Monate
- **Kind:** 1 Jahr bis zum Beginn der Pubertät, wofür es keine feste Altersgrenze gibt (im Zweifelsfall nach Kinder-Leitlinien behandeln)

Algorithmus 12 – Einfache lebensrettende Maßnahmen, Kinder

Für professionelle Helfer. Nach ERC 2010, BLS – Paediatric Basic Life Support

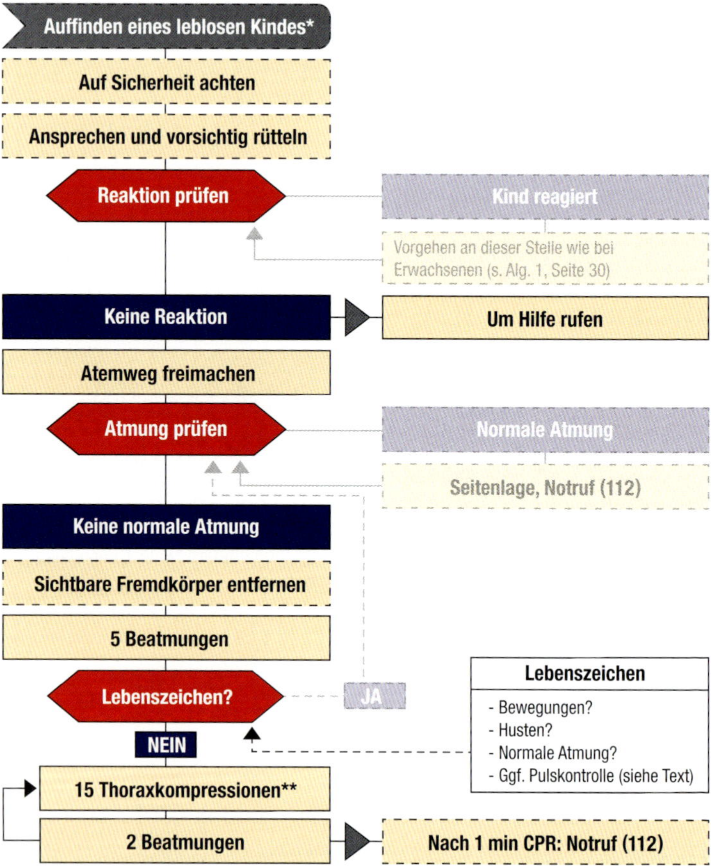

* Bei beobachtetem, plötzlichem Kollaps: sofortiger Notruf (112).

** - **Laienhelfer:** CPR 30:2 (generell Ein-Helfer-Methode – wenn möglich, reanimierenden Helfer regelmäßig austauschen)

- **Professioneller Helfer, der auf sich allein gestellt ist:** CPR 30:2 möglich, insbesondere wenn sich Schwierigkeiten beim Wechsel zwischen Kompressionen und Beatmung ergeben, die zu einer verminderten Anzahl von Kompressionen führen würden.

3.2 Einfache lebensrettende Maßnahmen

engl.: BLS = Basic Life Support

Frühe Laienhilfe ist auch bei Kindernotfällen prognostisch bedeutsam. Angst, etwas falsch zu machen und damit Schaden anzurichten, kann – besonders bei komplizierten, eigens für Kinder konzipierten Handlungsanweisungen – dazu führen, dass gar keine Hilfe geleistet wird. Daher wurden bereits bei früheren Leitlinienänderungen (insbes. 2005), wo möglich, Schritte zur Vereinfachung der Handlungsanweisungen unternommen. Nicht begründbare oder entbehrliche Abweichungen zwischen Erwachsenen- und Kinderalgorithmen wurden eliminiert. Dieser Trend wurde mit den Leitlinien 2010 bestätigt und fortgesetzt.

Helfer, die nur in der Erwachsenenreanimation unterrichtet worden sind und keine speziellen Kenntnisse der Kinderreanimation besitzen, sollen im Falle einer Kinderreanimation die Handlungssequenz für Erwachsene anwenden (s. Kap. 2.2), da dies in jedem Fall besser für das betroffene Kind ist, als nichts zu tun!

Personen, die nicht professionell mit der medizinischen Versorgung von Kindern betraut sind, aber regelmäßig für Kinder verantwortlich sind (z. B. Lehrer, Aufsichtspersonal in Schwimmbädern), sollen gegenüber dem BLS-Algorithmus für Erwachsene lediglich folgende Abweichungen für die Kinderreanimation erlernen:

- Durchführung von fünf Initialbeatmungen und
- Basisreanimation (Thoraxkompressionen und Beatmungen im Verhältnis 30 : 2) für eine Minute, bevor der Notruf abgesetzt wird (falls der Helfer alleine ist, sonst soll natürlich bereits ein zweiter Helfer schnellstmöglich parallel den Notruf durchführen).

Die folgenden Erläuterungen gelten im Wesentlichen für medizinisches Fachpersonal, zu dessen Aufgabe die Notfallversorgung von Kindern gehört.

BLS – Ablauf

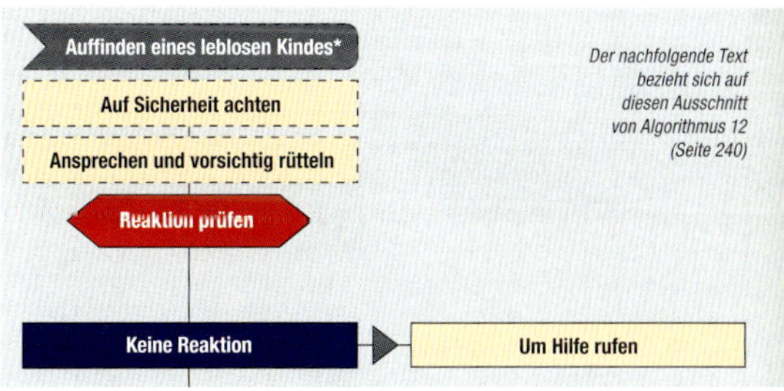

- Bei Auffinden eines leblos erscheinenden Kindes entspricht das initiale Vorgehen dem bei Erwachsenen: Die **Sicherheit der Helfer und des Kindes** hat höchste Priorität (zu Gefahren an der Einsatzstelle s. Kap. 2.2).
- Lautes Ansprechen („Bist Du in Ordnung?") und vorsichtige Stimulation (kein grobes Rütteln) führen zu der Beurteilung, ob das Kind darauf reagiert oder nicht:
  - **Wenn das Kind reagiert,** sollte es zunächst nicht weiter bewegt werden, bis geklärt ist, um welches Problem es sich handelt (sofern das Kind nicht aus einem Gefahrenbereich gerettet werden muss). Wenn der Zustand des Kindes es erfordert, ist geeignete

Hilfe anzufordern. Das Kind sollte bis zu deren Eintreffen in kurzen Abständen erneut beurteilt werden, um sofort reagieren zu können, falls sich sein Zustand verschlechtern sollte. Ggf. ist Erste Hilfe nach den vorhandenen Möglichkeiten zu leisten.
- **Wenn das Kind nicht reagiert,** ist dies ein Hinweis auf einen lebensbedrohlichen Zustand! Der Helfer sollte sofort um Hilfe rufen, um weitere in der Nähe befindliche Personen herbei zu holen.

Zu diesem Zeitpunkt sollte der Helfer das Kind noch nicht verlassen, da er evtl. mit einfachen lebensrettenden Maßnahmen den Zustand des Kindes verbessern kann, wenn er sie sofort durchführt. Parallel kann ein weiterer Helfer den Notruf durchführen.

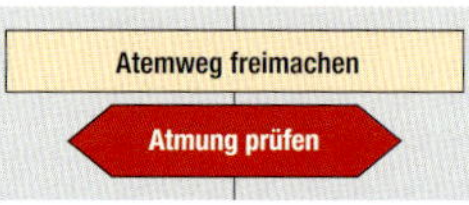

Der nachfolgende Text bezieht sich auf diesen Ausschnitt von Algorithmus 12 (Seite 240)

- Das Kind wird vorsichtig **auf den Rücken** gedreht.
- Der **Atemweg** wird **bei Kindern (> 1 Jahr)** wie bei Erwachsenen freigemacht (geöffnet), indem man gleichzeitig mit einer Hand an der Stirn den Kopf in den Nacken legt („überstreckt") und das Kinn mit den darunter liegenden Fingerspitzen der anderen Hand nach vorne zieht (laut AHA ausdrücklich auch bei verletzten Patienten empfohlen [AHA-Klasse I, LOE B] – ERC fokussiert in diesem Fall eher auf Esmarch-Handgriff). **Bei Neugeborenen und Säuglingen** ist zum Freimachen des Atemwegs lediglich eine Neutralposition des Kopfes („Schnüffelposition") erforderlich (s. Abb. 3.1 a–c), auch bei Säuglingen soll der Unterkiefer dabei leicht nach vorne gezogen werden. Aufgrund der kindlichen Kehlkopfanatomie kann es insbes. bei Säuglingen durch Druck auf die Mundbodenweichteile (auch bei Beutel-Masken-Beatmung) oder durch ein zu starkes Reklinieren des Kopfes („Überstrecken") zu einer Atemwegsverlegung kommen.

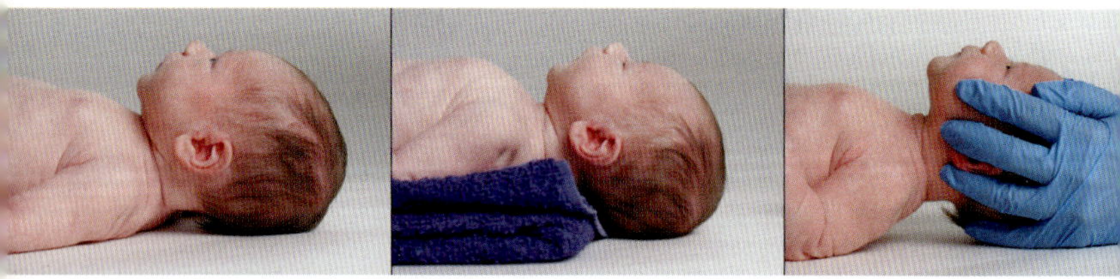

Abb. 3.1 a Neugeborenes auf dem Rücken bei Bewusstlosigkeit

Abb. 3.1 b Neutralpositon durch ein ca. 2 cm dickes Handtuch unter den Schultern → freier Atemweg

Abb. 3.1 c Kopf wird mit zwei Händen in Neutralposition („Schnüffelstellung") gebracht → freier Atemweg

- Wenn das Freimachen des Atemwegs erschwert ist, kann der Atemweg alternativ durch den **Esmarch-Handgriff** freigemacht werden (s. S. 36): Der Helfer befindet sich hinter dem Kopf des Kindes. Auf beiden Seiten den Unterkiefer mit Zeige- und Mittelfinger stützen und – evtl. unter Öffnen des Mundes mit den Daumen am Kinn – den gesamten Unterkiefer nach vorne schieben, sodass sich die untere Zahnreihe vor der oberen befindet. Reicht dies nicht aus, um einen freien Atemweg zu etablieren, so soll zusätzlich vorsichtig der Kopf rekliniert werden.

- **Insbesondere bei Verdacht auf Verletzung der Halswirbelsäule sollen professionelle Helfer primär den Esmarch-Handgriff versuchen** [AHA-Klasse IIb, LOE C].
- Während der Atemweg auf eine der beschriebenen Weisen weiter freigehalten wird, **prüft der Helfer die Atmung** (eigenes Ohr nahe am Gesicht des Kindes, Blick auf den Brustkorb):
  - Sehen (Bewegungen des Brustkorbs?)
  - Hören (Atemgeräusch an Mund oder Nase des Kindes?)
  - Fühlen (Luftstrom an der eigenen Wange?)
- **Die Atemkontrolle darf nicht länger als 10 Sekunden dauern. In dieser Zeit muss entschieden werden, ob das Kind normal atmet.**
- Bei normaler Atmung (trotz Bewusstlosigkeit) wird das Kind in die Stabile Seitenlage gebracht. Wegen der Bewusstlosigkeit besteht weiterhin eine lebensbedrohliche Situation, sodass jetzt ein Notruf abgesetzt werden muss (einen anderen Helfer schicken oder – wenn alleine – nun selbst den Notruf durchführen). Bis zum Eintreffen des Rettungsdienstes muss insbes. die Atmung des Kindes weiter überwacht werden.
- **Wenn bei der Atemkontrolle irgendein Zweifel daran besteht, dass es sich um eine normale Atmung handelt, wird so vorgegangen, als wäre sie nicht normal.**
- Wie beim Erwachsenen beschrieben (s. S. 37), kann es auch bei Kindern in der Frühphase eines Herz-Kreislauf-Stillstands zum Phänomen der **Schnappatmung** kommen (langsame, spärliche, unregelmäßige, evtl. ruckartige Atembewegungen). Dies darf nicht mit normaler Atmung verwechselt werden, sondern erfordert die folgenden Basisreanimationsmaßnahmen!

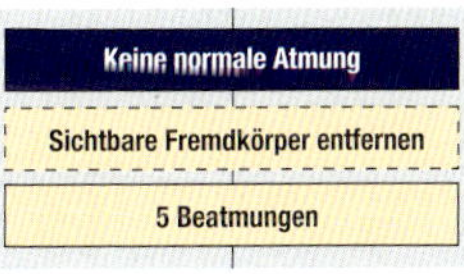

Der nachfolgende Text bezieht sich auf diesen Ausschnitt von Algorithmus 12 (Seite 240)

- Beim bewusstlosen Kind mit fehlender oder nicht normaler Atmung werden zunächst **offensichtliche Fremdkörper** rasch, aber vorsichtig aus dem Mundraum entfernt.
- **Dann wird das Kind 5-mal beatmet (mind. 2-mal effektiv).** Inspirationszeit in allen Altersstufen 1,0 – 1,5 s (AHA: 1 s).
  - Dazu erneut Freimachen („Öffnen") des Atemwegs durch korrekte Kopfposition und Vorziehen des Kinns (s. o.)
  - Beim Säugling (Laien/Ersthelfer): Mund-zu-Mund-und-Nase (siehe Abb. 3.2); bei Schwierigkeiten auch Mund-zu-Mund- oder Mund-zu-Nase-Beatmung [AHA-Klasse IIb, LOE C]
  - Beim Kind > 1 Jahr (Laien/Ersthelfer): Mund-zu-Mund (siehe Abb. 3.3), dabei Nase des Kindes zuhalten

- Professionelle Helfer je nach Ausbildung/Ausstattung, z.B. Beatmung mit Beatmungsmaske/-beutel (siehe Abb. 3.4 b und Abb. 3.6)

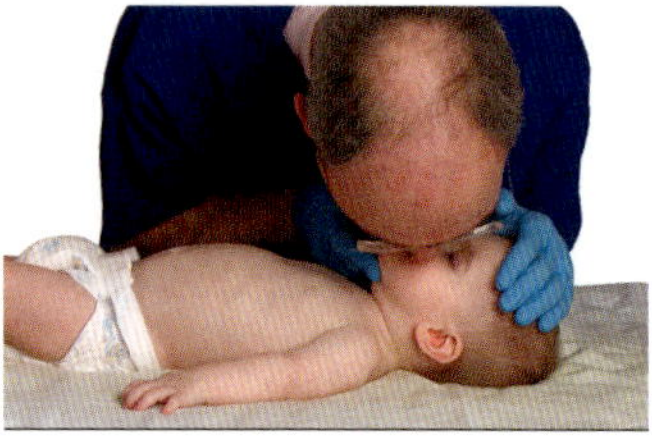

Abb. 3.2 Mund-zu-Mund-und-Nase-Beatmung beim Säugling

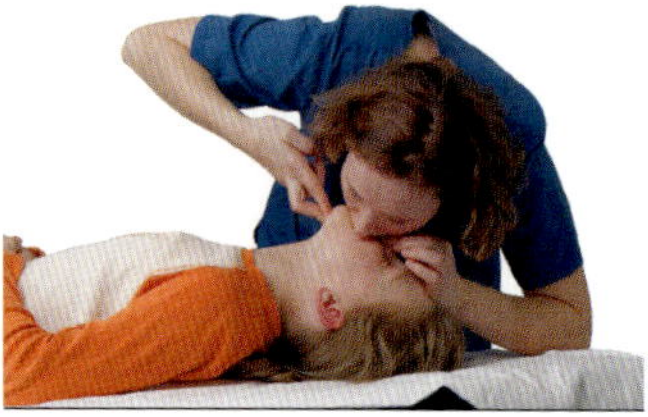

Abb. 3.3 Mund-zu-Mund-Beatmung beim Kind

- Während jeder Beatmungshub gleichmäßig verabreicht wird (Atemspende oder Beutel-Maskenbeatmung), ist grundsätzlich darauf zu achten, ob sich der Brustkorb gleichmäßig hebt (effektive Beatmung). Nur so stark beatmen (Tidalvolumen und Druck), dass sich der Brustkorb gerade sichtbar hebt; eine übermäßige Beatmung ist schädlich und zu vermeiden [AHA-Klasse III, LOE C]. Genauso ist bei der Ausatmung des Kindes (eigene Einatmung) darauf zu achten, dass der Brustkorb des Kindes wieder in die Ruhelage zurückkehrt.
- Wenn das Kind während der Beatmungen würgt oder hustet, sind solche Reaktionen als Kreislaufzeichen zu werten. Dies ist wichtig für die Entscheidung, ob Thoraxkompressionen durchgeführt werden müssen.
- **Bei Schwierigkeiten, eine effektive Beatmung zu erreichen** (Thorax hebt und senkt sich nicht bei Beatmungsversuch), **muss an eine Verlegung des Atemwegs gedacht werden (v. a. durch Fremdkörper oder ungünstige Kopfposition):**
  - Mundraumkontrolle und sichtbare Fremdkörper gezielt entfernen (kein blindes Auswischen)
  - Auf korrekte Kopfposition und das Vorziehen des Kinns achten; ggf. Lagekorrektur, nicht zu stark überstrecken!
  - Wenn die korrekte Kopfposition nicht zu einem freien Atemweg führt: Esmarch-Handgriff versuchen
  - Nach insgesamt 5 erfolglosen Beatmungsversuchen trotz o. g. Maßnahmen wird eine Verlegung des Atemwegs durch einen Fremdkörper angenommen → direkt mit Thoraxkompressionen fortfahren.
- **Details zum Konzept der Initialbeatmungen:** Weil kindlichen Herz-Kreislauf-Stillständen häufig eine Atemstörung zugrunde liegt, können effektive Beatmungen (ggf. in Kombination mit Thoraxkompressionen) das Problem u. U. frühzeitig lösen. Daher sind in den ERC-Kinder-Algorithmen (BLS und ALS) weiterhin 5 Initialbeatmungen und eine anschließende Kontrolle auf Lebenszeichen vor Beginn der CPR vorgesehen. Die AHA hat dagegen das Konzept der Initialbeatmungen verlassen (Vereinfachung/Vereinheitlichung mit Erwachsenen-CPR, schnellerer Beginn der CPR, leichtere Lernbarkeit, bessere Akzeptanz).

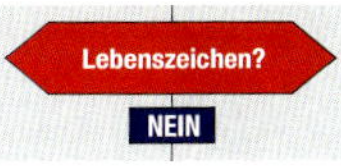

Der nachfolgende Text bezieht sich auf diesen Ausschnitt von Algorithmus 12 (Seite 240)

- Nach erfolgreicher Initialbeatmung wird eine Kreislaufüberprüfung durchgeführt. **Hierzu wird maximal für 10 Sekunden nach Lebenszeichen gesucht:** irgendeine Spontanbewegung, Husten, normale Atmung (Definition s. o.).
- Wenn innerhalb von 10 Sekunden Lebenszeichen sicher festgestellt werden, wird das Kind weiter beatmet, bis es wieder ausreichend alleine atmet (dann bei anhaltender Bewusstlosigkeit stabile Seitenlage). Auf jeden Fall regelmäßige Kontrollen von Bewusstsein, Atmung und weiteren Lebenszeichen – wenn nicht mehr nachweisbar: Thoraxkompressionen!
- **Gelegentliche Schnappatemzüge** (s. o.) **dürfen nicht als Lebenszeichen gewertet werden, sondern müssen den Helfer zur CPR veranlassen** [AHA-Klasse II a, LOE C]!
- **Ein Herz-Kreislauf-Stillstand ist also erkannt, wenn folgende Feststellungen getroffen wurden:**
  - Fehlende Reaktion auf Ansprechen und Rütteln
  - Keine normale Atmung
  - Fehlende Lebenszeichen nach Initialbeatmungen

In diesem Fall müssen Thoraxkompressionen durchgeführt werden.

- **Fachpersonal, welches in der Pulskontrolle geübt ist, darf (!) – während der o. g. Suche nach Lebenszeichen – gleichzeitig zusätzlich eine Pulskontrolle durchführen:**
  - Kinder (> 1 Jahr): A. carotis (oder A. femoralis)
  - Säuglinge: A. brachialis (oder evtl. A. femoralis)
- Wenn der Puls eindeutig vorhanden ist (mind. 60/min bei Säuglingen!), wird das Kind lediglich fortgesetzt beatmet (keine Thoraxkompressionen), bis die Spontanatmung wieder einsetzt (regelmäßige Pulskontrollen, um ggf. einen späteren Herz-Kreislauf-Stillstand zu erkennen).
- **Wenn der Puls innerhalb von 10 Sekunden nicht sicher tastbar ist oder im Zweifel müssen auch Thoraxkompressionen durchgeführt werden** [AHA-Klasse II a, LOE C]! Thoraxkompressionen zusätzlich zur Beatmung werden auch bei Säuglingen empfohlen, wenn die Pulsfrequenz < 60/min beträgt und Zeichen einer verminderten Perfusion (AHA: trotz ausreichender Oxygenierung) vorliegen. Bei einer eindeutig tastbaren Pulsfrequenz ≥ 60 mit inadäquater Atmung werden nur Beatmungen (AHA: 12–20/min) und wiederholte Pulskontrollen (max. 10 s; AHA: erneute Entscheidung alle 2 min) empfohlen [AHA-Klasse II a, LOE B].

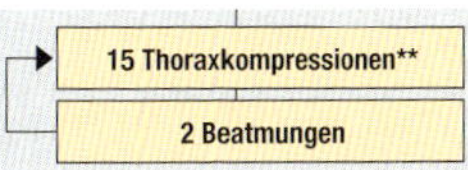

Der nachfolgende Text bezieht sich auf diesen Ausschnitt von Algorithmus 12 (Seite 240)

- **Druckpunkt** für Thoraxkompressionen bei Säuglingen und Kindern: untere Sternumhälfte (zunächst Schwertfortsatz lokalisieren, wo die unteren Rippen in der Mitte zu-

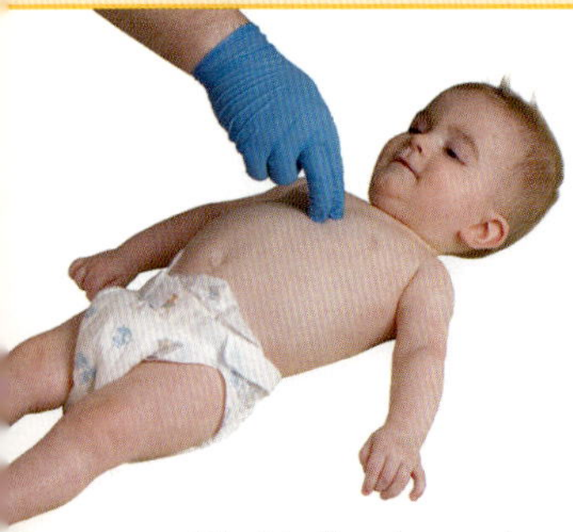

Abb. 3.4 a Thoraxkompressionen beim Säugling (Ein-Helfer-Methode)

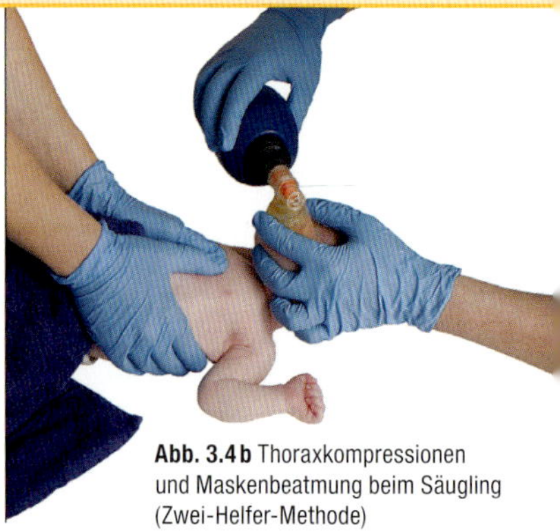

Abb. 3.4 b Thoraxkompressionen und Maskenbeatmung beim Säugling (Zwei-Helfer-Methode)

sammenlaufen; dann die Hand bzw. die Finger eine Querfingerbreite weiter in Richtung Kopf aufsetzen; Druck auf den Oberbauch, den Schwertfortsatz und die Rippen ist zu vermeiden).

- **Säuglinge – Ein-Helfer-Methode** (siehe Abb. 3.4 a): Kompressionen mit zwei Fingern (i. d. R. Mittelfinger und ein benachbarter Finger derselben Hand (die AHA gibt zur Lokalisation das Aufsetzen der beiden Finger direkt unterhalb der Intermamillarlinie an, AHA-Klasse II b, LOE C).
- **Säuglinge – Zwei-Helfer-Methode** (siehe Abb. 3.4 b): Kompressionen mit beiden Daumen (Thorax umgreifen, die Daumen werden direkt nebeneinander auf dem unteren Brustbeindrittel platziert, die Fingerspitzen zeigen zum Kopf des Säuglings (keine Angabe der AHA-Klasse in den Leitlinien 2010; AHA 2005: Klasse II a).
- **Kinder** (siehe Abb. 3.5 a + b): Kompression mit einem Handballen, bei größerem Kind und/oder kleinerem Helfer auch mit beiden Handballen (verschränkte Finger); Körperhaltung und Drucktechnik wie beim Erwachsenen – ob grundsätzlich eine oder beide Hände benutzt werden sollen, ist nicht untersucht [AHA-Klasse II b, LOE C], und bleibt daher dem Helfer überlassen; entscheidend ist, dass die korrekte Drucktiefe und Druckfrequenz erreicht werden, was oft auch bei professionellen Helfern nicht der Fall ist!

- **Drucktiefe:** Als Richtwert für die Drucktiefe gilt, dass in allen Altersstufen mindestens 1/3 des anterior-posterior-Durchmessers des Brustkorbs eingedrückt werden soll; dies entspricht ca. 4 cm (!) bei Säuglingen und 5 cm (!) bei Kindern [AHA-Klasse I, LOE C].
- **Kompressionsfrequenz:** Arbeitsfrequenz mind. 100/min (max. 120/min), die resultierende effektive Frequenz ist aufgrund der Unterbrechungen zur Beatmung etwas geringer.
- Wie bei Erwachsenen gilt:
  - **Komplette Entlastung** am Ende der Kompression [AHA-Klasse II b, LOE B]
  - **Minimierung von CPR-Pausen** = „No-Flow-Zeiten“, z. B. bei der Beatmung [AHA-Klasse II a, LOE C].
- **Erneute Beatmung:** Nach 15 Kompressionen wird der Atemweg wieder freigemacht (Kopfposition und Unterkiefer vorziehen, s. S. 242 f. – bzw. Esmarch-Handgriff). Dann werden – bei freiem Atemweg – zwei effektive Beatmungen durchgeführt.

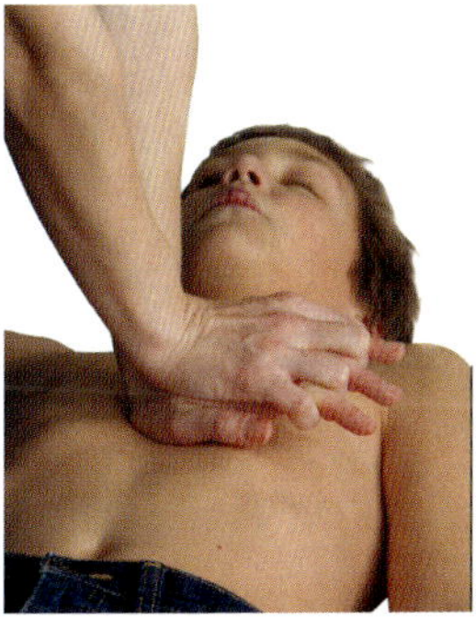

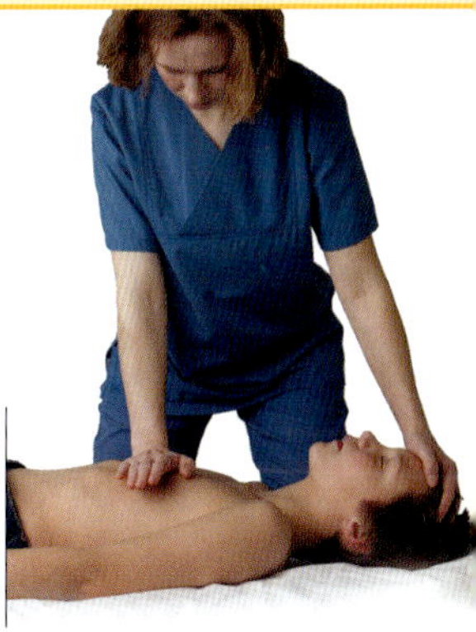

Abb. 3.5 a + b
Thoraxkompressionen beim Kind (eine Hand/zwei Hände)

- **Verhältnis Thoraxkompressionen zu Beatmungen:** Nach tierexperimentellen Daten und Simulationen entspricht das Verhältnis von **15:2** eher der kindlichen Physiologie als das Erwachsenenverhältnis (30:2) und soll von Helfern, die speziell in der Kinder-CPR ausgebildet werden, insbesondere von jeglichem medizinischen Fachpersonal, erlernt werden (i. d. R. in Form der Zwei-Helfer-Methode). Anderen Laienhelfern soll in Erste-Hilfe-Kursen beigebracht werden, das Verhältnis 30:2 wie bei Erwachsenen als Ein-Helfer-Methode anzuwenden, um durch einfache Instruktionen die Wahrscheinlichkeit zu erhöhen, dass im Notfall bei Kindern überhaupt eine CPR durchgeführt wird. CPR im Verhältnis 30:2 ist auch für einen professionellen Helfer möglich, wenn dieser zunächst alleine tätig wird [AHA-Klasse II a, LOE C]: weniger Pausen mit Perfusionsabfall.
- Eine optimale CPR für Säuglinge und Kinder besteht aus Beatmungen und Thoraxkompressionen [AHA-Klasse I, LOE B]. Ersthelfer, die keine Mund-zu-Mund-Beatmung durchführen wollen, sollen zumindest durchgehende und bestmögliche Thoraxkompressionen durchführen. Dies ist immerhin besser, als nichts zu tun [AHA-Klasse I, LOE B].
- **Die CPR im Verhältnis 15:2 (ggf. 30:2) wird so lange fortgeführt, bis**
  a) das Kind Lebenszeichen zeigt (Kind beginnt wach zu werden, öffnet die Augen und atmet normal oder hat sicher einen tastbaren Puls > 60/min) oder
  b) qualifiziertere Helfer die CPR übernehmen oder
  c) Erschöpfung den Helfer zum Aufhören zwingt.

Nach 1 min CPR: Notruf (112) *Der nachfolgende Text bezieht sich auf diesen Ausschnitt von Alg. 12 (Seite 240)*

- Grundsätzlich muss bei lebensbedrohlichen Notfällen der Notruf zur Alarmierung qualifizierter Hilfe (i. d. R. Rettungsdienst) so schnell wie möglich erfolgen.
- **Wenn mehrere Helfer anwesend sind,** versorgt ein Helfer das Kind, während ein anderer den Rettungsdienst/das Notfallteam unverzüglich alarmiert, sobald der Notfall erkannt ist.
- **Wenn ein Helfer alleine die Erstversorgung gewährleisten muss,** wird bei Kindern empfohlen, im Regelfall 1 min Basis-CPR nach den 5 Initialbeatmungen durchzuführen

(AHA: 2 min CPR, 5 Zyklen 30:2), bevor der Helfer das Kind verlässt, um den Notruf zu tätigen (Strategie „call fast"). Um CPR-Pausen zu vermeiden, kann ein Säugling oder Kleinkind ggf. zum Telefon getragen werden. Dennoch sollte diese Empfehlung aus Sicht der Autoren von „Reanimation kompakt" nicht dazu führen, dass die Zeit bis zum Notruf und bis zum Wiedereinsetzen effektiver CPR wegen insuffizienter CPR durch einen überforderten Helfer verzögert wird, der versucht, während eines Telefonats oder gar auf dem Weg zum Telefon zu reanimieren.

- **Ausnahme: Wenn ein auf sich allein gestellter Helfer den plötzlichen Kollaps eines Kindes beobachtet,** ist eine ursächliche Herzrhythmusstörung wahrscheinlich, sodass eine Defibrillation die lebensrettende Therapie ist. In diesem Fall ausnahmsweise sofortiger Notruf (Strategie „call first")!

Automatisierte externe Defibrillation bei Kindern

Automatisierte externe Defibrillatoren (AED) sind grundsätzlich bei Kindern (ab 1. Lebensjahr) anwendbar. In den aktuellen ERC-Leitlinien für Kinder ist das Herbeiholen eines AED nicht ausdrücklich unter den einfachen lebensrettenden Maßnahmen (BLS) aufgeführt, auch wenn der Einsatz im Einzelfall lebensrettend sein kann. Die AHA empfiehlt auch bei Kindern im Falle eines plötzlichen Kollapses nach Feststellung von Bewusstlosigkeit und nicht normaler Atmung den sofortigen Notruf, das Herbeiholen eines AED und dessen Einsatz im Rahmen des BLS [AHA-Klasse IIa, LOE C]. Details zur Anwendung von AED s. Kap. 2.4 und S. 266.

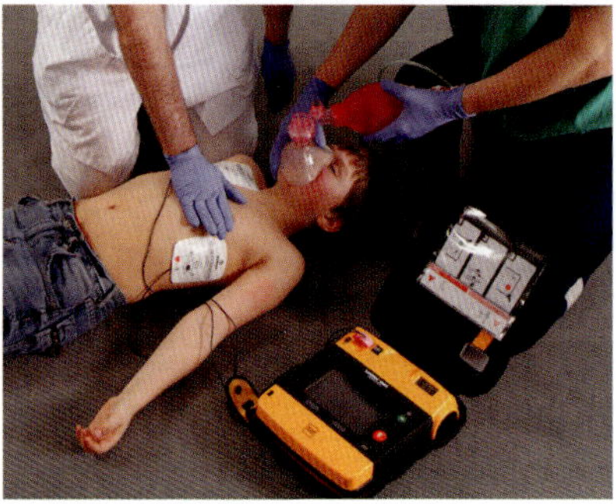

Abb. 3.6 AED-Einsatz in der Reanimation bei Kindern

3.3 Verlegung der Atemwege durch Fremdkörper

engl.: FBAO = Foreign-Body Airway Obstruction

Eine Fremdkörperaspiration bzw. ein Bolusgeschehen kann in wenigen Minuten zu einer lebensbedrohlichen Situation führen. Bei Kleinkindern besteht ein Häufigkeitsgipfel, da beim Spielen oft kleine Gegenstände in den Mund genommen werden und versehentlich angeatmet oder verschluckt werden können.

Die folgenden Regeln gelten für die Erste Hilfe, die ein Augenzeuge bei einer Atemwegsverlegung durch einen Fremdkörper sofort und ohne Hilfsmittel leisten kann. Im Rettungsdienst oder in der Notfallaufnahme können weitere Maßnahmen – abhängig von Art und Lokalisation des Fremdkörpers – indiziert sein (Details s. Kap. 2.3).

Algorithmus 13 – Behandlung Atemwegsverlegung, Kinder

Nach ERC 2010, FBAO – Paediatric Foreign-Body Airway Obstruction, Treatment

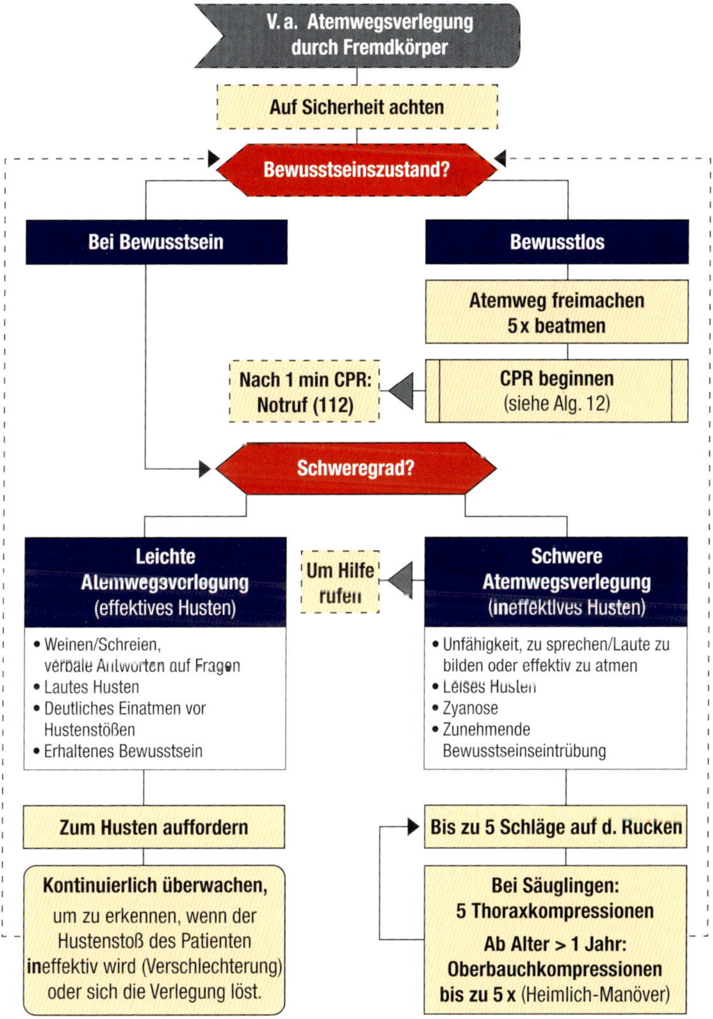

Vorgehen bei Atemwegsverlegung

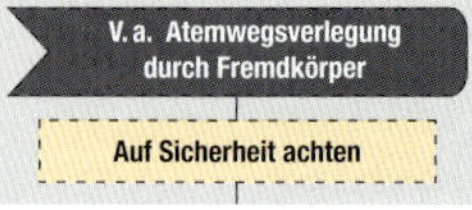

Der nachfolgende Text bezieht sich auf diesen Ausschnitt von Algorithmus 13 (Seite 249)

Eine Atemwegsverlegung durch Fremdkörper ist häufig ein beobachtetes Ereignis. Der Verdacht auf eine Atemwegsverlegung durch einen Fremdkörper muss entstehen, wenn ein Husten- oder Erstickungsanfall plötzlich auftritt, bes. beim Spielen mit kleinen Gegenständen oder beim Essen („Verschlucken"). Zusätzlich können Atemnot, pfeifende Atemgeräusche bei erschwerter Einatmung (inspiratorischer Stridor), Würgen und Panikreaktionen auftreten. Insbesondere die Plötzlichkeit des Auftretens aus völliger Gesundheit heraus und die Rahmenbedingungen (Nahrungsmittel wie Erdnüsse/kleines Spielzeug) machen andere Differenzialdiagnosen der Atemnot unwahrscheinlich (z. B. stenosierende Laryngitis, Epiglottitis). Auf Sicherheit zu achten bedeutet in diesem Zusammenhang auch, die Situation korrekt einzuschätzen, um das Kind weder durch unnötige gefährliche Maßnahmen noch durch unterlassene Hilfe zu schädigen.

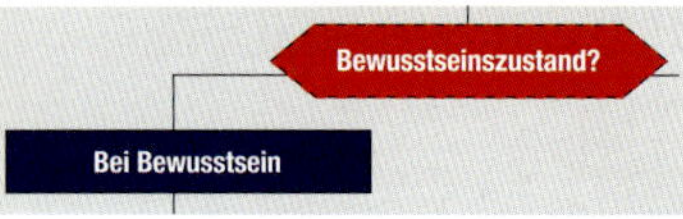

Der nachfolgende Text bezieht sich auf diesen Ausschnitt von Algorithmus 13 (Seite 249)

Wenn das Kind noch bei Bewusstsein ist, wird empfohlen, eine rasche Unterscheidung zwischen leichter und schwerer Atemwegsverlegung vorzunehmen, da es hiervon abhängt, ob risikoreiche Maßnahmen zur Fremdkörperentfernung von außen angewendet werden sollen. Die Kriterien für diese Unterscheidung sind im Algorithmus aufgeführt.

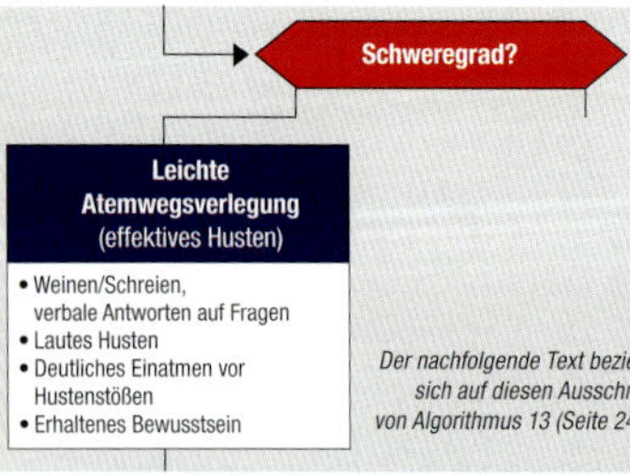

Der nachfolgende Text bezieht sich auf diesen Ausschnitt von Algorithmus 13 (Seite 249)

Spontaner Husten eines Betroffenen bei Fremdkörperaspiration ist wahrscheinlich effektiver und weniger gefährlich als jede Maßnahme zur Fremdkörperentfernung, die von außen durch einen Ersthelfer angewendet werden kann.
Daher ist – wenn der Betroffene dazu in der Lage ist – die Aufforderung zu kraftvollem Husten die empfohlene Erstmaßnahme bei leichter Atemwegsverlegung. Dadurch kann sich das Problem rasch von selbst erledigen. Solange das Kind bei Bewusstsein ist sowie sprechen, anhaltend weinen oder schreien kann, kann von einer leichten Atemwegsverlegung ausgegangen werden. Die Atmung ist nicht beeinträchtigt. Dennoch ist eine kontinuierliche Beobachtung geboten, um zu erkennen, ob sich die Atemwegsverlegung löst oder ob sich der Zustand des Kindes eventuell verschlechtert (Auftreten von Zeichen der schweren Atemwegsverlegung). Auch wenn dies nicht ausdrücklich im Algorithmus aufgeführt ist,

empfiehlt es sich, im Zweifel auch bei Symptomen einer leichteren Atemwegsverlegung frühzeitig professionelle Hilfe in Anspruch zu nehmen (z. B. Notruf/Rettungsdienst), da sich die Situation z. B. durch Schwellung der Atemwege und Erschöpfung des Kindes noch plötzlich verschlechtern kann (Kind möglichst nicht alleine lassen). Auch nach Beseitigung des Fremdkörpers bei leichter Verlegung sollte in jedem Fall eine Nachbeobachtung des Kindes bis zur definitiven Beschwerdefreiheit erfolgen.

Selbst wenn sich ein Fremdkörper nicht spontan lösen sollte, sollen keine Handgriffe zur Fremdkörperentfernung angewendet werden, solange keine Zeichen einer schweren Atemwegsverlegung vorliegen (gefährliche Verschlechterung und Komplikationen möglich, z. B. Hängenbleiben eines mundwärts bewegten Fremdkörpers im zwischenzeitlich angeschwollenen subglottischen Raum). In einem solchen Fall sollte Ruhe bewahrt werden und der Transport in eine Klinik zur gezielten endoskopische Fremdkörperentfernung angestrebt werden (am besten sitzend und mit Rettungswagen, falls eine Verschlechterung eintritt). Bei Verschlechterung ggf. sofort äußere Maßnahmen zur Fremdkörperentfernung (s. nächste Seite) und Notruf.

Wenn anamnestisch von einer Fremdkörperaspiration oder einem verschluckten Fremdkörper ausgegangen werden muss, aber klinische (und ggf. auch radiologische) Hinweise fehlen, sollte – abhängig vom in Frage kommenden Fremdkörper und der wahrscheinlichen Lage (Magen oder Bronchialsystem) die Indikation zur endoskopischen Fremdkörpersuche großzügig gestellt werden, um spätere Komplikationen zu verhindern (z. B. Pneumonie; Verletzungen im Magen-Darm-Trakt durch Knopfbatterien oder spitze/lange Fremdkörper). Idealerweise ist ein vergleichbares Objekt mit in die Klinik zu nehmen, damit der Endoskopiker das geeignete Instrumentarium auswählen und ggf. testen kann.

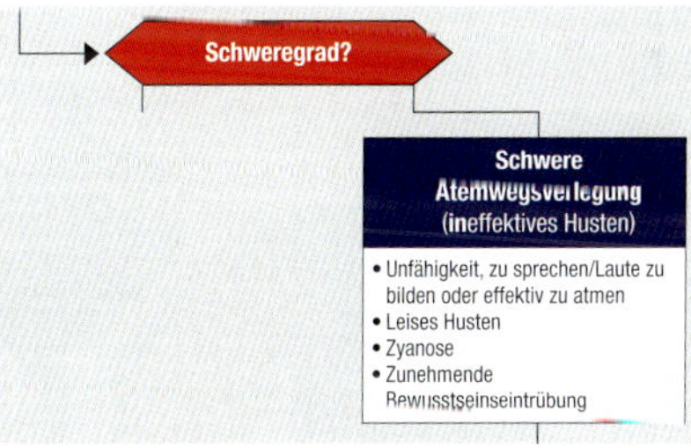

Der nachfolgende Text bezieht sich auf diesen Ausschnitt von Algorithmus 13 (Seite 249)

Wenn ein Fremdkörper den Atemweg (fast) komplett verschließt, kommt es schnell zum Sauerstoffmangel (Asphyxie) mit Blaufärbung der Haut und Schleimhäute (Zyanose) sowie zu Bewusstseinsstörungen. Eine schwere Atemwegsverlegung ist auch daran erkennbar, dass das Kind nicht mehr sprechen und nicht durchatmen kann und dass der reflektorische Husten fehlt oder ineffektiv wird. Nur in einem solchen Fall ist eine Intervention von außen gerechtfertigt und erforderlich – beherzte Ausführung, ohne zu zögern!

Bei Anzeichen einer schweren Atemwegsverlegung soll ein allein auf sich gestellter Helfer außerdem sofort laut um Hilfe rufen, aber das Kind nicht verlassen (wenn mehrere Helfer anwesend sind, setzt einer sofort den Notruf ab).

Maßnahmen zur Fremdkörperentfernung bei schwerer Atemwegsverlegung

Für kräftige Schläge auf den Rücken (zwischen die Schulterblätter) sowie ruckartige Thoraxkompressionen (etwas langsamere Frequenz als bei CPR) und Oberbauchkompressionen (Heimlich-Manöver) ist nachgewiesen, dass sie den intrathorakalen Druck kurzfristig stark erhöhen und dadurch den Fremdkörper aus den Atemwegen entfernen können. Bei Oberbauchkompressionen (Heimlich-Manöver) besteht das Risiko einer Schädigung von Oberbauchorganen (Milz-/Leberruptur) – nach Anwendung ist eine ärztliche Untersuchung sinnvoll!. Besonders hoch ist das Risiko bei Säuglingen und Kleinkindern (anatomische Exposition der Oberbauchorgane durch horizontalen Rippenstand). Daher darf das Heimlich-Manöver bei Säuglingen nicht durchgeführt werden – stattdessen sind ruckartige Thoraxkompressionen empfohlen.
Aufgrund möglicher Komplikationen (Verletzungen, aber auch Gefahr einer Verschlimmerung: Lösen des Fremdkörpers mit tieferem Hineinrutschen in die Atemwege oder subglottische Verklemmung), werden die genannten Maßnahmen – wie bei Erwachsenen – nur für eine schwere Atemwegsverlegung empfohlen (s. S. 251). In etwa 50 % der Fälle einer schweren Atemwegsverlegung reicht eine Maßnahme aus, in den übrigen 50 % ist mindestens eine weitere Methode zur erfolgreichen Fremdkörperentfernung notwendig.

Praktische Durchführung

Bei der Durchführung der Rückenschläge, Oberbauch- und Thoraxkompressionen zur Fremdkörperentfernung muss darauf geachtet werden, dass das Kind weit nach vorne gebeugt ist oder mit dem Kopf nach unten gelagert wird, damit sich der gelöste Fremdkörper durch die Schwerkraft mundwärts bewegt.

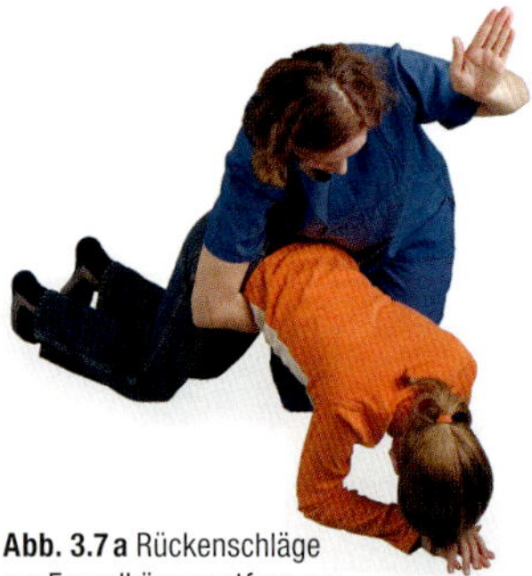

Abb. 3.7 a Rückenschläge zur Fremdkörperentfernung beim jüngeren Kind

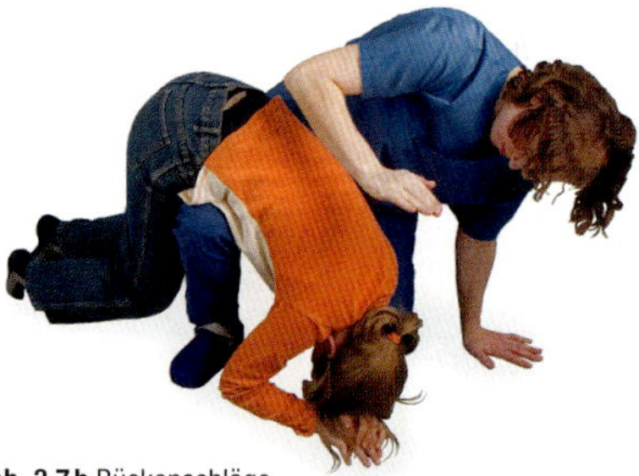

Abb. 3.7 b Rückenschläge zur Fremdkörperentfernung beim älteren Kind

- **Rückenschläge:** bis zu fünf mal kräftig mit dem Handballen auf die Rückenmitte zwischen den Schulterblättern schlagen. Für die Rückenschläge wird ein Säugling bäuchlings, z. B. auf dem Oberschenkel des Helfers liegend, mit einer Hand beidseits am

Unterkieferwinkel abgestützt, ohne aber die Mundboden- oder Halsweichteile zu komprimieren.

- **Oberbauchkompressionen:** hinter dem Kind stehen/knien; eine geballte Faust auf den Bauch des Kindes zwischen Nabel und Schwertfortsatz legen und mit der anderen Hand fassen; bis zu fünf mal kräftig und ruckartig nach innen oben ziehen (kein Druck auf Schwertfortsatz oder untere Rippen – Verletzungsgefahr).
- **Thoraxkompressionen (zur Fremdkörperentfernung):** Der Säugling wird hierzu (kopfabwärts) z. B. auf dem Arm des sitzenden Helfers in Rückenlage gehalten, wobei die Hand dieses Arms den Hinterkopf stützt und der Arm auf dem Oberschenkel abgelegt wird. Mit zwei Fingern der anderen Hand werden Thoraxkompressionen wie bei CPR durchgeführt (s. S. 245 f.), nur etwas ruckartiger und langsamer.

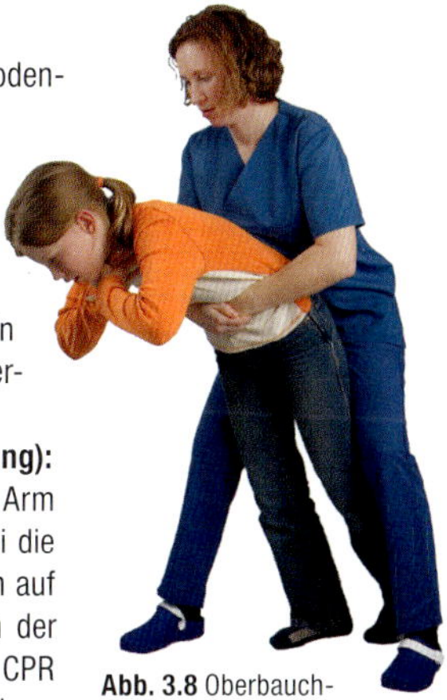

Abb. 3.8 Oberbauchkompressionen (Heimlich-Manöver) beim Kind

Bei erfolglosem Manöver zur Fremdkörperentfernung (schwere Atemwegsverlegung), aber bei noch erhaltenem Bewusstsein, soll ein allein auf sich gestellter Helfer das Kind nicht verlassen, sondern die Sequenz aus Rückenschlägen und Oberbauchkompressionen bzw. Thoraxkompressionen fortführen!

Interventionen zur Fremdkörperbeseitigung: Einzeln oder in Serie?

Nach ERC (2010 wie auch bereits 2005) zielt explizit jeder Rückenschlag darauf ab, die Verlegung zu beseitigen. So sollen „bis zu" 5 Rückenschläge und ggf. auch „bis zu" 5 Oberbauchkompressionen durchgeführt werden (Maßnahme vorzeitig beenden, falls der Helfer bemerkt, dass sich der Fremdkörper gelöst hat). Nur die fünf Thoraxkompressionen zur Fremdkörperbeseitigung bei Säuglingen werden in einer ununterbrochenen Serie durchgeführt.

Für Erwachsene empfiehlt der ERC, die Rückenschläge und Oberbauchkompressionen immer in Fünferserien durchzuführen und dazwischen eine Patientenkontrolle durchzuführen.

Die AHA empfiehlt (wie bereits 2005) bei Kindern ab 1 Jahr und bei Erwachsenen der Einfachheit halber, nur Oberbauchkompressionen in schneller Folge durchzuführen, bis die Verlegung beseitigt wurde [AHA-Klasse II b, LOE B] oder das Opfer bewusstlos wird (bei Bewusstlosigkeit CPR mit Mund-Rachenraumkontrolle, jedesmal, wenn der Atemweg freigemacht wird). Bei Ineffektivität des Heimlich-Manövers kann der Ersthelfer aber auch ruckartige Thoraxkompressionen als Alternative erwägen [AHA-Klasse II b, LOE B].

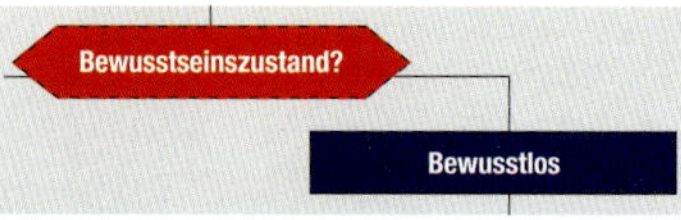

Der nachfolgende Text bezieht sich auf diesen Ausschnitt von Algorithmus 13 (Seite 249)

Wenn ein Kind (Säuglingsalter eingeschlossen) mit Verdacht auf Fremdkörperverlegung bewusstlos ist oder im Verlauf bewusstlos wird, wird es sofort auf dem Rücken und auf dem Boden oder einer flachen, möglichst unnachgiebigen Unterlage gelagert. Der Ersthelfer soll sofort um Hilfe rufen oder einen anderen Helfer mit dem Notruf beauftragen. Ein auf sich allein gestellter Helfer soll aber das Kind zu diesem Zeitpunkt keinesfalls verlassen.

Die folgenden Schritte sind:

- **Mundraumkontrolle, sichtbare Fremdkörper unter Sicht entfernen** (aber nicht blind oder wiederholt auswischen – Gefahr, den Fremdkörper weiter hinein zu schieben)
- **Atemwege durch adäquate Kopfposition freimachen** (s. S. 242 f.).
- **Fünf Beatmungsversuche** – die Qualität jeder Beatmung prüfen; wenn sich der Brustkorb unter Beatmung nicht deutlich hebt: vor der nächsten Beatmung die Kopfposition optimieren. Eine (assistierte) Beutel-Maskenbeatmung (professionelle Helfer) kann in einigen Fällen trotz festsitzenden Fremdkörpers überbrückend bei Ateminsuffizienz oder Atemstillstand funktionieren; jedoch ist in einem solchen Fall mit einem möglichen Ventilmechanismus zu rechnen – Folge: (regionale) Lungenblähung, Pneumothoraxgefahr. Wenn bei Ateminsuffizienz und noch nicht entferntem Fremdkörper die Beutel-Maskenbeatmung gelingt, weisen erfahrene Kinderärzte daraufhin, Zurückhaltung mit Intubationsversuch zu üben (potenziell fataler Ausgang durch Verkeilen des Fremdkörpers möglich).
- **Wenn das Kind keine Reaktion auf die Beatmungen zeigt** (z. B. Bewegung, Husten, Spontanatmung): **Thoraxkompressionen und Beatmungen (i. d. R. 30 : 2) für eine Minute (5 Zyklen);** dabei nach jeweils 30 Kompressionen Mundraumkontrolle vor Beatmung (wenn sichtbare Fremdkörper: ein einzelnes Auswischmanöver zur Entfernung versuchen).
- **Nach einer Minute CPR:** Notruf, sofern noch nicht durch einen zweiten Helfer erledigt. Danach CPR fortsetzen.
- **Nach erfolgreicher Fremdkörperentfernung:** je nach Lebenszeichen und Bewusstseinszustand Beatmung oder CPR fortsetzen oder Stabile Seitenlage oder aufrecht hinsetzen. Überwachen bis zum Eintreffen des Rettungsdienstes.

3.4 Erweiterte lebensrettende Maßnahmen

engl.: ALS = Advanced Life Support

Grundsätze

Die meisten Herz-Kreislauf-Stillstände bei Kindern und Jugendlichen sind durch schwere Störungen der Atmung (Ertrinken, Trauma, Vergiftung) oder des Kreislaufsystems (Schock) bedingt. Unbehandelt resultieren daraus Hypoxie und Herzversagen. Daraus resultiert eine besondere Priorität der Oxygenierung.

Der Herz-Kreislauf-Stillstand bei Kindern ist also meist Ausdruck eines schweren und schon länger bestehenden Sauerstoffmangels und zeigt im EKG oft als initialen Rhythmus eine Asystolie oder PEA (> 80 %). Die Ergebnisse von Reanimationsversuchen bei Kindern sind dementsprechend oft schlecht (Überlebensraten und neurologisches Outcome). Verglichen mit der Reanimation bei Erwachsenen hat unter den Behandlungsmaßnahmen die Ventilation (Oxygenierung) aufgrund der häufigen nicht-kardialen Ursachen (> 70 % [1]) einen besonderen Stellenwert.

Ein Herz-Kreislauf-Stillstand, der plötzlich aufgrund von Arrhythmien (bes. ventrikuläre Tachykardien, Kammerflimmern) eintritt, ist bei Kindern und jungen Erwachsenen dagegen eher selten. Auf entsprechende Risikokinder sollte aber geachtet werden (z. B. Thorakotomienarbe, plötzlicher Herz-Kreislauf-Stillstand) – hier ist neben rascher, bestmöglicher Basic-CPR auch die frühestmögliche Defibrillation von entscheidender Bedeutung.

Prävention

Um eine Reanimationssituation mit oft schlechter Prognose gar nicht erst entstehen zu lassen, müssen Kinder mit Zeichen eines drohenden respiratorischen oder zirkulatorischen Versagens frühestmöglich identifiziert und die Ursache konsequent therapiert werden!

- **Zeichen des Atemversagens:** Tachy- oder Bradypnoe, erhöhte Atemarbeit, Atemgeräusche (schnarchend, keuchend, völlig fehlend), flache Atmung, Hypoxämie (S_pO_2-Messung), Bewusstseinseintrübung (auch bei Kreislaufversagen mgl.)
  → Atemweg freimachen, Ventilation und Oxygenierung sicherstellen, O_2-Gabe (hoher Flow), Monitoring (S_pO_2), ggf. Beatmung (Maske/Beutel, Larynxmaske, endotracheale Intubation); chirurgische Atemwegssicherung selten erforderlich.
- **Zeichen des Kreislaufversagens:** Tachykardie (auch bei Ateminsuffizienz mgl.), Bradykardie (bedrohl. Zeichen bei physiologischer Dekompensation, auch bei Ateminsuffizienz), Blutdruckabfall, Zentralisation (Rekapillarisierungszeit verlängert, kühle, blasse oder marmorierte Haut, schwacher peripherer Puls), verminderte Urinproduktion
  → Monitoring (S_pO_2, EKG, RR), Gefäßzugang (i. v./i. o. – nur, wenn bereits vorhanden: ZVK nutzen), Flüssigkeitsbolus (20 ml/kg – primär Kristalloide), ggf. Inotropika/Vasopressoren/Antiarrhythmika.

- **Versorgungsprioritäten (ABC-Schema):** Atemweg (und ggf. Immobilisation der Halswirbelsäule) vor Beatmung/Atmung vor Circulation (inkl. ggf. Blutungskontrolle). Jeder nächste Schritt sollte jeweils die Lösung des vorherigen zur Bedingung haben.
- Im Falle eines beginnenden Atem- oder Kreislaufversagens sollte die Versorgung frühestmöglich durch ein pädiatrisch versiertes Notfallteam weiter geführt werden.

Anwesenheit von Angehörigen

Wenn immer möglich, soll Familienmitgliedern (Eltern, ggf. auch Geschwistern) die Möglichkeit eröffnet werden, bei der Reanimation des Kindes anwesend zu sein [AHA-Klasse I, LOE B]. Hierfür gibt es gute Gründe, die in Kapitel 4.6 näher besprochen werden. Nur wenn die Angehörigen das Reanimationsgeschehen negativ beeinflussen, was eine seltene Ausnahme darstellt, sollen sie respektvoll aus dem Zimmer gebeten werden [AHA-Klasse II a, LOE C].

Reanimation bei Säuglingen im 1. Lebensmonat

Die Leitlinien unterscheiden „Neugeborenes unmittelbar nach der Geburt" (newborn, newly born, babies at birth) und „Neugeborenes während der ersten 28 Lebenstage" (neonate, teilweise auch newborn).
Die Empfehlungen in diesem Kapitel (3.4) betreffen Säuglinge und Kinder. Die Empfehlungen für „Neugeborene während/unmittelbar nach der Geburt" sind in Kapitel 3.7 dargestellt. Neugeborene, die erst nach Stunden, Tagen oder Wochen reanimationspflichtig werden, werden nach dem Algorithmus für Kinder/Säuglinge behandelt, da die Zielsetzung der Reanimationsmaßnahmen eine andere ist (vgl. S. 278 ff.). Die AHA ergänzt zur Vereinfachung der Helferausbildung, dass auch Neugeborene noch während des Aufenthaltes auf einer Neugeborenen(intensiv)station mit derselben Technik wie direkt nach der Geburt behandelt werden sollten (z. B. CPR 3 : 1 mit Pause zur Beatmung, auch wenn bereits intubiert). Somit kann das dort tätige Personal einheitlich geschult werden. Neugeborene (nicht unmittelbar nach Geburt), die in anderen Situationen versorgt werden (z. B. prähospital, Notaufnahme, Kinderintensivstation), sollen wie Säuglinge behandelt werden [AHA-Klasse II b, LOE C]; z. B. CPR 15 : 2 in Zwei-Helfer-Methode, wenn Atemweg noch nicht gesichert; kontinuierliche Thoraxkompressionen mit asynchroner Beatmung, sobald Atemweg gesichert. Außerdem empfiehlt die AHA, dass Neugeborene (nicht unmittelbar nach Geburt) mit einer primär kardialen Ursache der Reanimationspflichtigkeit – unabhängig von der Situation – nach den Empfehlungen für Säuglinge behandelt werden, und betont die Bedeutung der Thoraxkompressionen [AHA-Klasse II a, LOE C].

Alg. 14 – Erweiterte lebensrettende Maßnahmen, Kinder

Nach ERC 2010, ALS – Paediatric Advanced Life Support

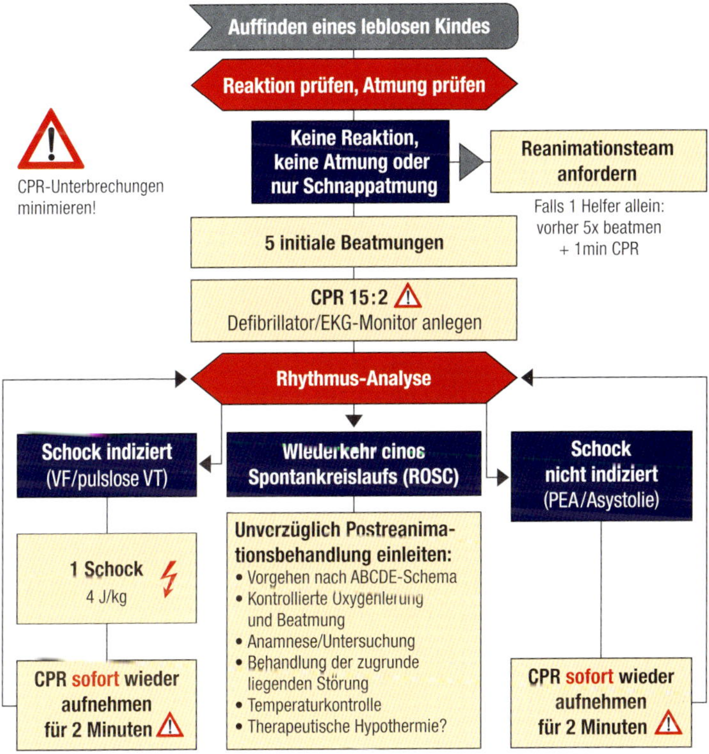

Während CPR:

- Hohe CPR-Qualität sicherstellen (Frequenz, Tiefe, Entlastung)
- Maßnahmen **vor** notwendiger CPR-Unterbrechung planen!
- Sauerstoffzufuhr
- Gefäßzugang (intravenös/intraossär)
- Adrenalingabe alle 3–5 min (bei VF/VT: erst nach 3. Schock)
- Erwäge Atemwegssicherung und Kapnographie
- Thoraxkompressionen ohne Unterbrechung für Beatmung, sobald Atemweg gesichert
- Reversible Ursachen beheben

Potenziell reversible Ursachen:

- **H**ypoxie
- **H**ypovolämie
- **H**ypo-/Hyperkaliämie/ metabolische Störung
- **H**ypothermie
- **H**erzbeuteltamponade
- **I**ntoxikation
- **T**hromboembolie (koronar/pulmonal)
- **S**pannungspneumothorax

Diagnose eines Herz-Kreislauf-Stillstands

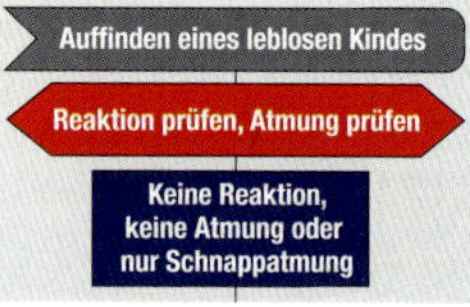

Der nachfolgende Text bezieht sich auf diesen Ausschnitt von Algorithmus 14 (Seite 257)

Wenn ein Kind nicht mehr reagiert (Original-Leitlinientext: auf Schmerzreiz), nicht normal atmet (Apnoe oder Schnappatmung) und keine Lebenszeichen zeigt (kein Husten oder irgendwelche Bewegungen), besteht der Verdacht auf einen Herz-Kreislauf-Stillstand und es ist sofort mit der Reanimation gemäß der nächsten Schritte des Algorithmus zu beginnen (sofern nicht innerhalb von 10 Sekunden ein zentraler Puls (s. S. 245) sicher tastbar ist – wie es in den Leitlinien im Text, nicht aber in der Darstellung der Handlungssequenz ausgeführt wird). Die Pulskontrolle ist jedoch keinesfalls als alleiniges Kriterium für einen Herz-Kreislauf-Stillstand geeignet, sondern nachweislich unzuverlässig! Wenn überhaupt der Puls getastet wird (max. 10 s), so ist beim geringsten Zweifel am Vorhandensein mit der Reanimation zu beginnen.

Zur Verlässlichkeit und erforderlichen Zeit einer Pulskontrolle bei Kindern führten Tibballs und Weeranatna eine in den Leitlinien berücksichtigte Untersuchung durch [2]:
82 Krankenschwestern und 71 Ärzte, die nach Erfahrung unterschieden wurden, sollten bei 17 Kindern (1. Lebenstag bis 11 Jahre), deren Kreislauf mit einem koninuierlichen Blutfluss unterstützt oder ersetzt wurde (z. B. Herz-Lungen-Maschine), den Puls an der A.brachialis tasten. Zusätzlich zum kontinuierlichen Blutfluss konnte ein Puls vorhanden sein (gemessen als „Pulsdruck" in der Arterie). Die Zeit bis zur Entscheidung wurde gemessen, aber es gab keine Vorgabe, ein bestimmtes Zeitintervall (z. B. gemäß den Leitlinien) einzuhalten. Referenz (tastbarer Puls – ja oder nein) für die Auswertung war die Einschätzung (Pulstasten) der Studienleiter! Einschränkend muss erwähnt werden, dass der Pulsdruck (Druckdifferenz bei der Pulsation) bei der Studienleitereinschätzung „kein Puls" nicht immer bei Null war (Durchschnitt Pulsdruck = 6 ± 8 mmHg). Diese Faktoren schränken die Aussagekraft der ansonsten interessanten Ergebnisse ein:
Ein „Herz-Kreislauf-Stillstand" wurde nur in 76 % der Fälle korrekt festgestellt, wofür im Mittel 30 Sekunden (± 19 s) benötigt wurden! Dabei waren erfahrene Helfer schneller als unerfahrene (25 ± 14 s vs. 37 ± 24 s; p = 0,042). Ein vorhandener Kreislauf wurde in 79 % der Fälle richtig erkannt (benötigte Zeit 13 ± 13 s), wobei auch hier erfahrene Helfer schneller waren als unerfahrene (9 ± 5 s vs. 21 ± 19 s; p = 0,0001).
Zum einen dauerte die Feststellung der Pulslosigkeit bei allen Helfern länger als die Feststellung eines vorhandenen Pulses. Zum anderen hing die Zuverlässigkeit der Diagnose stark von der Erfahrung der Durchführenden ab (85 % bei Erfahrenen, 52 % bei Unerfahrenen). Interessant war die Beobachtung, dass diejenigen, die sich innerhalb von 10 Sekunden entscheiden konnten, die höchste Zuverlässigkeit hatten (90 %), gegenüber denjenigen, die 11 – 20 Sekunden benötigten (Zuverlässigkeit 77 %) oder die 21 – 30 Se-

kunden benötigten (Zuverlässigkeit 63 %; p = 0,015). Insofern scheint die Forderung berechtigt, sich innerhalb von 10 Sekunden entscheiden zu müssen, wenn man überhaupt eine Pulskontrolle durchführt. Je länger die Entscheidungsfindung dauert, desto unzuverlässiger ist die Diagnose und desto länger ist die potenzielle Hypoxiezeit. Insgesamt ist die Diagnose eines Herz-Kreislauf-Stillstandes mittels Pulskontrolle keineswegs zuverlässig und schnell.
Da aber auch die Diagnose des Herz-Kreislauf-Stillstandes durch Bewusstseins- und Atemkontrolle nicht immer leicht und zuverlässig möglich ist (man denke z. B. an schon länger bewusstlose und ggf. beatmete Patienten z. B. in Narkose), wurde die Pulskontrolle für professionelle, geübte Helfer, die mit der Pulskontrolle vertraut sind, noch als fakultativer (engl. „may") Diagnosebaustein in den Leitlinien belassen.

Falls darüber hinaus die Möglichkeit einer Echokardiografie durch einen geübten Untersucher besteht, kann dies zum Nachweis kardialer Aktivität oder frühen Feststellung potenziell reversibler Ursachen (z. B. Perikardtamponade) sinnvoll sein [AHA-Klasse II b, LOE B]. Dadurch darf aber keinesfalls der sofortige Beginn oder die Qualität der Basisreanimation (kontinuierliche Thoraxkompressionen) beeinträchtigt werden!

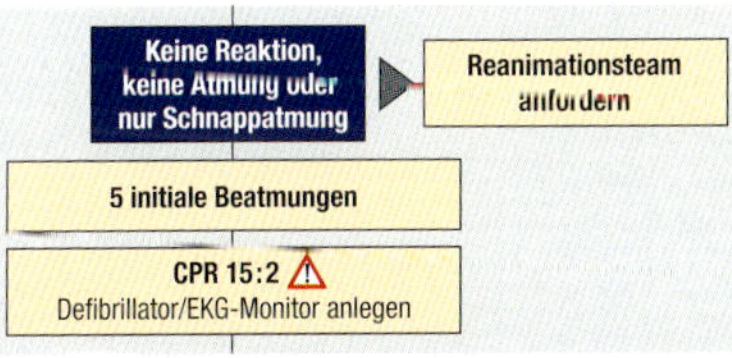

Der nachfolgende Text bezieht sich auf diesen Ausschnitt von Algorithmus 11 (Seite 257)

Erstmaßnahmen bei Herz-Kreislauf-Stillstand

Wenn ein Herz-Kreislauf-Stillstand angenommen wird, so sind die nächsten Prioritäten:
1. **Sofortiger Beginn der Basisreanimation** (5 Initialbeatmungen, dann CPR 15 : 2)
2. **Anfordern weiterer Helfer und entsprechender Ausrüstung (Reanimationsteam)**
3. **Sobald ohne Unterbrechung der Basisreanimation möglich (weiterer Helfer): Schnellstmöglich EKG-Defibrillatoreinheit (oder AED) holen und während laufender Basisreanimation anschließen** (i. d. R. Klebepads in geeigneter Größe, s. S. 265), da im Falle von Kammerflimmern (VF)/pulsloser Kammertachykardie (pVT) die frühestmögliche Defibrillation lebensrettend sein kann [AHA-Klasse I, LOE B].

Für die genannten Maßnahmen besteht eine relativ gute Evidenz im Hinblick auf eine mögliche Outcome-Verbesserung. Andere Maßnahmen mit geringerer Evidenz (z. B. Medikamente, Atemwegssicherung) sind eindeutig nachgeordnet und dürfen die genannten Prioritäten in keiner Weise gefährden – solche Maßnahmen sind daher im ALS-Algorithmus ausdrücklich nicht im Handlungsstrang enthalten, sondern in einem eigenen Kasten „**Während** CPR" aufgeführt.
Sofort mit einem CPR-Intervall zu beginnen, hat höchste Priorität, da Zeitverluste in dieser Phase (z. B. Holen eines AED oder weiterer Ausrüstung, Notruf) die Ursache (meist

Hypoxie) nicht beseitigen, aber die Prognose verschlechtern können (falls zunächst nur ein Helfer allein: 1 min CPR (ggf. 30:2) vor Notruf; AHA: 2 min CPR vor Notruf). Auch im Rahmen des ALS hat die durchgehend hohe Qualität der Basisreanimation höchsten Stellenwert.

Wenn im seltenen Fall einmal beobachtet wird, dass ein Kind plötzlich kollabiert, kann als Strategie die sofortige Alarmierung des Rettungsdienstes bzw. Notfallteams sowie die sofortige Anwendung eines AED sinnvoll sein (höhere Wahrscheinlichkeit eines arrhythmogenen Herz-Kreislauf-Stillstands mit VF oder pVT) – trotzdem ist schnellstmöglich mit der Basisreanimation zu beginnen.

Initiale Beatmung im Rahmen des ALS

Initial kann auch für professionelle Helfer – bei noch nicht vorhandener Ausrüstung – eine Atemspende indiziert sein (Mund-zu-Mund, Mund-zu-Nase, Mund-zu-Mund-und-Nase; Details s. S. 243f.
Die AHA empfiehlt hingegen (anders als der ERC) in einer ALS-Situation mit mehreren anwesenden Helfern ggf. (Beatmungsmöglichkeit nicht sofort verfügbar) den sofortigen Beginn mit Thoraxkompressionen (kein Zeitverlust bis zum Beginn der CPR), während ein zweiter Helfer sich auf die Beutel-Masken-Beatmung vorbereitet [AHA-Klasse I, LOE C].

Die **Beutel-Masken-Beatmung** mit höchstmöglicher inspiratorischer O_2-Konzentration (F_iO_2 möglichst 1,0 [AHA-Klasse IIa, LOE C]) ist im professionellen Bereich das Verfahren der ersten Wahl zur Ventilation bei Kindern mit Herz-Kreislauf-Stillstand.
Medizinisches Fachpersonal, das Kinder behandelt, muss in der Lage sein, eine effektive Beutel-Masken-Beatmung durchzuführen (inkl. Auswahl und Anwendung der passenden Beutel- und Maskengrößen). Zur korrekten Beherrschung dieser Technik ist ein entsprechendes Training (z.B. in der klinischen Anästhesie) unabdingbar.
Die **Effektivität der Beutel-Masken-Beatmung** soll durch Beobachtung der Thoraxexkursionen (nur soviel Volumen, dass sich der Thorax gerade sichtbar hebt [AHA-Klasse I, LOE C]) und ggf. Auskultation überprüft werden, bei vorhandenem Kreislauf auch durch die Überwachung der Herzfrequenz und der S_pO_2. Sicherheit und Nutzen des Krikoiddrucks zur Vermeidung einer Magenblähung ist derzeit unklar. Keinesfalls dürfen dadurch Beatmung (Verlegeung Trachea) oder Intubation behindert werden. Bei der AHA kann – sofern ausreichend Helfer anwesend sind – die kontinuierliche Anwendung eines Krikoiddrucks erwogen werden [AHA-Klasse IIa, LOE B], wobei darauf hingewiesen wird, dass zu hoher Druck wegen möglicher Trachealobstruktion zu vermeiden ist [AHA-Klasse III, LOE B], keine Routineanwendung bei der Intubation empfohlen wird und bei Beeinträchtigung von Beatmung oder Intubation der Krikoiddruck zu unterlassen ist [AHA-Klasse III, LOE C].
Die **Larynxmaske** ist eine akzeptable Alternative zur Beutel-Masken-Beatmung für den geübten Anwender, insbes. wenn die Beutel-Masken-Beatmung z.B. aufgrund supraglottischer anatomischer Veränderungen erschwert ist (nach AHA nur für erfahrene Helfer empfohlen, wenn Maskenbeatmung erfolglos und Intubation unmöglich [AHA-Klasse IIa, LOE C]). Höhere Komplikationsraten als bei Erwachsenen und fehlender Aspirationsschutz

sind zu bedenken (Überwachung!). Andere supraglottische Atemwegshilfen stehen ebenfalls für Kinder zur Verfügung. Diese können ebenfalls in Notfällen nützlich sein, jedoch gibt es hierzu bislang kaum Untersuchungen.
Die Beutel-Masken-Beatmung bei Kindern ist zur assistierten kurzfristigen Beatmung effektiv und sicher. Dies gilt gleichermaßen für die prä- und die innerklinische Behandlung. Auch wenn die erfolgreiche endotracheale Intubation die sicherste Methode zur effektiven Atemwegssicherung darstellt, spricht die Abwägung der Risiken (u. a. Erfahrung des Helfers mit der Technik der Intubation bei Kindern) i. d. R. **nur bei prolongierter Beatmung** für eine **Atemwegssicherung durch Intubation** (s. S. 270 f.). Nach AHA ist es im präklinischen Bereich insbes. bei kurzen Transportzeiten akzeptabel, bei Säuglingen und Kindern – statt zu intubieren – die Ventilation und Oxygenierung mit Beutel-Masken-Beatmung sicherzustellen [AHA-Klasse II a, LOE B].

Zum Freihalten des Atemwegs kann bei Patienten im Herz-Kreislauf-Stillstand (oder bei tiefer Bewusstlosigkeit ohne Würgereflex) ein Guedel-Tubus in passender Größe eingelegt werden.
Falls im Verlauf nach ROSC wieder Reflexe vorhanden sind, sollte zum Freihalten des Atemwegs stattdessen ein Wendl-Tubus verwendet werden. Guedel- und Wendl-Tuben bieten keinen Aspirationsschutz und können bei falscher Größenauswahl zur Atemwegsobstruktion sowie – bes. beim Einführen gegen Widerstand – zu Verletzungen führen. Auch das Risiko von Nasenbluten mit nachfolgender Blutaspiration sollte bedacht werden. Der Wendl-Tubus sollte nicht bei Schädelbasisfraktur (Via falsa) oder Koagulopathien (Blutungsrisiko) verwendet werden.

Thoraxkompressionen im Rahmen des ALS

Die praktische Durchführung der Thoraxkompressionen wurde bereits ausführlich auf den Seiten 245 ff. beschrieben (Kompressionstechnik identisch für professionelle Helfer und Laien).
Um eine kontinuierlich hohe Qualität der Thoraxkompressionen zu gewährleisten (Ermüdung, Konzentrationsverlust) ist ein regelmäßiger Wechsel des komprimierenden Helfers erforderlich (keine Pause beim Wechseln, vorher absprechen, günstiger Wechselzeitpunkt z. B. während der Rhythmusanalyse).

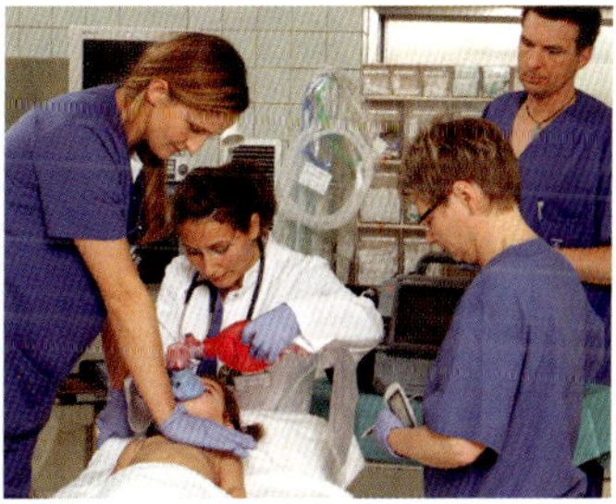

Abb. 3.9 Basis-CPR beim Kind

Die Abbildung 3.9 zeigt die kombinierte Durchführung von Maskenbeatmung und Thoraxkompressionen beim Kleinkind durch zwei professionelle Helfer, während bereits der Defibrillator vorbereitet wird (zu Thoraxkompressionen beim Säugling s. Abb. 3.4 a + b).
Empfehlung der Autoren von „Reanimation kompakt“: Für eine optimale Synchronisation von Beatmungen und Thoraxkompressionen beim Verhältnis 15 : 2 in Form der Zwei-

Helfer-Methode (möglichst keine Pausen) ist ein lautes Zählen der Kompressionen sinnvoll; der beatmende Helfer kann zur zeitlichen Orientierung des Teams laut die Zyklen zählen: 10(–12) Zyklen CPR 15:2 entsprechen bei korrekter Kompressionsfrequenz etwa 2 min. Die Verwendung von Feedbacksystemen bei Kindern wird in den ERC-Leitlinien nicht erwähnt; die AHA verweist lediglich auf die insuffiziente Datenlage.

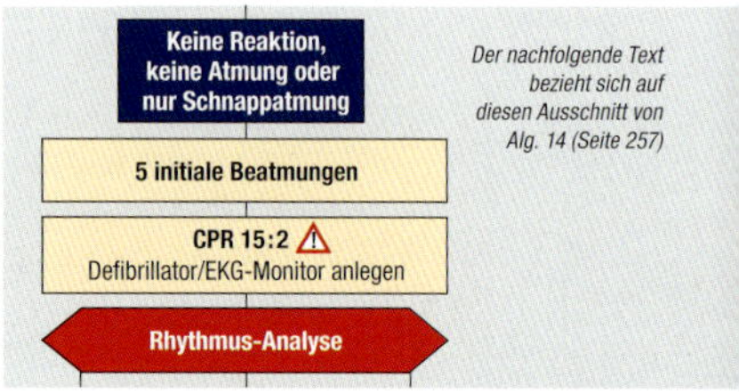

Sobald die EKG-Defibrillatoreinheit während laufender Basisreanimation angeschlossen und eingeschaltet wurde, **wird schnellstmöglich – während einer kurzen Pause der Basisreanimation – geprüft, ob eine Defibrillation indiziert ist (EKG-Monitor):** Liegt Kammerflimmern (VF) bzw. eine pulslose Kammertachykardie (pVT) vor oder nicht? Sobald die Entscheidung getroffen ist, wird sofort die Basisreanimation (15:2) mit Thoraxkompressionen weitergeführt, wobei im Falle einer VF/pVT ein anderer Helfer sofort während der fortgesetzten Basis-CPR den Defibrillator auflädt (Energie: 4 J/kg).

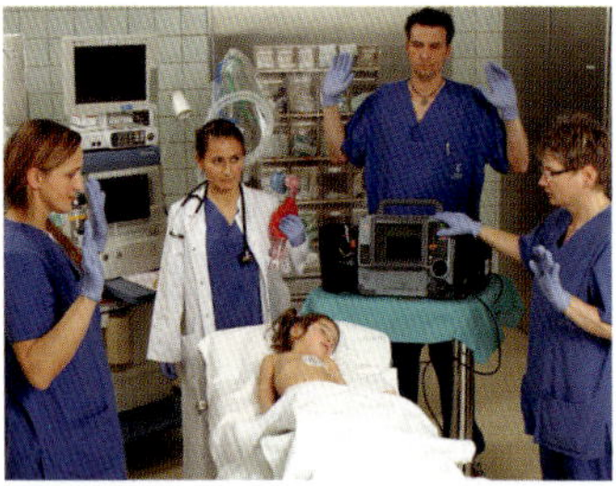

Abb. 3.10 Defibrillation

Auf die gravierende Bedeutung kürzestmöglicher Pausen der Basis-CPR, insbes. vor und nach einer Schockabgabe, wird auf S. 145 eingegangen.

Während der Pause für die Rhythmusanalyse sehen die ERC-Leitlinien bei Kindern noch die aktive Suche nach Lebenszeichen und die Möglichkeit einer routinemäßigen Pulskontrolle (max. 10 Sekunden) vor. Beides wurde in der Erwachsenenreanimation (und auch im Kinder-ALS-Algorithmus) mittlerweile eliminiert und soll auch bei Kindern nicht zu einer Verlängerung der Pause zur Rhythmusanalyse führen. Zur Feststellung eines wieder einsetzenden Spontankreislaufs unter CPR s. S. 274f.

Bei Kammerflimmern (VF) oder pulsloser ventrikulärer Tachykardie (VT) kann die schnellstmögliche Defibrillation lebensrettend sein [AHA-Klasse I, LOE B]! VF und pVT sind seltener bei Kindern als initialer EKG-Rhythmus anzutreffen als bei Erwachsenen (um 15 % bei Jugendlichen, um 5 % bei Kindern unter 12 Jahren). Trotzdem gilt: wenn eine VF oder VT vorhanden ist, muss so schnell wie möglich defibrilliert werden! Gerade bei präklinischen Herz-Kreislauf-Stillständen mit initialer VF/VT (häufig arrhythmogener Herzstillstand) und rascher Defibrillation haben auch Kinder eine relativ gute Prognose (> 25 % Krankenhausentlassungsraten möglich). VF/VT bei Kindern in der Klinik ist dagegen häufiger eine sekundäre Arrhythmie (schlechtere Prognose je nach kausaler Therapiemöglichkeit).

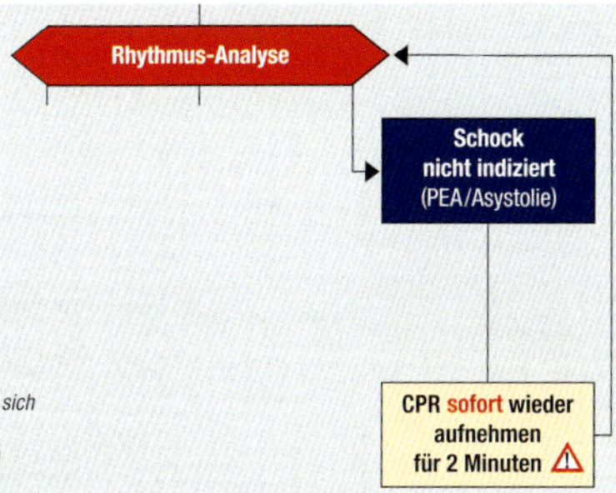

Der nachfolgende Text bezieht sich auf diesen Ausschnitt von Algorithmus 14 (Seite 257)

Wenn bei der Rhythmusanalyse keine VF/pVT festgestellt wurde, ist ein Defibrillationsversuch nicht indiziert. Die Basisreanimation (15 : 2) ist sofort weiterzuführen, bis nach 2 min eine erneute Rhythmusanalyse bei kurzer Unterbrechung der Basisreanimation durchgeführt wird.

Wenn keine VF oder pVT vorliegt, ist der zugrunde liegende Rhythmus bei Kindern mit Herz-Kreislauf-Stillstand entweder eine Asystolie, eine PEA oder eine Bradykardie (< 60/min ohne Kreislaufzeichen).

In einem eigenen Kasten „Während CPR" gibt der ALS-Algorithmus die wesentlichen Schritte vor, die während der laufenden Basisreanimation (2 min) durchgeführt werden sollen (s. S. 266 ff.). So wird beispielsweise Adrenalin bereits unmittelbar nach der ersten Feststellung einer PEA oder Asystolie verabreicht (10 µg/kg i. v. oder i. o. – s. S. 268 f.). Ferner müssen potenziell reversible Ursachen erkannt und behandelt werden (s. S. 274).

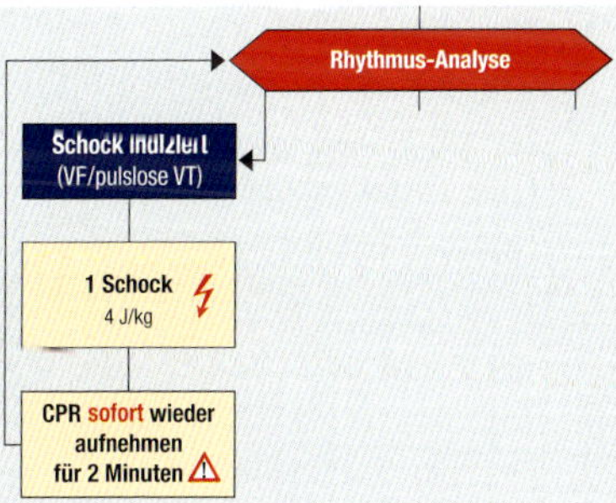

Der nachfolgende Text bezieht sich auf diesen Ausschnitt von Algorithmus 14 (Seite 257)

Nach der Feststellung einer VF oder pVT im Rahmen der Rhythmusanalyse werden sofort wieder Thoraxkompressionen durchgeführt, bis der Defibrillator geladen ist (4 J/kg). Sobald der Defibrillator geladen ist, achten alle Helfer auf Sicherheit (keine elektrisch leitende Verbindung zum Patienten, offene Sauerstoffquelle vom Patienten entfernen) und die Thoraxkompressionen werden erneut kurz unterbrochen, um den Schock abzugeben. Sofort nach dem Schock wird die Reanimation fortgeführt (keine Rhythmus- oder Pulskontrolle unmittelbar nach dem Schock).

Die Pause der Thoraxkompressionen vor und nach dem Schock muss so kurz wie möglich sein – Verzögerungen bereits von 5–10 Sekunden beeinträchtigen die Erfolgschance des Schocks erheblich! Zwei Minuten nach dem Schock erfolgt die nächste Rhythmuskontrolle (= Erfolgskontrolle des letzten Schocks). Wird erneut VF/pVT festgestellt, erfolgt wieder ein Defibrillationsversuch nach dem oben beschriebenen Vorgehen.

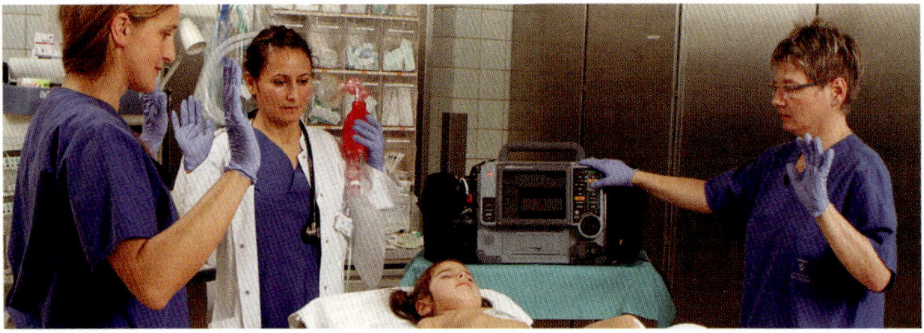

Abb. 3.11 Defibrillation

In einem eigenen Kasten „Während CPR" gibt der ALS-Algorithmus die wesentlichen Schritte vor, die während der laufenden Basisreanimation (2 min) unternommen werden sollen (s. S. 266). So müssen beispielsweise potenziell reversible Ursachen erkannt und behandelt werden (s. S. 274). Wenn bei der ersten Rhythmusanalyse eine VF/pVT festgestellt wird, die auch bei der 2. und 3. Rhythmusanalyse fortbesteht, so werden erst direkt nach dem 3. Schock während der laufenden Basis-CPR Adrenalin (10 µg/kg i. v. oder i. o.) und Amiodaron (5 mg/kg i. v. oder i. o.) verabreicht (s. S. 268 f.).

Technik der Defibrillation bei Kindern

Auch wenn der Ablauf zur Defibrillation grundsätzlich dem bei Erwachsenen entspricht (s. S. 146 ff.), ist bei Kindern eine Anpassung der Technik erforderlich:

- **Auswahl größtmöglicher Pads/Paddles,** die einen guten Kontakt zur Thoraxwand ermöglichen. Jedoch darf keine oberflächliche, elektrisch leitende Verbindung zwischen den Pads/Paddles bestehen, da sonst ein elektrischer Kurzschluss zwischen den Paddles mit ineffektiver Schockabgabe möglich ist – ausreichender Elektrodenabstand!
- **Bei manueller Defibrillation:** Auf ausreichenden Anpressdruck der Paddles achten (entspr. ca. 3 kg bei Säuglingen, ca. 5 kg > 1 Jahr). Ein zusätzliches Leitmedium ist bei manuellen Paddles erforderlich. Als Leitmedium sollen aber keine Gele oder Pasten benutzt werden (Gefahr von Leitbrücken), sondern spezielle Gel-Pads. Keinesfalls geeignet sind Ultraschallgel oder getränkte Kompressen.

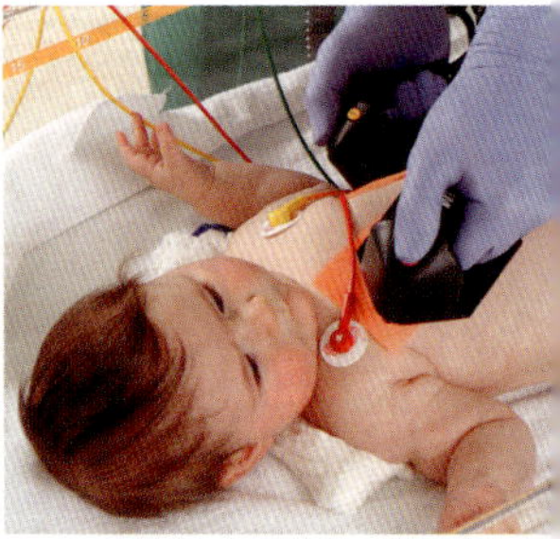

Abb. 3.12 Defibrillation beim Säugling mit manuellen Paddles

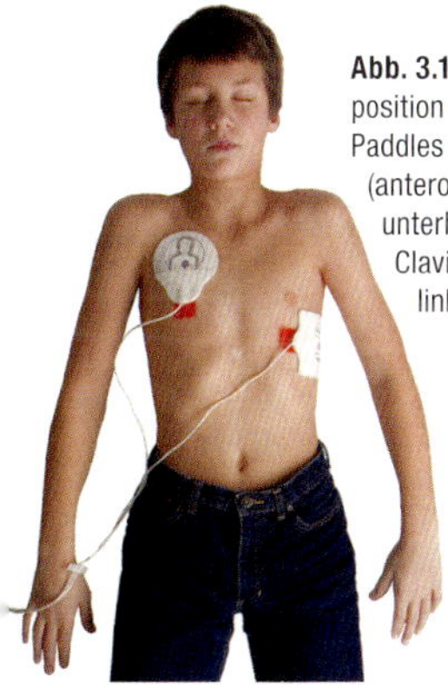

Abb. 3.13 a Standardposition für Pads/Paddles beim Kind (anterolateral: unterhalb der rechten Clavicula und in der linken Axilla)

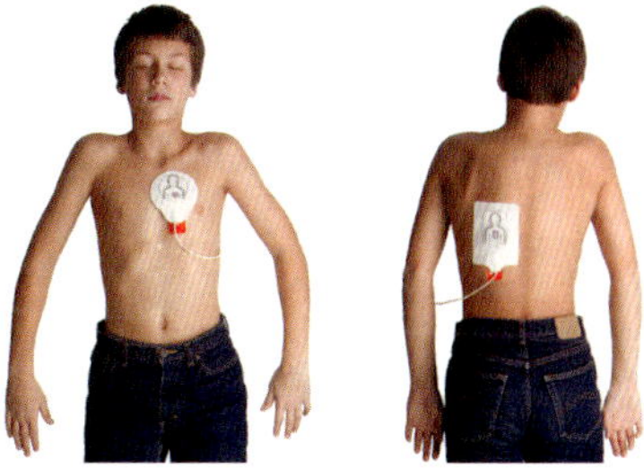

Abb. 3.13 b Alternativposition für Pads/Paddles beim Kind (anteroposterior: auf dem Brustkorb, links neben dem Sternum sowie auf dem Rücken, unterhalb der linken Scapula)

- **Empfohlene Schockenergie: immer 4 J/kg,** unabhängig von Stromkurvenform und Anzahl bereits abgegebener Schocks. (Die AHA empfiehlt: initialer Schock: 2–4 J/kg [AHA-Klasse IIa, LOE C]; als klare Lehrmeinung in der Ausbildung: 1. Schock 2 J/kg [AHA-Klasse IIb, LOE C], weitere Schocks 4 J/kg [AHA-Klasse IIa, LOE C], Steigerung bis 10 J/kg mgl. [AHA-Klasse IIb, LOE C]). Die wissenschaftliche Grundlage für die empfohlene Schockenergie bei Kindern ist dürftig (Tierversuche, kleine Fallzahlen bei Kindern). Biphasische Defibrillatoren sind monophasischen Defibrillatoren vorzuziehen. Auch zwischenzeitlich verfügbare aktuelle Daten aus einem Register innerklinischer Kinderreanimationen [3] bringen keine Klärung der optimalen Energiedosierung bei Kindern.
- **Standardpositionen für Pads/Paddles** (s. Abb. 3.13 a + b): unterhalb rechter Klavikula und in der linken Axilla (= sternal/apikal = antero-lateral wie bei Erwachsenen). Anterior-posterior-Position als Alternative, insbes. bei großen Paddles.
- Empfohlener Anpressdruck für manuelle Paddles (ERC):

Patient	**Pad-/Paddle-Größe**		**Anpressdruck**	
	Durchmesser	Fläche	zur besseren Vorstellung als Masse angegeben	physikalisch exakt
< 10 kg	4,5 cm	16 cm²	3 kg (pro Paddle)	18,5 kPa
> 10 kg	8–12 cm	50–113 cm²	5 kg (pro Paddle)	4,3–9,8 kPa
Erwachsene	8–12 cm	50–113 cm²	8 kg (pro Paddle)	6,9–15,7 kPa

Es ist nachgewiesen, dass ein höherer Anpressdruck die Gesamtimpedanz des Thorax senkt (stärkere Exspirationsstellung; geringerer Widerstand zwischen Haut und Paddle, Verdrängung von Zwischengewebe) und damit die Wahrscheinlichkeit für eine erfolgreiche Schockabgabe verbessern kann. Daher ist ein Mindestanpressdruck der Paddles zu fordern. Dass der aus empfohlener Paddlegröße (Fläche) und Gewichtskraft der angegebenen Massen resultierende Anpressdruck pro Fläche der Haut eines Säuglings ca. zwei- bis vierfach höher sein soll als beim Kind bzw. mehr als doppelt so hoch wie bei einem Erwachsenen, erscheint den Autoren von „Reanimation kompakt" weder einleuchtend noch evidenzbasiert.

AED-Anwendung bei Kindern

- **Kinder/Jugendliche > 8 Jahre:** Standard-AED und Standard-Klebepads verwenden.
- AED-Anwendung bei Kindern < 8 Jahre nur, wenn manueller Defibrillator nicht verfügbar.
- **Kinder 1–8 Jahre:** Automatisierten externen Defibrillator (AED) verwenden, dessen Analysemodus möglichst auch die Erkennung pädiatrischer, defibrillierbarer Herzrhythmen umfasst, und der auch über eine Energiedosisanpassung für Kinder verfügt (50–75 J für Kinder 1–8 Jahre). Wenn ein solcher AED nicht verfügbar ist: Erwachsenen-AED mit den voreingestellten Energieniveaus verwenden [AHA-Klasse IIb, LOE C] (an anderer Stelle in den Leitlinien: AHA-Klasse IIa, LOE C).
- **Säuglinge:** Im professionellen Bereich ist eine manuelle Defibrillation zu bevorzugen [AHA-Klasse IIb, LOE C]. Wenn weder ein manueller Defibrillator noch ein AED mit Dosisanpassung für Kinder verfügbar ist, kann ein Standard AED auch bei Säuglingen angewendet werden [AHA-Klasse IIb, LOE C] – diese Empfehlung basiert lediglich auf Fallberichten und der Überlegung, dass bei VF irgendeine Defibrillation besser sein sollte als gar keine.

Während CPR:
- Hohe CPR-Qualität sicherstellen (Frequenz, Tiefe, Entlastung)
- Maßnahmen **vor** notwendiger CPR-Unterbrechung planen!
- Sauerstoffzufuhr
- Gefäßzugang (intravenös/intraossär)
- Adrenalingabe alle 3–5 min (bei VF/VT: erst nach 3. Schock)
- Erwäge Atemwegssicherung und Kapnographie
- Thoraxkompressionen ohne Unterbrechung für Beatmung, sobald Atemweg gesichert
- Reversible Ursachen beheben

Der nachfolgende Text bezieht sich auf diesen Ausschnitt von Algorithmus 14 (Seite 257)

Hohe CPR Qualität sicherstellen (Frequenz, Tiefe, Entlastung)

Zur Technik und erforderlichen Qualität der Thoraxkompressionen s. S. 44 ff. und S. 245 f. Wenn bereits vorhanden (z. B. Intensivstation) oder ohne Beeinträchtigung vorrangiger CPR-Maßnahmen möglich, kann eine invasive arterielle Blutdruckmessung helfen, die Effektivität der Thoraxkompressionen zu überwachen und sicherzustellen.

Auch die Messung des Kohlendioxidgehalts in der Ausatemluft ($_{ET}CO_2$, $p_{et}CO_2$) mit Kapnographie oder Kapnometrie kann eine Aussage über die Wirsamkeit der Thoraxkompressionen machen [AHA-Klasse IIa, LOE C]: Wenn der $p_{et}CO_2$ unter 15 mmHg (2 kPa) bleibt, sollte versucht werden, die Effektivität der Thoraxkompressionen zu steigern. Bei der Interpretation der $p_{et}CO_2$-Werte muss berücksichtigt werden, dass die Gabe von Vasopressoren (Adrenalin) zu einem kurzfristigen Abfall und die Gabe von Natrikumhydrogencarbonat zu einem kurzfristigen Anstieg führen kann.

Maßnahmen vor notwendiger CPR-Unterbrechung planen!

Unkoordiniert durchgeführte Maßnahmen führen zu Zeitverlust und Unterbrechungen der Thoraxkompressionen. Bevor eine Maßnahme initiiert wird, sollte der Teamleiter diese ankündigen und klare Aufgaben verteilen. (Vgl. S. 107 ff.)

Gefäßzugang (intravenös/intraossär)

- Primär wird in CPR-Situationen und bei kritisch kranken Kindern versucht, einen **periphervenösen Zugang (i. v.)** zu sichern, der die Gabe von Medikamenten und Flüssigkeit sowie eine Blutabnahme erlaubt. Der Zugang muss sicher venös und intravaskulär liegen, um die Wirkung der Reanimationsmedikamente zu gewährleisten und um ernste Gewebeschäden zu vermeiden (z. B. durch Adrenalin, Amiodaron oder hochprozentige Glukose)
- Bei Schwierigkeiten, einen venösen Zugang zu sichern, sollte **frühzeitig ein intraossärer Zugang (i. o.)** in Betracht gezogen werden (s. Abb 3.14 a–d; zu anderen technischen Varianten siehe auch S. 174). Bei Herz-Kreislauf-Stillstand oder kritisch kranken Kindern (Kreislaufversagen) wird die i. o.-Punktion empfohlen, wenn ein i. v.-Zugang nicht innerhalb von 1 min gelingt.

  Die Leitlinien der AHA sehen – nun mit höchster Empfehlungsstärke – für den Fall des Herz-Kreislauf-Stillstandes den i. o.-Zugang als Gefäßzugang der ersten Wahl vor, wenn nicht schon ein i. v.-Zugang vorhanden ist [AHA-Klasse I, LOE C – 2005 noch Klasse II a]. Der i. o.-Zugang ist rasch anzulegen und sicher. Die i. o.-Gabe von Medikamenten, Infusionen und Blutprodukten ist effektiv (nach Medikamentenboli ist mit NaCl 0,9 % oder Infusionslösung nachspülen, um eine schnellere Zirkulation des Wirkstoffes zu erreichen. Größere Infusionen müssen in der Regel mit Druckinfusionsmanschette oder manuellem Druck auf die Infusionsflasche eingespült werden (Widerstand). Ein intraossärer Zugang kann bis zur Anlage eines definitiven Venenzuganges genutzt werden. Zu Hilfsmitteln und Technik der i. o.-Punktion vgl. S. 174. Ergänzend sei auch auf die aktuelle „Handlungsempfehlung zur intraossären Infusion in der Kinderanästhesie“ der DGAI hingewiesen [4].
- Ein bereits vorhandener zentralvenöser Zugang (ZVK) kann und soll selbstverständlich während einer CPR genutzt werden. Die Anlage eines ZVK während einer laufenden Reanimation ist jedoch nicht empfohlen (Komplikationen, Risiken, Zeitbedarf).

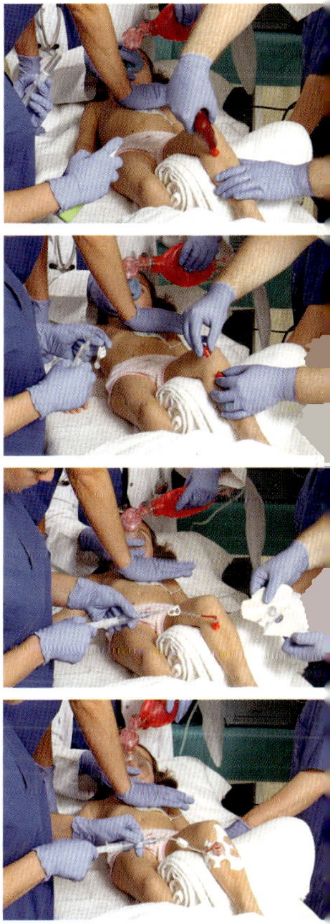

Abb. 3.14 a–d Anlage eines Intraossärzuganges unter laufender CPR (mit Elektrobohrer EZ-IO®, Fa. Vidacare): Mandrin entfernen, Aspirationsprobe, Fixierung

- Die tracheale Medikamentengabe unter CPR ist nicht mehr empfohlen (optimale Dosis unbekannt, variable Resorption, nicht für alle Medikamente möglich, Lungenschäden) – der i. v.- oder i. o.-Zugang ist definitiv zu bevorzugen. Dennoch geben die Leitlinien 2010 paradoxerweise immer noch Dosierungen für tracheale Medikamentengaben an: Adrenalin 0,1 mg/kg, Lidocain 2–3 mg/kg, Atropin 0,03 mg/kg (jeweils in 5 mL NaCl 0,9 %, gefolgt von 5 Beatmungshüben).

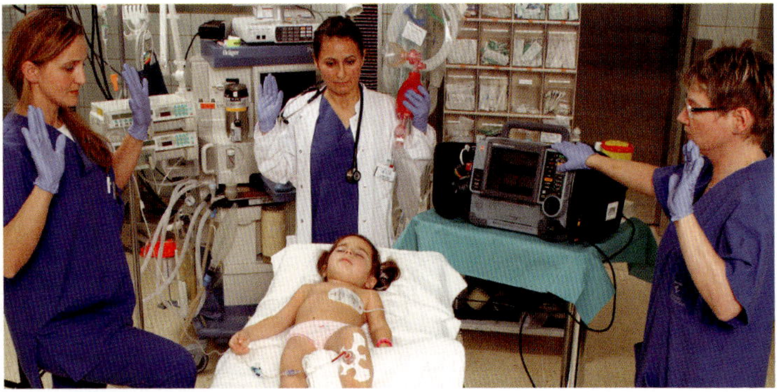

Abb. 3.15 Erneute Defibrillation im Verlauf, ein Intraossärzugang ist bereits angelegt

Adrenalingabe alle 3–5 min, Medikamente unter CPR

Die Dosiskalkulation für Medikamente unter CPR erfolgt bei Kindern gewichtsabhängig. Wenn das Gewicht nicht bekannt ist, wird die Verwendung eines speziellen Maßbandes für die Körperlänge mit vorkalkulierten Dosen empfohlen [AHA-Klasse IIa, LOE C – s. S. 271]. Adrenalin wird als einziges Medikament zur routinemäßigen Verabreichung während der CPR empfohlen, obwohl auch für Adrenalin die Datenlage schwach ist.

- **Dosis: 10 µg/kg i. v. oder i. o. alle 3–5 min;** max. Einzeldosis: 1 mg (für die Routinedosierung AHA-Klasse I, LOE B – in den Leitlinien 2005 noch Klasse IIa – eine entsprechende Optimierung der Datenlage konnte von den Autoren von „Reanimation kompakt" anhand des CoSTR nicht nachvollzogen werden). **Praxistipp** der Autoren von „Reanimation kompakt" für Säuglinge: Wenn man 1 mg Adrenalin-Originallösung (1 mL, 1:1000) in eine 100-mL-Flasche NaCl 0,9 % gibt, erhält man eine Verdünnung von 10 µg/mL. Von dieser verdünnten Lösung wird dem Kind also 1 mL pro kg verabreicht.
- Höhere i. v.- bzw. i. o.-Dosen von Adrenalin sind nicht empfohlen [AHA-Klasse III, LOE B], außer bei besonderen Umständen wie Betablocker-Intoxikation [AHA-Klasse IIb, LOE C].
- **Zeitpunkt der ersten Adrenalingabe**
  a) **Initialer Rhythmus: Asystolie/PEA** → erste Adrenalingabe so rasch wie möglich (die AHA sieht – anders als der ERC – explizit vor, dass bei PEA/Asystolie und zwei anwesenden professionellen Helfern einer die CPR allein durchführt, während der andere sich schnellstmöglich um die Adrenalingabe kümmert).

b) Initialer Rhythmus: Kammerflimmern (VF) oder pulslose ventrikuläre Tachykardie (VT), die auch bei der 2. und 3. Rhythmusanalyse festgestellt wird → erste Adrenalingabe nach dem 3. Schock [Die AHA empfiehlt wie bereits 2005 die erste Gabe direkt nach dem 2. Schock].

Sonstige Medikamente während der Reanimation

- **Amiodaron** bei VF/pulsloser VT, wenn refraktär: 5 mg/kg nach dem 3. Schock [AHA-Klasse IIb, LOE C]; ggf. einmal wdh., wenn immer noch VF/pulslose VT nach dem 5. Schock. Im Gegensatz zur antiarrhythmischen Therapie, bei der eine langsame i. v.-Gabe über 10–20 min zur Vermeidung von Komplikationen obligat ist, erfolgt die Gabe bei Herz-Kreislauf-Stillstand als Bolus.
- Es besteht **keine Indikation** für die routinemäßige Verabreichung von Atropin, Glukose, Kalzium, Lidocain, Magnesium, Natriumhydrogencarbonat, Vasopressin oder Infusionen bei kindlichem Herz-Kreislauf-Stillstand. Mögliche Indikationen in besonderen Fällen:
  - **Atropin:** Bradykardie durch erhöhten Vagotonus oder toxische Wirkung (Cholinergika). Cave: paradoxe Bradykardien bei Dosierungen < 0,1 mg (Gesamtdosis). Bei Kindern ist eine Bradykardie häufiger hypoxisch bedingt und sollte dann zweckmäßiger durch Oxygenierung als durch Atropingabe behandelt werden.
  - **Glukose:** eine nachgewiesene Hypoglykämie sollte umgehend behandelt werden [AHA Klasse I, LOE C]; der Blutzucker sollte bei Kindern unter Reanimation unbedingt kontrolliert werden. Dosis (lt. EPLS-Manual 2010/AHA 2010): 0,5(–1) g/kg i. v./i. o. als 10 %-ige (oder 20 %-ige) Lösung. Eine (iatrogene) Hyperglykämie ist aber ebenfalls zu vermeiden. Verdünnte, elektrolytfreie Glukoselösungen sind keinesfalls als Infusion geeignet (freies Wasser, Hirnödem)!
  - **Kalzium:** nachgewiesene Hypokalzämie, Intoxikation mit Kalziumkanalblockern, Hypermagnesämie und Hyperkaliämie. Nicht für Routineanwendung [AHA-Klasse III, LOE B]! Dosis (lt. AHA 2010): 20 mg/kg langsam i. v./i. o. als 10 %-ige Lösung, max. 2 g pro Dosis.
  - **Lidocain:** wenn Amiodaron nicht verfügbar ist (an dessen Stelle). Dosis (lt. AHA 2010): 1 mg/kg i. v./i. o.
  - **Magnesium:** nachgewiesene Hypomagnesämie oder Torsade de pointes. Dosis (lt. AHA 2010): 25–50 mg/kg i. v./i. o. über 10–20 min, bei Torsade schneller, max. 2 g.
  - **Natriumhydrogencarbonat (Natriumbicarbonat):** keinesfalls routinemäßig, da viele schädliche Effekte [AHA-Klasse III, LOE B]. Kann ausnahmsweise bei prolongiertem Herz-Kreislauf-Stillstand und/oder schwerer metabolischer Azidose erwogen werden, nachdem effektive Ventilation und Zirkulation (Thoraxkompressionen, Adrenalin) sichergestellt sind. Ferner bei hämodynamischer Instabilität in Kombination mit Hyperkaliämie und Intoxikation mit Antidepressiva. Einmalige „Blind-Dosis" (nach EPLS-Manual 2010/AHA 2010): 1 mmol/kg langsam i. v./(i. o.), weitere Gaben nur nach Blutgasanalyse, wegen hoher Osmolarität bei Säuglingen (< 3 Monate) möglichst 4,2 %-ige Lösung statt 8,4 %-iger Lösung verwenden.
  - **Vasopressin/Terlipressin:** unter Umständen einsetzbar bei Herz-Kreislauf-Stillstand, der trotz mehrerer Adrenalingaben nicht behebbar ist.

- **Volumengabe:** nachgewiesener/vermuteter Volumenmangel. Gabe einer isotonischen Elektrolytlösung (für hypovolämischen Schock AHA-Klasse I, LOE A; für septischen Schock AHA-Klasse IIa, LOE C; Bolus von 20 mL/kg).

Erwäge Atemwegssicherung und Kapnographie

Atemwegssicherung/Beatmung unter Reanimation

Initiale Beatmungsmethode der ersten Wahl ist die Beutel-Masken-Beatmung. Die Larynxmaske ist als Alternative für geübte Anwender möglich (Komplikationsrate höher als bei Erwachsenen). Andere supraglottische Hilfsmittel (z. B. Larynxtubus) sind im Notfall möglich (Studiendaten spärlich). Die Methode, den Atemweg effektiv und nachhaltig zu sichern, ist die endotracheale Intubation (z. B. Aspirationsschutz, Kontrolle des Atemwegsdrucks, PEEP möglich).

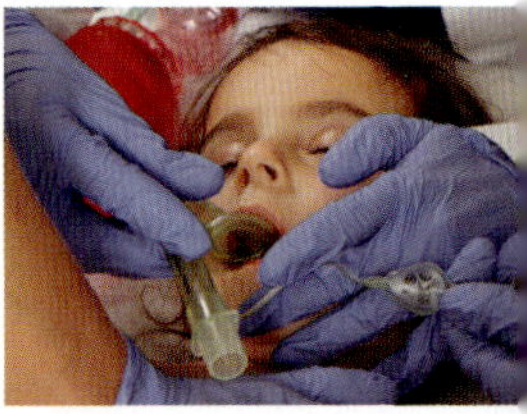

Abb. 3.16 Atemwegssicherung mit Larynxmaske

Endotracheale Intubation

- Der Anwender muss in der Technik und in der Atemwegssicherung bei Kindern erfahren sein.
- In CPR-Situationen ist die **orale Intubation** der nasalen vorzuziehen, da schneller, einfacher und mit weniger Komplikationen behaftet.
- **Tuben mit und ohne Cuff sind für die Intubation bei Kindern und Säuglingen akzeptabel** (AHA-Klasse II a, LOE C). **In der Vergangenheit wurden bei Kindern < 8 Jahre vorzugsweise Tuben ohne Cuff** (Blockermanschette) verwendet (Abdichtung subglottisch aufgrund der kindlichen Anatomie, größeres Lumen mit geringerem Atemwegswiderstand möglich, Druckschäden durch Cuff). **Unter bestimmten Umständen (insbes. Notfallbedingungen) können jedoch auch bei Säuglingen (nicht Neugeborene!) und Kleinkindern Tuben mit Cuff von Vorteil sein** (z. B. bei niedriger Lungencompliance, hohem Atemwiderstand oder Leckage im Glottisbereich), sofern auf korrekte Größe, richtige Platzierung und Cuffdruck geachtet wird [AHA-Klasse II a, LOE B]. Ferner soll der Cuffdruck überwacht und < 25 cm H_2O eingestellt werden (Nekrosen vermeiden).
- **Zur Auswahl der korrekten Tubusgröße** s. Tab. auf S. 271. Insbes. bei Verwendung von Tuben ohne Cuff empfehlen die Autoren von „Reanimation kompakt" zur Notfallintubation auch, je einen Tubus mit einem 0,5 mm größeren und kleineren Innendurchmesser bereit zu legen.

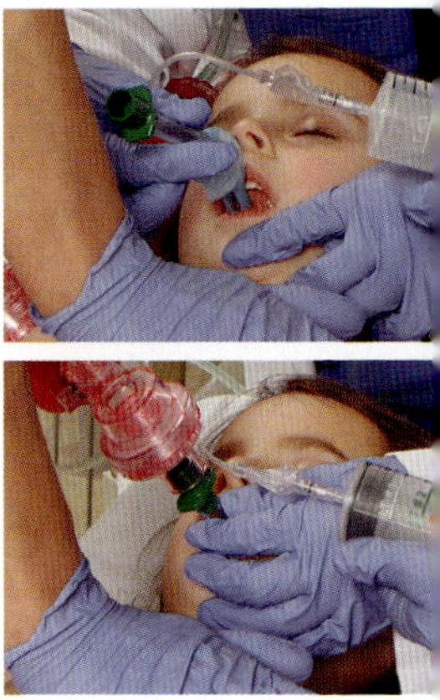

Abb. 3.17 a + b Atemwegssicherung mit Larynxtubus

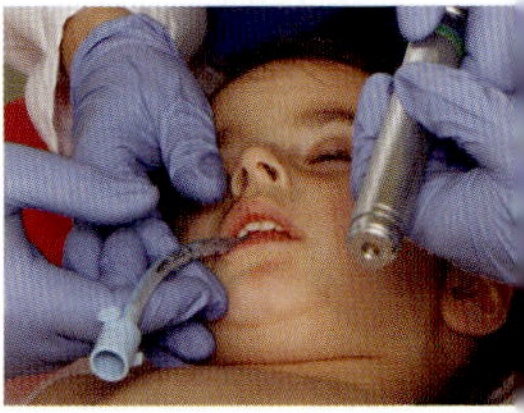

Abb. 3.18 Atemwegssicherung durch endotracheale Intubation

Tubusgröße (Innendurchmesser in mm):

	Tubus ohne Cuff	**Tubus mit Cuff**
Frühgeborenes	SSW geteilt durch 10	nicht verwendet
Neugeborenes, reif	3,5	nicht üblich
Säugling	3,5–4,0	3,0*–3,5
Kleinkind 1–2 Jahre (ab 10 kg)	4,0–4,5	3,5*–4,0
Kleinkind > 2 Jahre	$4 + \frac{\text{Alter in Jahren}}{4}$	$3{,}5 + \frac{\text{Alter in Jahren*}}{4}$

SSW = Schwangerschaftswoche (Gestationsalter)

* [AHA-Klasse IIa, LOE B]

Das Abschätzen der passenden Trachealtubusgröße kann auch zuverlässig anhand der Körperlänge mit einem speziellen Notfallmaßband erfolgen. In Abb. 3.19 ist das evaluierte, patentierte Maßband für Kindernotfälle nach J. Broselow und R. Luten in einer autorisierten deutschen Version gezeigt. Da dieses unserer Kenntnis nach aber derzeit nicht in einer aktuellen deutschen Version zur Verfügung steht, sei hier auf zwei handelsübliche Varianten hingewiesen: das „Pädiatrische Notfalllineal" (www.notfalllineal.de) von J. Kaufmann, welches bereits auf den Leitlinien 2010 basiert und als Medizinprodukt zugelassen ist sowie das „Simplestrap Kindernotfallband" (www.lifeissimple.de), welches Taschen für mitgelieferte oder eigene Daten zur jeweiligen Kindergröße hat und durch einen Farbcode z. B. die Zuordnung vorbereiteter Materialsets für die jeweiligen Kindergröße ermöglicht.

Ein solches Maßband ist auch zur Abschätzung von Körpergewicht, physiologischen Normwerten und Medikamentendosierungen bis zu einem Körpergewicht von etwa 35 kg geeignet.

Bei hospitalisierten Kindern sollten die erforderlichen Daten für den Notfall (individuell kalkuliert) sofort zur Verfügung stehen (z. B. Notfallkarte in der Patientenakte).

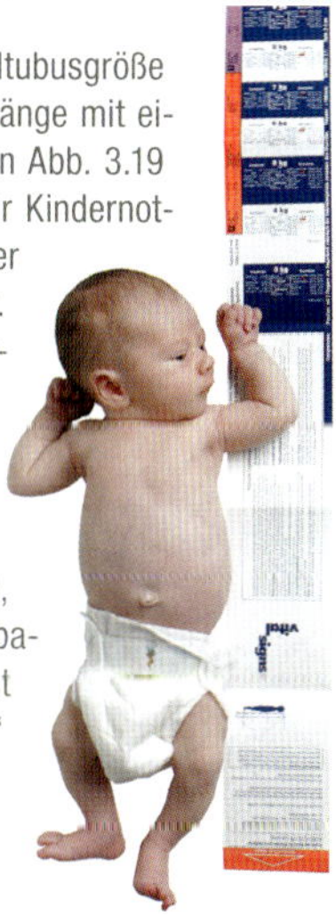

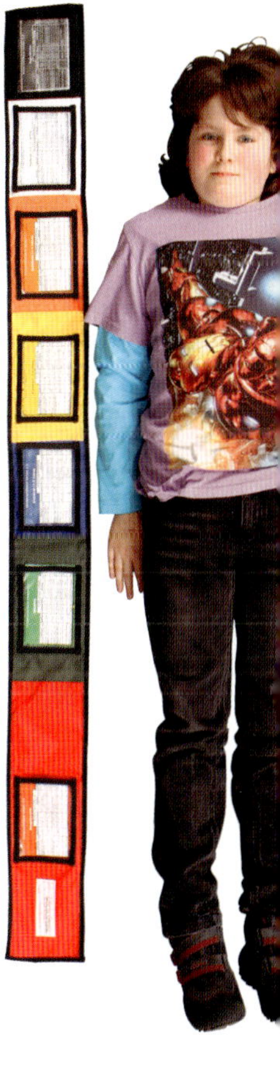

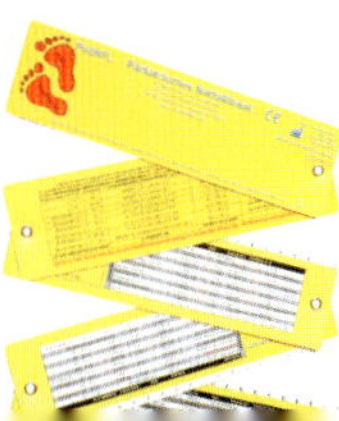

Abb. 3.19 Notfallmaßband nach Broselow und Luten (oben), Simplestrap Kindernotfallband (rechts), sowie Pädiatrisches Notfalllineal nach Kaufmann (unten). Abb. nicht maßstabsgetreu.

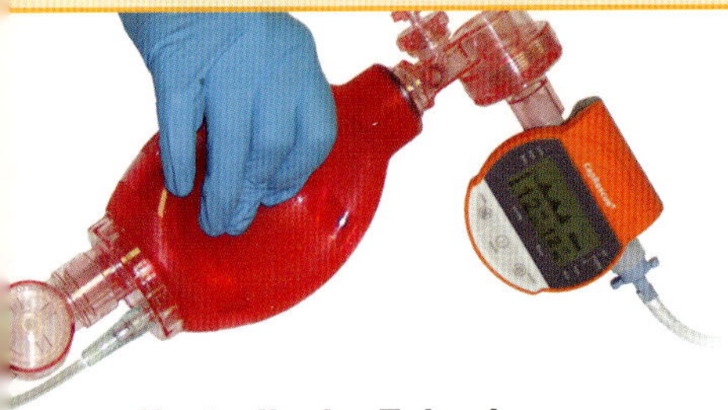

Abb. 3.20 CO_2-Nachweis unter CPR nach Intubation mit Kapnographiegerät CapRescue®, Fa. Bytec/Fa. Medug (Einsatzbeschränkungen nach Herstellerangaben beachten); bei dem angezeigten Wert (12 mmHg) sollte eine Verbesserung der TK und/oder eine geringere Beatmungsfrequenz überlegt werden)

Kontrolle der Tubuslage

Da Tubusfehlplatzierungen, -dislokationen und -obstruktionen im Verlauf häufiger sind als bei Erwachsenen und rasch letal enden können, ist die Tubuslagekontrolle initial und im weiteren Verlauf essenziell. Keine Technik zur Lagekontrolle ist zu 100 % sicher. Daher sollen sowohl zur initialen Lagekontrolle, als auch nach Fixierung, bei Transporten und nach Bewegungen am Patienten immer klinische Zeichen mit speziellen Techniken zur Bestätigung der Tubuslage kombiniert werden [AHA-Klasse I, LOE B], z. B.

- **Laryngoskopie:** Tubus sicher zwischen den Stimmbändern sichtbar? Tiefenmarkierung am Tubus beachten; einseitige Intubation ist u.U. nicht sicher auszuschließen!
- **Endtidale CO_2-Messung** (Kolorimetrie, Kapnometrie, Kapnographie): ab 2 kg Körpergewicht mit geeigneten Geräten nachzuweisen. Der gleichmäßige Nachweis von endtidalem CO_2 über > 4 Beatmungshübe zeigt zuverlässig eine tracheobronchiale Tubuslage an (wenn Kreislauf vorhanden – manchmal unter CPR möglich). Eine einseitige (bronchiale) Intubation ist nicht feststellbar! Die CO_2-Messung ist als Nachweisverfahren zur Tubuslagekontrolle für Neugeborene, Säuglinge und Kinder mit Spontankreislauf in allen Situationen (auch präklinisch) empfohlen [AHA-Klasse I, LOE C], auch während eines innerklinischen oder präklinischen Transports [AHA-Klasse IIb, LOE C – an anderer Stelle (ROSC) AHA-Klasse IIa, LOE B]. Wenn unter CPR kein endtidales CO_2 nachzuweisen ist, sowie in Zweifelsfällen soll die direkte Laryngoskopie Klarheit schaffen [AHA-Klasse IIa, LOE C], da der Grund eher ein niedriger pulmonaler Blutfluss als eine Tubusfehllage sein kann. Grenzen und Besonderheiten des jeweiligen Gerätes beachten, z. B. Vorbereitungszeit nach Einschalten oder maximale Einsatzdauer bei kolorimetrischen Verfahren; Bsp. siehe Abb. 3.21).

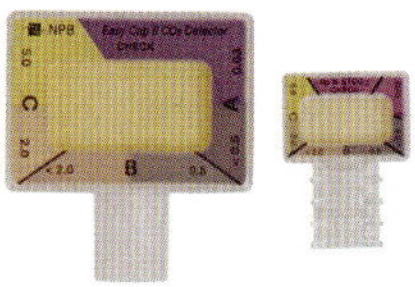

Abb. 3.21 CO_2-Detektoren (semiquantitative Einweg-Farbindikatoren): Easy Cap II® für Pat. ab 15 kg und Pedi-CAP® für Pat. 1–15 kg (Fa. Nellcor), keine Interpretation bei Blau-Gelb-Blindheit möglich

- **EDD/ODD** (esophageal/oesophageal detection device, z. B. TubeCheck B™ oder PosiTube™ – vgl. S. 167 ff.): Es existieren bislang keine Untersuchungen zum Einsatz bei Herz-Kreislauf-Stillstand bei Kindern. Daher macht der ERC keine entsprechende Aussage. Der Einsatz als zusätzliches Hilfsmittel bei Kindern mit Kreislauf ist möglich (Studien vorhanden). Die AHA sieht das EDD als eine mögliche Alternative bei Kindern > 20 kg, wenn der exspiratorische CO_2-Nachweis nicht verfügbar ist [AHA-Klasse IIb, LOE B].

- Beobachtung von symmetrischen Thoraxbewegungen während der Beatmung
- Seitengleiche Atemgeräusche (axillär und apikal), kein Geräusch epigastral
- Beschlagen des Tubus in der Exspirationsphase
- Fehlende Magenblähung
- Pulsoxymetrie und Herzfrequenz-Trend zeigen nur verzögert Erfolg oder Misserfolg der Intubation/Komplikationen an (nur als zusätzliche Überwachungsmethoden).
- **In der Klinik (im Verlauf):** Röntgenkontrolle (Tubusspitze sollte sich auf die Höhe des 2. oder 3. Brustwirbels projizieren)
- Nach Fixierung des Tubus und nach Umlagerung oder Manipulationen am Kind jeweils erneute Lagekontrolle durchführen (Tubusdislokation durch Kopfbewegung möglich).

Bei plötzlicher Verschlechterung eines intubierten Patienten auch an folgende Komplikationen denken (engl. Merkwort „DOPES"): **D**islokation, **O**bstruktion (Verlegung des Atemwegs inkl. Tubus oder HME-Filter), **P**neumothorax, **E**quipment-Versagen (z.B. Sauerstoffzufuhr, Beatmungsbeutel), **S**tomach (Magenblähung kann die Zwerchfellbeweglichkeit und damit die Beatmungsqualität verschlechtern)

Kapnographie

Die Messung des Kohlendioxidgehalts der Ausatemluft ($_{ET}CO_2$, $p_{et}CO_2$) mit Kapnographie (oder Kapnometrie – nicht aber mit semiquantitativer Kolorimetrie) kann über die Feststellung der Tubuslage hinaus (s. S. 272) auch Aussagen über die Wirksamkeit der Thoraxkompressionen machen [AHA-Klasse IIa, LOE C – s. S. 266]. Ein plötzlicher Anstieg des $p_{et}CO_2$ unter CPR kann ferner auf einen ROSC hinweisen. Nach ROSC bietet die $p_{et}CO_2$-Überwachung weitere Optionen (orientierende Einstellung der Beatmung – jedoch besser mit Blutgasanalyse; Erkennen einer erneuten Verschlechterung oder Tubusdislokation bei $p_{et}CO_2$-Abfall).

Thoraxkompressionen ohne Unterbrechung für Beatmung, sobald Atemweg gesichert

Nach endotrachealer Intubation sind keine Pausen der Thoraxkompressionen zur Beatmung mehr erforderlich. Die Beatmung erfolgt dann unabhängig von den Thoraxkompressionen (100–120/min) mit einer Beatmungsfrequenz von 10–12/min [AHA: 8–10/min; AHA-Klasse I, LOE C].

- Auf ausreichende Belüftung der Lungen unter Thoraxkompressionen achten (sichtbares Heben und Senken des Thorax unter Beatmung).
- Hyper- und Hypoventilation sind schädlich. Eine exzessive Beatmung unter CPR [AHA-Klasse III, LOE C] erhöht den intrathorakalen Druck (venöser Rückstrom ↓, Koronarperfusion ↓) und die Gefahr eines Barotraumas.
- Der ERC empfiehlt (wie bereits 2005) bei Kindern die intermittierende Beatmung bei ununterbrochenen Thoraxkompressionen nur nach Intubation der Trachea. Damit dürfte dieses Vorgehen bei Kindern unter Anwendung von Larynxmaske oder Larynxtubus als nicht vom ERC empfohlen gelten. Die AHA hält dieses Vorgehen (wie bereits 2005) explizit auch für die Larynxmaske für vertretbar [AHA-Klasse IIb, LOE C]. Die Autoren von

„Reanimation kompakt" geben zu bedenken, dass bei Kindern eventuelle Undichtigkeiten mit Magenüberblähung zum Zwerchfellhochstand und der Unmöglichkeit der Beatmung führen können.

- Nach ROSC oder bei Spontankreislauf (ohne Spontanatmung) empfehlen ERC und AHA für die Beatmung bei Kindern eine Beatmungsfrequenz von 12–20/min, angepasst an das Alter (AHA-Klasse I, LOE C). Unter CPR nach Atemwegssicherung (intermittierende Beatmung ohne Unterbrechung der Thoraxkompressionen) empfiehlt der ERC 10–12/min, die AHA sogar nur eine Beatmungsfrequenz von 8–10/min. Zur Begründung werden Studien angeführt, die bei Frequenzen > 10–12/min eine verschlechterte Hämodynamik und verminderte Überlebensraten festgestellt haben. Allerdings beziehen sich diese Studien auf Erwachsene. Unter dem Aspekt überwiegend hypoxischer Ursachen des Herz-Kreislauf-Stillstandes sowie der fehlenden Evidenz bei Kindern/Säuglingen darf hinterfragt werden, warum Kinder mit den Beatmungsfrequenzen für Erwachsene behandelt werden sollen.

Potenziell reversible Ursachen:
- Hypoxie
- Hypovolämie
- Hypo-/Hyperkaliämie/ metabolische Störung
- Hypothermie
- Herzbeuteltamponade
- Intoxikation
- Thromboembolie (koronar/pulmonal)
- Spannungspneumothorax

Der nachfolgende Text bezieht sich auf diesen Ausschnitt von Algorithmus 14 (Seite 257)

Das frühzeitige Erkennen und Behandeln potenziell reversibler Ursachen ist ggf. der Schlüssel zum CPR-Erfolg („4 x H + HITS" laut ALS-Algorithmus bedenken).

Bei Kindern sind vor allem Hypoxie und Hypovolämie häufig. Auch an Hypoglykämie denken. In vielen Fällen entsteht ein konkreter Verdacht aufgrund der Anamnese bzw. vorangegangener Ereignisse (z. B. schwere Infektion, Trauma, Vergiftung). Eine Echokardiographie kann auch bei Kindern zum Nachweis oder Ausschluss reversibler Ursachen dienen, wobei ein erfahrener und geübter Anwender sowie kürzestmögliche Unterbrechungen der Thoraxkompressionen zu fordern sind.

In einem entsprechenden Kontext mit der hierzu erforderlichen Infrastruktur soll bei Kindern mit Herz-Kreislauf-Stillstand, der nicht auf Standardreanimationsmaßnahmen anspricht, eine extrakorporale Zirkulation erwogen werden, wenn eine potenziell reversible Ursache vorliegt [AHA-Klasse IIa, LOE C].

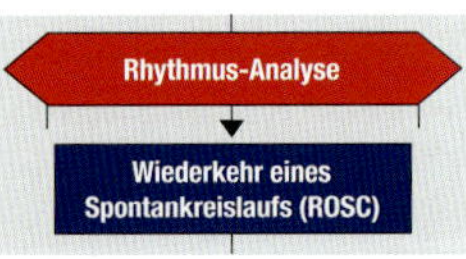

Der nachfolgende Text bezieht sich auf diesen Ausschnitt von Algorithmus 14 (Seite 257)

Wenn während der CPR Lebenszeichen auftreten oder bei einer Rhythmusanalyse ein organisierter Rhythmus festgestellt wird (regelmäßige oder schmale Komplexe im EKG), der mit einem Spontankreislauf vereinbar ist, wird während einer kurzen CPR-Pause rasch

geprüft, ob tatsächlich Lebenszeichen vorhanden sind und ob ein zentraler Puls sicher tastbar ist (s. S. 245). Ggf. wird die Hämodynamik des Kindes weiter untersucht (Blutdruck, Rekapillarisierungszeit). Im Zweifelsfall wird die Reanimation für zwei Minuten bis zur nächsten Rhythmusanalyse fortgesetzt und dann neu entschieden.
Wenn die Rückkehr eines ausreichenden Spontankreislaufs nachweisbar ist, können die Thoraxkompressionen beendet werden. Ggf. ist eine kontrollierte oder assistierte Beatmung weiterhin erforderlich. Durch ein engmaschiges Monitoring muss eine eventuelle erneute Verschlechterung sofort erkannt werden.
ROSC ist auch bei Kindern nur der erste Schritt zu einer erfolgreichen Reanimation. Die unmittelbare Einleitung einer adäquaten Postreanimationsbehandlung wird in den Leitlinien betont.

3.5 Postreanimationsbehandlung

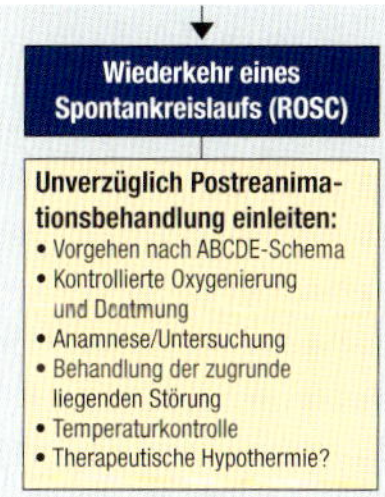
Wiederkehr eines Spontankreislaufs (ROSC)
Unverzüglich Postreanimationsbehandlung einleiten:
• Vorgehen nach ABCDE-Schema
• Kontrollierte Oxygenierung und Beatmung
• Anamnese/Untersuchung
• Behandlung der zugrunde liegenden Störung
• Temperaturkontrolle
• Therapeutische Hypothermie?

Der nachfolgende Text bezieht sich auf diesen Ausschnitt von Alg. 14 (Seite 257)

Ziel der Postreanimationsbehandlung ist es,

1. die neurologische Entwicklung,
2. die myokardiale Dysfunktion,
3. die systemische Ischämie-Reperfusionsantwort und
4. dem Herz-Kreislauf-Stillstand zugrundeliegende Störungen günstig zu beeinflussen (vgl. Kap. 2.9). Dies verlangt einen multidisziplinären Behandlungsansatz.

Therapieziele in der Initialphase nach ROSC:

- Nach ROSC ist die Beatmungsfrequenz (12–20/min) und ggf. auch das Atemhubvolumen so anzupassen, dass ein **normaler p_aCO_2 (Normokapnie)** erreicht wird. Hyper- und Hypoventilation sind auch nach ROSC potenziell schädlich und daher zu vermeiden.
- Während bei laufender Reanimation eine höchstmögliche inspiratorische O_2-Konzentration (F_iO_2 1,0) angestrebt wird, soll die **Sauerstoffkonzentration nach ROSC gerade nur so hoch dosiert werden, dass eine Ziel-S_aO_2 von 94–98 % erreicht wird** (Gefahr Hyperoxie-bedingter Schäden). Nur bei speziellen Umständen, die mit einer verringerten Sauerstofftransportkapazität des Blutes einhergehen (schwerste Anämie, CO-Vergiftung), soll die F_iO_2 bis zur Behebung des Problems so hoch wie möglich gehalten werden.
- **Wiederherstellung der myokardialen Funktion:** titrierte Gabe von Katecholaminen nach Notwendigkeit. Bei Kindern werden in den Leitlinien als Optionen in der Postreanimationsbehandlung Adrenalin, Dobutamin, Dopamin (bei niedrigem systemischen Widerstand ohne Reaktion auf Flüssigkeitsgabe [AHA-Klasse II b, LOE C] und Noradrenalin genannt. Inodilatatoren (z. B. Milrinon) können in Intensivstationen unter erweitertem Monitoring zur Therapie der myokardialen Dysfunktion bei erhöhtem systemischen oder pulmonalarteriellen Widerstand sinnvoll eingesetzt werden [AHA-Klasse II a, LOE B].
- **Potenziell reversible Ursachen** des Herz-Kreislauf-Stillstandes müssen erkannt und therapiert werden; bei Kindern sind die häufigsten Hypoxie und Hypovolämie. Die weitere Diagnostik richtet sich daneben auch auf eventuelle Komplikationen der CPR.

- Minimierung bleibender zerebraler Schäden: Kinder, die nach ROSC komatös sind, können von einer **therapeutischen Hypothermie** profitieren [AHA-Klasse IIb, LOE C]: 32–34 °C für mind. 24 h, danach langsame Wiedererwärmung: 0,25–0,5 °C/h. Kinder sind nach CPR häufig schon hypotherm; eine aktive Wiedererwärmung sollte nur durchgeführt werden, wenn die Körperkerntemperatur unter 32 °C liegt. Diese Empfehlungen zur Hypothermie basieren im Wesentlichen auf Studien bei Erwachsenen und Neugeborenen. Multizentrische Studien zur Hypothermie nach CPR bei Kindern werden derzeit durchgeführt.
- Fieber tritt häufig im Verlauf nach CPR auf und ist mit einem schlechten neurologischen Outcome assoziiert. Das Risiko steigt mit jedem Grad Körpertemperatur über 37 °C. **Daher grundsätzlich aggressive antipyretische Therapie und/oder physikalische Maßnahmen zur Temperatursenkung, wenn Körpertemperatur > 37 °C** [AHA-Klasse IIa, LOE C].
- **Engmaschige Blutzuckerkontrollen** (Hypo- und Hyperglykämien vermeiden).

3.6 Periarrest-Arrhythmien (Kinder)

Auch bei Kindern können Arrhythmien lebensbedrohlich werden. Eine Arrhythmie im EKG-Monitoring bei fehlenden Lebenszeichen und fehlendem Puls ist als Herz-Kreislauf-Stillstand einzuordnen und nach dem ALS-Algorithmus zu behandeln. Bei vorhandenen Lebenszeichen ist – ähnlich wie bei Erwachsenen – zunächst zu entscheiden, ob das Kind Zeichen klinischer Instabilität (bedrohlich veränderte Vitalparameter) aufweist, die zu sofortigem Handeln zwingen. Wie bei Erwachsenen muss betont werden, dass – wenn möglich – die Ursache der Herzrhythmusstörung schnellstmöglich behoben werden muss, statt ein Herz zu behandeln, welches evtl. nur auf eine extrakardiale Pathophysiologie reagiert.

Bei stabilem Kind sollte zunächst Expertenhilfe (Kinderkardiologe, Kinderintensivmediziner) zu Rate gezogen werden, bevor man eine Therapie beginnt, die ebenfalls risikoreich sein kann [AHA-Klasse IIb, LOE C]. Die Therapie richtet sich nach Anamnese, Symptomatik und EKG-Diagnose (möglichst 12-Kanal-EKG). Häufiger sind supraventrikuläre Tachykardien anzutreffen, die mit vagalen Manövern [AHA-Klasse IIa, LOE C] oder Adenosin [AHA-Klasse I, LOE C] behandelt werden können (vgl. S. 222f.). Bei Erfolglosigkeit kommt eine elektrische Kardioversion in Betracht [AHA-Klasse IIb, LOE C].

Bei instabilem Kind werden sofort Basismaßnahmen nach dem ABCDE-Schema durchgeführt (ggf. Atemweg freimachen, Sauerstoffgabe, ggf. assistierte Beatmung, EKG-Monitoring, Defibrillator bereitstellen). Die Einteilung der vorliegenden Herzrhythmusstörung durch den Nicht-Experten erfolgt ähnlich wie beim Erwachsenen:
- Schnell oder langsam? (Altersabhängige Normwerte beachten!)
- Regelmäßig oder unregelmäßig?
- Schmale oder breite QRS-Komplexe? (schmal: < 0,08 s; breit: > 0,08 s)

Breitkomplextachykardien können auch bei Kindern supraventrikulären Ursprungs sein, dies ist der häufigere Fall. Ventrikuläre Tachykardien treten hingegen meistens bei Kindern mit einer zugrundeliegenden Herzerkrankung oder Störungen der Herzfunktion auf (z. B. nach Herzchirurgie, Kardiomyopathie, Myokarditis, Elektrolytstörungen, verlängertes QT-Intervall, intrakardialer Katheter).

Bradykardie bei Instabilität

Eine Bradykardie bei Kindern ist üblicherweise Folge einer Hypoxie, Azidose und/oder schwerer Hypotension. Sie kann in einen Herz-Kreislauf-Stillstand übergehen. Die Notfalltherapie sollte auf die Ursache fokussieren; grundsätzlich Sauerstoffgabe (F_iO_2 1,0) und ggf. Beatmung.
Bei Bradykardie < 60/min mit Zeichen schlechter Durchblutung (z. B. Bewusstseinsstörung) und ohne Besserung auf Sauerstoffgabe und Beatmung: Thoraxkompressionen und Adrenalingabe [AHA-Klasse I, LOE B]; die AHA erwähnt in diesem Fall ausdrücklich die tracheale Adrenalingabe, falls kein i. v.-/i. o.-Zugang vorhanden wäre).
Wenn die Ursache der Bradykardie eine vagale Reizung ist (z. B. bei Einlage einer Magensonde), kann Atropin helfen [AHA-Klasse I, LOE C]; die AHA erwähnt in diesem Fall ausdrücklich die tracheale Adrenalingabe, falls kein i. v.-/i. o.-Zugang vorhanden wäre).
Eine Schrittmacherstimulation ist im Rahmen der Reanimation nicht sinnvoll, insbesondere, wenn eine Asystolie oder Arrhythmie durch Hypoxie bzw. Ischämie bedingt ist. Ausnahmsweise kann ein Schrittmacher erwogen werden, wenn ein höhergradiger AV-Block oder eine Sinusknotenstörung trotz Oxygenierung, Ventilation, Thoraxkompressionen und Pharmakotherapie fortbesteht [AHA-Klasse II b, LOE C].

Tachykardie bei Instabilität

Bei instabilem Kind, insbes. bei Bewusstseinsstörungen, wird eine hierfür ursächliche Tachykardie i. d. R. durch eine sofortige synchronisierte elektrische Kardioversion behandelt (1. Schock: 0,5–1 J/kg; 2. Schock: 2 J/kg [AHA-Klasse I, LOE C]; zum Vorgehen bei der Kardioversion vgl. S. 219 f.). Bei zwei erfolglosen Schocks sollte eine antiarrhythmische Pharmakotherapie unter Anleitung eines Experten erfolgen. Beispielsweise ist Amiodaron bei Kindern einsetzbar.

3.7 Erstversorgung/Reanimation bei Neugeborenen

NLS = Newborn Life Support

„Neugeborenenreanimation" unterscheidet sich in Ziel und Durchführung sehr deutlich von der CPR bei Erwachsenen und Kindern und wird daher getrennt in einem eigenen Abschnitt besprochen. Der Ausgangspunkt dieser Betrachtung ist die Umstellung der Physiologie des Neugeborenen von einer mütterlichen Versorgung mit Sauerstoff und Nährstoffen hin zu einer eigenen Atmung und den hierfür erforderlichen Kreislaufverhältnissen (Durchblutung der Lungen, Beendigung des Rechts-Links-Shunts).

Nur sehr wenige Neugeborene benötigen – über die Routineversorgung (z.B. Wärmeerhalt) hinaus – Unterstützung, um sich an das extrauterine Leben anzupassen. Wenn erforderlich, muss jedoch äußerst entschlossen und zielstrebig gehandelt werden!
Wichtigstes Ziel einer solchen „Reanimation" ist – im Gegensatz zu Erwachsenen und Kindern – nicht die Aufrechterhaltung der Durchblutung (Thoraxkompressionen) oder die Wiederherstellung eines normalen Herzrhythmus (Defibrillation), sondern die Entfaltung und Belüftung der Lungen! Gelingt dies und erreicht oxygeniertes Blut das Herz, stabilisiert sich der Kreislauf i. d. R. rasch von selbst und die Atmung setzt ein.
Für eine adäquate Erstversorgung bei Neugeborenen sind daher solide Grundkenntnisse der speziellen Physiologie und Pathophysiologie erforderlich. Besonderheiten ergeben sich bei Frühgeborenen und seltenen Pathologien.

Grundsätze zur Reanimation bei Neugeborenen

Nur etwa 10 % aller Babys benötigen irgendeine Form von medizinischer Unterstützung ihrer Vitalfunktionen während oder kurz nach der Geburt, sehr wenige bedürfen Wiederbelebungsmaßnahmen (0,2–1 % aller Babys). Von diesen wiederum benötigt der allergrößte Teil lediglich Unterstützung bei der Belüftung der Lungen (in 80–90 % ist eine adäquate Maskenbeatmung als einzige Maßnahme ausreichend). Die Gründe hierfür und die besondere Technik der Maskenbeatmung bei Neugeborenen werden weiter unten erläutert.

- **Die Wahrscheinlichkeit, dass Reanimationsmaßnahmen oder Expertenhilfe bei Neugeborenen während oder kurz nach der Geburt notwendig werden, ist in folgenden Fällen erhöht:**
  - Zeichen für eine intrauterine Beeinträchtigung des Kindes
  - Entbindungen vor der (32.–) 35. (–37.) Schwangerschaftswoche
  - Vaginale Steißgeburten
  - Mehrlingsschwangerschaften

  Im Fall eines erhöhten Risikos für Reanimationsmaßnahmen sollten entsprechende Vorbereitungen getroffen werden (z.B. Erstversorgung des Neugeborenen von Beginn an durch anwesendes pädiatrisches/neonatologisches Team, insbes. mit ausreichender Kompetenz in der trachealen Intubation). Da die Notwendigkeit von Reanimationsmaßnahmen aber nicht in jedem Fall vorhergesagt werden kann, soll bei jeder Geburt eine in der Neugeborenenwiederbelebung ausgebildete Person schnell verfügbar sein, die im Falle einer Reanimation keine anderen Aufgaben hat. Für Hausgeburten empfehlen die Leitlinien grundsätzlich die Anwesenheit von zwei professionellen Helfern (Hebammen), von denen mindestens eine Person in der Neugeborenenreanimation ausgebildet ist.
- Die **Reanimationsausrüstung** muss im Bedarfsfall sofort zur Verfügung stehen und regelmäßig (täglich) auf Vollständigkeit und Funktionsbereitschaft geprüft werden: Beatmungsmöglichkeit, warme Tücher und Decken, Abnabelungsset, Einmalhandschuhe, Absaugmöglichkeit, Zungenspatel oder Laryngoskop. Ein geeignetes Set zur Intubation und eine in dieser Maßnahme ausgebildete Person sollten bei Bedarf ebenfalls schnell zur Stelle sein.

- Während der Geburt, der Untersuchung und Erstversorgung des Neugeborenen sowie bei erforderlichen Reanimationsmaßnahmen sollte **die Mutter (ggf. auch Vater, weitere Angehörige) regelmäßig und ruhig über den Zustand des Kindes und die ergriffenen Maßnahmen informiert** werden (dabei aber Informationsüberflutung vermeiden). Wenn möglich, sollen die Eltern auch in die Entscheidung über einen Abbruch der Reanimation einbezogen werden. Dies erfordert eine hohe kommunikative und fachliche Kompetenz sowie Erfahrung des Teamleiters (i. d. R. neonatologischer/pädiatrischer Fach-/Oberarzt, der sich mit dem geburtshilflichen Fach-/Oberarzt abstimmt). Der Inhalt der Gespräche und die getroffenen Entscheidungen sollten sorgfältig dokumentiert werden. Wenn bereits eine erhöhte Wahrscheinlichkeit für Reanimationsmaßnahmen während der Schwangerschaft absehbar ist, sollten Behandlungsoptionen und mögliche Prognoseeinschätzungen bereits im Vorfeld mit den Eltern unter Einbeziehung auch der Hebammen besprochen werden.

Physiologie und Pathophysiologie des Neugeborenen

Die Maßnahmen zur „Reanimation" von Neugeborenen (in diesem Falle wäre der Begriff „Belebung" statt „Wiederbelebung" zutreffender) unterscheiden sich in Zielsetzung und Durchführung ganz wesentlich von denen bei Erwachsenen und Kindern, da bei Neugeborenen der Grund für die Reanimation praktisch nie in einer akuten Herzerkrankung, wie beim Erwachsenen, oder den typischen Atemfunktionsstörungen des Kindes (z. B. Verlegung, Trauma, Schock, Vergiftung) liegen und weil die Physiologie und Pathophysiologie des Neugeborenen einige Besonderheiten aufweist:

1. Thermoregulation

Neugeborene verlieren schnell Wärme, was in vielerlei Hinsicht pathophysiologisch ungünstig ist (erhöhter Sauerstoff- und Glukosebedarf, metabolische Azidose, Gerinnungsprobleme). Selbst bei Temperaturen, die Erwachsene als warm empfinden (thermische Neutralzone bei 27 °–29 °C), sind Neugeborene nicht in der Lage, ihre Körpertemperatur aufrecht zu erhalten (thermische Neutralzone des Neugeborenen bei 32 °–34 °C). Daher ist von Anfang an jeder Wärmeverlust, z. B. durch Zugluft oder feuchte Tücher, zu vermeiden.

Frühgeborene entwickeln häufig trotz der beschriebenen Maßnahmen eine Hypothermie. Es wurde durch Studien belegt, dass ein besserer Schutz gegen Auskühlung erreicht werden kann, indem man das Frühgeborene sofort unter einem Heizstrahler in lebensmittelechte Plastikfolie einhüllt, wobei das Gesicht ausgespart wird. Entscheidend für das rasche Auskühlen ist die Verdunstungskälte der Feuchtigkeit auf der Haut. Durch die wasserdichte Abdeckung wird das Auskühlen durch Verdunsten sofort unterbunden, was durch Abtrocknen nicht gelingt. Trotzdem muss auch bei der Folienmethode zusätzlich auf eine warme Umgebung geachtet werden und die Körpertemperatur sollte überwacht werden, da Hypothermien nicht ganz auszuschließen sind. Außerdem müssen auch Hyperthermien vermieden werden [AHA-Klasse II b, LOE C], da hierdurch zerebrale Schäden entstehen können. Eine besonders engmaschige Temperaturüberwachung ist angezeigt, wenn die Mutter Fieber hat (höhere Rate an Komplikationen, z. B. Krampfanfälle, Atemdepression).

2. Lungenentfaltung

In den Lungen des Neugeborenen befindet sich zunächst noch Flüssigkeit, deren Menge teilweise schon durch Mechanismen vor und während der Geburt vermindert wird (fetales Adrenalin, maternales Thyreotropin-Releasing-Hormon). Weitere relevante Flüssigkeitsmengen (> 100 mL), die die Diffusion der Atemgase behindern, müssen aber noch unmittelbar nach der Geburt resorbiert werden. Dies geschieht normalerweise zügig durch die ersten Schreie (höherer Druck in der Lunge unter Exspiration als bei normaler Atmung). Der erhöhte Atemwegsdruck ist auch notwendig, um die aneinanderliegenden Wände der Alveolen (physiologische Atelektasen) von einander zu lösen, d. h. die Adhäsionskräfte zu überwinden.

Um die Resorption der Lungenflüssigkeit und die komplette Entfaltung der Lunge auch bei Atemstillstand nach der Geburt zu gewährleisten, sollen die ersten Beatmungen als sog. Blähbeatmungen (Entfaltungsbeatmungen) ausgeführt werden. Dabei wird der initiale Beatmungsdruck bei jedem Atemhub für 2–3 Sekunden aufrechterhalten (Details s. S. 288 f.).

In den Leitlinien wird zur Beatmung von Neugeborenen ein spezielles Beatmungssystem empfohlen [AHA-Klasse II b, LOE C], bei dem Luft/Sauerstoff über ein T-Stück (Modifikationen nach dem ersten System von Ayre, 1937) in die Beatmungsmaske eingeleitet wird und ein vorher eingestellter Atemwegsdruck aufgebaut wird, solange der Helfer eine Öffnung des T-Stücks mit einem Finger verschließt. Auf diese Weise kann der Helfer beeinflussen, über welche Zeit und mit welchem voreingestellten Druck die Lunge des Kindes gebläht wird (eine Überschreitung des vorher stufenlos eingestellten Zieldrucks ist wegen eines regulierbaren Überdruckventils nicht möglich). Hierfür gibt es sowohl Konstruktionen, bei denen zugleiteter Sauerstoff/Druckluft über ein (Wasser-) Ventil entweichen kann als auch spezielle, zugelassene Geräte.

Ein deutsches Pendant zum T-Stück-System nach Ayre ist das sog. Kuhn-System (halboffenes Narkosesystem). Dieses System ist aber nur in Verbindung mit Druckgas zu betreiben. In mobilen Einrichtungen (z. B. Rettungsdienst, Hausgeburten unter Betreuung durch niedergelassene Hebammen) findet es i. d. R. keine Verwendung.

Auch in vielen Kliniken oder Geburtshäusern werden spezielle Beatmungsbeutel für Neugeborene mit einem Überdruckventil (blow-off valve) verwendet, die aber trotzdem mit entsprechendem „Fingerspitzengefühl“ bedient werden sollen, damit gerade soviel Druck angewendet wird, dass die Herzfrequenz ausreichend ansteigt. Der vom Hersteller angegebene Maximaldruck des Überdruckventils bei Beatmungsbeuteln kann bei kräftigem Auspressen des Beutels nämlich überschritten werden, da diese Ventile Flow-abhängig arbeiten. Moderne Beatmungsbeutel bieten teilweise auch eine mechanische Druckkontrolle an (s. Abb. 3.22). Das Überdruckventil kann zur Erzeugung höherer Beatmungsdrücke verschlossen werden oder auch beschädigt sein. Da ein zu hoher Beatmungsdruck im Regelfall schädlich ist, muss die Funktion des Ventils orientierend vor Benutzung des Beutels geprüft werden (Maskenansatz zu halten und Beutel komprimieren; es muss Luft aus dem Ventil entweichen).

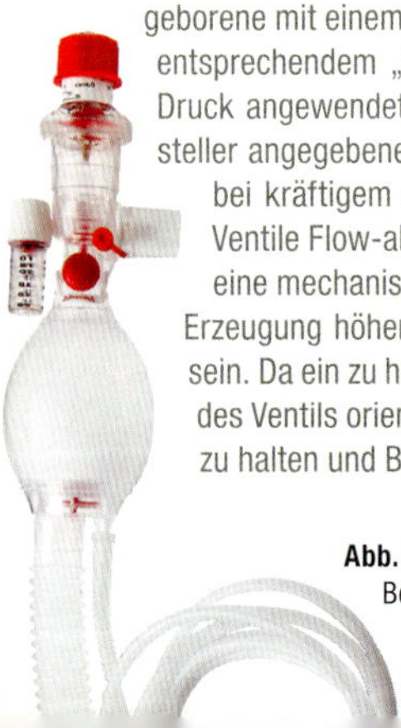

Abb. 3.22 Beatmungsbeutel für Neugeborene mit Überwachungsmöglichkeit des Beatmungsdruckes (Fa. Ambu) Foto: Ambu GmbH

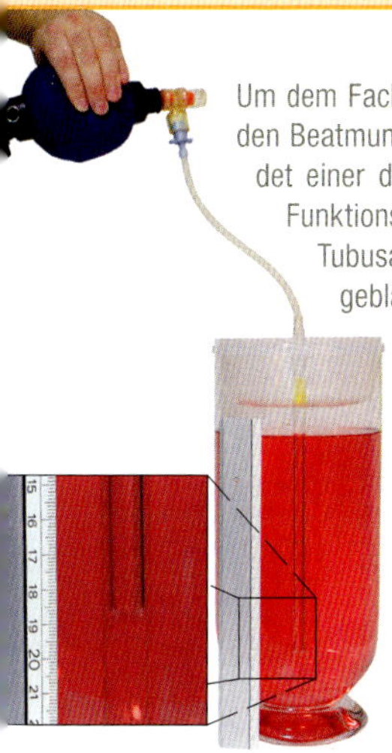

Abb. 3.23 Funktionsmodell zum Üben der Beutel-Masken-Beatmung (Beatmungsdruck), Beschreibung im Text

Um dem Fachpersonal in der Aus- und Fortbildung ein präzises Gefühl für den Beatmungsdruck insbes. bei der Blähbeatmung zu vermitteln, verwendet einer der Autoren von „Reanimation kompakt“ das nebenstehende Funktionsmodell (s. Abb. 3.23), das einfach nachzubauen ist: Über einen Tubusadapter wird mit einem Beatmungsbeutel Luft in ein Glasrohr geblasen, das in ein wassergefülltes, transparentes Standgefäß eintaucht (Wasser zur Veranschaulichung rot eingefärbt). Der Höhenunterschied (in cm) zwischen Wasseroberfläche im Glasrohr und Wasseroberfläche im Standgefäß entspricht natürlich physikalisch exakt dem aktuellen Beatmungsdruck in cm H_2O. Das Volumen im inneren Glasrohr sollte in der Dimension des normalen Atemhubvolumens liegen (z. B. 15–30 mL für Neugeborene, abhängig von der Druckhöhe; in dem Modell befindet sich weitere, größere Glasrohre für Kinder und Erwachsene – in der Abb. nicht sichtbar). Nach eigenen Erfahrungen empfiehlt es sich, bei solchen Lehrveranstaltungen mehrere Übungsdurchläufe mit zeitlichem Abstand durchzuführen, wobei zunächst der Übende die Wassersäule und Druckskala sehen kann, später aber „blind“ beatmen muss und eine Rückmeldung nur durch andere Teilnehmer erhält.

3. Strategien gegen die Hypoxie

Die meisten gesunden Babys (ca. 75 %) beginnen innerhalb von 60 s nach der Geburt, selbst zu atmen, fast alle sonst gesunden Babys (ca. 95 %) atmen innerhalb von 2 Minuten nach der Geburt. Eine Art „physiologischer Atemstillstand“ bei der Geburt kann durch eine natürliche Überlebensstrategie erklärt werden: Auch während einer normalen Geburt treten beim Baby regelmäßig hypoxische Phasen auf (z. B. Kompression der Plazenta bei Presswehen oder der Nabelschnur beim Durchtritt durch den Geburtskanal), auf die das Kind in natürlicher Weise vorbereitet ist (z. B. Verminderung des Energieverbrauchs durch Reduktion der Zirkulation, erhöhte myokardiale Glykogenspeicher). Ein wesentlicher Schutzmechanismus bei verlängerter Hypoxie ist auch die verzögert einsetzende Schnappatmung nach primärer Apnoe. Versteht man diesen Mechanismus, so interpretiert man einen initialen Atemstillstand des Neugeborenen im Regelfall als normale Schutzreaktion und behandelt das Neugeborene besonnen und adäquat (keine gefährliche Maximaltherapie). Es ist beruhigend zu wissen, dass diese Situation durch einfache, aber kompetent durchgeführte Maßnahmen (Lungenbelüftung) meist schnell behoben werden kann.

Aufgrund langer Geburtsdauer, komplizierter Kindsentwicklung oder anderer Pathologika kann es zu hypoxischen Zuständen des Kindes mit erheblichen Abfällen des Sauerstoffpartialdruckes kommen. Entsprechende Sauerstoffmangelzustände stellen zunächst auch einen Atemanreiz dar. Stärkere Hypoxien beantwortet das Kind jedoch reflektorisch mit Herzfrequenzabfall und wenig später mit Atemstillstand (Zustand geringen Sauerstoffverbrauchs). Nach mehreren Minuten setzt regelmäßig eine Schnappatmung ein, mit der sich das Neugeborene – sofern es sich zu diesem Zeitpunkt schon an der Luft befindet – unter guten Umständen „selbst reanimieren" kann; ist dies nicht der Fall, tritt der Tod ein. Dieser bei Neugeborenen potenziell lebensrettende natürliche Mechanismus bleibt teilweise auch im Erwachsenenalter erhalten (s. S. 37). Bei Erwachsenen kann eine Schnappatmung aber u. a. aufgrund des primären Herzstillstandes nicht wie beim Neugeborenen zu einer „Selbstreanimation" führen. Jedoch ist bei erwachsenen Patienten mit Herz-Kreislauf-Stillstand und Schnappatmung die Aussicht auf eine erfolgreiche Reanimation besser als bei Patienten ohne Schnappatmung (evtl. minimale Oxygenierung/Perfusion in dieser Zeit, evtl. kürzere Stillstandszeit), allerdings nur, wenn sofort mit der Reanimation begonnen wird (immer wieder wird Schnappatmung als normale Atmung eingeschätzt, sodass eine Reanimation gar nicht oder verspätet eingeleitet wird).

Ein vereinfachtes Schema zur Pathophysiologie der Neugeborenen-Hypoxie ist auf der folgenden Seite dargestellt.

Ein Baby, das nach der Entbindung nicht ausreichend atmet, kann sich also im Stadium der primären Apnoe, der Schnappatmung oder der terminalen Apnoe befinden, was aus Sicht der Helfer initial nicht abschätzbar ist. Daher ist das Vorgehen (vgl. Alg. 15) so konzipiert, dass alle drei möglichen Zustände adäquat behandelt werden:

- Im Stadium der primären Apnoe gelingt es dem Baby bei freiem Atemweg meist ohne aufwändiges Zutun, sich selbst zu reanimieren (ein externer körperlicher Stimulus und Initialbeatmungen können hilfreich sein). Nach kurzer Zeit treten Schnappatemzüge auf, welche die Lunge ventilieren und das Blut oxygenieren. Da die Zirkulation noch intakt ist, wird das oxygenierte Blut rasch in die Koronararterien transportiert und die Herzfrequenz steigt an (Haut wird rosig). Die primären Atemzentren nehmen zügig ihre Funktion auf, sodass die Schnappatmung endet. Das Kind atmet und kommt zu Bewusstsein (Schreien, Muskeltonus, Bewegungen).
- Im Stadium der Schnappatmung gelingt die Selbstreanimation meist wie bei der primären Apnoe, aber u. U. etwas langsamer.
- Im Stadium der terminalen (= sekundären) Apnoe ist eine Selbstreanimation ausgeschlossen. Das Baby wird ohne Reanimation sterben. Es stirbt aber möglicherweise auch trotz korrekter Reanimation, wenn die vorangehende Hypoxie zu lange dauerte.

Bei noch vorhandener Zirkulation kann eine effektive Lungenbelüftung rasch zur Oxygenierung des Blutes und zur Wiederherstellung der Herz- und Atemfunktion führen.
Bei erst kurzdauerndem Herz-Kreislauf-Stillstand können Beatmungen in Kombination mit nur wenigen Thoraxkompressionen eine kleine Menge oxygeniertes Blut zum Herz transportieren (kurzer Weg), sodass dieses seine Funktion wieder aufnehmen kann (Herzfrequenz steigt bei Erfolg i. d. R. rasch an). In diesem Fall ist aber häufig noch eine Beatmung über mehrere Minuten erforderlich).

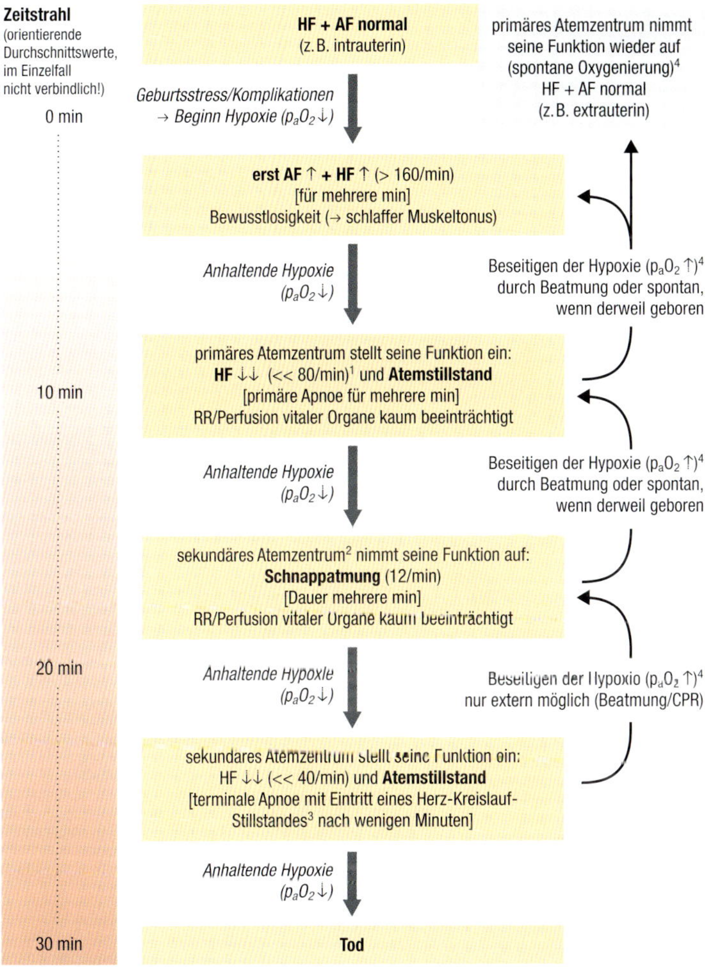

[1] HF-Abfall wahrscheinlich zunächst vagal induziert, aber hypoxisch aufrecht erhalten (anaerobe, weniger effiziente Energiegewinnung). Die Perfusion vitaler Organe wird durch ein erhöhtes Schlagvolumen (verlängerte Diastole, Frank-Starling-Mechanismus) und Kreislaufzentralisation gewährleistet. Zunahme der Laktatazidose.

[2] Es handelt sich um primitive spinale Zentren, die normalerweise von höheren Atemzentren gehemmt werden. Bei Hypoxie mit Funktionsausfall der höheren Zentren entfällt die Supression der untergeordneten Zentren, die noch unter relativ niedrigem Sauerstoffangebot arbeitsfähig sind.

[3] Irreversibler Funktionsverlust durch Zusammenbruch der biochemischen Homöostase.

[4] Gelingt eine ausreichende Oxygenierung, so äußert sich der Erfolg im Regelfall rasch (< 30–60 s) in einer Zunahme der Herzfrequenz und Auftreten von Eigenatmung (Wiederherstellung der Funktion der primären Atemzentren).

Alg. 15 – Neugeborenenversorgung

Nach ERC 2010, NLS – Newborn Life Support

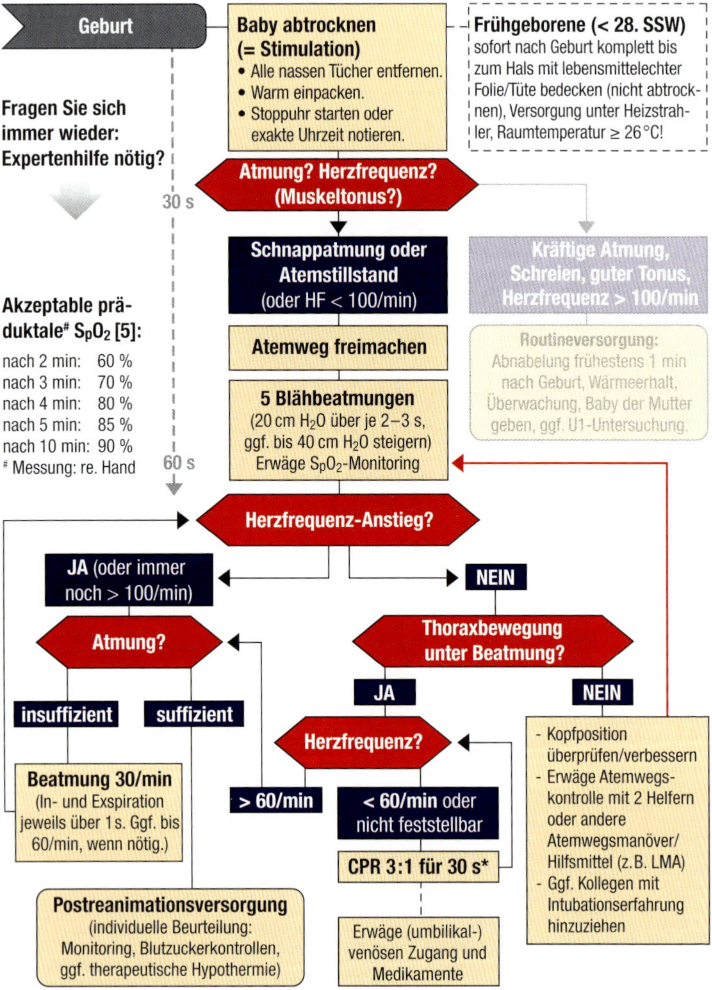

* Ziel: 60 „Ereignisse" in 30 s, d. h. 45 Kompressionen + 15 Beatmungen

Ablauf der Erstversorgung und ggf. Reanimation bei Neugeborenen

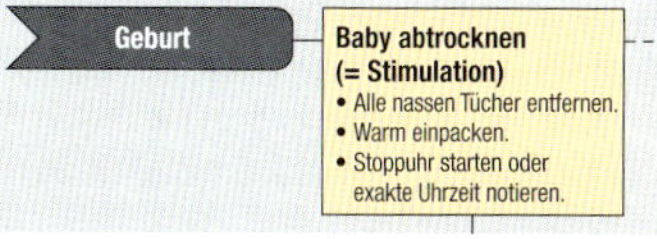

Der nachfolgende Text bezieht sich auf diesen Ausschnitt von Algorithmus 15 (Seite 284)

Idealerweise sollte unmittelbar nach der Geburt die genaue Uhrzeit festgehalten werden oder eine Stoppuhr gestartet werden, um die Zeit während der weiteren Versorgung im Blick zu behalten.

Sofort nach der Geburt hat der Wärmeerhalt des Kindes höchste Priorität! Je nach Situation und Qualifikation des anwesenden Personals, sollte man sich zu jedem Zeitpunkt der Neugeborenenversorgung fragen, ob man einen erfahreneren Kollegen hinzuziehen sollte, da ein verspäteter Hilferuf eine unnötige Eskalation der Situation oder einen letalen Zeitverlust bedeuten kann.

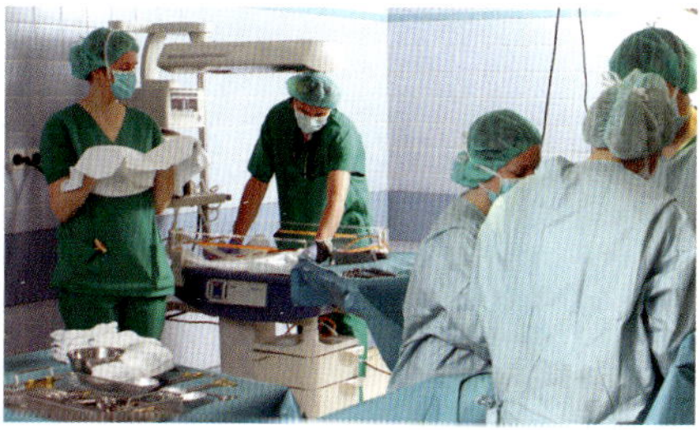

Abb. 3.24 Vorbereitung zur Neugeborenenversorgung im Kreißsaal bei Sectio caesarea

Zum Wärmeerhalt ist auf eine möglichst hohe Raumtemperatur zu achten, Zugluft ist zu vermeiden. Das Kind wird gleich nach Geburt mit warmen Tüchern abgetrocknet und danach warm und trocken eingewickelt (auch Kopf bedecken – Gesicht aussparen). Das Abtrocknen des Kindes stellt gleichzeitig eine milde und ausreichende Stimulation dar. Invasivere Methoden sollen nicht durchgeführt werden. Das Baby sollte – wenn munter – der Mutter in den Arm gegeben werden (Hautkontakt, beide zudecken). Das Abnabeln erfolgt bei lebensfrischem Kind frühestens 1 min nach der Geburt (mittlerweile wurden einige Vorteile eines späteren Abnabelns gegenüber dem sofortigen Abnabeln gezeigt, das sich mit der Entwicklung der modernen Geburtsmedizin – vor allem wohl aus praktischen Gründen – eingebürgert hat). Auch bei Frühgeborenen in stabilem Zustand sollte in dieser Weise verzögert abgenabelt werden. Falls Reanimationsmaßnahmen erforderlich sind, haben die Reanimationsmaßnahmen Priorität (schnelle Abnabelung).

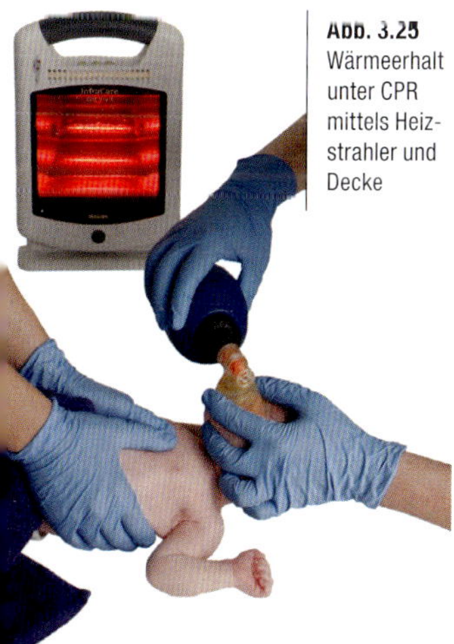

Abb. 3.25 Wärmeerhalt unter CPR mittels Heizstrahler und Decke

Auch Untersuchungs- und ggf. Reanimationsmaßnahmen sollen in warmer, zugfreier Umgebung stattfinden, am besten auf einer flachen, warm abgedeckten Arbeitsfläche unter einem dafür zugelassenen Heizstrahler (Vorsicht: Verbrennungen).

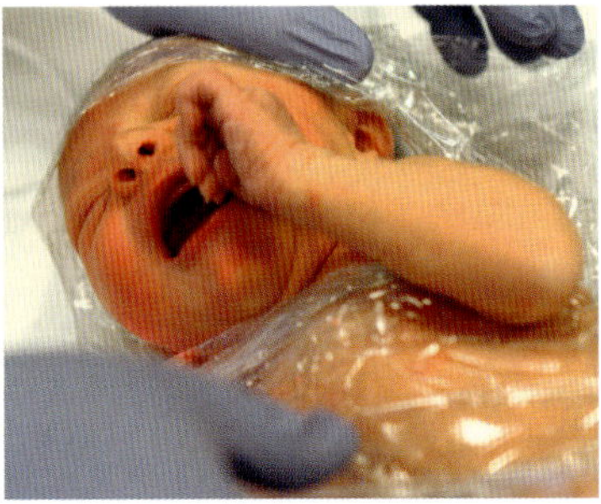

Abb. 3.26 Wärmeerhalt mit Folie

Frühgeborene (bes. < 28. SSW) sollen sofort unter einem geeigneten Heizstrahler versorgt werden [AHA-Klasse IIb, LOE C] und es sollen zusätzliche Techniken zum Wärmeerhalt eingesetzt werden, z. B. Raumtemperatur bei (mind.) 26 °C und das Baby direkt nach Geburt ohne vorheriges Abtrocknen in lebensmittelechte, wärmebeständige Plastikfolie einhüllen, dabei das Gesicht aussparen [AHA-Klasse I, LOE A]. Dies beeinträchtigt die weitere Versorgung nicht relevant [AHA-Klasse IIb, LOE C].

Der nachfolgende Text bezieht sich auf diesen Ausschnitt von Algorithmus 15 (Seite 284)

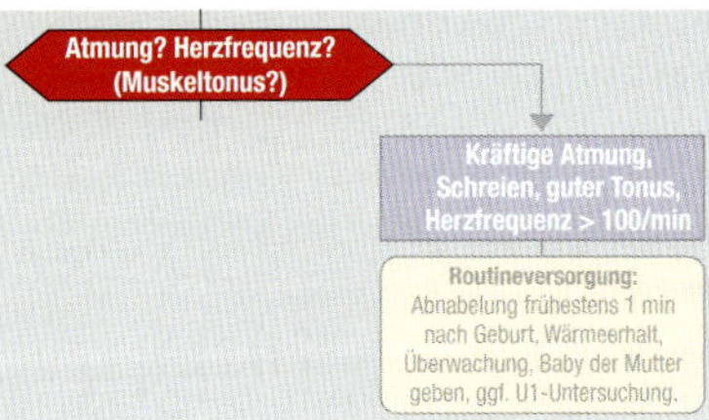

Bereits während der ersten Maßnahmen zum Wärmeerhalt (Abtrocknen, Einwickeln in warme Tücher) wird das Baby vorsichtig stimuliert und sein Vitalzustand beurteilt. Etwa 30 Sekunden nach der Geburt soll entschieden werden, ob eine Routineversorgung des Kindes ausreichend ist oder ob eine Unterstützung der Atemfunktion erforderlich ist. Ein Baby, das kräftig schreit, einen guten Muskeltonus aufweist und eine Pulsfrequenz über 100/min hat, benötigt keine weiteren Interventionen außer Abtrocknen, Warmhalten und Abnabeln (frühestens 1 min nach der Geburt). Es kann und sollte möglichst der Mutter in den Arm gegeben werden (Hautkontakt) und kann, wenn gewünscht, auch an die Brust gelegt werden. Wenn das Neugeborene Anzeichen einer Beeinträchtigung zeigt oder Risikofaktoren bekannt sind, ist eine pulsoxymetrische Überwachung empfohlen.

Zur Beurteilung des Neugeborenen während der Erstversorgung (30 s) werden folgende Parameter herangezogen:

- **Atmung:** Frequenz, Tiefe, symmetrische Atembewegungen – Anzeichen einer nicht normalen Atmung, wie Schnappatmung oder Schnarchen?
- **Herzfrequenz:** vorzugsweise durch Auskultation an der Herzspitze. Der gefühlte Puls an der Nabelschnurbasis ist nur aussagekräftig bei einer Pulsfrequenz > 100/min. Bei Babys, die eine fortgesetzte Unterstützung der Atemfunktion oder Reanimationsmaß-

nahmen benötigen, ist zur Überwachung der Herzfrequenz alternativ ein modernes Pulsoxymeter zu erwägen.

- **Hautfarbe:** normalerweise kommen Babys mit einer Zyanose zur Welt, werden aber innerhalb von etwa 30 s nach Einsetzen einer effektiven Atmung rosig. Die Beurteilung der Oxygenierung anhand der Hautfarbe ist unzuverlässig. Dies sollte besser mit einem modernen Pulsoxymeter (Masimo-Technologie oder vergleichbar) geschehen, insbes. wenn eine Zyanose besteht [AHA-Klasse I, LOE B]. Bei der Pulsoxymetrie ist zu beachten, dass die Normwerte deutlich von älteren Säuglingen, Kindern und Erwachsenen abweichen (s. Angabe im Alg. 15) und dass die Messung im präduktalen Versorgungsgebiet erfolgen muss, d. h. an der rechten Hand (die rechte A. subclavia bzw. der Truncus brachiocephalicus geht noch vor Einmündung des Ductus arteriosus Botalli aus der Aorta ab; in später abgehenden Gefäßen zum linken Arm und zu den Beinen ist die Sauerstoffsättigung bis zum Verschluss des Ductus arteriosus durch zugemischtes sauerstoffarmes Blut aus dem rechten Ventrikel erniedrigt). Evtl. können Messergebnisse bei der Pulsoxymetrie schneller angezeigt werden, wenn erst der Sensor am Finger angebracht und dann mit dem Gerät verbunden wird [AHA-Klasse IIb, LOE C]

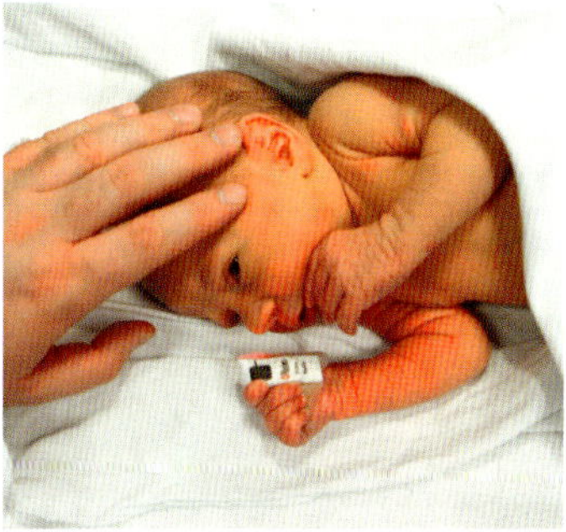

Abb. 3.27 Überwachung des Neugeborenen mit Pulsoxymeter (präduktale Messung an der rechten Hand)

  Dennoch sollen Zyanose (Kontrolle der präduktalen S_pO_2) oder Blässe trotz adäquater Ventilation (z. B. Minderperfusion, Azidose, Hypovolämie) als mögliche Warnzeichen nicht ignoriert werden.

  Bei anhaltender Zyanose/Hypoxämie trotz adäquater Eigenatmung und ausreichender Herzfrequenz, was nur sehr selten vorkommt, müssen verschiedene Erkrankungen in Betracht gezogen werden: z. B. Zwerchfellhernie, Surfactant-Mangel, kongenitale Pneumonie, Pneumothorax, angeborene Herzerkrankungen.

- **Muskeltonus:** ein schlaffes Baby ist wahrscheinlich bewusstlos und benötigt eine Unterstützung der Atem- und ggf. auch der Kreislauffunktion

Zur reinen Beschreibung des Vitalzustands von Neugeborenen wird vielfach der APGAR-Score (nach Virginia Apgar) verwendet, der als Klassifikation zur Einteilung von Neugeborenen für die Auswertung von Studienergebnissen konzipiert war. Dies mag zu Dokumentationszwecken sinnvoll sein (z. B. 1, 5 und 10 min nach der Geburt), wenn dies ohne Beeinträchtigung der Versorgung von Mutter und Kind möglich ist. Der APGAR-Score war jedoch nie dazu bestimmt, Neugeborene im Hinblick auf ihre Reanimationsbedürftigkeit einzuschätzen, auch wenn die hierfür entscheidenden Parameter (Atmung, Puls und Grundtonus) ebenfalls im APGAR-Score vorkommen. Die Vergabe von Punktwerten nach dem APGAR-Score hat sich auch als recht subjektiv herausgestellt.

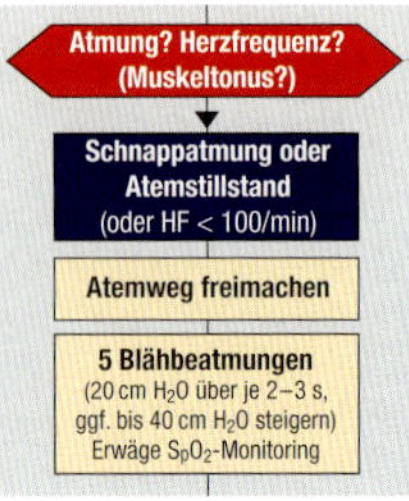

Der nachfolgende Text bezieht sich auf diesen Ausschnitt von Alg. 15 (Seite 284)

Ein Baby mit unregelmäßiger oder fehlender Atmung, mit schlaffem Muskeltonus und/oder einer Pulsfrequenz unter 100/min benötigt zunächst eine effektive Unterstützung der Atemfunktion. Das Freimachen des Atemwegs (Kopfposition, Zunge) sowie die Lungenbelüftung ist für gewöhnlich alles, was in dieser Situation erforderlich ist. Solange diese beiden Interventionen nicht wirkungsvoll ausgeführt werden, sind andere Handlungen sinnlos. Die ersten Beatmungen sollen als sog. Blähbeatmungen (Entfaltungsbeatmungen) ausgeführt werden (Beatmungsdruck bei jedem Atemhub über 2–3 Sekunden aufrecht erhalten).

Atemweg, Atmung und Beatmung

Allein das Abtrocknen des Babys verursacht üblicherweise eine ausreichende Stimulation, um eine effektive Spontanatmung anzuregen. Wenn nach einer kurzen Zeit trotz adäquater Stimulation keine Eigenatmung einsetzt, ist eine Atemunterstützung erforderlich. Um bei der Beatmung einen freien Atemweg zu gewährleisten, soll der Kopf in Neutralposition gelagert werden (z. B. durch ein ca. 2 cm dickes Handtuch unter den Schultern – s. Abb. 3.1 b), ggf. ist der Esmarch-Handgriff anzuwenden oder ein Guedeltubus einzulegen. Eine unregelmäßige oder fehlende Atmung ist prinzipiell mit einer qualitativ guten Maskenbeatmung zu behandeln. Bei Erreichen ausreichender Sauerstoffpartialdrücke normalisieren sich Herzfrequenz, Muskeltonus, Hautfarbe und die Atmung schnell von selbst (< 30 Sekunden).

Blähbeatmungen

Um die Resorption der Lungenflüssigkeit und die komplette Entfaltung der Lunge auch bei postpartalem Atemstillstand zu gewährleisten, sollen die ersten Beatmungen als sog. Blähbeatmungen (Entfaltungsbeatmungen) ausgeführt werden: Der initiale Beatmungsdruck wird bei jedem Atemhub für 2–3 Sekunden aufrechterhalten. Der erforderliche Druck ist variabel und sollte den Brustkorb sichtbar wie bei normaler Atmung heben und senken. 20 cm H_2O können effektiv sein (initial mit diesem Druck beginnen), es können zur effektiven Lungenbelüftung aber auch Drücke von ≥ 30–40 cm H_2O erforderlich werden [AHA-Klasse IIb, LOE C].

Beatmung bei Frühgeborenen

Wenn die Lungen bei Frühgeborenen noch unreif sind, wird der sog. Surfactant-Faktor unzureichend gebildet, der die Oberflächenspannung in den Alveolen etwa um den Faktor 10 reduziert. Surfactant-Mangel erschwert somit die Entfaltung der Lunge und führt dazu, dass bereits entfaltete Lungenabschnitte während der Exspiration wieder kollabieren und beim nächsten Atemzug/-hub nicht oder nur schwer wieder eröffnet werden (besonders die kleineren Alveolen). Sowohl Überblähung als auch rezidivierendes Belüften kollabierter Lungenabschnitte sind schädlich. Dies erfordert ein differenziertes Konzept der Atem-

unterstützung, z. B. Vermeidung hoher Volumina und Drücke, Tidalvolumen max. 4–8 mL/kg, Anwendung von PEEP/CPAP [AHA-Klasse IIb, LOE C]. Auf eine Behandlung zur intrauterinen Lungenreifung sowie die Surfactant-Substitution gehen die CPR-Leitlinien nicht ein.
2007 empfahl die Bundesärztekammer, bei Frühgeborenen Blähmanöver zu vermeiden sowie bei der Beatmung Frühgeborener und reifer Neugeborener routinemäßig einen PEEP von 3–5 cm einzusetzen [AHA-Klasse IIb, LOE C]; dies lassen aber das T-Stück-Maskensystem und herkömmliche Beatmungsbeutel für Neugeborene ohne zusätzliches PEEP-Ventil nicht zu. Eine Aktualisierung dieser Empfehlung nach Publikation der Leitlinien 2010 gab es bislang noch nicht.

Kein routinemäßiges Absaugen, da schädlich

Auch wenn das Fruchtwasser mekoniumhaltig ist, ist das routinemäßige Absaugen von Mund und Nase, während sich das Baby noch im Geburtskanal befindet (Kopf geboren, Schultern noch nicht entwickelt) oder das routinemäßige tracheale Absaugen lebensfrischer Kinder **nicht mehr empfohlen.**
Beeinträchtigte Babys (schlaffer Muskeltonus, Apnoe), die durch mekoniumhaltiges Fruchtwasser geboren wurden, haben ein erhöhtes Risiko für ein Mekoniumaspirationssyndrom (MAS); in diesem Fall sollte nach wie vor eine rasche direkte Racheninspektion zur Entfernung von Fremdmaterial durchgeführt worden. Für erfahrene und geübte Helfer kann auch die Intubation zum trachealen Absaugen von Nutzen sein [AHA-Klasse IIb, LOE C]:

- Offensichtlich obstruierendes Material ist am besten unter Sicht zu entfernen [AHA-Klasse IIb, LOE C]; großlumiger Absaugkatheter, Sog max. – 100 mmHg.
- Intubation und tracheales Absaugen (ggf. direkt über den Tubus) erwägen, wenn dies sicher beherrscht wird.
- Aber: Keine zeitraubenden Intubationsversuche, insbes. bei persistierender Bradykardie → Maskenbeatmung!

Zuweilen scheiden Babys noch vor oder während der Geburt zähflüssiges Mekonium aus („Kindspech“, erster Stuhlgang), meist bedingt durch Stress (Hypoxie). Dieses kann bei den ersten Atemversuchen, noch in der Gebärmutter bzw. während der Geburt, in die Atemwege gelangen. Bereits vor Jahrzehnten wurden immer wieder dramatische Verläufe des sog. Mekoniumaspirationssyndroms (MAS) beobachtet und Untersuchungen in den 1970er Jahren legten nahe, dass ein aggressives und frühzeitiges Absaugen aller Babys bei der Geburt das Auftreten oder die Schwere des MAS verringern könnte. Diese Studien verglichen aber Fälle abgesaugter Kinder mit historischen Kontrollgruppen vorangegangener Jahre, wobei die Inzidenz des MAS insgesamt rückläufig war, sodass der Abwärtstrend des MAS wahrscheinlich fälschlicherweise auf das Absaugen zurückgeführt wurde (methodischer Fehler). Zur Pathophysiologie nahm man u. a. an, dass die eigentliche Aspiration erst am Ende der Geburt stattfinden würde, sodass bei rechtzeitigem Absaugen das Mekonium noch vor dem Anatmen aus dem Oropharynx entfernt werden könnte. Bereits 1971 wurden Tierversuche dokumentiert, die zeigten, dass die Mekoniumaspiration bereits vor der Geburt bei intrauteriner Asphyxie auftreten kann, sodass man mit oro- oder nasopharyngealem Absaugen in diesen Fällen wenig erreichen kann (Dawes et al., J. Physiol, 1971). Erst durch die Studien von Wiswell et al. (Pediatrics, 2000) und Vain et al. (Lancet, 2004) wurde das Dogma des routinemäßigen Absaugens endgültig ad acta gelegt, da es nicht die Inzidenz oder Schwere des MAS senken kann [LOE 1], aber durchaus in der Lage ist, Schäden anzurichten (z. B. vagal induzierte Bradykardie, Laryngospasmus, verminderter Atemanreiz mit verlängerter Apnoe, Verletzungen), sodass angesichts der sehr wenigen Kinder mit MAS das routinemäßige, aggressive Absaugen in den vergangenen Jahrzehnten wahrscheinlich mehr Kindern geschadet als genutzt hat. Dies wurde bereits in den Leitlinien 2005 niedergelegt. Zu diesem grandiosen Irrweg der Wissenschaft, aus dem man viel über die Interpretation von Studien lernen kann, hat uns Sam Richmond ein eindrückliches Bild mit einer Prise britischem Humor zur Verfügung gestellt, welches wir Ihnen nicht vorenthalten möchten (s. Abb. 3.28) und wofür wir ihm sehr dankbar sind. Sam Richmond hat dieses Thema als ERC-Leitlinienautor im Bereich NLS aufgearbeitet.

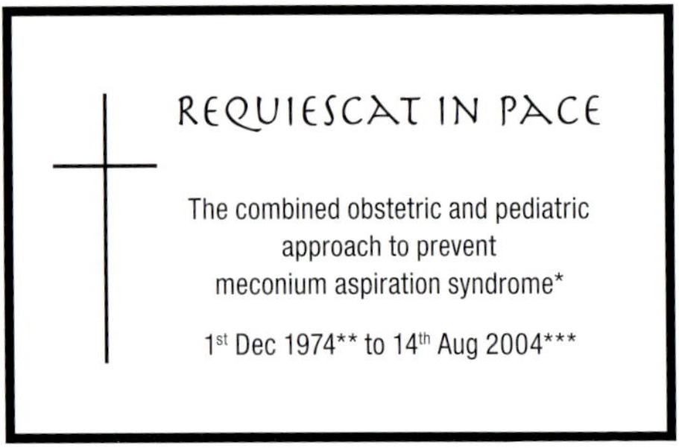

Abb. 3.28 Für die freundliche Überlassung dieser Abbildung bedanken wir uns herzlich bei Sam Richmond (Neonatology, Sunderland Royal Hospital, Sunderland, UK).

* Das gemeinsame geburtshilfliche und pädiatrische Vorgehen zur Prävention des Mekoniumaspirationssysndroms – Titel der folgenden Arbeit: Carson BS, Losey RW, Bowes WA Jr, Simmons MA: Combined obstetric and pediatric approach to prevent meconium aspiration syndrome. Am J Obstet Gynecol 1976; 126: 712–715

** Gregory GA, Gooding CA, Phibbs RH, Tooley WH: Meconium aspiration in infants – a prospective study. J Pediatr 1974; 85: 848–852

*** Vain NE, Szyld EG, Prudent LM, Wiswell TE, Aguilar AM, Vivas NI: Oropharyngeal and nasopharyngeal suctioning of meconium-stained neonates before delivery of their shoulders: multicentre, randomised controlled trial. Lancet 2004; 364: 597–602

Indikationen für Sauerstoff

Bei der Beatmung reifer Neugeborener soll initial möglichst nur Raumluft statt Sauerstoff als Atemgas verwendet werden. Nur wenn trotz effektiver Beatmung keine Verbesserung der Herzfrequenz oder keine akzeptable Oxygenierung (Ziel-S_pO_2 siehe Algorithmus 15 auf S. 284 [AHA-Klasse IIb, LOE B]) trotz effektiver Beatmung erreicht wird, sollen höhere O_2-Konzentrationen verwendet werden (bis zu 100 %, bis zur Normalisierung der Herzfrequenz [AHA-Klasse IIb, LOE B]). Frühgeborene < 32. Woche benötigen häufiger eine vorsichtig dosierte O_2-Zumischung (nach Pulsoxymetrie). Bei verstärkter Atemarbeit/persistierender Zyanose CPAP erwägen.

Es ist wichtig, schnellstmöglich den pulmonalen Gasaustausch in Gang zu setzen, um den Wegfall der uterinen Sauerstoffversorgung zu kompensieren. Hierzu schien lange Zeit die Gabe von zusätzlichem Sauerstoff sinnvoll zu sein, mit der Absicht, hypoxische Zellen schnellstmöglich und effektiv mit Sauerstoff zu versorgen.
Mittlerweile nehmen die Hinweise zu, dass gerade hypoxische Zellen, die mit hohen Sauerstoffkonzentrationen konfrontiert werden, eher Schaden nehmen („Sauerstoffparadoxon"). In Tierexperimenten konnte die Schädigung durch Hyperoxie nach Hypoxie gerade im Gehirn junger Tiere nachgewiesen werden. Randomisierte Studien bei asphyktischen Kindern zeigten, dass Luft zumindest so effektiv ist wie reiner Sauerstoff. Allerdings konnten Frühgeborene unter Sauerstoffgabe schneller höhere Werte der arteriellen Sauerstoffsättigung erreichen.

Endotracheale Intubation

Die Indikation zur Intubation und deren Zeitpunkt sind abhängig von der Übung und Erfahrung des Durchführenden.
Ein erfahrener Intubateur wird in vielen Fällen durch Intubation rasch den Atemweg sichern können. Eine Intubation ist aber meist nicht zwingend notwendig und bedeutet immer eine Unterbrechung der lebenswichtigen Beatmung. Bei unerfahrenen Intubateuren kommen Fehlplatzierungen häufiger vor. Die Intubation kann oder muss aber zu verschiedenen Zeitpunkten erwogen werden, z. B. bei

- Verlegung der Trachea (z. B. Mekonium), die durch Absaugen beseitigt werden muss
- ineffektiver (trotz optimaler Technik) oder prolongierter Beutel-Masken-Beatmung
- Durchführung von Thoraxkompressionen
- speziellen Indikationen (z. B. angeborene Zwerchfellhernie, Geburtsgewicht < 1000 g)

Als Indikator für eine tracheale Tubuslage kann ein prompter Anstieg der Herzfrequenz sowie ein exspiratorischer CO_2-Nachweis herangezogen werden, wobei beide Zeichen eine zu tiefe (einseitige) Intubation nicht ausschließen und bei Herz-Kreislauf-Stillstand ausbleiben können. Die visuelle Lagekontrolle ist in diesen Fällen empfohlen.
Aus Sicherheitsgründen muss bei unklarer Lage eine Extubation erfolgen.
Der exspiratorische CO_2-Nachweis wird bei Neugeborenen (auch wenn untergewichtig) als zuverlässigste Methode (ERC: in Kombination mit klinischen Zeichen) zur Tubuslagekontrolle empfohlen (Kreislauf vorausgesetzt [AHA-Klasse IIa, LOE B]. Der Anwender sollte sich darüber im Klaren sein, dass ein falsch-negativer CO_2-Befund aber zu einer unnötigen Extubation/Reintubation mit potenzieller Hypoxiephase führen kann. Andere Zeichen der Tubuslagekontrolle (z. B. Auskultation) wurden bei Neugeborenen nicht systematisch evaluiert [AHA-Klasse IIb, LOE C].

Larynxmaske

Die Larynxmaske wurde von erfahrenen Anwendern in Studien erfolgreich zur Beatmung von Neugeborenen (inkl. Frühgeborene) eingesetzt, teilweise auch als Alternative zur Intubation und auch in Reanimationssituationen (bei Neugeborenen über 2000 g oder ≥ 34 Schwangerschaftswochen als Alternative zur Maskenbeatmung). Die Larynxmaske kann im Rahmen der Neugeborenenreanimation eingesetzt werden [AHA-Klasse IIb, LOE B], insbes. wenn die Maskenbeatmung nicht funktioniert oder die Intubation nicht durchführbar ist oder erfolglos versucht wurde [AHA-Klasse IIa, LOE B]. Es können aber aufgrund mangelnder Daten keine konkreten Empfehlungen für oder gegen den Einsatz der Larynxmaske in speziellen Reanimationssituationen (z. B. Mekoniumaspiration) gegeben werden.

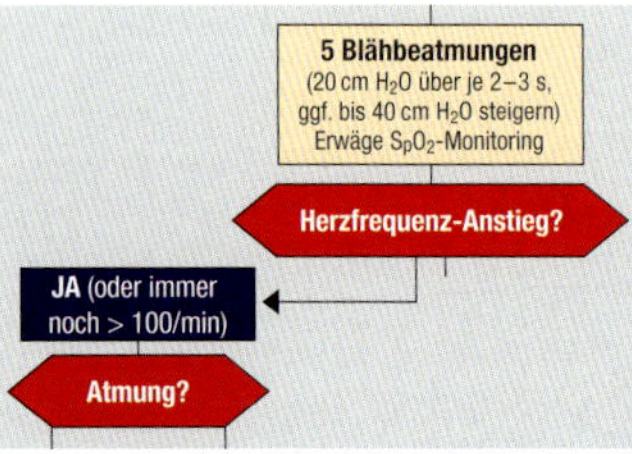

Der nachfolgende Text bezieht sich auf diesen Ausschnitt von Algorithmus 15 (Seite 284)

Ca. 30 Sekunden nach Beginn der (Bläh-) Beatmungen wird der Erfolg durch Überprüfen der Herzfrequenz beurteilt. Eine steigende oder weiterhin über 100 liegende Herzfrequenz zeigt eine ausreichende Ventilation an. Solange aber noch keine ausreichende Eigenatmung einsetzt, ist eine fortgesetzte Beatmung notwendig (In- und Exspirationszeit jeweils etwa 1 s, Beatmungsfrequenz 30/min, ggf. bis 60/min, wenn nötig). Ziel ist, dass die Herzfrequenz ausreichend hoch bleibt – die AHA empfiehlt einen Rahmen von 40–60 Beatmungen/min [AHA-Klasse IIb, LOE C]).
Sobald eine ausreichende Eigenatmung einsetzt, ist über Art und Umfang der Postreanimationsbehandlung zu entscheiden.

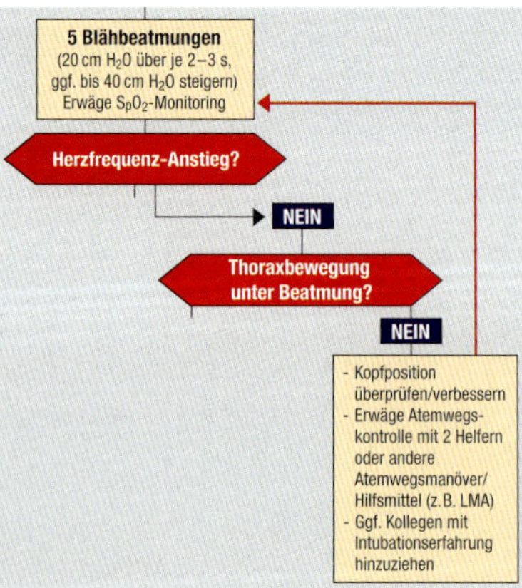

Der nachfolgende Text bezieht sich auf diesen Ausschnitt von Algorithmus 15 (Seite 284)

Wenn das Baby auf Beatmung nicht mit einer Steigerung der Herzfrequenz oder sogar mit einem Abfall reagiert, ist es am wahrscheinlichsten, dass der Atemweg nicht ausreichend freigehalten wird (oder werden kann) oder dass die Beatmung nicht effektiv ist. Daher muss in diesem Fall kontrolliert werden, ob die Beatmung zu einem sichtbaren Heben und Senken des Brustkorbs führt. Wenn keine adäquaten Thoraxexkursionen erkennbar sind, muss versucht werden, das Freihalten des Atemwegs und die Qualität der Beatmung zu verbessern (z. B. Kopfposition verbessern, Zwei-Helfer-Methode der Maskenabdichtung (Maskenabdichtung mit zwei Händen gelingt besser als mit einer Hand), alternative Hilfsmittel wie Larynxmaske, Intubation durch geübten und erfahrenen Helfer). Solange kein Herzfrequenzanstieg nachweisbar ist und die Beatmung augenscheinlich nicht funktioniert, sind weitere Maßnahmen (z. B. Thoraxkompressionen, Medikamente) nicht sinnvoll. Das Kind kann nur aus der lebensbedrohlichen Situation des Sauerstoffmangels gerettet werden, wenn es gelingt, eine effektive Beatmung zu gewährleisten.

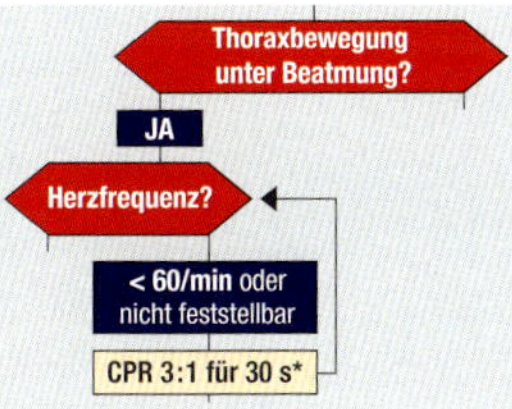

Der nachfolgende Text bezieht sich auf diesen Ausschnitt von Algorithmus 15 (Seite 284)

Bei adäquaten Thoraxbewegungen unter Beatmung darf die Wirksamkeit der Beatmung unterstellt werden. Wenn aber trotz effektiver Beatmung die Herzfrequenz unter 60/min liegt oder keine Herzaktivität sicher festgestellt werden kann, sind Thoraxkompressionen indiziert.

- Es geht aber nicht darum, den Blutkreislauf wie bei älteren Kindern oder Erwachsenen für längere Zeit notdürftig zu ersetzen. Das **Ziel der Thoraxkompressionen** bei Neugeborenen besteht vor allem darin, oxygeniertes Blut von der Lunge bis in die Koronararterien zu bringen, damit das Herz wieder seine normale Funktion aufnimmt. Aufgrund dieses sehr kurzen Weges reagiert das Herz – wenn noch nicht stark geschädigt – oft bereits schnell, nach wenigen Thoraxkompressionen, mit einem Frequenzanstieg. Daher ist nach Beginn der Thoraxkompressionen nur ein kurzes Intervall bis zur nächsten Kontrolle vorgegeben (30 Sekunden). Wenn das Blut aber nicht oxygeniert ist, können Thoraxkompressionen bei Neugeborenen ein Defizit der Beatmung keinesfalls ausgleichen, was die Wichtigkeit einer adäquaten Beatmung von Neugeborenen erneut unterstreicht.
- **Kompressionstechnik (2 Helfer):** die Daumen beider Hände über dem unteren Sternumdrittel (knapp unterhalb der Intermamillarlinie) nebeneinander legen (in Richtung Kopf zeigend) sowie mit den übrigen Fingern den Brustkorb des Neugeborenen umgreifen und dessen Rücken stützen [AHA-Klasse IIb, LOE C]; s. Abb. 3.25. Den Thorax zu einem Drittel des a. p.-Durchmessers eindrücken. Danach komplett entlasten, ohne die Daumen vom Brustkorb abzuheben [AHA-Klasse IIb, LOE C]. Eine etwas kürzere Kompressions- als Dekompressionsphase könnte theoretisch von Vorteil sein, ist aber in der Praxis schwer umzusetzen. Das empfohlene Verhältnis von Kompressionen zu Beatmungen ist 3 : 1.

- **Arbeitsgeschwindigkeit:** anzustreben sind etwa 120 „Ereignisse“ (d. h. Kompressionen und Beatmungen) pro Minute, d. h. 90 Kompressionen und 30 Beatmungen [AHA-Klasse IIb, LOE C]. Dabei ist die Qualität von Kompressionen und Beatmungen wichtiger als die Frequenz. **Alle 30 s (also jeweils nach 15 Zyklen 3 : 1 = 60 Ereignissen) soll der Zustand des Neugeborenen überprüft werden:** sobald die Herzfrequenz über 60 steigt, werden die Thoraxkompressionen beendet und nur noch Beatmungen fortgesetzt [AHA-Klasse IIb, LOE C].

Die Vorgabe von 120 Ereignissen ist aus Sicht der Autoren von „Reanimation kompakt“ in der Realität nur schwer erreichbar und kann nur als Ideal angestrebt werden: berücksichtigt man für die Beatmungen den Richtwert von 1 s für die Inspirationszeit (30 Beatmungen entspr. 30 s) und geht davon aus, dass die folgende Kompression – wie empfohlen – perfekt synchronisiert bereits in die Exspirationsphase fällt, so bleiben für 90 Kompressionen ebenfalls 30 s übrig, woraus eine Arbeitsfrequenz von 180/min oder 3/s resultiert, die angesichts der Übergänge zwischen Beatmung und Kompressionen nur ein Minimum darstellen kann und die Belastungsgrenze für die Daumenmotorik erreicht.

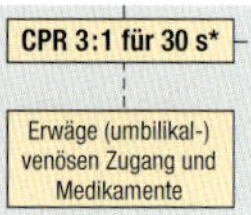

Der nachfolgende Text bezieht sich auf diesen Ausschnitt von Algorithmus 15 (Seite 284)

In der Neugeborenenreanimation sind Medikamente selten indiziert. Bradykardie ist im Regelfall eine Hypoxiefolge und damit in erster Linie nur durch effektive Beatmung (und ggf. Thoraxkompressionen) adäquat zu behandeln. Ist eine spontane Herzfunktion aber trotz effektiver Beatmung und Thoraxkompressionen unzureichend (Herzfrequenz < 60/min), können folgende Medikamente erwogen werden:

- **Adrenalin:** Trotz fehlender Daten aus Untersuchungen am Menschen wird die Adrenalingabe als vertretbar eingestuft, wenn trotz effektiver Beatmung und Thoraxkompressionen keine Herzfrequenz über 60/min erreicht werden konnte. Wenn Adrenalin verwendet wird, sollte es so rasch wie möglich in einer Dosis von 0,01 – 0,03 mg/kg i. v. verabreicht werden (keine höheren Dosen, die als potenziell schädlich gelten). Die tracheale Gabe kann vertretbar sein, wenn ein venöser Zugang nicht etabliert werden kann [AHA-Klasse IIb, LOE C]: die wahrscheinlich äquieffektive Dosis zur i. v.-Gabe beträgt 0,05 – 0,1 mg/kg intratracheal.
- **Natriumbicarbonat (Natriumhydrogencarbonat):** Eine Azidose kann die Herzfunktion beeinträchtigen. Es existieren aber keine Daten die eine Routineanwendung von Natriumbicarbonat rechtfertigen würden. Die Hyperosmolarität und die Freisetzung von CO_2 können schädliche Auswirkungen auf die Herz- und Hirnfunktion haben. Gabe nur bei prolongierter CPR erwägen, wenn Ventilation und Perfusion (Thoraxkompressionen) sichergestellt: 1 – 2 mmol/kg langsam i. v.
- **Flüssigkeitssubstitution:** Eine Flüssigkeitsgabe soll erwogen werden, wenn ein Blutverlust vermutet wird oder Schockzeichen vorliegen (Blässe, unzureichende Durchblutung) und andere Reanimationsmaßnahmen keine ausreichende Wirkung zeigen [AHA-Klasse IIb, LOE C]: initial 10 ml/kg als Bolus i. v., ggf. wdh. (unter Infusionslösun-

gen sind isotone (Voll-) Elektrolytlösungen Mittel der Wahl [AHA-Klasse IIb, LOE C]; in der Klinik u. U. Transfusion von bestrahltem und leukozytendepletiertem Blut der Gruppe Null Rh-negativ [AHA-Klasse IIb, LOE C]. Schnelle Bolusgabe bei Frühgeborenen vermeiden (Gefahr von Ventrikelblutungen).

Gefäßzugang

Die Medikamentengabe bei Neugeborenen erfolgt am besten intracenös [AHA-Klasse IIb, LOE C] über einen schnell einzulegenden Nabelvenenkatheter, der rasch eine ausreichende Konzentration des Wirkstoffs am Zielorgan (z. B. Herz) gewährleistet.

Hierfür ist ein spezieller, weicher und ausreichend langer Katheter zu verwenden, um die Bahnung einer Via falsa zu vermeiden. Die Katheterspitze sollte innerhalb der V. cava inferior, aber noch außerhalb des rechten Atriums zu liegen kommen (zur groben Orientierung: der Katheteranteil innerhalb des Körpers sollte nicht länger sein als der Abstand vom Nabel zur Intermamillarlinie; liegt der Katheter in der V. cava, kann i. d. R. leicht Blut aspiriert werden). Der mit NaCl 0,9 % gefüllte Katheter (mit aufgesetztem, geschlossenem Dreiwegehahn und Spül-/Aspirationsspritze) wird unter den üblichen Hygienekautelen nach frischem Nabelschnuranschnitt (vorzugsweise mit sterilem Skalpell) in die Umbilikalvene eingeführt (größtes der drei Gefäße, im Gegensatz zu den beiden Arterien nicht kreisrund und ohne Muskelsaum). Während der Passage der Nabelklemme/Nabelbinde ist diese zu lockern. Auf geeignete Fixierung unter Schonung der Haut achten

Laut BÄK (2007) ist der intraossäre Zugang für reife Neugeborene ausdrücklich nicht empfohlen.

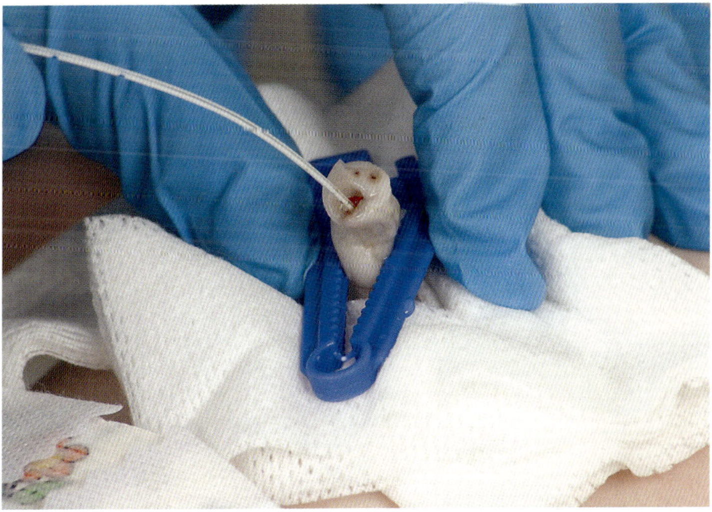

Abb. 3.29 Einführen eines Nabelvenenkatheters

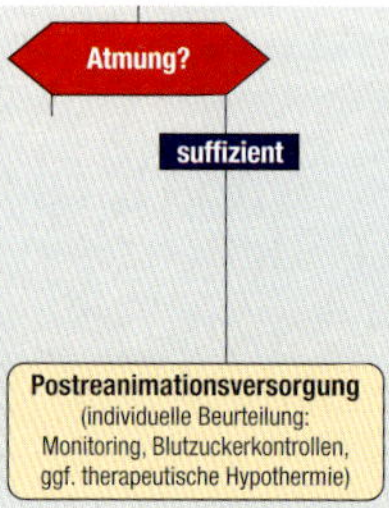

Der nachfolgende Text bezieht sich auf diesen Ausschnitt von Alg. 15 (Seite 284)

Der Zustand Neugeborener, bei denen Reanimationsmaßnahmen erforderlich wurden, kann sich im Verlauf wieder rasch verschlechtern, sodass sie engmaschig überwacht werden sollten, idealerweise auf einer Intensivstation, wo eine vorausschauende Therapie möglich ist.

- Auch wenn die Datenlage bei Neugeborenen keine Festlegung präziser Grenzwerte erlaubt, sollte die **Blutglukose** in einem physiologischen Normbereich gehalten werden, da es Hinweise für zusätzliche neurologische Schäden insbes. bei Hypoglykämien (weniger bei Hyperglykämien) gibt. Die AHA empfiehlt den Beginn einer Glukoseinfusion unmittelbar nach Reanimation, um Hypoglykämien zu vermeiden [AHA-Klasse IIb, LOE C].
- Mittlerweile hat die **therapeutische Hypothermie** auch bei Neugeborenen einen festen Platz in der Postreanimationsbehandlung. Mehrere randomisierte, kontrollierte, multizentrische Studien haben bei Neugeborenen (> 36 SSW) gezeigt, dass eine therapeutische Hypothermie (33,5–34,5 °C) mit hypoxisch-ischämischer Enzephalopathie nach CPR die Überlebensrate und die neurologische Entwicklung nach 18 Monaten signifikant verbessern konnten. Dabei erzielten systemische Kühlung und Kühlung des Kopfes vergleichbare Ergebnisse. Schwere Komplikationen wurden bei Einhaltung des Zieltemperaturbereichs nicht berichtet. **Daher soll bei (fast) reifen Neugeborenen, die eine moderate bis schwere hypoxisch-ischämische Enzephalopathie entwickeln, wenn immer möglich, schnellstmöglich eine therapeutische Hypothermie nach einem klar definierten Protokoll angestrebt werden** [AHA-Klasse IIa, LOE A]: u. a. Beginn innerhalb von 6 h postpartal, Beendigung 72 h postpartal, Wiedererwärmung über 4 h. Insbes. die möglichen Komplikationen einer Thrombozytopenie und Hypotension müssen durch Monitoring rechtzeitig erkannt werden.
- Eine Hyperthermie ist zu vermeiden bzw. zu behandeln [AHA-Klasse IIb, LOE C].

Beendigung der Reanimationsbemühungen bei Neugeborenen

- Detaillierte Indikationen zur Beendigung der CPR bei Neugeborenen werden in nationalen und lokalen Empfehlungen entsprechender Fachgesellschaften und Gremien formuliert. Eine Beendigung der CPR ist grundsätzlich zu erwägen, wenn initial und in den folgenden 10 min trotz adäquat durchgeführter Reanimationsmaßnahmen keine Herzaktion feststellbar ist [AHA-Klasse IIb, LOE C]; die BÄK forderte 2007 auch eine fehlende Herzaktion im EKG oder eine echokardiografisch fehlende Herzaktion.
- Bei der Entscheidung eines Reanimationsabbruchs wird auch die vermutliche Ursache, die Reife des Kindes, die mögliche Reversibilität der Situation und die Gefühle und Haltung der Eltern (akzeptables Morbiditätsrisiko) zu berücksichtigen sein.

- Wenn die Umstände fast sicher mit einem frühen Tod des Kindes und hoher Morbidität unter den wenigen Überlebenden einhergehen, sind Reanimationsversuche nicht indiziert, z. B. extreme Frühgeburtlichkeit (sicheres Gestationsalter < 23 Wochen und/oder Geburtsgewicht < 400 g), Anomalien wie Anenzephalie oder bestätigte Trisomie 13 [AHA-Klasse II b, LOE C].
- In bestimmten Fällen können heutzutage – in Zentren – sonst gesunde Frühgeborene bzw. stark untergewichtige Babys ohne nennenswerte Folgen überleben („Rekordbaby" in der Loyola University, Chicago, USA, 2004: 244 g). Die Grenze der Überlebensfähigkeit Frühgeborener ist vor allem durch den Fortschritt der Alveolenbildung in der Lunge limitiert (ab 22.–24. Schwangerschaftswoche). In einer Reanimationssituation werden jedoch die Überlebenschancen für ein extrem frühgeburtliches Kind als sehr gering bewertet.
- Bei Kindern ≥ 25 SSW ist ohne zusätzliche Pathologien ein Reanimationsversuch fast immer indiziert, da für dieses Alter eine hohe Überlebensrate mit akzeptabler Mortalität gezeigt werden konnte.
- Bei unklarer Prognose (Überleben unklar, hohe Morbidität, hohe zu erwartende Belastung des Kindes) sollten elterliche Wünsche nach Reanimationsmaßnahmen unterstützt werden [AHA-Klasse II b, LOE C].
- Zu ethischen Grundfragen und Entscheidungsprinzipien siehe auch Kap. 4.

3.8 Quellen und weiterführende Literatur

European Resuscitation Council Guidelines for Resuscitation 2010
(insbes. Section 6 und Section 7)
Resuscitation 2010; 81: 1219–1451

2010 American Heart Association Guidelines for Cardiopulmonary Resuscitation and Emergency Cardiovascular Care
(insbes Part 13, Part 14 und Part 15)
Circulation 2010; 122 (Issue 18, Suppl. 3): 639–933

2010 International Consensus on Cardiopulmonary Resuscitation and Emergency Cardiovascular Care Science with Treatment Recommendations
(insbes. Part 10 und Part 11)
Circulation 2010; 122 (Issue 16, Suppl. 2): 249–581
Resuscitation 2010; 81: e1–e330

European Resuscitation Council: European Paediatric Life Support
Course Manual – ERC Guidelines 2010 Edition, ISBN 9789079157358

European Resuscitation Council: Newborn Life Support
NLS Provider Manual/Course Manual, 2008 (Reprint 2009), ISBN 9789079157051
(ERC Guidelines 2010 Edition angekündigt, zum Zeitpunkt der Drucklegung dieses Buches noch nicht verfügbar)

Bundesärztekammer (Hg.): Reanimation – Empfehlungen für die Wiederbelebung.
Deutscher Ärzte-Verlag, Köln, 4. überarbeitete Auflage, 2007
(5. Auflage angekündigt für 2011, zum Zeitpunkt der Drucklegung dieses Buches noch nicht verfügbar)

Paradis NA, Halperin HR, Kern KB, Wenzel V, Chamberlain DA: Cardiac Arrest – The Science and Practice of Resuscitation Medicine. *Cambridge University Press, 2. Auflage, 2007*

Einzeln zitierte Quellen

[1] *Kitamura T, Iwami T, Kawamura T, Nagao K, Tanaka H, Nadkarni VM, Berg RA, Hiraide A; implementation working group for All-Japan Utstein Registry of the Fire and Disaster Management Agency: Conventional and chest-compression-only cardiopulmonary resuscitation by bystanders for children who have out-of-hospital cardiac arrests: a prospective, nationwide, population-based cohort study. Lancet 2010; 375 (9723):1347–1313*

[2] *Tibballs J, Weeranatna C: The influence of time on the accuracy of healthcare personnel to diagnose paediatric cardiac arrest by pulse palpation. Resuscitation 2010; 81 (6): 671–675*

[3] *Meaney PA, Nadkarni VM, Atkins DL, Berg MD, Samson RA, Hazinski MF, Berg RA; American Heart Association National Registry of Cardiopulmonary Resuscitation Investigators: Effect of defibrillation energy dose during in-hospital pediatric cardiac arrest. Pediatrics 2011; 127 (1): e16–23/Epub 20.10.2010*

[4] *Eich C, Weiss M, Neuhaus D, Philippi-Höhne C, Landsleitner B, Becke K, Strauß J – für den Wissenschaftlichen Arbeitskreis Kinderanästhesie der Deutschen Gesellschaft für Anästhesiologie und Intensivmedizin (DGAI): Handlungsempfehlung zur intraossären Infusion in der Kinderanästhesie. Anästh Intensivmed 2011; 52: 46–52*

[5] *Nach ERC 2010, basierend auf: Dawson JA, Kamlin COF, Vento M, Wong C, Cole TJ, Donath SM, Davis PG, Morley CJ: Defining the Reference Range for Oxygen Saturation for Infants after Birth. Pediatrics 2010; 125: 1340–1347*

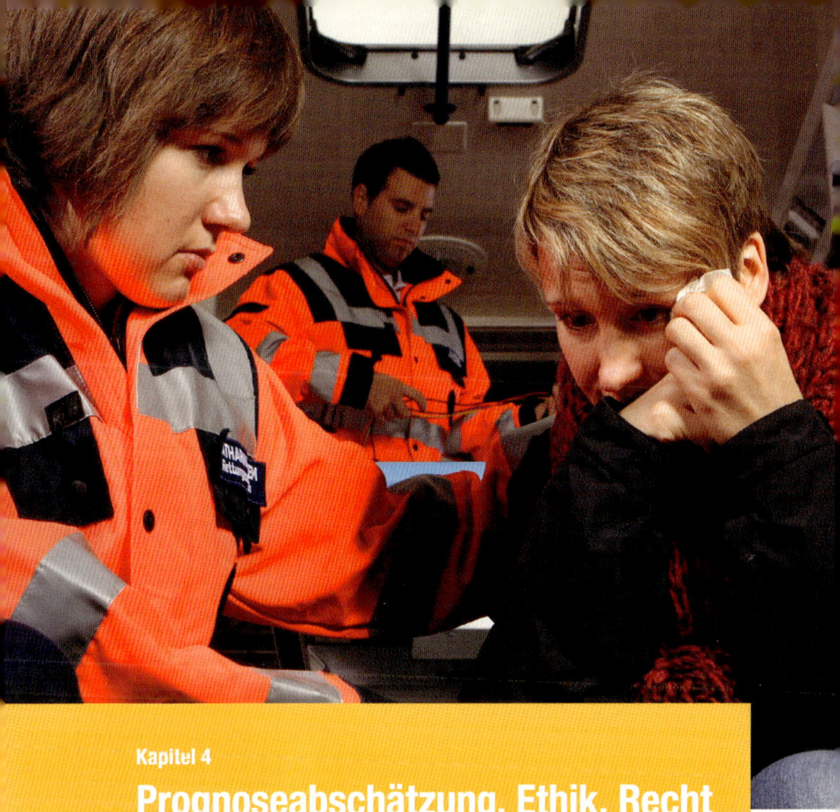

Kapitel 4

Prognoseabschätzung, Ethik, Recht

P. Schramm, R. Böhmer, B. Wolcke, Th. Schneider

4.1 Überblick

Zahlreiche Überlebende eines Herz-Kreislauf-Stillstandes verdanken der effektiven Reanimation durch Laien und professionelle Helfer wertvolle Lebenszeit und rechtfertigen den hohen personellen und materiellen Einsatz sowie die Investition in eine flächendeckende Ausbildung. Allerdings muss man bedenken, dass nach wie vor nur 10–20 % der Reanimationsversuche erfolgreich verlaufen. Die verbleibenden 80–90 % enden primär oder sekundär erfolglos oder mit schwersten bleibenden Schäden bis hin zum Wachkoma. Schätzungen gehen davon aus, dass durch konsequente Umsetzung der Leitlinien in Europa in jedem Jahr etwa 100.000 Menschen zusätzlich gerettet werden könnten [1].

Von einem **primären Erfolg** der Reanimation spricht man, wenn wieder ein Spontankreislauf einsetzt (ROSC). Als **sekundären Erfolg** bezeichnet man das dauerhafte Überleben mit Entlassung aus dem Krankenhaus. Der Begriff „sekundärer Erfolg" beinhaltet aber noch keine Aussage über den Zustand des Patienten zu diesem Zeitpunkt. Insgesamt liegen die Krankenhausentlassungsraten nach CPR bei rund 10 % (innerklinische CPR: ca. 18 %) [2]. Bei plötzlichen Herz-Kreislauf-Stillständen mit beobachtetem Kollaps und initialem Kammerflimmern (VF/VT) konnten in Deutschland Langzeitüberlebensraten von > 30 % erreicht werden [3].
Etwa 2/3 der Pat. nach präklinischem und 1/4 der Pat. nach innerklinischem Herz-Kreislauf-Stillstand (HKS), die mit Spontankreislauf (ROSC) in eine Intensivstation aufgenommen werden, versterben letztlich aufgrund eines schweren neurologischen Schadens.
Das Gehirn ist auf eine gute Sauerstoffversorgung angewiesen und hat keine Reserven, sodass bereits nach wenigen Minuten Kreislauf-Stillstand nicht wieder gut zu machende Schäden einsetzen können. Möglich ist ein hypoxischer und damit globaler Hirnschaden, je nach Ausprägung mit der Folge einer schweren geistigen Behinderung, eines Wachkomas oder des Hirntodes.
Beim **Wachkoma** (apallisches Syndrom, oder besser: **vegetativer Zustand**) funktionieren die basalen Überlebensfunktionen (Vegetativum) des Gehirns, ohne dass der Patient mit der Außenwelt in Verbindung steht: er atmet selbständig, hat einen Spontankreislauf und einen Tag-Nacht-Rhythmus. Auch wenn der Patient durch seine geöffneten Augen wie „wach" wirkt, kann er nicht aktiv am Leben teilnehmen. Es kann zwar zu Spontanbewegungen wie Gähnen, Husten oder ungerichteten Extremitätenbewegungen kommen, aber es finden sich keine Reaktionen auf Reize aus der Umgebung. Ab einer Dauer von 3 Monaten spricht man von einem persistierenden vegetativen Zustand. Bei geringerer Schädigung oder bei (meist begrenzter) Erholung kommt auch ein sog. „minimally conscious state" („minimal bewusster Zustand") vor, bei dem rudimentäre Reaktionen auf Umgebungsreize nachweisbar sind.

Eine weitere und endgültige Steigerung gegenüber dem vegetativen Zustand ist der **Hirntod,** ein irreversibler Ausfall von Großhirn, Kleinhirn und Hirnstamm, bei dem auch die basalen Überlebensfunktionen (z. B. Spontanatmung) nicht mehr vorhanden sind. Auch beim

Hirntod können noch Bewegungen der Arme oder Beine durch spinale Reflexe auftreten, die aber nichts mit der Hirnfunktion zu tun haben. Mit dem Hirntod ist naturwissenschaftlich-medizinisch der Tod des Menschen festgestellt [4]. Bei Hirntod sollte die Möglichkeit einer Organspende abgeklärt werden (s. Kap. 4.8), sofern die zu transplantierenden Organe durch fortgesetzte Beatmung und Kreislauftherapie funktionsfähig erhalten bleiben.

Bei allen Bestrebungen, Überlebensraten und Überlebensqualität nach CPR zu verbessern, gilt es, aussichtslose oder nicht dem Patientenwillen entsprechende Reanimationsversuche zu vermeiden oder zu beenden.

Im Rahmen der Reanimation müssen wichtige Entscheidungen unter Zeitdruck und hoher Arbeitsbelastung getroffen werden, häufig zusätzlich erschwert durch besondere Umstände (z.B. Angehörige). Aber auch im späteren Verlauf, beispielsweise in der Intensivstation, sind solche Entscheidungen meist nicht einfacher. Auf einige wichtige Aspekte wird im Folgenden näher eingegangen. Vorab soll betont werden, dass diese Entscheidungen möglichst frühzeitig und nachvollziehbar mit allen Beteiligten kommuniziert werden sollten.

4.2 Ethische Grundprinzipien

Die zu treffenden Entscheidungen werden meist unter Berücksichtigung der medizinischen Fakten sowie der persönlichen Begleitumständen getroffen. Da die medizinischen Fakten allein meist keine klaren Handlungsanweisungen geben, sollten sich in der Notfall- und Intensivmedizin Tätige mit den ethischen Grundprinzipien auseinandersetzen, um gerade Entscheidungen aus dem persönlichen Bereich treffen und nachvollziehen zu können.

Die folgenden ethischen Grundprinzipien sollten bei jeder Therapieentscheidung beachtet werden. Häufig ist eine Abwägung dieser Prinzipien gegeneinander notwendig, da mit einer Maßnahme gleichzeitig ein Prinzip erfüllt und ein anderes verletzt werden kann.

- **Patientenautonomie:** Das Selbstbestimmungsrecht des Patienten ist seit der Änderung des BGB im Jahr 2009 in Deutschland als rechtlich bindend verankert (§§ 1896 ff. BGB).
- **Nutzen (Benefizienz):** Vorteil für den Patienten durch die Behandlung bei ausgeglichener Risiko-Nutzen-Analyse. So einfach das klingt: das Wohlergehen des Patienten kann in unterschiedlichen Zielen bestehen, die auch gegeneinander gerichtet oder nur teilweise möglich sein können:
  - Erhaltung/Verlängerung des Lebens
  - Wiederherstellung der Gesundheit
  - Linderung von Leiden
- **Nicht-Schaden (Non-Malefizienz):** Maßnahmen, die sinnlos sind (z.B. bloße Verlängerung des Leidens) oder dem Patienten einen Schaden (zusätzliches Leiden, Würdeverlust) zufügen, sollen nicht durchgeführt werden (z.B. Reanimation bei sicheren Todeszeichen).

- **Behandlungsgerechtigkeit (Justitia):** Der „Nutzen" der Behandlung muss allen in der Gesellschaft – ohne Ansehen der Person – gleichermaßen zur Verfügung stehen und angeboten werden. Hierbei zeigt sich auch das Verteilungsproblem nur begrenzt zur Verfügung stehender Ressourcen.
- **Würde:** Darunter ist beispielsweise zu verstehen, dass der Mensch bei allen Maßnahmen in seinem Eigenwert, seiner Eigenständigkeit zu achten und zu schützen ist und nicht „unpersönlich" wie ein Gegenstand behandelt werden darf, auch wenn dahinter eine „gute Absicht" stünde [5].
- **Aufrichtigkeit:** Informationen sollen ehrlich weiter gegeben werden (z. B. dem Pat.).

4.3 Bedeutung der Prognose nach CPR

Warum ist eine Prognoseabschätzung sinnvoll?

„Ist das, was wir hier tun, noch sinnvoll?" Eine häufige und wichtige Frage während und nach einer Reanimation, die nicht einfach zu beantworten ist. Kommt es zu relevanten bleibenden Schäden (schwere Hirnschäden, insbes. vegetativer Status), ergeben sich nachteilige Folgen für viele Beteiligte und auch Unbeteiligte.
Die ethische Diskussion des Lebens mit schweren Behinderungen bei erhaltener Möglichkeit, mit der Außenwelt in Kontakt zu treten, kann hier nur als gedanklicher Impuls angesprochen, aber nicht ausführlich dargestellt werden. Dabei ist in jedem Falle zu bedenken, dass Helfer den Überlebenswillen erkrankter und alter Menschen eher unterschätzen.

Kommt es zum vegetativen Status (s. Kap. 4.1), so hat der Patient keine Vorteile aus der Reanimation erlangt, da er am Leben (soziale Interaktion, persönliche Selbstbestimmung) nicht mehr teilnehmen kann. Für Angehörige entstehen enorme psychische und körperliche Belastungen, aus denen durchaus relevante Folgeschäden resultieren können. Auch die Kosten einer intensiven Pflege und die verfügbaren Ressourcen (Bettenkapazität von Intensivstationen) können relevante Überlegungen sein. Dabei ist jedoch zu beachten, dass sowohl die ethischen Grundprinzipien, als auch eventuelle gutachterliche Aspekte stets zuerst dem individuellen Patienten gewidmet sind. Die Leitfrage dazu lautet also: Welchen Vorteil oder potenziellen Schaden hat der konkrete Patient, der sich bereits in unserer Behandlung befindet?

Abschließend entsteht für niemanden ein Vorteil, Patienten im vegetativen Zustand dauerhaft weiter intensivmedizinisch zu behandeln. Die Prognoseabschätzung dient also vor allem dazu, sinnlose Therapien zu beenden und ein neues geeignetes, z. B. palliatives Therapiekonzept aufzustellen. Allerdings fehlen uns eindeutige Marker, um eine solche Entscheidung frühzeitig und fehlerfrei zu treffen. Um ein potenziell sich noch erholendes Gehirn nicht vorzeitig für hoffnungslos zu erklären, wird derzeit im Zweifelsfall weiter therapiert.
Abgrenzen von der Entscheidung für oder gegen eine Behandlung bei schlechter neurologischer Prognose muss man die Fragen nach der Gesamtprognose (z. B. Tumorleiden im Endstadium) und dem Willen des Patienten.

4.4 Beendigung der CPR, Prognoseabschätzung

Unterlassung und Beendigung von Reanimationsmaßnahmen

Reanimationsmaßnahmen sollten nicht begonnen werden, wenn
- dies zuvor im Einvernehmen mit allen Beteiligten festgelegt wurde (DNR-Anweisung des verantwortlichen Arztes),
- offensichtliche Verletzungen vorliegen, die nicht mit dem Leben vereinbar sind, oder
- sichere Todeszeichen nachweisbar sind.

Dieser Leitsatz gilt für jedes Alter, auch wenn es bei jungen Erwachsenen und Kindern emotional schwieriger ist, und soll dem Grundsatz nach auch von Nichtärzten (z.B. Rettungsdienstpersonal) beachtet werden, wobei diese in Deutschland den Tod formal nicht feststellen dürfen. Ferner ist die Beurteilung dieser Vorgaben abhängig von Situation, Ausbildung und Erfahrung – auch für Ärzte – nicht immer einfach.

In den Leitlinien wurde ferner der englische Begriff „futility", also Sinnlosigkeit oder Aussichtslosigkeit, eingeführt. Dies meint Situationen, bei denen eine erfolgreiche Reanimation aufgrund von Vorerkrankungen oder anderen Begleitumständen nicht sinnvoll ist. Da dies aber meist nicht schnell festgestellt werden kann, muss im Zweifel immer die Reanimation konsequent in bestmöglicher Qualität begonnen werden, um Zeit zu gewinnen, eine klare Entscheidung zu treffen [AHA-Klasse II b, LOE C].

Abbruch einer Reanimationsbehandlung

Ob und wann eine Reanimation beendet werden sollte, ist abhängig von den nachfolgend aufgeführten Faktoren. Hierzu sollte eine gezielte Besprechung im Team erfolgen und darauf basierend eine Entscheidung durch den Verantwortlichen getroffen werden. Dies gilt sowohl für prä- als auch für innerklinische Reanimationen.

Mögliche Faktoren für die Entscheidung, eine begonnene Reanimation zu beenden:
- Terminalstadium einer schweren Vorerkrankung bei schlechtem Allgemeinzustand
- Entgegenstehender Wille des Patienten (s. Kap. 4.5)
- Langes Intervall von Kollaps bis zum Beginn effektiver Wiederbelebungsmaßnahmen
- Initialer EKG-Rhythmus: Asystolie oder PEA
- Fehlen potenziell reversibler Ursachen
- Kein wieder einsetzender Spontankreislauf am Notfallort (ROSC)

Sobald die **Vorerkrankungen und der dauerhafte Allgemeinzustand** bekannt sind, sollte unter der Berücksichtigung der noch bestehenden Prognose **vor** dem Herz-Kreislauf-Stillstand eine Entscheidung getroffen werden. Hierbei ist zu berücksichtigen, dass dieser Zustand keinesfalls verbessert werden kann, sondern sich zumeist weiter verschlechtert. Das Alter eines Patienten für sich allein ist kein zuverlässiger Prognosefaktor!

Die Prognose nach Herz-Kreislauf-Stillstand bei Kindern ist häufig deutlich schlechter als bei Erwachsenen.

Bei einem längeren **Zeitintervall ohne Wiederbelebungsmaßnahmen** („no-flow-time") **und ohne einsetzenden Spontankreislauf** (ROSC) sollten die Maßnahmen beendet werden. Konkrete, verbindliche Werte sind kaum anzugeben, auch weil oft nicht festgestellt werden kann, wann genau der Kreislauf zusammengebrochen war oder ob evtl. noch längere Zeit ein Minimalkreislauf bestand. Eine gesicherte „no-flow time" > 15 min oder ein ausbleibender ROSC trotz adäquater CPR über > 40 min dürften i. d. R. mit einer schlechten Prognose einhergehen [6].

Die Leitlinien empfehlen, eine Reanimation bei initialer Asystolie, Fehlen behebbarer Ursachen und ausbleibendem Wechsel in einen anderen EKG-Rhythmus nach 20 Minuten zu beenden.

Die AHA schreibt hierzu ergänzend (auf Rettungssysteme ohne Notarzt bezogen), dass auch der Nichtarzt (z. B. Paramedic) die Reanimation beenden kann, wenn
1. der Stillstand nicht beobachtet wurde,
2. keine Laienreanimation stattgefunden hatte,
3. kein ROSC trotz adäquater Reanimation eintrat und
4. keine AED-Schockabgabe empfohlen war [AHA-Klasse II a, LOE B].

Hintergrund sind Studiendaten, die einen hohen Vorhersagewert für eine erfolglose Reanimation bei dieser Befundkonstellation festgestellt haben. Eine 100%ige Sicherheit gibt es dabei jedoch nicht. In einem Rettungsdienstsystem mit flächendeckender Notarztversorgung wird diese Aussage von eher geringerer Relevanz sein.

In Ausnahmefällen (z. B. besondere Ursachen oder Umstände des Herz-Kreislauf-Stillstandes wie Hypothermie) können trotz ungünstiger Prognosekriterien (z. B. Asystolie, verlängerte „no-flow time") längere Reanimationsbemühungen indiziert und erfolgreich sein.
Im Falle **nicht behebbarer Ursachen** eines Herz-Kreislauf-Stillstandes (z. B. arterielle innere Blutung) ist nicht mit einer erfolgreichen Reanimation zu rechnen. Behebbare Ursachen müssen zunächst behandelt werden, um dann unter konsequent fortgesetzter Reanimation eine Entscheidung treffen zu können.
Patienten mit **Kammerflimmern oder einer pulslosen Kammertachykardie** sollten fortgesetzt reanimiert werden.

Der in den Leitlinien beschriebene **Transport unter Reanimation** sollte in Deutschland (qualifizierter Rettungsdienst in Kombination mit Notarzt) nur unter strenger Beachtung des Nutzen-Risiko-Verhältnisses erfolgen. Eine suffiziente Reanimation ist während des Transportes im Allgemeinen nicht sicherzustellen! Durch den Einsatz mechanischer Geräte zur Thoraxkompression kann es zukünftig zwar häufiger möglich sein, den Patienten unter kontinuierlich wirksamen Thoraxkompressionen zu transportieren. Dies muss jedoch mit einem klaren, sinnvollen Therapieziel verbunden sein (z.B. Herz-Kreislauf-Stillstand durch akzidentelle Hypothermie – Transport zur Wiedererwärmung im Krankenhaus). Dem Vorteil für Patienten mit in der Klinik potenziell reversiblen Ursachen stehen ethische Konflikte gegenüber, z.B. in Bezug auf die Entscheidungsfindung vor Ort, sinnlose Transporte in die Klinik mit entsprechender Traumatisierung der Angehörigen und Inanspruchnahme intensivmedizinischer Ressourcen.

Beendigung der Postreanimationsbehandlung

Wurde der Patient erfolgreich reanimiert, wird regelhaft sofort eine milde Hypothermie eingeleitet (s.S. 209ff., S. 276 und S. 296), es sei denn, der Patient ist wach (bei intakter Neurologie bedarf es keiner weiteren Prognoseabschätzung). Dies wirft ein Problem bei der weiteren Prognoseabschätzung auf, da es zu dieser Thematik keine Studien mit ausreichender Patientenzahl gibt und bei den vorhandenen Studien meist keine Patienten mit Hypothermie eingeschlossen waren. Eine Entscheidung über die Weiterführung der Therapie wird daher erst nach Beendigung der Kühlung möglich sein. Die zentrale Frage ist nämlich die, ob ein Patient ohne Sedierung adäquat wach wird (dies ist der einzige gültige positive Beweis).

Wird der Patient nicht wach, ergibt sich die Frage, wie groß der Schaden im Gehirn ist. Für diese Prognoseabschätzung stehen mehrere unterschiedliche Maßnahmen zur Verfügung, die nach erfolgreicher Wiedererwärmung, also meist am 3. Tag nach der Reanimation, durchgeführt werden können [AHA-Klasse I, LOE C].

Die Anamnese (z.B. vermutliche „no-flow-time") ist zur neurologischen Prognoseabschätzung kaum geeignet. Die klinische Untersuchung, Biomarker (NSE) und elektrophysiologische Methoden (SSEP, EEG) können (zumindest nach Studien ohne Hypothermie) bei korrekter Durchführung, Interpretation und Ausschluss von Störfaktoren im Fall eines wegweisenden Befundes eine schlechte Prognose (Tod oder vegetativer Status) mit hoher Wahrscheinlichkeit vorhersagen (jeweils nahe 100 % – aber eben nicht 100 %, vermutlich geringer bei therapeutischer Hypothermie; hierzu siehe z.B. die aktuelle Studie von Bisschops et al.: Bisschops LL, van Alfen N, Bons S, van der Hoeven JG, Hoedemaekers CW: Predictors of poor neurologic outcome in patients after cardiac arrest treated with hypothermia: a retrospective study. Resuscitation 2011; 82 (6): 696–701). Die Sensitivität für die Erkennung der Patienten mit schlechter Prognose ist deutlich geringer und liegt je nach Verfahren etwa zwischen 30 und 60 %; sie kann bei Kombination mehrerer Verfahren erhöht werden. Eine Kombination der Verfahren und ihre Interpretation im Kontext kann die Aussagekraft erhöhen. Bei Kongruenz aller Parameter in einem multimodalen Konzept ist die Feststellung einer schlechten Prognose mit sehr hoher Wahrscheinlichkeit vorhersagbar (vgl. Alg. 16), wobei viele Patienten mit schlechter Prognose nicht frühzeitig sicher identifiziert werden können [6]. Die zuverlässige Vorhersage einer guten Prognose ist im komatösen Zustand bisher noch durch kein Verfahren gelungen (allenfalls diskrete Hinweise im EEG möglich). Die gute Prognose ist selbst in den meisten der günstig verlaufenden Fälle erst nach mehrwöchiger neuropsychologischer Rehabilitation erkennbar [7].

Algorithmus 16 – Prognoseabschätzung

Übersicht aktuell nutzbarer Parameter zur Prognoseabschätzung bei komatösen Patienten nach kardiopulmonaler Reanimation (bzgl. Hypothermie s. S. 305)

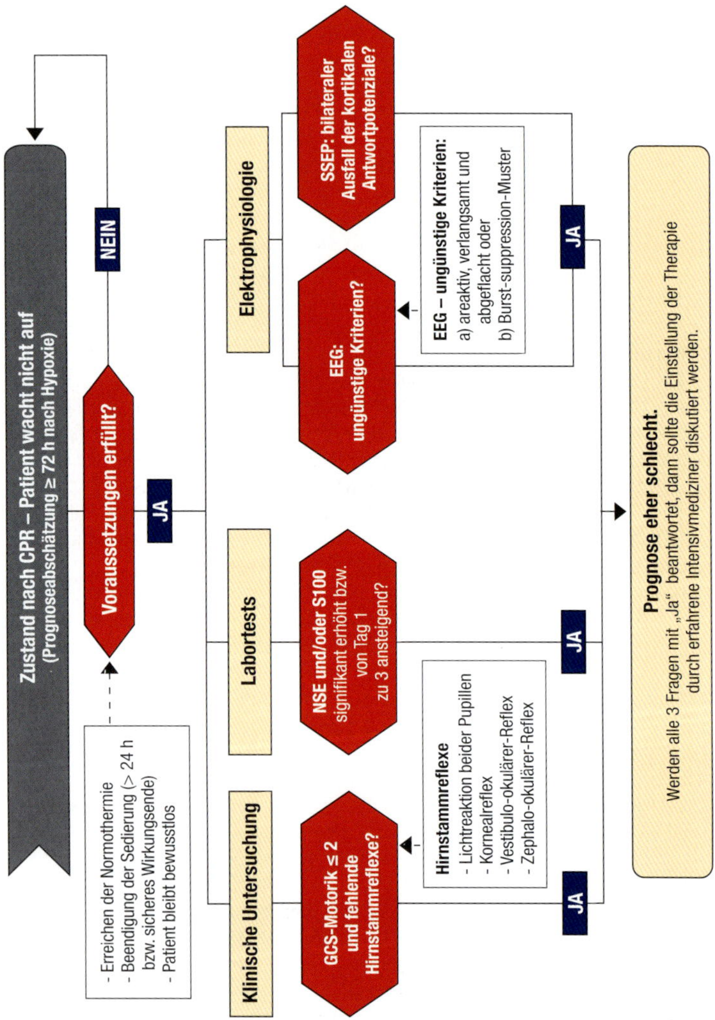

- **Klinische Untersuchung:** Nach Beendigung der Sedierung gelten das Fehlen von Hirnstammreflexen (Lichtreaktion der Pupillen, Kornealreflex, vestibulo-okulärer Reflex, zephalo-okulärer Reflex), fehlende Motorik oder Beuge-/Strecksynergismen (GCS Motorik ≤ 2) und das Auftreten von generalisierten Myoklonien als prognostisch schlecht. Wichtig ist, dass ausreichende Zeit nach Beendigung der Sedierung abgewartet werden muss, um noch wirksame Serumspiegel auszuschließen (Beachtung der Kontext-sensitiven Halbwertzeit).
- **Labortests/Biomarker:** Erhöhte Serumkonzentrationen der Marker NSE (neuronenspezifische Enolase) und S100 gelten als prognostisch schlecht. Allerdings gelang es nicht, bestimmte Grenzwerte für ein schlechtes Outcome zu finden. Weiterhin kommen diese Marker auch in anderen Geweben vor und erhöhte Serumkonzentrationen treten auch bei bestimmten Tumoren auf. Ein – nicht durch Studien gestütztes – Vorgehen ist es, den Verlauf beider Werte in den ersten Tagen zu bestimmen. Kommt es zu einem raschen Anstieg, ist von einer schlechten Prognose auszugehen.
- **Elektrophysiologie:** Hierbei werden als diagnostische Verfahren die SSEP (somatosensibel evozierte Potenziale) und das EEG (Elektroenzephalogramm) eingesetzt. Beide Verfahren können erst nach Erreichen der Normothermie eingesetzt werden, da die SSEP von der Hauttemperatur beeinflusst werden und beim EEG möglichst keine Sedierung mehr vorhanden sein sollte. Weiterhin gilt, dass beide Methoden sowohl bei der Ableitung als auch bei der Interpretation Erfahrung voraussetzen und die Bedingungen auf Intensivstationen oft nicht optimal für diese Untersuchungen sind.
  - **SSEP:** Üblicherweise erfolgt eine elektrische Reizung des N. medianus am Handgelenk und durch Ableitung des EEG an bestimmten Stellen über dem Gehirn und die Mittelung über 300–1000 wiederholte Reizungen wird es möglich, die Antwort auf den Reiz im Gehirn als Darstellung der kortikalen Antwortpotenziale darzustellen. Um eine Leitungsstörung auszuschließen, muss das Signal zwingend am Eintritt in das Rückenmark (über der Halswirbelsäule; C_3 oder C_7) nachgewiesen werden. Sind die Antworten im Gehirn auf die Reize beidseits ausgefallen, deutet dies auf ein schlechtes Outcome hin, beweist dieses aber nicht (AHA-Klasse II a, LOE A). Umgekehrt gilt, dass beidseits vorhandene Potenziale nicht notwendigerweise mit einem guten Outcome einhergehen.
  - **EEG:** Über auf dem Kopf fixierte Ableitelektroden werden Summenpotenziale der Nervenzellen im Gehirn aufgezeichnet. Diese im µV-Bereich liegenden Signale (zum Vergleich: mV-Bereich beim EKG) werden nach einem internationalen Standard abgeleitet und sind sehr störanfällig. Hinweis für ein schlechtes neurologisches Outcome sind fehlende Reagibilität des EEG auf Ansprache des Patienten und/oder Schmerzreize, eine Abflachung und eine Verlangsamung bis hin zu einem Burst-suppression-Muster (Phasen der elektrischen Inaktivität, unterbrochen durch kurze Aktivitäten) und dem elektrischen Stillstand des Gehirns. Weiterhin sind früh einsetzende epileptische Aktivitäten (schon während therapeutischer Hypothermie) im EEG mit einem schlechten Outcome verbunden. Bei motorischen Entäußerungen des Patienten ist eine Differenzierung zwischen epileptischem Anfall und Myoklonien notwendig; diese kann nur mit dem EEG erfolgen. Die AHA empfiehlt die Ableitung eines EEG frühzeitig, um epileptische Anfälle zu erkennen (AHA-Klasse I, LOE C) und diese konsequent zu behandeln

[AHA-Klasse IIb, LOE C]. Auch das EEG für sich alleine ist nicht entscheidend für die Prognose. Versuche, das nur mit viel Erfahrung zu interpretierende Roh-EEG computerisiert aufzubereiten, finden sich schon lange. Gängiges Verfahren ist der Bispektralindex (BIS), welcher einen Zahlenwert über die Tiefe der Narkose und den Anteil an Burst-suppression-Mustern (BSR) angibt. Untersucht man hiermit Patienten ohne Narkose, lassen diese Werte auf die Schwere einer Gehirnschädigung zurückschliessen, stellen aber keine anderen Werte als o.g. dar und unterliegen daher den selben Limitationen; Gleiches gilt für das amplitudenintegrierte EEG [8, 9, 10].

- **Bildgebende Verfahren:** Die Computertomographie des Gehirns (cCT) kann indiziert sein, um weitere Erkrankungen im Gehirn nachzuweisen oder auszuschließen. Für die Prognoseabschätzung ist sie nicht geeignet. Gleiches gilt derzeit auch noch für das Kernspintomogramm (NMR, MRT). Weitere Untersuchungen wie Ultraschall der hirnversorgenden Gefäße (TCD) oder Messung der gehirneigenen Sauerstoffsättigung (NIRS) können ebenfalls keine prognostischen Aussagen liefern.

4.5 Entscheidungsfindung vor Herz-Kreislauf-Stillstand

Tritt ein Herz-Kreislauf-Stillstand ein, muss sofort mit effektiven Reanimationsmaßnahmen begonnen werden. Abwägungen über Sinn und Nutzen dieser Reanimation können erst im Verlauf getroffen werden, da sonst Patienten mit guter Prognose gefährdet würden (Überlebenschancen und Überlebensqualität).

Nur in Ausnahmefällen liegen initial ausreichend Informationen vor, die eine Unterlassung bedingen (z. B. Arzt, der diesen Patienten genau kennt). Durch dieses notwendige Vorgehen kann es ungewollt zu Reanimationen bei Patienten mit schlechter Gesamtprognose (z. B. fortgeschrittenes Tumorleiden, Herzinsuffizienz, COPD) oder gegen den Willen des Patienten kommen, weil diese Aspekte erst im Nachhinein festgestellt werden.
In solchen Fällen sollte daher – wenn möglich – bereits im Vorfeld eine Entscheidung getroffen, dokumentiert und kommuniziert werden, die inadäquate Reanimationsbemühungen ausschließt. Hierzu gibt es zwei Möglichkeiten:

1. Aussprechen einer DNR-Anweisung durch den behandelnden Arzt
2. Entgegenstehender Patientenwille, der klar zum Ausdruck gebracht wird

Bei einer **DNR-Anweisung** (DNR = do not resuscitate, auch DNAR = do not attempt resuscitation) handelt es sich um eine klinische Entscheidung des verantwortlichen Arztes bei bekannten Grunderkrankungen, dass eine Reanimation nicht indiziert ist, weil sie aussichtslos wäre (s. Kap. 4.4) oder weil der Patient sie ablehnt (s. u.).
Eine DNR-Anweisung ist also eine Vorabinformation an alle an der Behandlung Beteiligten für den Fall eines Herz-Kreislauf-Stillstands. Sie sollte in einem standardisierten Verfahren ausgesprochen und dokumentiert werden und für alle nachvollziehbar sein. Grundlage zu der Entscheidung können der Wille des Patienten oder die medizinische Aussichtslosigkeit sein.

Diese Nicht-Reanimations-Entscheidung sollte immer auch mit dem Patienten und den Angehörigen besprochen werden. Es handelt sich dabei meist um eine Entscheidung während eines stationären Aufenthaltes im Krankenhaus und sollte allen Pflegekräften und Ärzten bekannt sein. Andere Behandlungen (z.B. Schmerztherapie) werden hiervon nicht berührt.

Patientenwille: Bestimmt der Patient in Kenntnis von Wesen und Tragweite seiner Entscheidung, während er voll einsichts- und willensfähig ist, dass er Wiederbelebungsmaßnahmen oder andere medizinische Eingriffe ablehnt, so ist dem zu entsprechen.
Um vermeidbare Konflikte auszuschließen, sollte eine solche Ablehnung eindeutig dokumentiert werden und ggf. auch die präklinische Situation beinhalten. Die Kommunikation, auch mit Angehörigen, ist essenziell. Leider kann der Patientenwille sonst im Falle einer Reanimation häufig nicht frühzeitig festgestellt werden.

Grundsätzlich gilt, dass eine Behandlung (dazu zählt auch die Reanimation) nur dann erfolgen darf, wenn zwei Voraussetzungen gleichzeitig vorliegen:
- **eine medizinische Indikation und**
- **die Zustimmung des Patienten.**

Fehlt eine der beiden, darf die Behandlung nicht erfolgen. Ferner darf eine Therapie nicht weiter geführt werden, wenn sie nicht mehr kurativ sein kann; sie muss vielmehr über eine Therapiezieländerung (meist eine palliative Behandlung und Begleitung) angepasst werden. Beim Bewusstlosen gilt bis zum Erlangen anderer Informationen der mutmaßliche Wille, weiterleben zu wollen.

Die Zustimmung oder Ablehnung kann bei fehlender Einsichtsfähigkeit und fehlender Fähigkeit zur freien Willensbildung auch durch einen gesetzlichen Vertreter erfolgen, der verpflichtet ist, im Sinne des Patienten zu handeln und einem vorher geäußerten Willen Gehör zu verleihen (z.B. Betreuer, Bevollmächtigter, Personensorgeberechtigter, Vormund). Angehörige können – wenn sie nicht gesetzliche Vertreter (s.u.) sind – keine rechtskräftige Zustimmung oder Ablehnung für den Patienten vornehmen. Sie können aber im Sinne eines Zeugen helfen, den Willen des Patienten bestmöglich zu erforschen. In Notfällen wird bei fehlender Fähigkeit zur freien Willensbildung – falls keine gegenteiligen Hinweise vorliegen – ersatzweise die mutmaßliche Einwilligung in eine aussichtsreiche, lebensrettende Therapie unterstellt.

- **Beispiel 1:** Der voll einsichts- und willensfähige Patient verweigert aufgrund persönlicher Einstellungen eine Transfusion, auch wenn er ohne diese versterben wird, und gibt dies dem behandelnden Arzt klar zu erkennen. Jetzt darf diesem Patienten bei potenziell beherrschbarer Blutung kein Blut transfundiert werden, auch wenn er dadurch stirbt (Patientenwille).
- **Beispiel 2:** Ein Patient mit fortgeschrittenem Tumorleiden ohne bestehenden kurativen Ansatz verlangt vom Arzt eine erneute Chemotherapie. Diese darf nicht durchgeführt werden (medizinische Indikation fehlt, Aufrichtigkeit). Ähnliches gilt auch, falls dieser Patient den Wunsch nach Reanimation für den Fall eines Herz-Kreislauf-Stillstands mit aussichtsloser Prognose äußern sollte.

- **Beispiel 3:** Ein intensivmedizinisch betreuter Patient verschlechtert sich zunehmend unter der bestehenden Therapie. Ein mutmaßlicher Wille existiert nicht, die Angehörigen wollen eine umfassende Therapie und die Mediziner sind sich einig, dass der Patient keine Überlebenschance hat. Hier muss dann klar mit den Angehörigen gesprochen werden und die kurativ angesetzte Therapie beendet werden. Auf keinen Fall darf in solchen Fällen die Therapie „eingefroren“ werden und der Tod unter inadäquater Therapie abgewartet werden.

Der Wille des Patienten kann in Form einer Patientenverfügung niedergeschrieben werden. Ist ein Patient nicht mehr einwilligungsfähig, kann ein Bevollmächtigter oder ein Betreuer an seine Stelle treten, der im Namen und im Sinne des Patienten Entscheidungen treffen darf. Hierfür kann man mit einer Vorsorgevollmacht oder Betreuungsverfügung im Vorfeld Personen benennen.

- **Patientenverfügung (§ 1901 a BGB):** Die Patientenverfügung ist eine schriftliche Willensäußerung für den Fall der Einwilligungsunfähigkeit. Diese ist für die behandelnden Personen und auch für einen eventuellen Betreuer absolut bindend. Weitere Voraussetzungen als die Schriftform und die klar zu umschreibenden Situationen, für die sie bestimmt ist, bestehen nicht (keine notarielle Beglaubigung, keine regelmäßige Bestätigung). Ergänzend müssen wir jedoch darauf hinweisen, dass nur wenige der verfügbaren Vordrucke die konkret vorliegende Situation, z. B. Wiederbelebung bei plötzlich aufgetretenem Herz-Kreislauf-Stillstand, beschreiben. Deswegen besteht fast immer ein Interpretationsspielraum, der keine klaren Entscheidungen zulässt. Wir halten es daher für am besten,
  - die eigenen Wünsche klar zu formulieren (Patientenverfügung),
  - daneben aber auch eine Vorsorgevollmacht oder Betreuungsverfügung (s. u.) aufzusetzen
  - und die bevollmächtigten Personen allumfassend über die eigenen Wünsche zu informieren, damit sie ihrer Aufgabe nachkommen können, den Patientenwillen im weiteren Verlauf eindeutig zu vertreten und diesem Gehör zu verschaffen. Die Patientenverfügung gibt einem Bevollmächtigten oder Betreuer Rückhalt für verantwortungsvolle, unumkehrbare Entscheidungen.
- **Patientenverfügung in der Palliativmedizin:** Nicht selten werden Patienten mit nicht mehr behandelbaren Erkrankungen nach Hause entlassen, um dort in vertrauter Umgebung die restliche Lebenszeit zu verbringen. Kommt es dann zu einer rasanten Verschlechterung und sind die behandelnden Ärzte (Hausarzt/ambulanter Palliativdienst) nicht erreichbar, wird von den Angehörigen oftmals der Rettungsdienst alarmiert: zum einen hat der Patient in diesem Moment ein akutes Leiden, welches behandelt werden muss und zum anderen benötigen die Angehörigen Hilfe. Eine Reanimation und/ oder Krankenhauseinweisung ist bei diesen Patienten meist nicht sinnvoll. Um dem Rettungsdienstpersonal in dieser Situation schnell die wichtigen Informationen und den Patientenwillen zu vermitteln, gibt es einen sog. Palliativkrisenbogen, der eine solche Entscheidungsfindung schneller ermöglicht [11].

- **Mutmaßlicher Wille (§1901 b BGB):** Hat ein Patient keine Patientenverfügung geschrieben und ist er nicht fähig, seinen Willen zu bekunden, müssen die Behandelnden den mutmaßlichen Willen herausfinden. Dies kann durch Befragung von Angehörigen oder Freunden erfolgen. Sehr wichtig ist es, hierbei herauszustellen, dass nicht der Wunsch der Angehörigen, sondern der Wille des Patienten herausgearbeitet wird. Angehörige/Freunde spielen hierfür quasi die Rolle eines Zeugen, wobei natürlich die emotionale Belastung der Angehörigen/Freunde wahrgenommen und wo möglich gemindert werden muss. Da zurückbleibende Angehörige menschlich nachvollziehbar oftmals am Leben des Patienten festhalten wollen, kann es auch zu Therapiewünschen kommen, die der Patient in dieser Form selbst nicht gewollt hätte. In der Praxis ist es nicht einfach und bedarf einer gewissen Erfahrung, solche Gespräche zu führen. Vielerorts gibt es hierfür gute Trainingsangebote.
- **Vorsorgevollmacht/Betreuungsverfügung (§ 1901 c BGB):** Diese Dokumente werden gerne verwechselt, haben aber unterschiedliche Indikationen und Folgen für die Vorgehensweise in der klinischen Praxis.
  - Mit einer **Vorsorgevollmacht** bestimmt ein Patient, wer im Falle seiner Einwilligungsunfähigkeit seine Belange gegenüber den behandelnden Personen vertreten darf. Diese bedarf der Schriftform, muss aber nicht beglaubigt werden. Der Benannte ist mit sofortiger Wirkung rechtmäßiger Vertreter in den bevollmächtigten Belangen (z. B. Gesundheit, Vermögen – dies kann voneinander getrennt werden). Eine Vollmacht in Gesundheitsfragen findet Anwendung, sobald und solange ein Arzt die Einwilligungsunfähigkeit feststellt (sofortiges Inkrafttreten im Bedarfsfall).
  - Mit einer **Betreuungsverfügung** schlägt der Patient dem Betreuungsgericht einen Betreuer für den Fall einer Einwilligungsunfähigkeit vor (nach §1901 BGB). Der Betreuungsrichter muss aber vorher u. a. noch prüfen, ob diese Person geeignet ist. Dann ernennt er diese zum gerichtlich bestellten Betreuer, dessen Aufgabe es ist, die Belange des Patienten gegenüber Dritten zu vertreten und Einwilligungen in dessen Sinne vorzunehmen. Der Betreuer hat den (mutmaßlichen) Willen des Patienten als Grundlage seiner Entscheidungen zu berücksichtigen. Eine Betreuungsverfügung hat den Vorteil, dass regelmäßige Überprüfungen des zukünftigen Betreuers erfolgen und im Zweifelsfall die Betreuung auch einer anderen Person zugeteilt werden kann. Dieses Verfahren ist ratsam, wenn eine solche Verfügung sehr früh in einem Krankheitsverlauf geschrieben wird oder Veränderungen in der Lebenssituation zu erwarten sind.

Weiterführende Informationen zu diesem Themenkomplex finden sich in den online verfügbaren Informationsbroschüren „Patientenverfügung" und „Betreuungsrecht" des Bundesministeriums der Justiz (www.bmj.de) sowie in den „Empfehlungen der Bundesärztekammer und der zentralen Ehtikkommission der Bundesärztekammer zum Umgang mit Vorsorgevollmacht und Patientenverfügungen in der ärztlichen Praxis" (www.baek.de).

Zusammenfassend bedeuten die o. g. Grundsätze auf die Reanimationssituation bezogen:

- Der geäußerte oder mutmaßliche Wille des Patienten bedeutet eine Zustimmung oder zu beachtende Ablehnung.

- Eine DNR-Entscheidung des verantwortlichen Arztes ist Ausdruck einer fehlenden medizinischen Indikation für eine Reanimation oder setzt eine zu beachtende Ablehnung des Patienten um.
- Wenn reanimiert wird, dann richtig und effektiv.

4.6 Umgang mit Angehörigen

Eine wichtige und zunehmend einheitlich bewertete Frage ist die nach der Anwesenheit der Angehörigen während der Reanimation. Prinzipiell ist die Anwesenheit der Angehörigen zu befürworten.

Durch die Anwesenheit der Angehörigen entstehen mehrere Vorteile:
- Für den Patienten ist es bei bei einem unwahrscheinlichen, aber möglichen, schnellen Erwachen angenehm, bekannte Personen in der Nähe zu haben.
- Gerade für den Fall einer erfolglosen Reanimation ist es für die Angehörigen wichtig zu sehen, dass „alles gemacht“ wurde. Sie konnten in den wichtigen letzten Minuten ihrem Angehörigen nahe sein und die Verarbeitung, dass es nicht erfolgreich war ist deutlich einfacher, wenn sie anwesend waren.
- Für das Reanimationsteam ist es von Vorteil, Informationen über den Patienten zu bekommen und die Anwesenheit hilft, den Patienten als Mensch mit seinen sozialen Interaktionen zu betrachten (Würde!). Dies führt auch zu professionellerem Verhalten [12].

Befragt man Angehörige, die bei einer Reanimation dabei waren, würden über 90% dies im Wiederholungsfall erneut wünschen. Dies gilt für Erwachsene und Kinder gleichermaßen. Es ist daher klar zu empfehlen, dass den Angehörigen die Möglichkeit gegeben werden sollte, bei der Reanimation dabei zu sein. Sobald wie möglich sollte eine Betreuung der Angehörigen durch ein erfahrenes Teammitglied erfolgen, um ihnen ausreichende Informationen zu geben und sie während des Verlaufs nicht alleine zu lassen.

Das oben Gesagte ist in der **präklinischen Versorgung** in Deutschland gängige Praxis. Im Rettungsdienst ist man ohnehin meist bereits im innersten Privatbereich des Patienten und der ihm nahestehenden Angehörigen tätig und sollte ihnen dann auch die, rechtlich zustehende, Freiheit der Entscheidung lassen. Hier ist es wichtig, ganz gleich, ob sie sich für oder gegen die Anwesenheit beim Patienten entschieden haben, die Angehörigen zu betreuen, da sie auf eine derartige Situation meist nicht vorbereitet sind.
Aber es gibt neben den oben genannten Vorteilen auch durchaus nachvollziehbare Ängste im Zusammenhang mit der Anwesenheit von Angehörigen bei der Reanimation. Neben der Bindung eines Teammitgliedes (Betreuung), könnten Angehörige durch den Stress der Situation selber zum Patienten werden (Kollaps, Synkope) und weitere Teamkräfte absorbieren. Auch wären aggressive Reaktionen der Angehörigen denkbar, wenn sie durchgeführte Maßnahmen fehlinterpretieren. Weitere in Diskussionen vorgetragene Aspekte beziehen sich auf die Schweigepflicht und die Würde des Patienten (nicht jeder Patient möchte in diesem Zustand von seinen Angehörigen so gesehen werden).

Betrachtet man auf der anderen Seite den **innerklinischen Bereich,** so ist es bei weitem nicht gängige Praxis, bereits anwesende Angehörige bei einer Reanimation dabei sein zu lassen oder ihnen gar aktiv die Möglichkeit zu geben, hinzu zu kommen. Ausgenommen seien hier die Kinderklinken, die wiederum die Anwesenheit der Eltern bei nahezu allen Maßnahmen konsequent durchführen.
Bei erwachsenen Patienten in einer Klinik ist es unüblich, dass die Angehörigen ständig dabei sind und oft kann man diese gar nicht hinzuziehen. Weiterhin ist es üblich, dass bei invasiven Maßnahmen die Angehörigen nicht zugegen sind und sie somit auch bei einer Reanimation als störend empfunden werden. Aufgrund der o. g. Gründe sollte auch hier ein Umdenken stattfinden und den Angehörigen – soweit es die Situation zulässt – die Anwesenheit bei der Reanimation ermöglicht werden. Aber auch innerklinisch sind die möglichen negativen Aspekte zu bedenken (gesundheitliche Beeinträchtigung der Angehörigen, Ressourcenkonflikt, wenn der Angehörige auch noch medizinische Hilfe benötigt). Bei geplanten Eingriffen nutzen viele Krankenhäuser daher sogar spezielle Aufklärungsbögen (Ausschluss der Haftung bei z. B. Kollaps und Sturz; Anerkennen der primären Versorgungsverpflichtung gegenüber dem originären Patienten) für die Anwesenheit bei invasiven Maßnahmen (z. B. bei Begleitung des Kindes in den OP inkl. Narkoseeinleitung oder bei der Anwesenheit des Ehemannes bei Sectio caesarea).

Empfehlungen für die Praxis zum Umgang mit Angehörigen während Reanimation

Während der ersten 2–3 Minuten ist die volle Aufmerksamkeit des Teams beim Patienten erforderlich. Wenn der Reanimationsablauf dann eingespielt und ein Teammitglied abkömmlich ist bzw. das Team selbstständig arbeitet (Teamleiter muss nicht eingreifen), informiert man die Angehörigen über die Situation ohne die Tatsache des „Herzstillstandes“ zu schönen (Aufrichtigkeit), z. B. „Ihr Vater hat einen Herzstillstand ... Wir versuchen ihn wiederzubeleben...“ **Bei diesem ersten Gespräch erfragt man dann die erforderlichen Informationen** über potenziell reversible Ursachen und die Krankengeschichte. Diese gewonnenen Informationon werden dem Team mitgeteilt und die Reanimation entsprechend weiter geführt. **Den Angehörigen wird angeboten,** die Reanimation durch die geöffnete Tür zu verfolgen oder – wenn eine ständige Betreuung durch ein Teammitglied möglich ist – sich dem Patienten zu nähern (z. B. Handhalten – Vorsicht bei Defibrillation), ohne die Helfer bei ihren Maßnahmen zu behindern (am besten einen bestimmten Platz anbieten/zuweisen). Ist die Reanimation erfolgreich, so sollten sich keine Probleme in den weiteren Gesprächen ergeben. Anders sieht es aus, wenn sich abzeichnet, dass es nicht erfolgreich sein wird. **Nachfragen der Angehörigen sollen wahrheitsgemäß beantwortet werden,** z. B.: „Das Herz hat trotz unserer Therapie bis jetzt noch nicht angefangen, wieder von selbst zu schlagen.“ Ggf. kann eine solche Information auch ohne Nachfrage weitergegeben werden. **Keinesfalls darf falsche Hoffnung verbreitet werden.** Wenn die Entscheidung für die Beendigung der Reanimation im Team getroffen wurde, soll den Angehörigen die **Nachricht über den Tod mit klaren Worten** übermittelt werden, z. B. „Ihr Vater ist verstorben“ oder „Er ist tot.“ Aus dem oben Gesagten ergibt sich, dass der Helfer mit dem engsten Kontakt zu den Angehörigen dann möglichst auch die Nachricht über den Tod des Patienten mitteilt, zusammen mit dem zuständigen Arzt (formal wäre es die Aufgabe des Arztes). Wenn die Angehörigen nicht bei der Reanimation zugegen waren, ist es wichtig, die Situation mit ihnen zu besprechen und zu erläutern, was getan wurde und wie es zu der Entscheidung über die Beendigung der Reanimation kam. Bei der **Formulierung** ist es wichtig, darauf zu achten, dass der **Patient nicht aufgrund des Abbruchs der Reanimation verstorben** ist, sondern schon bei Eintreffen des Personals einen Herzstillstand hatte.

Für dieses Gespräch muss sich der Verantwortliche Zeit nehmen; es ist elementarer Bestandteil der Versorgung dieses individuellen Patienten.

Nachdem den Angehörigen klar gesagt wurde, dass der Patient gestorben ist, sollte man **den Angehörigen Zeit geben,** dies zu verarbeiten und den ersten Schmerz auch auszuleben. Gefühlsausbrüche darf das Personal keinesfalls auf sich selbst beziehen. Es ist wichtig, als Bezugsperson dabei zu bleiben und abzuwarten, bis die Angehörigen das Gespräch wieder aufnehmen. Als nächstes sollten dann Fragen und Unklarheiten zur Reanimation geklärt werden und erst im Anschluss sollte das weitere Vorgehen besprochen werden. Wie es weiter geht, hängt davon ab, ob es sich um einen natürlichen Tod oder einen nichtnatürlichen Tod handelt.
Wenn der behandelte Arzt einen **natürlichen Tod** feststellt, werden die invasiven Instrumente aus dem Patienten entfernt. Der Verstorbene wird, soweit möglich, von Blut und anderem gereinigt. Dann verbringt man den Leichnam an einen Ort, wo er in Würde liegen kann – am besten in Absprache mit den Angehörigen (zu beachten ist hierbei, dass er in dieser Position nach Eintreten der Leichenstarre vom Bestatter transportiert werden kann). Dann geht man gemeinsam mit den Angehörigen zum Verstorbenen. Die Individualität möglicher **Trauerrituale** (z. B. Stille, lautes Trauern, Gespräch, gemeinsames Gebet) hängt u. a. von der Situation und von der religiösen und/oder philosophischen Einstellung aller Anwesenden ab und kann hier nicht ausführlich besprochen werden. Es gibt kein immer richtiges Standardvorgehen.
Wenn der behandelnde Arzt Hinweise auf einen **nicht natürlichen Tod** feststellt (s. Kap. 4.7), muss der Polizei bzw. der Staatsanwaltschaft die Möglichkeit gegeben werden, die Leiche zu beschlagnahmen und die durchgeführten Maßnahmen nachzuvollziehen. Das bedeutet, dass nach dem Feststellen des Todes keine Manipulation mehr an dem Verstorbenen und der näheren Umgebung erfolgen darf (medizinisches Material im Patienten belassen, unverzüglich die Polizei informieren). Jetzt ist es wichtig, mit den Angehörigen zu besprechen, dass nun die Polizei kommen wird, um ggf. mit der Staatsanwaltschaft Ermittlungen aufzunehmen. Dies ist ein weiterer schwerer Einschnitt in die Integrität der Angehörigen („zuerst verlieren sie eine nahestehende Person und werden dann auch noch der Tötung verdächtigt"). Hier können nur empathische Gespräche helfen, um diese Doppelbelastung abzufangen. Im Falle eines möglichen Gewaltverbrechens ist auf ein spurenschonendes Arbeiten zu achten, auch darauf, eigene (DNA)-Spuren möglichst wenig in der Umgebung zu verbreiten (z. B. Telefon in der Wohnung des Patienten nicht benutzen).
Die Belastung über den gerade eingetretenen Tod eines Angehörigen ist groß. Daher kommt der weiteren Betreuung eine wichtige Bedeutung zu. Es gehört zur Aufgabe des

Reanimationsteams sicherzustellen, dass die Angehörigen weiter betreut werden. Dazu gibt es verschiedene Möglichkeiten und die Einsatzstelle sollte erst verlassen werden, wenn eine weiterführende Betreuung organisiert und möglichst schon vor Ort ist.

Beispielsweise können **weitere Angehörige oder Freunde** benachrichtigt werden. Außerdem besteht in den meisten Bereichen Deutschlands die Möglichkeit, einen **Seelsorgedienst oder psychosoziale Hilfsangebote** kurzfristig sowohl an eine Einsatzstelle, als auch in ein Krankenhaus hinzuzuziehen. Diese neutralen und ausgebildeten Seelsorger sollten in jedem Fall erwogen werden, wenn die Ressourcen aus dem privaten Umfeld der Angehörigen unzureichend erscheinen. Die sollte aber nicht über den Kopf der Trauernden hinweg geschehen. I. d. R. werden entsprechende Hilfsangebote gerne angenommen, aber auch eine Ablehnung ist bei stabiler Situation zu akzeptieren. Auch sollte gefragt werden, ob der Patient oder die Angehörigen religiösen Beistand haben wollen. Auf den Umgang mit Sterben und Trauer in unterschiedlichen Religionen und Kulturkreisen kann an dieser Stelle nicht weiter eingegangen werden.

Die Gabe von Anxiolytika und Sedativa wie Benzodiazepinen ist grundsätzlich abzulehnen. Der vermeintlich positive Effekt kann dazu führen, dass in der Folge eine Verarbeitung des Todes erschwert wird und sich daher langfristige psychische Probleme einstellen. Trauer ist eine schmerzhafte Erfahrung, die zu unserem Leben gehört und mit der jeder Mensch auf seine individuelle Art umgehen muss und kann. Hauptgrund für den Gedanken an eine medikamentöse Unterdrückung der Trauerreaktion (die durchaus heftig sein kann und darf) ist oft eher die aus der Trauerreaktion resultierende Belastung des Umfeldes (und nicht die der Trauernden selbst). Daher gilt: menschliche Begleitung hilft, Medikamente mit sedierenden Eigenschaften haben hierbei keinen Stellenwert.
Wenn sich im seltenen Einzelfall ein psychischer Ausnahmezustand mit Krankheitswert einstellen sollte oder die Situation Risikofaktoren für eine posttraumatische Belastungsstörung aufweist, sollte ein entsprechendes professionelles psychologisches Hilfsangebot unterbreitet bzw. eine psychiatrische Mitbeurteilung bzw. Akutbehandlung veranlasst werden.

4.7 Todesfeststellung/Leichenschau/Obduktion nach CPR

Die Feststellung des Todes und die ärztliche Leichenschau sind ärztliche Aufgaben, die nicht delegiert werden können und mit Recht oft als „letzter Dienst“ am Patienten beschrieben werden, der einen hohen Stellenwert haben sollte. Allerdings können Reanimationsmaßnahmen in offensichtlichen Fällen auch von Nichtärzten (Rettungsdienstpersonal) unterlassen werden (s. Kap. 4.4). Eine Diskussion über das Beenden einer laufenden Reanimation ohne Anwesenheit eines Arztes ist in Deutschland aufgrund der flächendeckenden Versorgung nicht angebracht. Ein Transport des Patienten unter Reanimation, z. B. aufgrund fehlender Verfügbarkeit eines Arztes, sollte ebenso unterbleiben.

Die Gesetze und Richtlinien in Deutschland zum Umgang mit dem Verstorbenen sowie zur Todesfeststellung und Leichenschau sind größtenteils Ländersache und können daher hier nicht umfassend dargestellt werden.
In der Regel besteht für den **Notarzt** die Möglichkeit, eine sog. **vorläufige Todesfeststellung** durchzuführen (vorläufige Todesbescheinigung) und die Todesbescheinigung mit der obligat zugehörigen Leichenschau an einen nachfolgenden Arzt abzugeben (die jeweiligen Bedingungen sind in den Bestattungsgesetzen der Länder geregelt; Sicherstellungspflichten des Notarztes beachten – z. B. keine Veränderung an der Leiche).
Todesfeststellung bedeutet, den irreversiblen Ausfall der vitalen Funktionen zu diagnostizieren. Dies geschieht im Allgemeinen durch Nachweis
a) sicherer Todeszeichen (Totenflecken, Totenstarre, Fäulnis und Verwesung) oder
b) mit dem Leben nicht vereinbarer Verletzungen oder
c) wenn sich noch keine sicheren Todeszeichen ausgebildet haben können (z. B. Abbruch einer Reanimation): vergeblicher adäquater Reanimationsmaßnahmen von hinreichender Dauer bei Ausschluss einer ursächlichen Unterkühlung oder Vergiftung, die eine Vita minima zur Folge haben könnten (Dokumentation eines Nulllinien-EKG über ca. 30 min empfohlen) [13]. Letztere Empfehlung (30 min Nulllinien-EKG) ist nur begrenzt praktikabel; jedoch muss die Möglichkeit des Auftretens von Vitalzeichen bei/kurz nach Beendigung der CPR bedacht werden („Lazarus-Phänomen"). Ggf. muss den Anwesenden auch eine agonale EKG-Aktivität erklärt werden.
Sobald sich Verdachtsmomente auf einen nicht natürlichen Tod einstellen, ist unverzüglich die Polizei zu informieren; weitere Manipulation an dem Verstorbenen und der Umgebung sind bis zur Erlaubnis der Polizei bzw. Staatsanwaltschaft zu unterlassen (zum Umgang mit Angehörigen in dieser Situation vgl. auch Kap. 4.6).
Auch wenn der **Notarzt** keine Leichenschau durchführt, aber bereits Anhaltspunkte für einen nicht-natürlichen Tod erkennen kann (z. B. Anamnese, Verletzungen, Stauungsblutungen) oder wenn es sich um die Leiche eines Unbekannten handelt, ist die Polizei zu informieren. Ferner ist eine eventuelle Meldepflicht nach dem Infektionsschutzgesetz (Gesundheitsamt) zu bedenken!

Das Ziel der **Leichenschau** umfasst u. a. die Feststellung des Todes sowie der Todeszeit, Todesursache und Todesart. Bei der Durchführung einer Leichenschau sind folgende Grundsätze und Aspekte zu beachten:
- Ausreichende Beleuchtung
- Feststellung sicherer Todeszeichen (Leichenflecken, Totenstarre, Fäulnis)
- Untersuchung der bekleideten und anschließend vollständig entkleideten Leiche von allen Seiten inkl. aller Körperöffnungen
- Untersuchung jedes Körperabschnitts
- Anamnese und Umstände, mögliche Hinweise auf eine Fremdeinwirkung oder Vergiftung

Weiterführend sei hier auf die entsprechende Leitlinie der Deutschen Gesellschaft für Rechtsmedizin verwiesen, die sich jedem Arzt anbietet [„Regeln zur Durchführung der ärztlichen Leichenschau" – AWMF Nr. 054/002 (http://awmf.org)].

Es mag dem Arzt aufgrund der Konsequenzen (polizeiliche Ermittlungen, aufgewühlte Angehörige) manchmal schwerer fallen, eine nicht-natürliche als eine natürliche Todesursache zu bescheinigen. Dennoch muss eine **Todesbescheinigung** korrekt ausgestellt werden. Auch wenn Fehler für sich genommen zunächst „nur eine Ordnungswidrigkeit" darstellen, können bei daraus resultierenden Folgen durchaus auch Straftatbestände erfüllt werden (z. B. Strafvereitelung nach § 258 I und IV StGB) und für den ausstellenden Arzt erhebliche Konsequenzen drohen. Nach herrschender Meinung beruht ein **nicht-natürlicher Tod** auf einem von außen verursachten, ausgelösten oder beeinflussten Geschehen, wobei die Unterscheidung zwischen Selbst- oder Fremdverschulden keine Rolle spielt [13]. Beispiele: Vergiftungen, Suizide, Behandlungsfehler, äußere Gewalteinwirkungen aller Art, auch wenn der Tod erst später im Rahmen einer Kausalkette eingetreten ist, die mit einem äußeren Ereignis (wie vorher beschrieben) begann.
Dagegen beruht ein **natürlicher Tod** auf einer inneren, krankhaften Ursache (Voraussetzung: Vorliegen einer bestimmten todesursächlichen Erkrankung mit schlechter Prognose, bei der mit dem Ableben zu rechnen war), wobei der Tod völlig unabhängig von rechtlich bedeutsamen äußeren Faktoren eintrat [13].
Wenn sich die Todesursache nach der Leichenschau, auch in Kenntnis der Anamnese (Auskunft der Vorbehandler) nicht erschließt, so wird sie als **nicht geklärt** eingestuft (ebenfalls Polizei informieren).

Auch wenn **die Schwelle, einen nicht-natürlichen Tod zu diagnostizieren,** sehr niedrig sein muss (bereits der Verdacht reicht aus, z. B. weil entfernte Anhaltspunkte für einen Behandlungsfehler vorliegen), so ist trotzdem nicht bei jedem Tod in Verbindung mit medizinischen Maßnahmen (z. B. Tod in der Intensivstation nach Operation) ein nicht natürlicher Tod festzustellen. Wenn sich während oder nach einem medizinischen Eingriff bei sachgerechtem Vorgehen lediglich das bereits bekannte Risiko der Grunderkrankung verwirklicht hat, so ist die Feststellung eines natürlichen Todes möglich [14].
Auch wenn eine natürliche Todesursache festgestellt wird, wäre bei Verstorbenen **nach Reanimation grundsätzlich eine Obduktion wünschenswert,** wenn die Umstände und Diagnosen nicht bereits vollständig geklärt sind (z. B. Tod durch rupturiertes Bauchaortenaneurysma unmittelbar nach CT-Diagnose), was im präklinischen Kontext nahezu nie möglich ist. Die Obduktion dient u. a. dem Nachweis der Ursache des Herz-Kreislauf-Stillstandes und kann zu einer Verbesserung künftiger Reanimationen beitragen. Werden Kinder oder junge Erwachsene reanimiert, sollte in jedem Fall die Ursache geklärt werden, auch um genetisch bedingte Erkrankungen zu erkennen und damit ggf. Verwandte zu schützen (z. B. erbliche Ionenkanalerkrankung des Herzens mit Risiko eines frühen plötzlichen Herztods). Die Obduktion sollte von einem entsprechend versierten Pathologen unter diesen Gesichtspunkten durchgeführt werden.
Der (Not-) Arzt hat keine Möglichkeit, eine Obduktion anzuordnen, er kann sie nur anregen oder empfehlen (Begründung). Bei ungeklärter oder nicht-natürlicher Todesursache kann eine rechtsmedizinische Untersuchung, ggf. inkl. Obduktion von der Staatsanwaltschaft/ durch Gerichtsbeschluss auf Staatskosten angeordnet werden. Gelegentlich wird eine

Obduktion auch aufgrund spezieller Gesetze durchgeführt (z. B. Infektionsschutz, Feuerbestattung, Unfallversicherung).

Ansonsten müssen die Angehörigen einer Obduktion zustimmen und es ist – besonders bei außerklinischem Todesfall – zu klären, wer die Kosten übernimmt (etwa 100–1000,– EUR nach GOÄ, je nach Aufwand/Steigerungssatz des Pathologen und möglichen Zusatzuntersuchungen; zzgl. Überführung); z. B. Klinik (Eigeninteresse im Rahmen der Qualitätssicherung und korrekten Codierung), Angehörige. Mit der Begründung, dass zukünftige Patienten oder vielleicht eigene weitere Angehörige geschützt werden können, sollte eine Zustimmung in vielen Fällen ohne größere Schwierigkeiten einholbar sein, wobei auch mit religiösen Vorbehalten oder Ängsten (z. B. vor Verstümmelung oder Organentnahme) gerechnet werden muss.

4.8 Organspende

In Deutschland ist es nach dem Transplantationsgesetz (TPG) erlaubt, Organe und Gewebe zu entnehmen, nachdem der Tod eines Patienten festgestellt wurde, wenn der Patient der Organentnahme schriftlich zugestimmt hat (z. B. Organ- und Gewebespendeausweis), wobei die nächsten Angehörigen zu unterrichten sind.

Die schriftliche Zustimmung des Patienten kann durch Bezeugung der früheren Patientenzustimmung durch den nächsten Angehörigen ersetzt werden (dies umfasst auch nicht verwandte nahestehende Personen), der innerhalb der letzten 2 Jahre vor dem Tod persönlichen Kontakt mit dem Verstorbenen hatte. Nur, wenn der Wille des Verstorbenen unbekannt ist, entscheidet der nächste Angehörige nach seinen eigenen Wertvorstellungen. Im TPG finden sich weitere Detailregelungen. Eine Entnahme bei vorheriger Ablehnung durch den Patienten bzw. ohne ausdrückliche Zustimmung des Verstorbenen oder von Angehörigen ist in Deutschland nicht zulässig.

Die Todesfeststellung umfasst hierzu die Feststellung des Hirntodes (s. Kap. 4.1) nach den Vorgaben des TPG und der dazugehörigen Richtlinie der Bundesärztekammer [15]. Hierzu gibt es ein Hirntodprotokoll, welches von zwei unabhängigen und geeigneten Ärzten abgearbeitet werden muss.

Zur Organspende bei festgestelltem Hirntod können folgende Organe entnommen werden, wenn eine adäquate Versorgung der Organe mit Sauerstoff und Nährstoffen gewährleistet ist (erhaltene Kreislauffunktion): Nieren, Leber, Herz, Lunge, Pankreas und Darm.

Die Hornhaut der Augen und Knochen sind unempfindlicher gegen Sauerstoffmangel, sodass eine Entnahme und Transplantation auch bei fehlender Kreislauffunktion möglich ist und z. B. auch erfolgen kann, wenn ein (!) Arzt vor mindestens 3 Stunden den Tod des Patienten anhand sicherer Todeszeichen festgestellt hat (§ 5 TPG)

Für die Reanimationssituation ergibt sich heute die Frage, ob eine Reanimation weiter geführt wird, ggf. unter mechanischer Unterstützung, **um** eine Organentnahme unter Fortführung der Reanimationsmaßnahmen zu ermöglichen. Die ERC-Leitlinien äußern sich hierzu nicht eindeutig, da in den betroffenen Ländern unterschiedliche Gesetze und ethische Annahmen existieren.

In Deutschland steht die Feststellung des Hirntods vor der Organentnahme (s. o.). Die Richtlinien der Bundesärztekammer zur Feststellung des Hirntodes (s. o.) fordern, dass andere Ursachen für eine tiefe Bewusstlosigkeit ausgeschlossen werden müssen und erwähnen dabei auch den Kreislaufschock. Ein Patient mit mechanischer Reanimation hat einen solchen Kreislaufschock und ab wann dieser bei mechanischer Thoraxkompression als behandelt gilt (im Sinne dieser Richtlinie) ist noch nicht geklärt. Somit ist der Hirntod in Deutschland unter Reanimation nicht feststellbar.

In manchen Ländern gibt es die Möglichkeit, bei Patienten unmittelbar nach Herz-Kreislauf-Stillstand Organe zu entnehmen („non-heart-beating donation“, z. B. Beendigung einer Reanimation wegen Aussichtslosigkeit). Hier wird nach einer vorgeschriebenen Zeit ohne Reanimation („no-touch-Phase“ von z. B. 10 min ohne Lebenszeichen) der Tod festgestellt und anschließend unter Wiederaufnahme der Reanimationsmaßnahmen eine Kühlung und Gefäßspülung der Organe vorgenommen, bis die Organentnahme erfolgt. Prinzipiell sind dabei alle Organe außer dem Herz transplantabel. Dies setzt aber eine entsprechende Infrastruktur voraus. In Deutschland ist diese Art der Organspende aufgrund der bestehenden Rechtslage nicht zulässig.

Eine andere Überlegung besteht darin, ob Patienten, die nach Herz-Kreislauf-Stillstand primär erfolgreich reanimiert werden konnten, aber bei denen im Verlauf (unter Spontankreislauf!) der Hirntod festgestellt wird, noch als Organspender in Frage kommen. Dies könnte den Organspenderpool erheblich vergrößern und somit mancher für den Patienten vergeblicher Reanimation und intensivmedizinischen Bemühungen nachträglich einen Sinn geben. Zur Umsetzung solcher Überlegungen in Deutschland ist uns nichts bekannt und es finden sich keine entsprechenden Empfehlungen der Bundesärztekammer. Zu bedenken ist allerdings, dass bei der ethischen Betrachtung stets der individuelle Patient im Vordergrund steht, also die Sinnhaftigkeit der CPR oder deren Aussichtslosigkeit (futility) prinzipiell aus der Sicht des Betroffenen und nicht eines potenziellen Organempfängers zu bewerten sind.

Die AHA empfiehlt, erwachsene Patienten **mit Hirntod** nach präklinischem Herz-Kreislauf-Stillstand mit primär erfolgreicher Reanimation auf ihre Eignung als Organspender zu prüfen [AHA-Klasse II a, LOE B].

Bei etwa jedem sechsten Patienten mit primär erfolgreicher prähospitaler Reanimation tritt im Verlauf der Hirntod ein. Dies könnte eine große Zahl potenzieller Organspender bedeuten. Dennoch waren bisher die Vorbehalte gegenüber solchen Spendern groß: die zugrunde liegende Ischämie mit Reperfusionssysdrom (vgl. Postreanimationserkrankung s. Kap. 2.9) könnte durchaus auch die übrigen Organe in Mitleidenschaft gezogen haben, sodass sie für eine Spende ungeeignet wären. Die AHA beschreibt in den Leitlinien, das die bisherige Studienlage erstaunlicherweise bisher keine Unterschiede im funktionellen Ergebnis transplantierter Organe von Spendern mit Hirntod nach Herz-Kreislauf-Stillstand und Spendern mit Hirntod aus anderer Ursache erkennen lässt (vgl. auch [16] sowie CoSTR 2010). Daher empfiehlt die AHA ausdrücklich, das Organspendepotenzial hirntoter erwachsener Patienten nach präklinischem Herz-Kreislauf-Stillstand möglichst umfassend zu nutzen. Für andere Patientengruppen (z. B. Kinder, Z. n. innerklinischer CPR) gibt es derzeit keine Untersuchungen.

4.9 Quellen und weiterführende Literatur

[1] Pressemitteilung des ERC: 100.000 lives can be saved per year in Europe – The new ERC-Guidelines on resuscitation. Download am 18. 10. 2010 von http://www.cprguidelines.eu/2010/ (Press_release_GL_2010_Version_website_20101018.pdf)

[2] Angabe in den Original-ERC-Leitlinien (European Resuscitation Council Guidelines for Resuscitation 2010 (Section 1-10). Resuscitation 2010; 81: 1219–1451

[3] Schneider T, Martens PR, Paschen H, et al.: Multicenter, randomized, controlled trial of 150-J biphasic shocks compared with 200- to 360-J monophasic shocks in the resuscitation of out-of-hospital cardiac arrest victims. Optimized Response to Cardiac Arrest (ORCA) Investigators. Circulation 2000; 102: 1780–1787

[4] Wissenschaftlicher Beirat der Bundesärztekammer: Richtlinien zur Feststellung des Hirntodes. Dritte Fortschreibung 1997 mit Ergänzungen gemäß Transplantationsgesetz. Deutsches Ärzteblatt 1998; 95: A-1861–1868

[5] Geller, von Schlabrendorff, Rupp in Schwabe J (Hg.): Entscheidungen des Bundesverfassungsgerichts – Studienauswahl, 8. Auflage, Hamburg, 2004 (S. 21)

[6] Hasper D, Storm C, Leithner C, Jörres A, Ploner CJ: Prognoseabschätzung nach therapeutischer Hypothermie – Auf welche Parameter kann man sich noch verlassen? Intensivmed 2011; 48: 190–198

[7] Hansen HC, Haupt WF: Prognosebeurteilung nach kardiopulmonaler Reanimation. Notfall Rettungsmed 2010; 13: 327–339

[8] Rossetti AO, Oddo M, Logroscino G, Kaplan PW: Prognostication after cardiac arrest and hypothermia: a prospective study. Ann Neurol 2010; 67(3): 301–307

[9] Rundgren M, Westhall E, Cronberg T, Rosén I, Friberg H: Continuous amplitude-integrated electroencephalogram predicts outcome in hypothermia-treated cardiac arrest patients. Crit Care Med 2010; 38 (9): 1838–1844

[10] Seder DB, Fraser GL, Robbins T, Libby L, Riker RR: The bispectral index and suppression ratio are very early predictors of neurological outcome during therapeutic hypothermia after cardiac arrest. Intensive Care Med 2010, 36 (2): 281–288

[11] Wiese CH, Bartels U, Geyer A, Duttge G, Graf BM, Hanekop GG: Göttinger Palliativkrisenbogen: Verbesserung der notfallmedizinischen Versorgung von ambulanten Palliativpatienten. Dtsch Med Wochenschr 2008; 133 (18): 972–976

[12] Corniero P, Gamell A, Parra Cotanda C, Trenchs V, Cubells CL: Family presence during invasive procedures at the emergency department: what is the opinion of Spanish medical staff? Pediatr Emerg Care. 2011 Feb;27(2): 86–91

[13] Madea B, Rothschild M: Ärztliche Leichenschau – Feststellung der Todesursache und Qualifikation der Todesart. Dtsch Arztebl Int 2010; 107 (33): 575–588

[14] Ulsenheimer K: Der juristische Notfallkoffer. In Rossaint R, Werner C, Zwißler B: Die Anästhesiologie. Springer, 2. Aufl., 2008

[15] Wissenschaftlicher Beirat der Bundesärztekammer: Richtlinien zur Feststellung des Hirntodes. Dritte Fortschreibung 1997 mit Ergänzungen gemäß Transplantationsgesetz (TPG). Dtsch Ärztebl 1998; 95: A-1861–1868

[16] Sandroni C, Adrie C, Cavallaro F, Marano C, Monchi M, Sanna T, Antonelli M: Are patients brain-dead after successful resuscitation from cardiac arrest suitable as organ donors? A systematic review. Resuscitation 2010; 81 (12): 1609–1614